皮肤科疑难病例精粹

Quintessence of Intractable Cases in Dermatology

（第3辑）

主　编　何　黎　杨希川　王　琳

副主编　刘彤云　张　韡　王红兵

主　审　朱学骏　孙建方　王正文

北京大学医学出版社

PIFUKE YINAN BINGLI JINGCUI (DI 3 JI)

图书在版编目（CIP）数据

皮肤科疑难病例精粹 . 第 3 辑 / 何黎 , 杨希川 , 王琳
主编 . -- 北京：北京大学医学出版社 , 2018.6
ISBN 978-7-5659-1799-8

Ⅰ . ①皮… Ⅱ . ①何… ②杨… ③王… Ⅲ . ①皮肤病
—疑难病—病案 Ⅳ . ① R751

中国版本图书馆 CIP 数据核字 (2018) 第 095877 号

皮肤科疑难病例精粹（第 3 辑）

主　　编：何　黎　杨希川　王　琳
出版发行：北京大学医学出版社
地　　址：（100191）北京市海淀区学院路 38 号　北京大学医学部院内
电　　话：发行部 010-82802230；图书邮购 010-82802495
网　　址：http ://www.pumpress.com.cn
E — mail：booksale@bjmu.edu.cn
印　　刷：北京强华印刷厂
经　　销：新华书店
责任编辑：刘　燕　　责任校对：金彤文　　责任印制：李　啸
开　　本：889mm×1194mm　1/16　印张：29　字数：896 千字
版　　次：2018 年 6 月第 1 版　2018 年 6 月第 1 次印刷
书　　号：ISBN 978-7-5659-1799-8
定　　价：260.00 元

编写人员名单

（排名不分先后）

昆明医科大学第一附属医院

何 黎	王正文	刘彤云	王红兵	孙东杰	万 屏	邹勇莉	李玉叶	袁瑞红
杨 智	农 祥	李 谦	王红云	赵维佳	汤 諹	涂 颖	李 娜	黄云丽
柴燕杰	曹 灿	董天祥	邹丹丹	王红梅	李红宾	张 莉	郝家辉	陶思铮
周 念	李凌佳	谢玉燕	姜 嵩	魏沙沙	布晓婧	李 艳	陈凤娟	赵月婷
耿雯瑾	黎 奇	卿 晋	张 丽	刘金菊	朱婷婷	朱雯懿	王玉兰	王梦蕾
刘志明	刘 佳	王 茜	李 莉	崔 倩	王奇飒	胡瑜霞	翟亚杰	杨绪娟
徐 丹	杨建婷	费 猛						

陆军军医大学第一附属医院（原第三军医大学西南医院）

郝 飞	杨希川	阎 衡	邓 军	钟 华	翟志芳	宋志强	钟白玉	游 弋
周村建	谭 欢	张 瑛	秦 沙	蒋 安	王 欢	钟 声	梁渝珩	王 娟
罗 婕	张 娜	程海星	陈奇权	兰雪梅	黄义森	张东梅	程茂杰	熊 亚
涂 李	余南岚	王 月	张可洲	冯 林	黄 慧	王 萍	张名望	余 佳
李茗芳	罗 娜	陈 艳	吴亚光	翟 羽	向明明	李萌萌	杨文丹	王春又
孙丽华	邓小蓉	刘 艳						

四川大学华西医院

郭在培	冉玉平	王 琳	王婷婷	汪 盛	李 薇	刘宏杰	熊 琳	温蓬飞
陈 涛	刘 艳	李仲桃	张 敏	薛 丽	陈 爽	江 夏	王伟霞	李 利
周沁田	张 然	夏登梅	贾 玲	郝 丹	蒋 献	曹 畅	周蓉颖	吕小岩
陈双瑜	庄凯文	张文燕	胡文英	俞汝佳	姚春蓉	易 勤	张筱雁	包钰婷
王小雪	张清颖	高 英						

中国医学科学院皮肤病医院

张 韡	孙建方	李筱芳	蒋 娟	阚思玥

北京大学第一医院

朱学骏	涂 平

中南大学湘雅二医院

张桂英	陆前进	陈俭波	蔡良敏

云南省第一人民医院

曹 萍	吴一菲	王晓川	朱 伟	徐良恒	高 飞	冯建华

昆明市儿童医院

舒 虹　冯建华　代红艳　陈欣玥

昆明市第一人民医院

王 媛　付兰　余江云　黄梅屏

昆明市延安医院

曹 兰　李贤光　邹宏超

楚雄彝族自治州人民医院

李 兴

曲靖市第一人民医院

张 莹　卢凤娟　尹逊国

弥勒市人民医院

刘爱民

前　言

时光荏苒，岁月如梭，《皮肤科疑难病例精粹》自首辑出版至今，已历时 12 年。

出版本书的初衷是期望提高皮肤科医生对疑难、易误诊病例的正确诊治能力，启发国内同行对此类皮肤病正确的诊断思路。前两辑《皮肤科疑难病例精粹》经过十余年的临床及教学检验，已达到了我们的预期目标。尤其是第 2 辑，出版后得到了全国同仁的青睐和广泛好评。但是，皮肤病学发展迅速，新的疾病不断涌现，旧的疾病临床表现变化多端，因此，我们觉得有必要再出版续辑。《皮肤科疑难病例精粹（第 3 辑）》在保持前两辑撰写风格的基础上，仍将皮肤病依据皮损性质归类为红斑、鳞屑性皮肤病，丘疹、鳞屑性皮肤病，结节、斑块类皮肤病，水疱、大疱性皮肤病，以及色素障碍性皮肤病、溃疡性皮肤病、萎缩性皮肤病和皮肤肿瘤，共八大类，总结性地描述了每一类疾病的发病机制及共性问题，再以病例讨论的形式对每一个病例进行论述。本辑既是前两辑风格的延续，同时也对一些皮肤病的发病机制和治疗进行了补充和完善。可谓既吸取精华，又发扬光大。我们希望在使读者扩大知识面的同时培养系统、规范的临床诊疗思维，以提高对疑难、易误诊皮肤病的临床诊疗水平。

本辑的主要特点有：

1. 全面更新及增加了新的病种　由全新病例替换了以前的病例，还增加了一些常见皮肤病的罕见表现和罕见皮肤病。

2. 反映当今临床疾病的变化趋势　近年来，麻风、皮肤淋巴瘤以及一些系统性疾病的临床表现多样，常易被医生误诊，故本辑特增加了大量近年收集的新病例。

3. 提高了临床及病理照片质量，精选了相关临床照片和病理照片，可以让读者一目了然、印象深刻。

本书主要由昆明医科大学第一附属医院、陆军军医大学第一附属医院（原第三军医大学西南医院）及四川大学华西医院等 12 家医院的医师参加编写，还特别得到了朱学骏教授和孙建方教授的大力支持。在本书出版之际，我在此向大家表示深深的谢意！

我们把各医院近 8 年来收集的临床宝贵病例展示给全国同仁，与大家一起分享和探讨。如果能对皮肤科同道有所帮助，我们会深感欣慰。虽然我们为本书的出版做了精心的准备，力求尽善尽美，但限于学识和水平，难免存在错误，欢迎同行提出宝贵意见，以便我们在出版第 4 辑时加以完善。我们也欢迎同行们积极参与第 4 辑的编写工作。

主　编　何　黎

2018 年 4 月

主编介绍

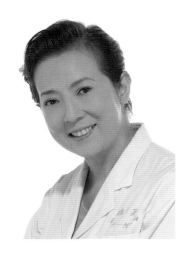

何黎，女，教授，博士，博士生导师，国家二级教授，享受国务院特殊津贴专家，国家卫生计生突出贡献中青年专家，现为昆明医科大学第一附属医院云南省皮肤病医院执行院长。何黎教授是教育部创新团队带头人、国家临床重点专科负责人、全国痤疮研究中心首席专家、全国光医学及皮肤屏障研究中心负责人、国家化妆品不良反应诊断机构负责人、云南省协同创新中心负责人、云南省科技领军人才、云南省学术技术带头人、云南省医学领军人才，目前担任亚太皮肤屏障研究会副主席、中国中西医结合学会皮肤科分会副主任委员及光医学与皮肤屏障研究学组组长、中华医学会皮肤性病学分会常委及皮肤美容学组组长、中国医师协会皮肤科分会常委及痤疮专业委员会主任委员、中国非公立医疗机构协会皮肤病学专业委员会副主任委员、云南省医学会皮肤性病学分会主任委员，云南省医院协会皮肤科管理专业委员会主任委员，《皮肤病与性病》杂志主编及《中华皮肤科杂志》《临床皮肤科杂志》《中国皮肤性病学杂志》等 10 个国家级杂志编委。

何黎教授擅长光皮肤病、皮肤医疗美容及疑难皮肤病的诊治。主持国家自然科学基金重点项目 1 项、面上项目及地区基金 4 项，省级重点项目 6 项，主持获云南省科技进步特等奖、一等奖、二等奖各 1 项，获云南省十大科技进展，获发明专利 7 项，发表论文 160 余篇，其中 SCI 收录 31 篇，特别是痤疮相关基因研究结果发表于 *Nature Communications*。出版书籍 15 部，其中主编 6 部，《美容皮肤科学》（卫生部"十一五"规划教材）由人民卫生出版社出版，主编的《皮肤美容学》是全国美容主诊医师培训教材。何黎教授获全国劳动模范、全国五一劳动奖章、全国教书育人十大楷模，全国三八红旗手、全国优秀科技工作者、中国好医生、云南省首届十大女杰等荣誉称号。

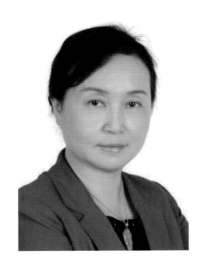

王琳，女，主任医师、教授、博士生导师，获华西医科大学医学系学士学位和病理学硕士学位、四川大学华西临床医学院皮肤性病学博士学位、美国德州大学 MD Anderson 癌症中心博士后证书。王琳教授现为四川大学华西医院皮肤性病科副主任、中华医学会皮肤性病学分会病理学组副组长、中华医学会病理学分会皮肤病理学组副组长、中国中西医结合学会皮肤性病专业委员会委员、四川省医师协会皮肤科医师分会会长、四川省医学会皮肤性病学专业委员会副主任委员、《中华皮肤科杂志》通讯编委等。王琳教授对皮肤性病科少见疑难疾病的诊治有丰富的经验，特别擅长于皮肤病理诊断。王琳教授主持承担国家自然科学基金、卫生部、四川省科技厅等多项科研课题，主要研究方向为皮肤淋巴瘤的临床病理及分子发病机制，发表学术论文一百余篇。王琳教授作为主译、副主编和参编出版了十余部皮肤性病学和病理学专著。

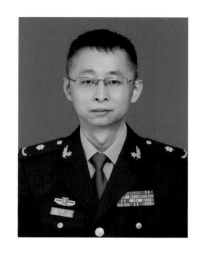

杨希川，教授、主任医师、医学博士。杨希川教授擅长皮肤病理及脱发疾病，对本专业的疑难少见病有丰富的诊治经验。目前任中国医师协会皮肤性病学分会皮肤病理学委员会副主任委员、中华医学会皮肤性病学分会皮肤病理学组委员、中国中西医结合学会皮肤性病专委会毛发学组委员、中国中医药信息研究会中西医结合皮肤病分会副会长、中国非公立医疗机构协会皮肤专业委员会专家、重庆市医师协会皮肤科医师分会委员会常委、重庆市皮肤性病学专委会委员等。为《中国皮肤性病学》、《国际皮肤性病学》、《实用皮肤病》及《皮肤病与性病》杂志编委。近年来主持国家自然科学基金 5 项、重庆市自然科学基金、中华医学会科研项各 1 项、卫生部医学视听教材招标项目 2 项，获重庆市科技进步二等奖、军队医疗成果二等奖各一项。发表论文 200 余篇，第一作者和通信作者论文 75 篇，其中 SCI 收录 16 篇。副主编专著 3 部，参编 9 部。荣立个人三等功 2 次。2009 年获中国医师协会皮肤科医师分会"优秀中青年医师奖"。

目　录

第一章　红斑、鳞屑性皮肤病

红斑、鳞屑性皮肤病一般特指以红斑、鳞屑为主要损害的炎症性皮肤病。事实上，红斑、鳞屑性皮肤病具有病种及病因复杂、多为描述性诊断、治疗困难及反复迁延的特点。当红斑、鳞屑样损害很难符合常见疾病诊断时，要扩大诊断思路，可能为过敏性、系统性或感染性疾病，甚至肿瘤性疾病。

红斑、鳞屑性损害主要分为炎症性和肿瘤性两大类。炎症性损害依据病程进展可分为急性、亚急性和慢性三期，从病因角度又可分为感染性和非感染性两类。其中非感染性损害中有原因的皮炎比原因不明的皮炎要多。通过仔细询问病史和体格检查，通常可以明确病因。接触性皮炎是非感染性皮炎中重要的疾病。临床上需要关注经典的以及不断出现的新变应原，同时需要警惕某些食物和药物，特别是最新出现的用于心血管和内分泌代谢性疾病的治疗药物。

某些系统性疾病也可以表现为红斑、鳞屑性损害，其皮损表现可以多种多样，如系统性淀粉样变病可以出现捏挟紫癜，坏死松解性游走性红斑的皮损呈剥脱的墙纸样。抓住特征性的皮损改变，就可以提高对系统性疾病的认识。当对系统性疾病的诊断不明时，有时从皮肤改变诊断系统性疾病较为容易而且直接，此时皮肤科医生的作用更为重要。

目前感染性红斑、鳞屑性皮肤病的发病有增多的趋势，特别是皮肤结核、梅毒及麻风等。这些疾病可以是非感染性红斑、鳞屑性疾病，其皮损可以变得不典型，需要特别加强对此类疾病的防治意识。误诊时有发生，病理诊断及病原学检查十分重要。

对老年患者以及病史较长的红斑、鳞屑性损害患者，需要警惕肿瘤性皮肤病的可能，如鲍恩病、蕈样肉芽肿及乳房外佩吉特病等。这些疾病的发病通常较为隐匿，病理诊断十分重要，必要时需要多次活检，并注意密切随访。

本章介绍了十余种易误诊的红斑、鳞屑性皮肤病，有些病例误诊时间长达数年，患者不能得到正确的治疗。因此，作为皮肤科工作者，需要加强对这类疾病的认识，在工作中随时提高警惕，才能达到正确诊治的目的。

（杨希川　郝　飞）

病例 1　单侧痣样毛细血管扩张

临床照片　见图 1-1、1-2。

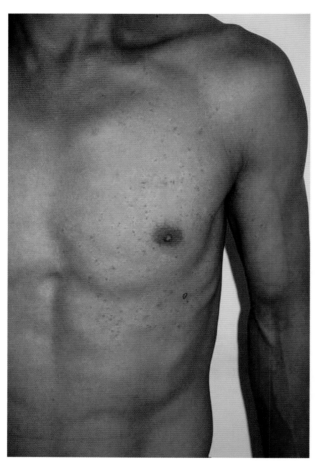

图 1-1　左侧胸部、左上肢红斑

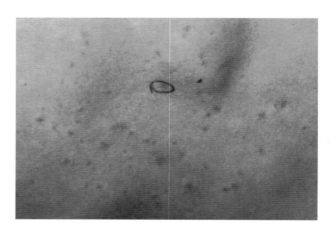

图 1-2　前图放大

一般情况　患者，男，36 岁，工人。

主诉　左侧胸背部、左上肢起红斑 1 年

现病史　患者于 2009 年初无明显诱因地于左侧胸背部出现散在米粒至绿豆大小的红褐色斑，不伴瘙痒及疼痛，患者未予特殊重视。后皮损逐渐增多，并逐渐播散至左上肢。患者从未诊治。

既往史及家族史　患者系足月顺产，发育正常，工人。患者否认酗酒史、肝病及内分泌疾病史，其家族中无类似病史，否认近亲婚配史。

体格检查　一般情况良好，发育正常，智力正常，全身系统检查无特殊，肝、脾未触及，全身未触及肿大的浅表淋巴结。

皮肤科情况　左侧胸背部和上肢可见较多的粟粒至绿豆大小的红褐色斑，其上可见毛细血管扩张，压之褪色。

实验室检查　系统检查无特殊。查血、尿常规正常，肝和肾功能正常，乙肝、丙肝、甲状腺功能及性激素检查正常。

思考

1．您的初步诊断是什么？

2．为了明确诊断，您认为还需要做什么检查？

提示　可能的诊断

1．单侧痣样毛细血管扩张（unilateral nevoid telangiectasia，UNT）？

2．蜘蛛状毛细血管扩张症（spider telangiectasia）？

3．先天性毛细血管扩张性大理石样皮肤（cutis marmorata telangiectatica congenita）？

4．遗传性出血性毛细血管扩张症（hereditary haemorrhagic talangiectasia）？

5．泛发性特发性毛细血管扩张症（generalized essential telangiectasia）？

6．持久性发疹性斑状毛细血管扩张（telangiectasia macularis eruptiva perstans，TMEP）？

7．获得性多发性斑状毛细血管扩张症（telangiectasia macularis multiplex acquisita，TMMA）？

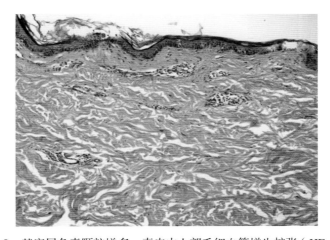

图 1-3　基底层色素颗粒增多，真皮中上部毛细血管增生扩张（HE×40）

关键的辅助检查　皮损组织病理检查示表皮厚度正常，基底层色素颗粒增多。真皮中上部毛细血管增生、扩张（图 1-3）。

最终诊断　单侧痣样毛细血管扩张。

诊断依据

1．病程 1 年。

2．皮损位于左侧胸背部和左上肢。

3．皮损表现为粟粒至绿豆大小的红褐色斑，其上可见毛细血管扩张，压之褪色。

4．辅助检查　肝、肾功能正常，乙肝、丙肝、甲状腺功能及性激素检查正常。

5．组织病理　表皮基底层色素颗粒增多伴真皮中上部毛细血管增生扩张。

治疗方法　在获得性病例中，部分患者能自发缓解。治疗上可以通过脉冲染料激光治疗。

易误诊原因分析及鉴别诊断　单侧痣样毛细血管扩张于 1899 年由 Blaschko 首次提出。单侧痣样毛细血管扩张可以是先天性或者获得性。先天性通常在新生儿期发病，男性发病率高。获得性以女性多见，通常与怀孕、青春期、肝硬化、肝炎及口服避孕药物有关。而男性后天发病罕见，通常与酒精性肝硬化、青春期及肿瘤肝转移、乙型病毒性肝炎及丙型病毒性肝炎有关。但是也有报道在正常男性中发生单侧痣样毛细血管扩张。本病皮疹表现为单侧毛细血管扩张，可见于躯干或四肢，呈点状、星状或线状，皮损也可沿 Blaschko 线分布，但是也有双侧、口腔和胃部受累的报道。组织病理上可见真皮内扩张的毛细血管，但是没有内皮细胞增生。本例患者为青年男性，临床结合病理可明确诊断单侧痣样毛细血管扩张，相关系统检查无特殊发现，至于是否为特发性发病，还需要继续随访。另外，本病例除毛细血管扩张外，由于基底层色素增加而使皮损呈红褐色，较特殊。

单侧痣样毛细血管扩张的病因不明，有研究提示与雌激素水平有关。内皮细胞具有雌激素受体，而雌激素在血管生成中具有重要的作用。有研究表明，皮损部位的皮肤雌激素受体水平高于正常皮损。因此，研究认为单侧痣样毛细血管扩张具有局限性雌激素受体表达异常。但是也有研究认为皮损部位的肾上腺素受体浓度增加可能是导致血管扩张的原因，但是这些研究结果还没有被进一步证实。

单侧痣样毛细血管扩张通常很少持续存在，在获得性病例中部分能自发缓解。治疗上可以通过脉冲染料激光治疗。

临床上，单侧痣样毛细血管扩张应注意与其他原因引起的红斑进行鉴别。根据病史、皮损分布及组织病理学通常可明确诊断。

1. 蜘蛛状毛细血管扩张症　本病也称蜘蛛痣，常见于儿童、妊娠妇女及肝病患者。皮损表现为大小不等的红色丘疹，略高出皮面，损害中央有搏动性，压迫中央，扩张的毛细血管可暂时消退。皮损好发于躯干上半部，可位于一侧，单发或者多发。通过临床表现可以鉴别。

2. 先天性毛细血管扩张性大理石样皮肤　本病亦称 Van Lohuizen 综合征或先天性泛发性静脉扩张症。本病多见于女性，出生时皮肤即出现不同程度的红色网状斑，可呈全身性及局限性、单侧性和节段性分布。因浅表静脉持久扩张，皮肤呈大理石样表现。部分皮疹可出现浅表溃疡及坏死。部分患儿可伴有先天性系统损害。组织病理上表现为显著的毛细血管扩张，可有静脉扩张、血管纤维变性及静脉血栓形成。根据临床表现及组织病理学可以鉴别。

3. 遗传性出血性毛细血管扩张症　本病是以鼻出血、皮肤黏膜毛细血管扩张及内脏动静脉畸形为主要表现的常染色体显性遗传疾病。皮损多于青春期后出现，表现为簇集细小扩张的毛细血管丛，可呈斑状或者丘疹。患者多伴有黏膜损害，可累及舌、口腔、鼻咽部和支气管等，常出现溃疡及出血。部分可伴有大血管畸形。通过临床表现可以鉴别。

4. 泛发性特发性毛细血管扩张症　本病多见于中年女性。皮疹常始发于小腿，可逐渐蔓及躯干和四肢，表现为广泛的毛细血管扩张，可呈线状，或呈细小血管瘤，可为全身性、单侧及局限性分布。通常不伴有系统性病变。通过临床表现可以鉴别。

5. 持久性发疹性斑状毛细血管扩张　本病是肥大细胞增生症的一种罕见类型。典型皮疹为伴有毛细血管扩张的淡褐色斑疹及斑丘疹，Darier 征常为阴性，患者通常无自觉症状。皮疹好发于躯干和四肢，胸部尤多，可累及骨髓、胃肠道、肝、脾和淋巴结等。本病多见于成年人，也可累及儿童。组织病理表现为真皮浅层毛细血管扩张，周围散在稀疏的肥大细胞浸润。吉姆萨或甲苯胺蓝染色示每个高倍镜视野肥大细胞数量 5～8 个即可诊断。结合临床与病理可以鉴别。

6. 获得性多发性斑状毛细血管扩张症　本病常见于中年男性，典型表现为双侧上肢、前胸和背部红斑基础上的毛细血管扩张。有时可见轻度萎缩及鳞屑。该病隐匿起病，常无自觉症状。组织病理检查不具有特异性，表现为真皮浅层血管周围稀疏炎症细胞浸润伴或不伴有毛细血管扩张。特殊染色吉姆萨或甲苯胺蓝染色阴性。结合临床与病理两者可以鉴别。

（游　弋　杨希川）

病例 2　PHACES 综合征

临床照片　见图 2-1。

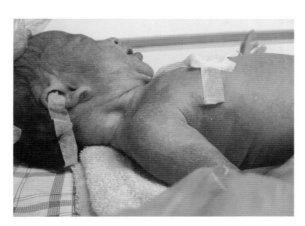

图 2-1　右侧面、颈、躯干及上肢节段性分布的鲜红色至暗红色斑疹、斑片，表面轻微脱屑

一般情况　患儿，女，15 天新生儿。

主诉　右侧面、颈、躯干及上肢红斑 15 天。

现病史　15 天前患儿于出生后即发现胸骨前正中线处钱币大小的红斑。后皮疹迅速增多、扩大，累及右侧面、颈、躯干及上肢，表现为鲜红色至暗红色斑。

患儿系体外授精与胚胎移植术后，G3P 2，孕 36^{+4} 周，双胎，剖宫产。非近亲生育，产重 2700 克，人工喂养。其母于孕 31 周时在外院行 B 超检查时发现：双胎，胎 1 颅后窝液性暗区宽约 1.4 cm，丘脑下部似部分缺失，颅后窝液性暗区与第四脑室相通，疑为 Dandy-Walker 畸形。家族中无类似疾病史。

既往史及家族史　无特殊。

体格检查　心、肺及腹检查无异常，未见胸骨裂隙、眼睑下垂及神经系统异常体征。

皮肤科检查　患儿皮损累及右侧面、颈、躯干及上肢，为节段性分布的鲜红色至暗红色斑疹、斑片，界清，边缘不规则，表面轻微脱屑。压之部分或完全褪色。下唇处见一约蚕豆大小的肿块，色鲜红，表面光滑，质地柔软。

实验室检查　血常规及生化检查未见明显异常。心脏彩超检查显示卵圆孔未闭，心房水平左向右分流。胸部 X 线检查提示新生儿肺炎。

思考

1. 您的初步诊断是什么？
2. 为了明确诊断，您认为还需要做什么关键检查？

提示　可能的诊断

1. Sturge-Weber 综合征（Sturge-Weber syndrome）?
2. 皮肤血管瘤（skin hemangioma）?
3. PHACES 综合征（PHACES syndrome）?

关键的辅助检查

头颅 CT 检查示右侧小脑半球及小脑蚓部发育不良，第四脑室与颅后窝枕大池直接相通，考虑 Dandy-Walker 畸形（图 2-2）。

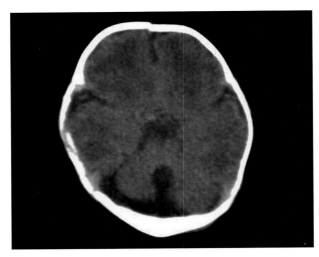

图 2-2　头颅 CT 检查示右侧小脑半球及小脑蚓部发育不良，第四脑室与颅后窝枕大池直接相通

最终诊断　PHACES 综合征。

诊断依据

1. 先天性，出生即有，病程 15 天。

2. 皮损位于右侧面、颈、躯干及上肢。

3. 皮损特点　特征性节段性分布的巨大血管瘤。

4. 头颅 CT 检查示 Dandy-Walker 畸形。

治疗方法　患儿家属拒绝进一步治疗。半年后随访，患儿生长发育正常，皮肤血管瘤无明显变化。

易误诊原因分析及鉴别诊断　PHACES 综合征是由 Frieden 于 1996 年首次命名。PHACES 为首字母缩写词的组合，分别代表了颅后窝畸形（P，posterior fossa malformations）、血管瘤（H，hemangioma）、动脉异常（A，arteria anormalies）、主动脉狭窄和（或）心脏缺损（C，coarctation of the aorta and/or cardiac defects）、眼部异常（E，eye abnormalities）及腹侧异常，主要包括胸骨缺陷或脐上裂（S，sternal defects or supraumbilical raphe）。这一系列可能是在该病中出现的系统畸形。近来，Metry 等联合多学科专家提出了 PHACES 综合征最新诊断标准（表 2-1），提出将该病分为两类：PHACES 综合征及 PHACES 综合征可能型，指出，确诊该病需符合特征性节段性血管瘤或头面血管瘤 >5 cm，再加 1 项主要系统畸形或 2 项次要的系统畸形（表 2-1）。

表2-1　PHACES综合征的诊断标准

部位	主要标准	次要标准
脑血管	大脑动脉异常、脑动脉发育不良、脑动脉狭窄或阻塞伴或不伴烟雾病、大脑动脉先天缺如或严重发育异常、持续性三叉动脉、脑动脉瘤	寰椎前节间动脉与颈总动脉缺失、舌下动脉发育不全、听动脉发育不全
脑结构	颅后窝发育畸形、Dandy-Walker 复合征，或单侧、双侧小脑发育不全	颅内血管瘤、脑垂体发育不全或异位、胼胝体发育不全
心血管	主动脉弓发育异常、主动脉狭窄、动脉瘤、锁骨下动脉变异伴或不伴血管环形成	室间隔缺损、主动脉弓异位或双主动脉弓
眼睛	眼后段发育畸形、视网膜血管畸形、牵牛花综合征、视神经发育不全	眼前段发育畸形、角膜硬化、白内障、眼组织缺损、小眼畸形
腹侧	胸骨缺损、胸骨裂、脐上裂	异位甲状腺

目前关于 PHACES 综合征的文献报道较少，人群中具体发病率不清，既往文献多为个案报道，且国内尚无该病报道。但 Metry 等的一项回顾性研究显示在 1096 例婴儿头面部血管瘤中有 25 例符合 PHACES 综合征的诊断。笔者认为造成这种差异可能的原因是：①既往对该病的认识不足，诊断缺乏统一的尺度。②不同人种在患病率上有所差异，如亚非人种血管瘤的患病率明显低于欧美人种。③随着提倡优生优育及产前诊断水平的提高，降低了胎儿畸形的发病率。

该病的发病机制目前仍不清楚。本病多为散发病例。由于女性患者多见，故有作者认为该病是一种 X 连锁占优势的疾病，也有作者认为可能与妊娠第 6 至 8 周的发育缺陷有关。治疗主要是针对各种系统畸形的手术或介入治疗。对血管瘤进展迅速者，有报道使用糖皮质激素治疗亦有一定的疗效。

作为皮肤科医生，应该加强对本病的认识。对于婴儿面部单侧节段性分布的巨大血管瘤，应考虑到 PHACES 综合征的可能，详细的体格检查（包括眼科检查），进一步颈部血管和心脏彩超检查以及头颅 CT 或 MRI 检查有助于明确诊断。

该病需与 Sturge-Weber 综合征鉴别。后者主要表现为单侧面部三叉神经分布区鲜红斑痣伴颅内血管瘤，可合并青光眼、癫痫及对侧偏瘫、偏盲。

（陈　涛　郭在培　王小雪　包钰婷）

病例 3　泛发性难辨认癣

临床照片　见图 3-1。

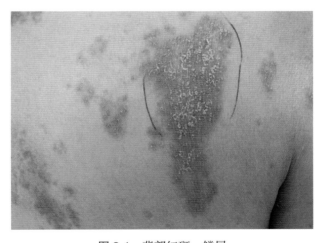

图 3-1　背部红斑、鳞屑

一般情况　患者，女，69 岁，退休居民。

主诉　躯干及肢体红斑、脓疱、鳞屑伴瘙痒 1 个月。

现病史　1 个月前患者无明显诱因于右侧乳房及双上臂伸侧出现片状红斑，部分红斑上出现大量小脓疱及细小白色鳞屑，不伴发热及畏寒等。在外院皮肤科诊断为"过敏性皮炎"，外用"癣药水"（具体不详）治疗，瘙痒有所缓解。但其后皮疹逐渐增多，累及背部、臀部、右侧会阴及右大腿伸侧等处，遂至我院就诊。

既往史及家族史　有慢性阻塞性肺疾病、糖尿病、高血压及系统性红斑狼疮病史，长期口服泼尼松，以维持剂量（每日 10 mg）规律服用 10 年。家族史无特殊。

体格检查　系统查体无异常。

皮肤科检查　右侧乳房、双上臂伸侧、背部、臀部、右侧会阴及右大腿伸侧可见黄豆至指头大小的红斑，部分红斑融合成大片状，形态不规则。部分在红斑基础上可见大量针尖至米粒大小的脓疱及少量细小白色鳞屑。

实验室检查　血常规、生化（肝和肾功能、血糖、电解质及血脂）检查未见异常。

思考

1. 您的初步诊断是什么？
2. 为了明确诊断，您认为还需要做什么关键检查？

提示　可能的诊断

1. 急性泛发性发疹性脓疱病（acute generalized exanthematous pustulosis）？
2. 脓疱性银屑病（psoriasis pustulosa）？
3. 湿疹样皮炎（eczematoid dermatitis）？
4. 泛发性难辨认癣（generalized tinea incognita）？

关键的辅助检查　右背部及右乳房真菌涂片检查均查见真菌菌丝及孢子（图 3-2）。

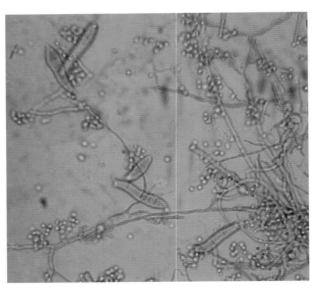

图 3-2　真菌菌丝及孢子

最终诊断　泛发性难辨认癣。

诊断依据

1. 病史及病程 1 个月。
2. 皮损部位　位于右侧乳房、双上臂伸侧、背部、臀部、右侧会阴及右大腿伸侧。
3. 皮损特点　为大小不等的红斑，部分融合成片，形态不规则，部分在红斑基础上可见大量针尖至米粒大小的脓疱及少量细小白色鳞屑。
4. 真菌涂片　查见孢子及菌丝。

治疗方法　特比萘芬（兰美抒）0.25 g 每日 1 次口服，盐酸布替萘芬凝胶每日 2 次外用，黄连扑粉外用。治疗 2 周，患者皮损明显好转，2 个月后电话随访，皮损已完全消退。

易误诊原因分析及鉴别诊断　对于发生在摩擦部位的体癣，或因反复搔抓、烫洗、外用药使用不当，以及患有免疫缺陷病或应用免疫抑制剂、糖皮质激素及抗肿瘤药物的患者，体癣常泛发全身，皮损表现不典型，临床上称为难辨认癣。难辨认癣常为局部或系统使用糖皮质激素诱发的皮肤癣菌感染。本例为老年女性，有多种内科基础疾病，长期服用糖皮质激素，局部皮肤抵抗力低下，从而诱发真菌感染。本例皮损主要表现为红斑和脓疱，极容易误诊为无菌性脓疱性皮肤病，在外院误诊为过敏性皮炎。但询问病史得知，1个月间脓疱未曾消退且伴瘙痒，不伴发热等全身症状，故难以用过敏性皮炎解释。仔细观察皮损，在红斑上可见少量细小鳞屑，行皮损真菌学检查阳性，抗真菌治疗有效，因此难辨认癣诊断成立。

大面积真菌感染导致的无菌性脓疱病样皮损较少见，这是本例的特殊之处。文献报道外用糖皮质激素等不规范治疗可降低皮肤局部的细胞免疫应答，使体癣不典型，边界不清，中央失去自愈倾向，这是引起难辨认癣的最常见原因。外用糖皮质激素可抑制炎性反应，初用时可缓解局部炎症和瘙痒，使患者感觉舒适，但继续使用则可增强真菌致病力，使症状加重，面积扩大。本例在外院使用"癣药水"治疗，从瘙痒有所缓解，但皮疹面积扩大的病程发展分析，不排除含糖皮质激素成分的可能，从而使得皮损不典型，增加了正确诊断的难度。本病尚需与以下疾病鉴别。

1. 急性泛发性发疹性脓疱病　为在水肿性红斑的基础上发生的非毛囊性、浅表性、无菌性小脓疱，可伴水疱、大疱和紫癜等其他皮损表现。皮损常发生于服药后1~2周。红斑常始于腋窝、外阴和面部，很快泛发至全身，大约25%的患者可出现黏膜损害。常在24 h内突然起病，伴高热，外周血白细胞和中性粒细胞升高。病程短（7~14天），且有自限性。结合临床表现及真菌学检测，两者可鉴别。

2. 脓疱性银屑病　本病是银屑病中病情较严重的一种类型，临床上以发生粟粒大小的无菌性脓疱为特征，常伴有高热、白细胞升高和低蛋白血症，可能的发病因素有感染、药物、妊娠和低血钙等。结合临床表现及真菌学检测，两者可鉴别。

3. 湿疹样皮炎　指在皮炎的基础上发生继发性湿疹样改变。皮损可弥漫分布于躯干和四肢，边界不清，常反复发作，表现为多形性，有红斑、丘疹、糜烂、结痂和鳞屑等，但很少有水疱，瘙痒明显。结合临床表现及真菌学检测，两者可鉴别。

（王婷婷　王　琳）

病例 4　寒冷性多形红斑

临床照片　见图 4-1。

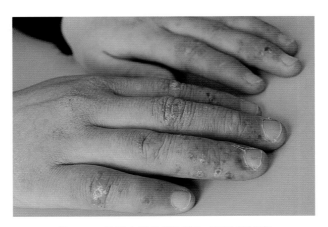

图 4-1　双手水肿性紫红斑、糜烂及结痂

一般情况　患者，男，14 岁，学生。

主诉　双手红肿、水疱及糜烂伴痒痛 1 年，再发并加重 2 个月。

现病史　患者于 1 年前无明显诱因于口腔黏膜出现糜烂溃疡，随之双手皮肤出现散在大小不等的片状水肿性紫红斑，中央有水疱。水疱破溃后可见糜烂面及结痂，局部融合成片，境界清楚，对称分布，自觉瘙痒及疼痛明显，局部搔抓后有少量渗出及糜烂，冬春寒冷季节加重，气温升高后可自行缓解。患者曾到当地医院就诊，诊断为"冻疮"，给予药物口服及外搽治疗（具体不详）后，皮损逐渐消退，瘙痒和疼痛缓解。2个月前患者无明显诱因再次双手皮肤出现红肿、水疱、破溃、糜烂、结痂及色素沉着斑，自觉瘙痒和疼痛明显，即在当地医院就诊，诊断不详，给予"复方甘草酸苷片、灯盏生脉胶囊口服，外搽卤米松乳膏"等治疗后效果欠佳，皮损未见明显消退。为求进一步诊治，遂来我院就诊，门诊以"寒冷性多形红斑"收入院。发病以来饮食欠佳，睡眠和精神稍差，大、小便正常，体重无明显变化。

既往史及家族史　无特殊。

体格检查　一般情况可，神志清，精神稍差，咽部充血，双侧扁桃体未见明显肿大，全身浅表淋巴结未触及肿大。心、肺检查无异常。腹软，无压痛及反跳痛，肝、脾未触及。神经系统未见明显异常。

皮肤科情况　左手示、中、环、小指皮肤可见散在大小不等的片状水肿性紫红斑，中央有水疱。水疱破溃后可见糜烂面及结痂，局部融合成片，境界清楚。右手小指可见境界清楚的糜烂面及结痂，皮损上覆有少量细小鳞屑，局部可见血痂。面颈部等曝光部位未见损害。

实验室及辅助检查　血、尿、大便常规正常。肝、肾功能检查未见明显异常。心电图检查正常。胸部X线检查示右肺上野第2肋重叠处可疑点结影，疑似硬结钙化灶，余肺内未见明显的活动性病灶。

思考

1. 您的初步诊断是什么？

2. 为了明确诊断，您认为还需要做什么关键检查？

提示　可能的诊断：

1. 冻疮（chilblains）？

2. 多形红斑（erythema multiforme）？

3. 冷球蛋白血症（cryofibrinogenemia）？

4. 寒冷性多形红斑（cold erythema multiforme）？

5. 固定性药疹（fixed drug eruption）？

关键的辅助检查

1. 皮损组织病理检查　表皮角化过度，棘层轻度增厚，基底细胞散在空泡变性，真皮浅中层毛细血管增生、扩张，周围见淋巴组织细胞浸润，并见噬色素细胞分布。病理诊断：结合临床，多考虑寒冷性多形红斑（图4-2）。

2. 梅毒血清学试验及抗核抗体　均阴性。

3. 总IgE和超敏C反应蛋白正常。

4. 免疫球蛋白及补体定量测定正常。

5. 冷球蛋白定性试验阴性。

最终诊断　寒冷性多形红斑

诊断依据

1. 患者男，14岁。

2. 皮损位于四肢末端。

3. 皮损为水肿性丘疹及中央有水疱的水肿性紫红斑或轻度出血性红斑，亦可见虹膜样红斑，可发生糜烂。

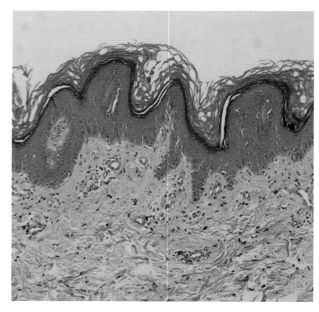

图4-2　角化过度，棘层轻度增厚，基底细胞散在空泡变性，真皮浅层血管周围淋巴组织细胞浸润（HE×100）

4. 伴有瘙痒。

5. 易反复发作，冬春寒冷季节好发，气温升高后皮损可自行消退。

6. 组织病理　符合寒冷性多形红斑。

治疗方法　患者入院后给予复方甘草酸单胺针和沙利度胺非特异抗炎；舒血宁针活血化瘀；枸地氯雷他定片、酮替芬片抗组胺、止痒治疗；外用地奈德乳膏、夫西地酸乳膏及肝素软膏等局部治疗；He-Ne激光外照活血化瘀。患者经过 2 周治疗后皮损逐渐消退，大部分结痂脱落，留有色素沉着斑，自觉症状消失，无新增皮损，病情基本好转。

易误诊原因及鉴别诊断　寒冷性多形红斑又称多形红斑型冻疮。本病主要与寒冷有关。发病机制主要是寒冷引起末梢血液循环障碍。由于患处血管微循环不畅，引起免疫物质的释放，反过来又影响局部血管的循环功能，导致皮肤症状的产生。部分患者血液中 IgG 和循环免疫复合物升高，说明与免疫反应也有一定的关系。寒冷性多形红斑是由混合型血冷球蛋白引起的一种血管损害。本病好发于 11 ~ 35 岁的患者，男∶女之比约为 1∶1.5，约半数患者可反复发作 2 年以上，病程最长可达 20 年。皮疹多位于四肢末端、面和耳郭等暴露部位，也可累及臀部、两髋和腰部等处，表现为水肿性丘疹及中央有水疱的水肿性紫红斑，或可呈轻度出血性红斑；亦可见虹膜样红斑，中央有水疱，并可发生糜烂。多伴瘙痒或不痒，皮疹持续 2 ~ 3 周后可自然消退，但可反复发作，一般好发于冬春气候寒冷时，气温升高后皮损可自行消退，无内脏受累。目前寒冷性多形红斑的治疗主要以活血化瘀、改善微循环、抗组胺、非特异性抗炎、中医中药及物理疗法为主。应注意防寒保暖，加强体育锻炼，增强机体的抗寒能力。采用微波定向照射和频谱治疗仪具有改善血液循环、促进新陈代谢及提高机体免疫力等作用，对寒冷性多形红斑有较好的疗效；用红外线照射皮损可扩张血管，使血流加快，改善局部血液循环，提高机体的免疫力，促进炎症的消退；海普林软膏联合糠酸莫米松乳膏具有抗炎、抗凝血、抗血栓及抗动脉粥样硬化等作用，局部外用起到促进血液循环、活血化瘀及抗炎消肿之功效，临床应用方便，无不良反应。桂利嗪（脑益嗪）具有扩张血管、改善微循环及抗组胺的作用；氨苯砜可抑制 Arthus 反应，具有糖皮质激素的作用；雷公藤具有抗炎和免疫抑制的作用；维生素 E 有增强毛细血管的抵抗力、维持毛细血管的正常通透性以及改善血液循环的作用。采用脑益嗪、氨苯砜、雷公藤及大剂量维生素 E 联合治疗寒冷性多形红斑疗效好，治愈率高。

寒冷性多形红斑是冬季常见的皮肤病，应与冻疮、多形红斑及冷球蛋白血症相鉴别。

1. 冻疮　好发于妇女和儿童，寒冷季节发病，可持续整个冬季，皮损呈局限性分布，常伴有肢体末端皮肤发凉、肢端发绀和多汗等表现，皮损瘙痒明显，受热后加剧，无内脏受累，冷球蛋白测定阴性。病理检查示表皮和真皮乳头水肿，血管壁呈"蓬松状水肿"改变。冻疮与寒冷性多形红斑在临床上有时很难区分，结合病理检查可与之相鉴别。

2. 多形红斑　好发于春秋季节，发病前多有前驱症状，无末梢循环不良的表现。典型皮损表现为靶状或虹膜状红斑，常伴有发热和关节痛等全身症状，易复发，2 ~ 3 周可自愈。病理检查示角质形成细胞坏死，表皮下水疱形成，红细胞外渗，血管周围可见淋巴细胞及嗜酸性粒细胞浸润。结合临床表现及病理检查可与之鉴别。

3. 冷球蛋白血症　本病是指血清中出现遇冷（4℃）沉淀、复温（37℃）后又溶解的蛋白质。它可以是原发性疾病，也可以是继发性疾病。本病可分为原发性、继发性和家族性三种。临床主要表现为血管炎的症状，可累及多个系统。实验室检查示血红蛋白及血小板降低，红细胞沉降率加快，免疫球蛋白升高，补体降低，梅毒血清学试验呈假阳性反应，Coombs 试验阳性，抗核抗体检测阳性，冷球蛋白定性试验阳性。病理检查示表皮正常，真皮及皮下组织可见透明样物质沉积。直接免疫荧光示血管壁有免疫球蛋白、补体和纤维蛋白原沉积。结合临床表现、实验室检查及病理检查可与之鉴别。

（杨绪娟　农　祥　刘彤云　何　黎）

病例 5　红斑型天疱疮

临床照片　见图 5-1。

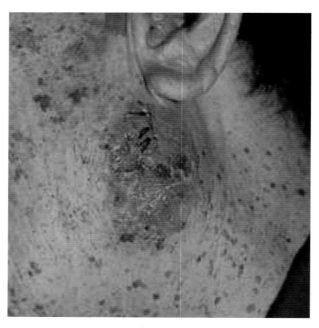

图 5-1　左面部红斑及油腻性结痂

一般情况　患者，男，72 岁，退休干部。

主诉　左侧面部浸润性红斑、结痂 3 个月余。

现病史　患者诉 3 个月前左侧面部突然出现一樱桃大小的浸润性红斑，其上有黄褐色油腻性痂皮，偶有瘙痒。在外院考虑"光线性角化病"，予以冷冻治疗。治疗后皮损无好转且继续扩大，有时有渗出、结痂。外院予以"曲安奈德益康唑乳膏、丹皮酚软膏、红霉素软膏"等外搽，无效。皮损渐扩大至核桃大小，遂到我院就诊。病程中患者无发热及盗汗等情况，无日晒后加重。精神、睡眠及饮食可，大、小便正常，体重无明显变化。

既往史及家族史　无特殊。

体格检查　一般情况可，精神可。皮肤、巩膜无黄染，全身浅表淋巴结未扪及肿大。心、肺无异常。腹平软，肝、脾未触及。

皮肤科检查　左侧面部耳垂下方可见 3 cm×4.5 cm 大小的浸润性红斑，其上结痂，局部可见轻度糜烂面，无明显渗出。皮损界限清楚。

实验室检查　血、尿常规正常。血生化（肝和肾功能、血糖及离子 7 项及血脂）正常。抗核抗体（anti-nuclear antigen，ANA）、ENAs、ds-DNA-Ab、梅毒螺旋体明胶凝集试验（treponema pallidum particle assay，TPPA）、甲苯胺红不加热血清试验（tolulized red unheated serum test，TRUST）、人类免疫缺陷病毒抗体（human immunodeficiency virus antibody，HIV-Ab）及最小红斑量（minimal erythema dose，MED）均正常。胸部 X 线检查示心、肺无异常。腹部 B 超检查示肝、胆、脾、胰、肾及膀胱未发现异常声像，前列腺 I 度肿大。

思考

1. 您的初步诊断是什么？

2. 为了明确诊断，您认为还需要做什么关键检查？

提示 可能的诊断

1. 光线性角化病（actinic keratosis）？
2. 单纯疱疹（herpes simplex）？
3. 盘状红斑狼疮（discoid lupus erythematosus，DLE）？
4. 红斑型天疱疮（pemphigus erythematosus）？

关键的辅助检查

1. 真菌镜检 阴性，真菌培养（—）。
2. 皮损组织 示浅表糜烂，可见棘刺松解性裂隙和棘刺松解细胞（图 5-2），真皮乳头及血管周围轻度水肿，血管周围可见淋巴细胞和组织细胞浸润。直接免疫荧光示表皮棘细胞间可见 IgG 和 C3 呈网状荧光沉积（图 5-3），IgA 和 IgM 均为阴性。病理诊断：符合红斑型天疱疮。

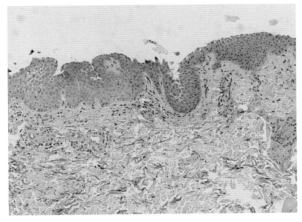

图 5-2 棘层上部棘刺松解性裂隙和棘刺松解细胞（HE×100）

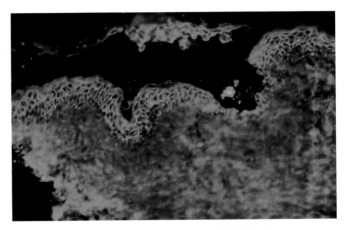

图 5-3 棘细胞间 IgG 呈网状荧光沉积

最终诊断 红斑型天疱疮。

诊断依据

1. 病史及病程 3 个月余。
2. 皮损部位 位于左侧面部。
3. 皮损特点 表现为浸润性红斑，其上糜烂、结痂，界限清楚。
4. 组织病理 棘层上部和颗粒层松解性裂隙。
5. 直接免疫荧光 表皮棘细胞间可见 IgG 和 C3 呈网状荧光沉积。

治疗方法 患者使用甲泼尼龙片 16 mg 口服，每天 1 次；卤米松乳膏外搽，每日 2 次。治疗 10 天后皮损变平，色淡红，1 个月后减至 8 mg/d，间断外用卤米松乳膏，目前随访中未见复发。

易误诊原因分析及鉴别诊断 红斑型天疱疮是一种少见的天疱疮亚型，又称 Sener-Usner 综合征或脂溢性天疱疮，是落叶型天疱疮的良性型。本病的发病率仅次于寻常型天疱疮。本病主要累及中年人，但也有发生于儿童和青少年的报道。本病病因不明，可由药物等诱发。皮损好发于脂溢部位，主要发生于头皮、面及胸背上部，尤其是鼻部、颊部和耳部，下肢和黏膜很少累及。临床表现为红斑、油腻性结痂或厚痂甚至角化过度。上述皮损往往出现一至数月后，胸背和四肢突然发生松弛性大疱，疱壁极薄，极易破裂，糜烂面逐渐扩大，渗液较多，表面常结成污褐色、黑褐色痂或脂性厚痂，且不易脱落，愈后留下棕褐色色素沉着。水疱此起彼伏，尼氏征阳性。一般无黏膜损害，即使有也较轻微。患者自觉瘙痒。全身症状不明显。大多数患者病程呈慢性。组织病理学表现为落叶型天疱疮：棘层上部或颗粒层棘层松解，形成裂隙和水疱，疱内可见棘刺松解细胞；在陈旧性皮损可见角化过度，棘层肥厚，角化不良细胞；真皮内淋巴细胞和嗜酸性粒细胞浸润。免疫病理提示 IgG 和 C3 在角质形成细胞间呈网状沉积，80% 的患者在基底膜带可见连续或颗粒状荧光，如同红斑狼疮所见。

本病通常对小剂量泼尼松有效，外用糖皮质激素及遮光剂效果良好。严重病例可能需要使用免疫抑制剂如环磷酰胺和硫唑嘌呤等。也有报道四环素和烟酰胺有效。对于顽固性红斑型天疱疮，也有用利妥昔单抗治疗成功的报道。但需注意的是，传统上，大家认为红斑型天疱疮的预后较寻常型天疱疮更加良性，但有学者研究发现，红斑型天疱疮在病程中复发频繁，且在疾病缓解、持续时间和医源性并发症方面与寻常型天疱疮相同。经系统糖皮质激素治疗后，红斑型天疱疮和寻常型天疱疮的预后均得以改善，改善情况基本相同。因此，给予红斑型天疱疮与寻常型天疱疮基本类似的治疗方案，对于病情的缓解可能是必需的。

由于本病少见，患者的临床表现不典型，皮肤科医师对本病的认识不足，缺乏经验，加上病史询问不详细，查体不仔细，故临床容易误诊和漏诊，所以临床医生应加强对此病的认识，对于临床上反复发作、治疗效果不佳的病例应尽早行组织病理检查，做到早发现、早诊断和早治疗，避免误诊或漏诊，减轻患者的痛苦。红斑型天疱疮应与单纯疱疹、盘状红斑狼疮、光线性角化病及脂溢性皮炎等相鉴别，组织学和免疫病理检查可明确诊断。

1. 光线性角化病　其损害与日光长期曝晒关系密切，好发于曝光部位，临床上表现为扁平、高起的疣状损害或红色、肤色或褐色角化性损害，表面附有黏着性鳞屑，不易剥离。组织病理检查有特征性。结合临床和组织病理两者可以鉴别。

2. 盘状红斑狼疮　典型损害为具有黏着性鳞屑的浸润性斑块，色红，境界清楚，好发于面部、头皮和手背等曝光部位。在疾病后期，皮损出现萎缩性色素沉着，很少形成溃疡。组织病理检查具有特征性。结合临床、组织病理检查和免疫学检查两者不难鉴别。

3. 单纯疱疹　损害好发于皮肤与黏膜交界处，如口角、唇缘及鼻孔附近，亦有发生于颜面者。初起局部往往先有灼热、瘙痒及潮红，继而出现密集成群或数群针头大小的水疱，较原发型的水疱要小且较簇集，破裂后出现糜烂、渗液，逐渐干燥、结痂，全程 1～2 周，愈后局部可留有暂时性色素沉着。患者自觉有灼热及痒感等。结合病史、临床、组织病理和免疫病理、病毒学检查，两者不难鉴别。

4. 脂溢性皮炎　脂溢性皮炎是一种常见的慢性丘疹鳞屑性皮肤病。本病常累及头皮、面颈部和躯干上部等皮脂腺丰富的皮肤。皮损表现为红斑、轻度水肿浸润，覆有黄色或黄棕色的结痂。组织病理表现为海绵水肿型浅层血管周围炎。结合临床、组织病理和免疫病理检查，两者不难鉴别。

（刘彤云　张　莉　何　黎）

病例 6 早期胎传梅毒

临床照片 见图 6-1。

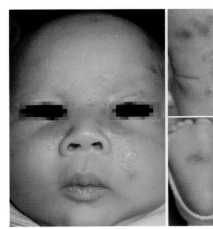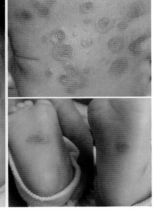

图 6-1 面部、足底铜红色斑疹

一般情况 患儿，男，1 个月。

主诉 面部红斑 20 天，增多并累及右大腿、双足底 10 天。

现病史 20 天前患儿面部出现片状淡红斑，未予特殊治疗，后皮损逐渐增多，并累及右大腿及双足底处。患儿无哭闹或入睡困难等异常表现。患儿为足月剖宫产，母乳喂养。父母体健，其母有非婚性生活史，但否认有皮损史、外阴溃疡史、输血史及其他性病史。

既往史及家族史 均无特殊。

体格检查 系统查体无异常。

皮肤科检查 面部可见以鼻梁为中心的对称淡红斑，周围散在绿豆大小的淡红色丘疹，左面颊和左颞部散在直径 0.1 ~ 1.5 cm 大小的铜红色丘疹，边界清楚，边缘高起，被覆少许鳞屑。右大腿伸侧及双足底可见暗红色至铜红色指头大小的浸润性斑块。

实验室检查 血和尿常规、肝和肾功能及胸部 X 线检查未见异常。

思考

1. 您的初步诊断是什么？

2. 为了明确诊断，您认为还需要做什么关键检查？

提示 可能的诊断

1. 多形红斑（erythema multiforme）？

2. 新生儿败血症（neonatal septicemia）？

3. 早期胎传梅毒（early congenital syphilis）？

4. 新生儿红斑狼疮（neonatal lupus erythematosus）？

关键的辅助检查 梅毒血清学检查示梅毒螺旋体酶联免疫吸附试验阳性，梅毒螺旋体颗粒凝集试验 1：320，TRUST 滴度 1：32，患儿家属拒绝行脑脊液检查。

最终诊断 早期胎传梅毒。

诊断依据

1. 病程 1 个月。

2. 皮损位于面部、右大腿伸侧和双足底。

3. 皮损为暗红色至铜红色特征性的丘疹和斑块。

4. 梅毒螺旋体颗粒凝集试验 1：320，TRUST 滴度 1：32。

治疗方法 未对患儿行脑脊液检查，按脑脊液异常治疗，给予水剂青霉素 G 40 万 U 加入生理盐水 100 ml 静脉滴注，每天 2 次，治疗 14 天，治疗第 1 至 3 天加入氢化可的松 20 mg 以预防吉海反应，治疗第 9 天后皮疹消退。3 个月后复查 TRUST 滴度为 1：8。

易误诊原因分析及鉴别诊断 胎传梅毒是胎儿在母体内通过胎盘血行感染梅毒螺旋体所致，可引起全身症状，如发育不良、皮肤有皱纹如老人貌、贫血及肝、脾大。皮损可表现为红斑、丘疹和水疱等。

黏膜损害主要为鼻塞和流涕等卡他症状。骨骼损害表现为骨软骨炎及骨膜炎。

　　梅毒是近年来发病逐渐增多的性传播疾病，非专科医生对该病的认识不够，特别是对胎传梅毒常较陌生，从而造成误诊和漏诊。其次，本病的临床表现多样，轻重悬殊，有时临床症状和体征缺乏特异性，易与其他内脏疾病混淆，加之皮损表现多样化，易与新生儿及婴儿常见的皮肤病混淆，皮肤损害较轻时易漏诊或误诊；再者，患儿父母常掩盖有多个性伴侣和（或）性病病史，故医生对该病缺乏警惕性；最后，部分孕妇孕期未做产前筛查，不能为诊断提供有价值的流行病学依据，由此也造成了误诊。

　　对于早期胎传梅毒的治疗，脑脊液异常者应选用水剂青霉素 G 10 万 ~ 15 万 U/（kg·d），分 2 ~ 3 次静脉滴注，连续 10 ~ 14 d；或普鲁卡因青霉素 G 5 万 U/（kg·d）肌内注射，连续 10 ~ 14 d。脑脊液正常者选用苄星青霉素 G 5 万 U/（kg·d）肌内注射，每周一次，共 2 ~ 3 次。无条件检查脑脊液者按脑脊液异常者的方案进行治疗。对于早期胎传梅毒青霉素皮试阳性者，普遍认为可予以头孢曲松钠治疗，驱梅疗效确切。

　　由于本病病死率高，传染性强，危害极大，因此，对新生儿不明原因的铜红色皮损，尤其是掌跖部铜红色浸润性斑疹，在认真检查和追问病史的同时应高度警惕胎传梅毒的可能，并应进行梅毒血清学检查，同时在妊娠和产前检查中将梅毒血清学作为常规检查，以及时发现和治疗，尽量减少胎传梅毒的发生。

　　早期胎传梅毒的临床表现多样，累及多器官系统，或呈败血症样表现，应与其他先天感染如弓形虫、风疹病毒、巨细胞病毒、单纯疱疹病毒感染和新生儿败血症鉴别；发生溶血时需与新生儿血型不合性溶血相鉴别；出现骨骼病变时应与早产儿的骨膜炎、骨髓炎、假性肢体瘫痪和脊髓灰质炎等鉴别。本例皮损表现需与多形红斑和新生儿败血症相鉴别。

　　1. 多形红斑　皮损多形，有红斑、丘疹、风团和水疱等，特征性皮损为靶形损害即虹膜状皮损，有不同程度的黏膜损害，少数有内脏损害。本病春秋季好发，男性略多于女性，以 10 ~ 30 岁发病率最高，20% 为青少年。诱因常为感染和药物等，结合梅毒血清学检测结果，两者容易鉴别。

　　2. 新生儿败血症　早期临床表现常不典型，早产儿尤其如此。表现为进奶量减少或拒绝喂养，溢乳，嗜睡或烦躁不安，哭声低，发热或体温不升，也可表现为体温正常、反应低下、面色苍白或灰暗、神志萎靡和体重不增等非特异性症状。后期出现黄疸、肝和脾大、出血倾向及休克，结合血常规和血培养等实验室检查易诊断。

　　3. 新生儿红斑狼疮　本病是由母亲体内的 Ro/SSA 抗体经胎盘转移给婴儿，使其发生皮肤损害或心脏传导阻滞的独特性疾病。本病发生于出生后头几周的新生儿，多见于女性。皮损为环状红斑样损害，类似于亚急性皮肤型红斑狼疮，好发于头颈和眼眶周围等曝光部位，常伴有完全性或不完全性先天性心脏房室传导阻滞。血清 Ro/SSA 抗体阳性。组织病理和免疫病理检查具有红斑狼疮的特征。结合临床、组织病理和血清学检查，两者不难鉴别。

（王婷婷　王　琳）

病例 7 手足综合征

临床表现 见图 7-1。

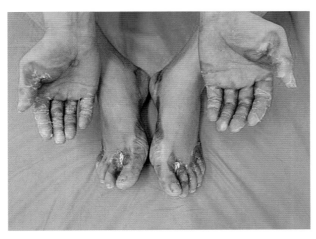

图 7-1 双手足红斑和脱屑

一般情况 患者，男，50 岁。

主诉 发现双手足红斑、脱屑 2 个月。

现病史 患者在 2 个月前因诊断为"直肠癌肝肺转移"而服用化疗药物"麦他替尼氨丁三醇 200 mg qd"治疗。服药 1 周后即出现双手足红斑和脱屑，不伴发热、畏寒、恶心和呕吐。患者未治疗，症状逐渐加重。患者于肿瘤科被诊断为直肠癌肝、肺转移 6 个月余。自患病以来，一般情况较差，神志清楚，精神较差，大、小便无异常，体重减轻约 5 kg。

既往史及家族史 无特殊。

体格检查 一般情况较差，神志清楚，精神较差。全身浅表淋巴结未扪及肿大。皮肤、巩膜轻度黄染，无肝掌及蜘蛛痣。心脏无增大，各瓣膜区未闻及心脏杂音。双肺下叶可闻及少量湿啰音。腹平软，肝于右肋下 5 cm 可触及，表面光滑，无压痛。脾未触及。

皮肤科检查 双手足见大小不等的红斑，融合成片，边界清楚，上覆红褐色痂壳及黄白色细薄鳞屑（图 7-1）。

思考

1. 您的初步诊断是什么？

2. 为了明确诊断，您认为还需要做什么关键检查？

提示 可能的诊断

1. 进行性对称性红斑角化病（progressive symmetric erythrokeratodermia）？

2. 接触性皮炎（contact dermatitis）？

3. 手足综合征（hand-foot syndrome）？

4. 表皮松解性掌跖角化病（epidermolytic palmoplantar keratoderma）？

关键的辅助检查 组织病理示表皮明显角化过度伴角化不全，棘层肥厚，灶性水肿，局部颗粒层增厚，上皮脚向下延伸。真皮乳头及真皮浅层水肿，血管扩张，周围少量淋巴细胞浸润（图 7-2）。

最终诊断 手足综合征。

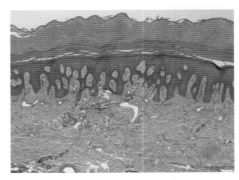

图7-2　显著角化过度伴角化不全，棘层肥厚，局部颗粒层增厚，上皮脚向下延伸。真皮乳头及真皮浅层水肿，血管扩张，周围少量淋巴细胞浸润（HE×40）

诊断依据

1. 直肠癌肝、肺转移6个月余，服用化疗药物"麦他替尼氨丁三醇"2个月余，皮损出现2个月。

2. 皮损位于双手足。

3. 皮损表现为大小不等的红斑，融合成片，边界清楚，上覆红褐色痂壳及黄白色鳞屑。

4. 组织病理　符合手足综合征。

治疗方法　外用复方乳酸软膏。

易误诊原因分析及鉴别诊断　手足综合征是指某些化疗药物在手足部毛细血管渗出导致周围组织损伤的不良反应，是部分细胞毒性药物在治疗中较常见的不良反应。主要临床表现为手掌和足底皮肤发红、肿胀、刺痛、灼热感和触痛，并且有行走和抓物困难。最初的症状是典型的麻刺感，2~4天后会出现双侧边界明显的红斑样改变。随后，皮损区域变成紫蓝色，进而干燥、脱皮。手足综合征通常发生在用药后前3天至10个月，停药后症状逐渐消退，再次用药后症状会再次出现。严重的病例可出现皮肤皲裂或表皮剥落、水疱、溃疡和剧烈疼痛，然后全层皮肤坏死。其他部分的皮肤，如腋窝、腹股沟、腰部、膝盖内部、肘后部、手腕的前皱襞和骶骨处都可能发生。手足综合征的皮损病理组织学表现无特异性，一般表现为表皮棘细胞层轻度水肿，角质细胞脱落，基底细胞层空泡变性，部分表皮与真皮分离，真皮乳突层水肿。真皮小血管周围淋巴细胞及嗜酸性粒细胞浸润。目前化疗药物的致病机制尚不清楚。

手足综合征在皮肤科少有报道，临床容易误诊或漏诊。接诊手足红斑脱皮的患者时，皮肤科医生应警惕手足综合征，详细询问病史有助于该病的诊断。该病需要与其他以手足红斑、脱屑为主的疾病相鉴别，如进行性对称性红斑角化病、接触性皮炎及表皮松解性掌跖角化病等。

1. 进行性对称性红斑角化病　本病多在婴儿期发病，可能与遗传有关。临床表现为双侧掌跖部位弥漫性红斑及角化过度，境界清楚，对称分布，上覆秕糠样鳞屑，一般较为局限固定，严重者可累及手足背、肘、膝和臀等处。病理表现为表皮角化过度伴角化不全，棘层明显增厚，真皮有不同程度的非特异性炎症细胞浸润。

2. 接触性皮炎　是由于单次或多次接触外源性物质后，皮肤或黏膜在接触部位甚至以外部位发生的炎症反应，临床表现为红斑、肿胀、丘疹及水疱等。患者自觉瘙痒或烧灼感、肿痛感，少数可伴发热、头痛及恶心等全身症状。患者常有近期明确的接触史。病理表现为表皮海绵水肿，真皮上部血管周围炎症细胞浸润。

3. 表皮松解性掌跖角化病　是一种遗传性皮肤病，常有家族史。临床表现为掌跖部弥漫性角化性斑块，境界清楚，有红色边缘，表面光滑，呈黄色，伴皲裂和脱屑。病理表现为表皮角化过度，颗粒层增厚，棘层和颗粒层中有较多裂隙，可见表皮细胞松解。

（李仲桃　汪　盛）

病例 8　落叶型天疱疮

临床照片　见图 8-1。

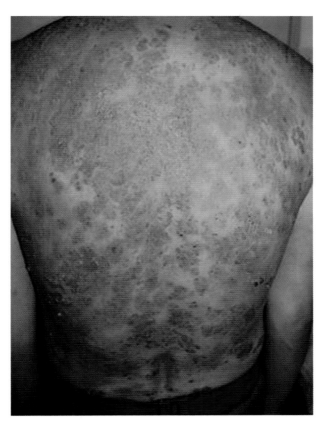

图 8-1　躯干红斑、糜烂、结痂及鳞屑

一般情况　患者，男，37 岁，农民。

主诉　面部及躯干红斑、糜烂、结痂和鳞屑 6 个月余，加重半个月。

现病史　患者于 6 个月前无明显诱因发现面部和躯干出现红斑、水疱和糜烂，有轻微瘙痒感，曾在外院以"天疱疮"治疗，给予"泼尼松片" 40 mg/d，皮疹逐渐好转、消失，然后逐渐将泼尼松减量至 10 mg/d。患者于 1 个多月前自行停药。半个月前病情复发，并逐渐加重，颜面部和躯干出现红斑、水疱和糜烂，遂来我院就诊。

既往史及家族史　既往体健，家族中无类似病史。无药物过敏史，无糖尿病、高血压等慢性病史。

体格检查　一般情况好，T 36.7℃，各系统检查未见异常，腋窝及其他浅表淋巴结未触及肿大。

皮肤科检查　颜面部和躯干有钱币样密集分布的鹅卵石大小的红斑。部分红斑融合成片。可见大小不一的片状糜烂面、油腻性痂皮和黏着性鳞屑。少数红斑上可见绿豆或黄豆大小水疱。疱表浅，松弛易破，尼氏征阳性。皮损以胸腹和背部严重。口腔及眼睑无糜烂和破溃。

实验室检查　WBC 11.3×10^9/L，尿常规正常，肝、肾功能正常，IgG、IgM、IgA、C3 及 C4 正常。

思考

1. 您的初步诊断是什么？
2. 为了明确诊断，你认为还需要做什么关键检查？

提示　可能的诊断

1. 落叶型天疱疮（pemphigus foliaceus）？
2. 红斑型天疱疮（pemphigus erythematosus）？
3. 寻常型天疱疮（pemphigus vulgaris）？
4. 红皮病（erythroderma）？

关键的辅助检查　组织病理示表皮角化过度，颗粒层和棘层上部棘细胞松解，可见角质层下水疱和表皮内裂隙。疱内可见少量淋巴细胞。真皮浅层小血管周围可见以淋巴细胞为主的炎症细胞浸润（图 8-2）。直接免疫荧光示表皮棘细胞间可见 IgG 和 C3 呈网状荧光沉积，IgA 和 IgM 均为阴性。病理诊断：符合落叶型天疱疮。

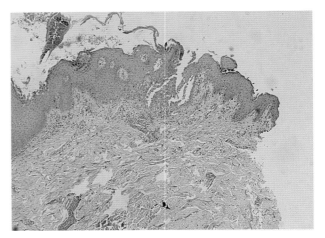

图 8-2　颗粒层和棘层上部棘细胞松解，角质层下水疱和表皮内裂隙，其内可见棘细胞松解（HE × 100）

最终诊断　落叶型天疱疮。

诊断依据

1. 病史及病程　中年男性，颜面和躯干红斑、糜烂和结痂，无明显自觉症状。

2. 皮损特点　颜面、躯干大小不等红斑，部分红斑上有片状糜烂面、油腻性痂皮及黏着性鳞屑。少数红斑上可见绿豆或黄豆大小水疱。疱表浅，松弛易破，尼氏征阳性。

3. 组织病理　表皮角化过度，角质层下水疱，疱内可见少量淋巴细胞，颗粒层细胞松解，真皮浅层小血管周围可见以淋巴细胞为主的炎症细胞浸润。

4. 直接免疫荧光　表皮棘细胞间可见 IgG 和 C3 呈网状荧光沉积。

治疗方法　静脉滴注甲泼尼龙 40 mg/d 及复方氨基酸 250 ml/d，口服抗组胺药物。用中药及高锰酸钾溶液湿敷，外搽莫匹罗星软膏、丁酸氢化可的松乳膏和氧化锌糊剂治疗。治疗半个月后皮损大部分消退。门诊随诊至今，甲泼尼龙改为口服并逐渐减量，目前皮损已消退。

易误诊原因分析及鉴别诊断　天疱疮是一种少见的自身免疫性疾病，我国传统上将天疱疮分为四型：寻常型、增殖型、落叶型和红斑型。落叶型天疱疮是一种较为少见的天疱疮，预后较好，任何年龄都可发病，但以中老年人为主，皮损可局限于头部、颜面部或躯干部，也可全身泛发。其皮损特点为：正常皮肤或红斑上出现松弛性水疱，尼氏征阳性，疱壁很薄，因此，较难观察到完整的水疱。水疱容易破裂，形成红色、湿润的糜烂面，可有渗出，在糜烂面上形成黄色、油腻性结痂。痂皮中央附着，边缘游离，有腥臭。同时，由于水疱容易破裂、干涸，因此，还可出现黏着性鳞屑。没有水疱的红斑则表现为潮红和肿胀，也可继发糜烂和结痂。皮损初期较为局限，然后逐渐增多，面积扩大，甚至泛发全身。口腔黏膜损害较为少见，但可伴有脱发及甲营养不良等症状，有时还可伴有发热等全身症状。

由于不同类型的天疱疮之间可相互转化，例如，寻常型天疱疮可转化为增殖型或落叶型天疱疮，红斑型天疱疮可转化为落叶型或寻常型天疱疮。同时，本病的临床表现与红皮病较为相似，容易误诊，因此，本病首先应与寻常型天疱疮和红斑型天疱疮鉴别，然后还需与红皮病鉴别。

1. 寻常型天疱疮　寻常型天疱疮是较为多见的一类天疱疮。患者多为中年人，皮损可发生于全身，但以头面部、颈部、胸背部、腋下和腹股沟多见，在正常皮肤或红斑上可见豌豆至蚕豆大小的松弛性水疱，尼氏征阳性，疱壁较薄，容易破裂，形成红色湿润糜烂面，有渗出，形成黄色结痂。但与落叶型天疱疮不同的是，50% ~ 70% 的寻常型天疱疮患者可出现口腔黏膜损害，多发生于上颚和颊部，其次是唇部和口底部。早期先出现口干、灼痛、吞咽困难及感觉异常等自觉症状，然后出现水疱。疱壁薄，容易破裂，形成糜烂面，上有一层灰白色膜，灼痛明显。寻常型天疱疮在组织病理上也与落叶型天疱疮存在一定的差异，棘层细胞松解，产生裂隙和水疱。在水疱腔隙中可见松散的角质形成细胞。角质形成细胞较棘细胞大，核浓缩，位于中央，细胞质均质化。基底仅有一层基底细胞，与基底膜虽有连接，但与周围失去接触。真皮乳头增生，表皮突向下延伸。

2. 红斑型天疱疮　皮损好发于头面部、颈部、胸背部、腋下和腹股沟。头面部皮损类似盘状红斑狼疮和脂溢性皮炎。在局限性红斑上有黏着性鳞屑和黄色结痂。随后几个月，在躯干和四肢会出现松弛性水疱。疱壁薄，尼氏征阳性，破裂后形成糜烂，渗出较多，形成黑褐色痂或脂性黄色痂皮，不易脱落，愈后可有色素沉着。口腔黏膜不易受累。红斑型天疱疮与落叶型天疱疮在组织病理上极为相似，但增殖型天疱疮的水疱容易破裂和干涸，容易形成结痂和脱屑，因此，当组织病理上出现角质层或颗粒层下水疱，并有较多痂屑时，多为落叶型天疱疮。免疫荧光检查显示，红斑型天疱疮在暴露部位除棘细胞间有IgG和C3沉积外，表皮基底膜带也有IgG和C3呈线状沉积。

3. 红皮病　又称剥脱性皮炎或剥脱性红斑，可发生于任何年龄，药物、恶性肿瘤及某些皮肤病等都可引起红皮病。急性期皮损多为潮红、肿胀和渗出，尤以腋下、肘部、会阴和肛周渗出显著，有片状结痂。亚急性期渗出减少，出现鳞屑。慢性期皮损增厚，鳞屑呈细糠状或片状。恢复期鳞屑减少，可见色素沉着。瘙痒较为明显。还可出现口腔黏膜损害、毛发脱落及甲受损等症状。

（涂　颖　刘彤云　何　黎）

病例 9　甲扁平苔藓

临床照片　见图 9-1。

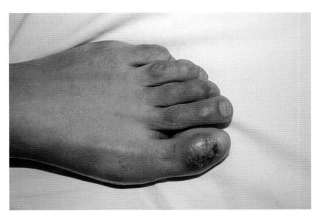

图 9-1　左足踇趾甲周紫红色斑伴甲萎缩缺损

一般情况　男，28 岁，工人。

主诉　甲周紫红色斑伴甲萎缩缺损 2 年多。

现病史　患者于 2 年多前无明显诱因发现左足踇指趾甲甲周出现紫红色斑片，无明显自觉症状，以"甲周炎"外用红霉素软膏治疗，好转不明显。然后趾甲出现裂纹，逐渐变薄、萎缩。患者又在当地医院以"甲癣"外用特比萘芬乳膏治疗，无明显疗效，病变呈进行性加重，左足踇指趾甲逐渐破坏、脱落、缺损，遂来我科就诊。

既往史及家族史　既往体健，家族中无类似病史，无糖尿病或高血压等慢性病史。

体格检查　一般情况好，除甲部皮损外，口腔和黏膜正常，其他系统检查未见异常。

皮肤科检查　左足踇指周围皮肤出现浸润性红斑，上有破溃、结痂。趾甲萎缩、缺损，呈翼状胬肉样改变，其余趾甲正常。

实验室检查　血、尿常规以及肝、肾功能正常。甲屑真菌镜检查及培养均为阴性。

思考

1. 您的初步诊断是什么？

2. 为了明确诊断，您认为还需要做什么关键检查？

提示　可能的诊断

1. 甲扁平苔藓（lichen planus of the nails）？

2. 甲营养不良（nail dystrophy）？

3. 甲真菌病（onychomycosis）？

关键的辅助检查　组织病理示表皮角化过度，颗粒层局灶性楔形增厚，棘层增厚，基底细胞液化变性，真皮浅层可见淋巴细胞为主的炎症细胞呈带状浸润（图 9-2）。

最终诊断　甲扁平苔藓。

诊断依据

1. 青年男性，左足踇趾甲萎缩、缺损 2 年多。

2. 左足踇指趾甲变薄、萎缩和缺损，呈翼状胬肉样改变，周围皮肤出现浸润性红斑。

3. 组织病理示表皮角化过度，颗粒层局灶性楔形增厚，棘层增厚，基底细胞液化变性，真皮浅层以淋巴细胞为主的炎症细胞呈带状浸润。

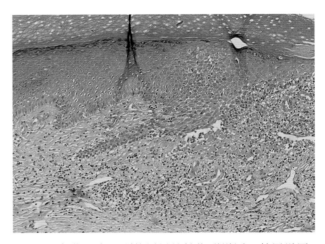

图 9-2　角化过度，颗粒层局灶性楔形增厚，棘层增厚，基底细胞液化变性，真皮浅层淋巴细胞为主的炎症细胞呈带状浸润（HE×100）

治疗方法　糖皮质激素是治疗本病的主要或首选药物，可口服泼尼松片，30～60 mg/d。用曲安奈德 1 ml 在皮损处做点状注射。每个部位约为 0.1 ml，每周 1 次。外用 0.01% 维 A 酸乳膏及 0.1% 他克莫司乳膏，局部封包，每天 1 次。

易误诊原因分析及鉴别诊断　扁平苔藓是一种发生于皮肤、黏膜、毛囊、指（趾）甲的慢性炎症性皮肤病。甲的发生率占 5%～10%，一般仅累及少数指（趾）甲，偶有全部受累，常与皮肤和黏膜损害同时发生，也可单独发生。甲扁平苔藓的临床常表现为指（趾）甲变薄或增厚、纵脊、裂缝，甚至甲萎缩、脱落。这是由于甲基质受损所致。当甲下出现丘疹时，可引起甲板增厚，甲凹凸不平，或者甲变薄，出现纵脊和裂缝，甚至引起进行性萎缩和甲脱落。当甲床近端出现萎缩时，甲部可出现沟状损害、弥漫性萎缩、甲板变薄及甲脱落。当甲基质灶性损害时，甲小皮过度向前增长，覆盖并粘连于无甲板的甲床，形成翼状胬肉，这是甲扁平苔藓的主要特征之一。由于甲扁平苔藓的临床表现与甲真菌病、甲营养不良及银屑病甲改变较为相似，因此，需与这些疾病相鉴别。

1. **甲真菌病**　是由皮肤癣菌、酵母菌及非皮肤癣菌等真菌侵犯甲板或甲下引起的疾病。依据真菌侵犯部位的不同，可分为两型：真菌性白甲及甲下甲真菌病。真菌性白甲初期可见甲板表面有一个或多个点状浑浊区，然后逐渐波及甲的一部分或全甲板，有时也可伴发甲沟炎。甲下甲真菌病的特征是甲下有角蛋白及碎屑沉积。由于甲下的角蛋白及碎屑等营养物质有利于真菌的快速生长，因此真菌可从甲下直接侵犯甲板。病变多从甲板两侧或末端开始，先有轻微甲沟炎，然后甲面可出现凹点或沟纹，继而可致甲板形成裂纹、变脆或增厚。甲真菌镜检查阳性可确诊。

2．甲营养不良 可分为先天甲营养不良及后天甲营养障碍。先天甲营养不良与常染色体显性遗传有关。后天甲营养障碍可因营养缺乏造成，如维生素缺乏和缺铁性贫血等，也可以由各种急性疾病或慢性消耗性疾病引发机体营养不良所致。

3．银屑病甲损害 甲板上可见"顶针样凹陷"以及伴有红色边缘的甲剥离，有时也可见甲下肥厚、甲板脆裂以及"油滴"等表现，但无甲翼状胬肉表现。

（涂 颖 刘彤云 何 黎）

病例 10 无肌病性皮肌炎

临床照片 见图 10-1、10-2。

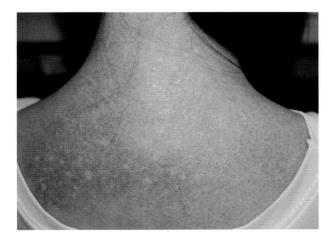

图 10-1 背部皮肤异色

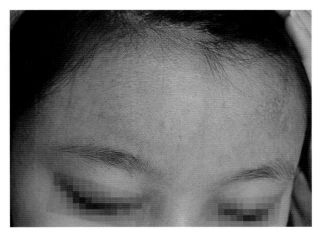

图 10-2 额部及发际部位淡紫红斑、鳞屑，双上眼睑水肿性紫红斑

一般情况 患者，女，24岁，红河人。

主诉 额部、颈、肩背部和胸前区淡紫红斑、鳞屑3年，双眼睑水肿性紫红斑2个月。

现病史 3年前患者不明诱因于上额部、发际处、肩背部和胸前区出现散在淡紫红色斑。皮疹逐渐向周围扩大，并互相融合，日晒后明显加重，并出现毛细血管扩张，无瘙痒感，日晒后有灼热感。患者在院外多次就诊，曾被诊断为"过敏性皮炎"及"脂溢性皮炎"等，经抗过敏治疗，红斑持续不退，并逐渐扩大。近2个月来，双眼睑又出现散在不规则水肿性紫红斑，自搽"尤卓尔乳膏"，效果欠佳。自发病以来，无发热、头晕及心悸，无关节红肿及活动障碍，无皮肤发硬、肌痛及肌无力。饮食可，二便正常。

既往史 患者既往体健，家族中无相同疾病史。

体格检查 T 36.5℃，P 68次/分，R 19次/分，BP 110/65 mmHg。一般情况良好。全身浅表淋巴结不大。各系统检查无异常。

皮肤科检查 在前额和鬓角发际部位见弥漫性大片淡紫红斑，上覆少许细碎鳞屑。双上眼睑见条带状水肿性紫红斑。颈、肩背部和胸前"V"形区见弥漫性淡红褐色斑片，其上可见毛细血管扩张，并见不规则米粒至黄豆大小的色素减退或脱失斑，呈异色性样改变。双肘关节、双手指背及掌指关节伸侧未见红斑、丘疹和鳞屑（Gottron征阴性），甲皱襞及指（趾）尖无瘀斑和瘀点。四肢肌力正常。

实验室检查 血、尿常规正常，肝、肾功能正常。抗核抗体（ANA）、ENA多肽抗体谱和抗双链-DNA抗体均为阴性。血清肌酶正常。肌电图正常。胸部X线检查正常。

思考　您的初步诊断是什么？

提示　可能的诊断

1．无肌病性皮肌炎（amyophathic dermatomyositis）？

2．系统性红斑狼疮（systemic lupus erythematosus SLE）？

3．脂溢性皮炎（seborrheic dermatitis）？

关键的辅助检查　组织病理（背部皮损）示表皮轻度角化过度，伴散在角化不全，棘层萎缩变薄，基底细胞液化变性，真皮胶原纤维增宽，浅层毛细血管扩张，管周有少量淋巴细胞和组织细胞浸润（图 10-3）。病理诊断：符合皮肌炎。

最终诊断　无肌病性皮肌炎。

诊断依据

1．皮损部位　发生于双上眼睑、额部、鬓角发际处、颈、肩背部和胸前"V"形区，对称分布。

2．皮损特点　上眼睑水肿性紫红色斑，前额和鬓角发际部位见弥漫性大片淡紫红斑，颈、肩背部和胸前"V"形区皮肤异色性样改变。

3．症状　无肌痛和肌无力。

4．病程　3 年皮损持续不退。

5．实验室检查　血清肌酶正常，肌电图正常。

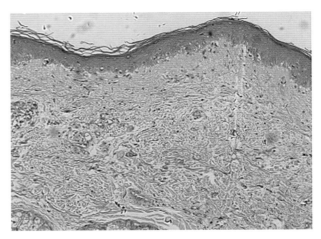

图 10-3　棘层萎缩、变薄，基底细胞液化变性，真皮胶原纤维间隙增宽，浅层毛细血管扩张，管周有少量炎症细胞浸润（HE×100）

治疗方法　口服甲泼尼龙 16 mg/d，羟氯喹 400 mg/d。外用糖皮质激素乳膏及遮光剂，治疗 3 周后皮疹明显变淡，甲泼尼龙渐减量至停药，4 个月后皮疹消退，目前仍在随访中。

易误诊原因分析及鉴别诊断　皮肌炎是一种皮肤和肌肉特发性炎症性疾病，系自身免疫性结缔组织病之一。本病是在遗传易感的基础上，由感染、恶性肿瘤诱发的一个免疫介导过程。无肌病性皮肌炎是皮肌炎（dermatomyositis，DM）的特殊亚型，部分患者的发病与严重的肺部病变及恶性肿瘤相关。1975 年 Krainm 发现临床上有一部分患者具有皮肌炎的典型皮损，但并没有近端肌无力等肌肉症状。1979 年 Pearson 正式提出了"无肌病性皮肌炎"这一术语，并认为它是皮肌炎的一种临床亚型。

1991 年 Euwer 等提出了无肌病性皮肌炎的诊断标准：①Gottron 丘疹及眶周的水肿性淡紫色斑疹。②皮损组织病理检查符合皮肌炎改变。③有皮肤损害后 2 年内临床上没有任何近端肌受累的表现。④在病程的最初 2 年内肌酶谱，包括肌酸激酶（creatine kinase，CK）和醛缩酶正常。同时将患者分为三类：①仅有皮肌炎的典型皮损，并无主观和客观肌炎的表现。②有皮损表现，有肌痛或肌无力主观症状，但客观上实验室检查全部正常。③临床上没有肌无力症状，但病程中肌病的实验室检查有时会出现异常。1999 年 Sontheimed 对无肌病性皮肌炎的诊断标准进行了修正，具体如下：①具有特征性的皮肌炎皮肤损害持续 6 个月以上。②无临床证据表明肌无力及肌酶谱异常。③如果行肌电图、肌肉活检和磁共振成像等肌肉检查，结果应在正常范围内；并除外最初 6 个月内经过连续 2 个月以上的免疫抑制剂治疗及使用了能导致皮肌炎样皮肤损害的药物如羟基脲和他汀类降脂药等。对于那些就诊时病程还不足 2 年，且符合上述诊断标准者，临床建议诊断为临床无肌病性皮肌炎（clinically amyopathic dermatomyositis，CADM），包括无肌病性皮肌炎和低肌病性皮肌炎（hypomyopathic dermatomyositis，HDM）。两者均具有皮肌炎的典型皮损，后者指没有明显的肌无力症状，但肌炎相关的实验室检查有时会出现轻度异常。

CADM 在皮肌炎患者中占 20%。黑素瘤分化相关基因 -5 编码的 RNA 解螺旋酶（RNA helicase encoded by melanoma differentiation associated gene 5，MDA-5）是抗 CADM-140 抗体的靶抗原。抗

CADM-140 抗体与 CADM 及急进性间质性肺疾病（interstitial lung disease，ILD）发病相关，并可作为 CADM-ILD 患者病情活动程度及治疗效果的评估指标。本例患者临床出现皮肤异色样表现 3 年，双眼睑水肿性红斑 2 个月，但始终没有肌痛及肌无力等肌肉损害的临床表现，有关肌肉损害的检查包括肌酶和肌电图均无异常表现，故符合无疾病性皮肌炎。如果只注重典型的皮肌炎改变，而忽视了对其特殊类型的认识，临床上易与颜面曝光部位的炎症性皮肤病相混淆，需与之鉴别。

1. 系统性红斑狼疮　系统性红斑狼疮与皮肌炎均为自身免疫性疾病，皮损都可发生于颜面和手足等曝光部位。但系统性红斑狼疮典型的皮损为以面颊部为中心的颜面蝶形水肿性红斑，手掌、指尖暗红色浸润性红斑、瘀点和瘀斑，表面可有萎缩及黏着性鳞屑，而皮肌炎则是以上眼睑为中心的水肿性紫红斑和指关节伸面的暗红色斑伴粗糙脱屑（Gottron 征阳性）。结合免疫学指标两者不难鉴别。

2. 脂溢性皮炎　该病是在皮脂溢出基础上出现的一种慢性皮炎，好发于面中部、头皮和耳郭等皮脂溢出部位，表现为油腻性鳞屑性红斑。皮疹若发生于眶上部，则表现为眉及其周围弥漫性、油腻性脱屑，眉毛因搔抓而稀少，眼睑受累而呈睑缘炎。睑缘由红的细小的白色鳞屑覆盖，而非皮肌炎的眶周水肿性紫红斑，伴毛细血管扩张，也无手足背等部位的损害，可以鉴别。

（刘彤云　李　兴　赵月婷　王红云　何　黎）

病例 11　系统性红斑狼疮

临床照片　见图 11-1、11-2。

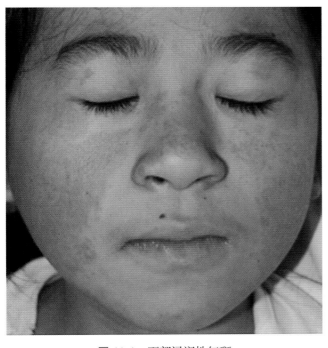 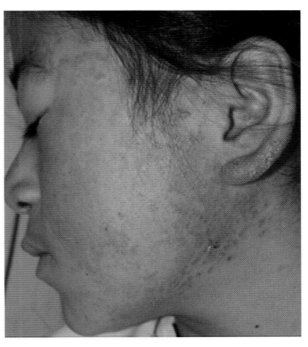

图 11-1　面部浸润性红斑　　　　　　　　图 11-2　面、耳郭浸润性红斑、丘疹伴黏着性鳞屑

一般情况　患者，女，21 岁，学生。

主诉　颜面部红斑、丘疹、鳞屑 7 个月余，伴脱发 1 个月。

现病史　患者于 7 个月前无明显诱因双侧颜面部出现片状红斑，且散在粟粒大小的红色丘疹，伴有少许黏着性鳞屑。随后皮损逐渐增多、融合，并有轻度浸润感。平时无明显自觉症状，日晒后皮损加重，并有烧灼感。近 1 个月感觉额部脱发明显。在外院一直按"过敏性皮炎"治疗（具体用药不详），效果不佳，遂来我院就诊。患者自发病以来，无口腔溃疡和关节疼痛等不适，精神、饮食和睡眠可，二便正常。

既往史及家族史 既往体健，家族中无类似病史。

体格检查 一般情况良好，全身浅表淋巴结未触及肿大，系统检查无明显异常。

皮肤科检查 双侧面部、鼻和耳部可见对称分布的片状红斑，呈蝶形分布，有轻度浸润感。在红斑基础上及周围散在粟粒至米粒大小的红色丘疹，在浸润性红斑和丘疹上可见少许黏着性鳞屑，以耳垂尤为明显。

实验室检查 血常规 WBC 2.76×10^9/L。尿常规：尿蛋白（+++），尿潜血（+）。

关键的辅助检查

1. 免疫学检查 抗核抗体（ANA）阳性，1：160，斑点型。抗 ds-DNA 抗体阳性。ENA 谱：抗 Sm 抗体和抗 Ro52 抗体均为阳性。

2. 组织病理 毛囊角栓形成，棘层萎缩、变薄，基底细胞灶状液化变性（图 11-3）。在真皮浅、深层血管及附属器周围可见以淋巴细胞为主的炎症细胞浸润（图 11-4）。

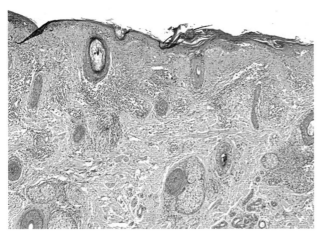

图 11-3 毛囊角栓形成，棘层萎缩，基底细胞液化变性。在真皮血管及附属器周围可见以淋巴细胞为主的炎症细胞浸润（HE×40）

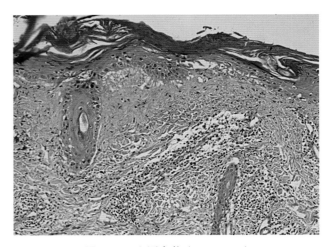

图 11-4 左图高倍（HE×100）

思考

1. 您的初步诊断是什么？

2. 为了明确诊断，您认为还需要做什么关键检查？

提示 可能的诊断

1. 红斑狼疮（lupus erythematosus）？

2. 脂溢性皮炎（seborrheic dermatitis）？

3. 多形性日光疹（polymorphic light eruption）？

最终诊断 系统性红斑狼疮。

诊断依据

1. 青年女性，病程 7 个月余，慢性病程。

2. 皮损特点 双侧颜面、耳部对称分布的浸润红斑和丘疹，上覆少许黏着性鳞屑。

3. 前额部脱发。

4. 皮损日晒后加重，有烧灼感。

5. 抗 ds-DNA 抗体阳性，抗 Sm 抗体及抗 Ro52 抗体阳性，ANA 阳性。

6. 血 WBC 降低（ 2.76×10^9/L ）。

7. 尿蛋白：（ +++ ）。

8. 组织病理检查符合红斑狼疮皮肤组织病理改变。

治疗方法 甲泼尼龙 40 mg/d，羟氯喹 400 mg/d。20 天后皮损大部分消退，遗留轻微色素沉着。WBC 恢复正常，尿蛋白阴性。将甲泼尼龙逐渐减量，目前随访中。

易误诊原因分析及鉴别诊断 系统性红斑狼疮是由遗传、性激素、感染及环境等多种因素相互作用及机体免疫调节紊乱所导致的一种自身免疫性疾病。血清中出现以抗核抗体为代表的多种自身抗体和多系统受累是系统性红斑狼疮的两个主要临床特征。本病好发于孕龄期女性，女：男为 7：1 ~ 9：1，系统性红斑狼疮的临床表现复杂多样，多数呈隐匿起病。皮肤损害为本病最常见的早期症状。80% ~ 85% 的系统性红斑狼疮患者有皮疹，面部蝶形红斑最具有特征性，其他皮肤损害尚有光敏感、脱发、手足掌面和甲周红斑、盘状红斑、结节性红斑、脂膜炎、网状青斑和雷诺现象等，并且可发生于多系统损害之前。SLE 的皮疹无明显瘙痒。如发现上述皮疹，临床医生应做进一步全面、系统的检查，力争早期诊断、早期治疗。

2009 年系统性红斑狼疮国际合作组织（ Systemic Lupus International Collaborating Clinics，SLICC ）修改了美国风湿病年会（ American College of Rheumatology，ACR ）的系统性红斑狼疮诊断标准。临床分类标准为：①急性或亚急性皮肤狼疮表现。②慢性皮肤狼疮表现。③口腔或鼻咽部溃疡。④非瘢痕性秃发。⑤累及 ≥ 2 个关节的滑膜炎，或 ≥ 2 个关节疼痛伴至少 30 min 的晨僵。⑥浆膜炎。⑦肾损害：24 h 尿蛋白 > 0.5g 或红细胞管形。⑧神经病变。⑨溶血性贫血。⑩白细胞减少。⑪血小板减少。免疫学标准为：① ANA 滴度高于实验室参考值。②抗 ds-DNA 水平高于实验室参考值（ 或 ELISA 法 > 2 倍参考值）。③抗 Sm 抗体阳性。④抗磷脂抗体：狼疮抗凝物阳性 / 梅毒血清试验假阳性 / 抗心磷脂抗体为正常水平的 2 倍以上或中高滴度 / 抗 b2 糖蛋白 1 阳性。⑤补体降低：C3/C4/CH50。⑥无溶血性贫血者 Coombs 试验阳性。确诊条件：①以上临床及免疫指标中有 4 条以上标准符合（ 其中至少包含 1 个临床指标和 1 个免疫学指标 ）。②肾活检证实为狼疮肾炎伴有 ANA 或抗 ds-DNA 抗体阳性。

本例患者为年轻女性，皮损为典型的蝶形红斑皮损，表现为颜面部持续性轻度浸润性红斑、丘疹和黏着性鳞屑，临床上需与脂溢性皮炎和多形性日光疹进行鉴别。

1. 脂溢性皮炎 本病系发生于皮脂溢出部位的一种炎症性皮肤病，皮损常发生于头部及面中部。典型损害为带油腻性鳞屑的黄红色斑片，有不同程度的瘙痒症状。组织病理检查显示表皮有灶性角化不全，可出现少许核固缩的中性粒细胞，表皮突延伸及海绵形成，真皮有轻度慢性炎症细胞浸润，可以鉴别。

2. 多形性日光疹 有明显的光敏性及季节性，疾病呈急性间歇性发作，皮损夏季加重，秋冬季减轻，皮损呈多形态损害，易渗出、糜烂，自觉瘙痒，ENA 及 ANA 多为阴性。组织病理为非特应性皮炎表现，而无基底细胞液化变性改变，可以鉴别。

（刘彤云 李 艳 何 黎）

病例 12　植物日光性皮炎

临床照片　见图 12-1。

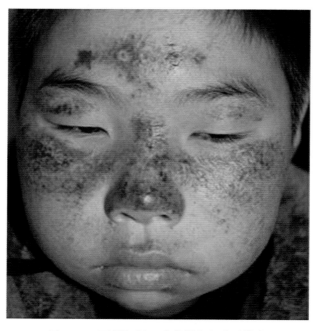

图 12-1　面部红斑、暗紫褐色斑疹及结痂

一般情况　患者，男，6 岁。

主诉　面部肿胀、红斑伴痒痛 5 天。

现病史　患者 5 天前午饭时食用了大量灰菜，午间外出游玩暴晒数小时后第二天面部即出现肿胀和红斑。红斑境界清楚，其上出现水疱和渗出。患者自觉灼热、痒痛。其母带患儿到当地医院和县医院输液治疗（具体不详），红斑转变为暗褐色瘀斑，渗出、干燥、结痂，瘙痒明显。患者在病程中无口腔溃疡或关节疼痛等不适。

既往史及家族史　既往健康，家族中无遗传病史及类似病史。

体格检查　心、肺正常，肝、脾未触及，全身浅表淋巴结未触及肿大。

皮肤科检查　面颊部、鼻部和额头暴露部位大片红斑、暗紫褐色瘀斑样损害，结痂，色素沉着，轻度水肿，表面紧张发亮。

实验室检查　血、尿及大便常规、肝和肾功能、ANA、ENA 及抗 ds-DNA 抗体检查均正常。

思考

1. 您的初步诊断是什么？

2. 为了明确诊断，您认为还需要做什么关键检查？

提示　可能的诊断

1. 盘状红斑狼疮（discoid lupus erythematosus，DLE）？

2. 植物日光性皮炎（phytophotodermatitis）？

3. 日晒伤（sunburn）？

关键的辅助检查　组织病理检查示表皮内及表皮下多个水疱形成，真皮浅层水肿，毛细血管明显扩张、充血，管周可见淋巴细胞、中性粒细胞及嗜酸性粒细胞浸润（图 12-2）。病理诊断：符合植物日光性皮炎。

最终诊断 植物日光性皮炎。

诊断依据

1. 诱发因素 发病前进食可疑光敏性植物及在日光下暴晒。

2. 皮损部位 面部曝光部位。

3. 皮损特点 面颊部、鼻部和额头暴露部位大片红斑、暗紫褐色瘀斑样损害，色素沉着，轻度水肿，表面紧张发亮。

4. 自觉痒、痛。

5. 组织病理检查示表皮内及表皮下多个水疱形成，真皮浅层水肿，血管明显扩张、充血，周围炎症细胞浸润。

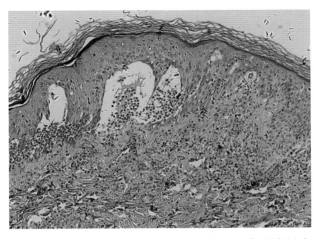

图 12-2 表皮内及表皮下多个水疱形成，真皮浅层水肿，毛细血管明显扩张、充血，管周混合性炎症细胞浸润（HE×100）

治疗方法 给予小剂量甲泼尼龙 8 mg，2 次 / 日，维生素 C 2 g 加入 10% 葡萄糖酸钙 20 ml 静脉滴注，每天 1 次，抗组胺药物咪唑斯汀片 10 mg，每天 1 次，局部外用 2% 硼酸冷湿敷，14 天后痊愈。

易误诊原因分析及鉴别诊断 植物日光性皮炎是植物中所含的光敏物质通过空气媒介或直接接触，口服吸收后到达皮肤，经紫外线照射后引起的光毒反应。目前有报道国内引起光感性皮炎的植物就有 120 种以上，包括伞形科（香菜、芹菜、茴香）、芸香科（柑橘、柠檬、酸橙）、菊科（野菊、黄花蒿）、桑科（无花果）、豆科（紫云英）、十字花科（野生油菜、芥菜）、藜科（灰菜、甜菜）和牧草（木耳、香菇）等。这些植物中含有的呋喃香豆素是最常见和最重要的光敏物，在紫外线的照射下，其与 DNA 共价结合，使 DNA 发生单向内收和嘧啶碱基的链间双向交联，导致基因突变和细胞死亡，促使表皮细胞严重受损。本患者急性起病，发病前进食灰菜并在日光下暴晒，皮损发生于面颊暴露部位，界限清楚，可明确诊断。我们要加强对本病的认识，对急性起病、发病前有进食大量光敏性植物及日光下暴晒史、皮损发生于暴露部位者应考虑此病。本病还需要与以下疾病鉴别：

1. 盘状红斑狼疮 该病是一种自身免疫性疾病，且与紫外线照射密切相关。皮损主要累及面颈部曝光部位，表现为钱币状红斑，其上覆着鳞屑，可见毛细血管扩张及皮肤萎缩。皮疹可呈蝶形分布。其中约 30% 的患者会发生口腔黏膜损害，部分患者可出现免疫学检查阳性。

2. 日晒伤 该病为曝光部位过度日晒后出现急性皮肤炎症光毒反应，好发于妇女和儿童，常在 24 h 内发生境界清楚的红斑，甚至出现水疱。其反应程度因照射时间、范围、环境因素、肤色及体质的不同而有所差异，春末夏初多见，与进食光敏性食物无关。

（刘彤云 李 艳 布晓婧 陈凤娟 何 黎）

病例 13   中间界线类麻风

临床照片   见图 13-1。

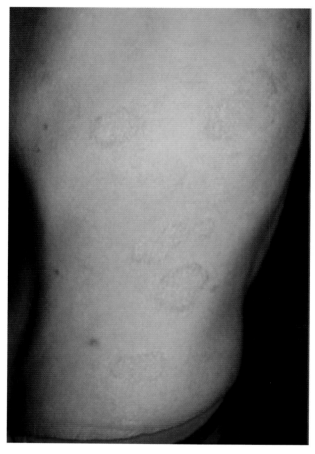

图 13-1   躯干类圆形环状红斑，其上少量鳞屑

一般情况   患者，男，48 岁，农民。

主诉   躯干红斑 2 年余。

现病史   患者 2 年多前无明显诱因腰背部出现甲盖大小的类圆形红斑，无自觉症状，未予治疗。随后红斑逐渐扩大、增多，呈椭圆形或圆形，延至腹部和四肢，中央颜色消退，边缘呈环形扩大，未出现过糜烂和渗液等，无自觉症状。病程中患者无发热，精神、食欲好，大、小便正常。

既往史及家族史   家族中无类似病史。

体格检查   各系统检查未见异常。

皮肤科检查   躯干可见大量大小不等的红色斑疹和斑片，呈圆形或椭圆形，部分呈环状，部分融合成不规则斑片，表面有少量鳞屑。

实验室检查   无。

思考

1. 您的实初步诊断是什么？

2. 为了明确诊断，您认为还需要做什么关键检查？

提示   可能的诊断

1. 体癣（tinea corporis）？

2. 麻风（leprosy）？

3. 离心性环状红斑（erythema annulare centrifugum）？

4. 中间界线类麻风（borderline leprosy，BL）

关键的辅助检查

1. 皮肤感觉检查   躯干部皮损处痛温觉减退或消失，尺神经可触及，但不硬，眉毛稍稀疏，局部少量脱落。

2. 组织病理   表皮轻度萎缩、变薄，表皮与真皮之间可见一无浸润带，真皮内可见大量泡沫细胞结节状浸润（图 13-2）。抗酸染色（+++）（图 13-3）。病理诊断：结合临床考虑中间界线类麻风。

3. 双侧眉弓、耳垂及皮损组织液抗酸染色：（+）~（++）。

最终诊断   中间界线类麻风。

诊断依据

1. 患者中年男性，病程 2 年余。

2. 躯干部可见大量大小不等的红色斑疹和斑片，呈圆形、椭圆形或不规则融合，表面少量鳞屑，皮损处痛、温觉减退或消失，尺神经可触及，眉毛稍稀疏，局部少量脱落。

3. 组织病理   表皮与真皮之间可见一无浸润带，真皮内可见大量泡沫细胞结节状浸润。抗酸染色（+++）。

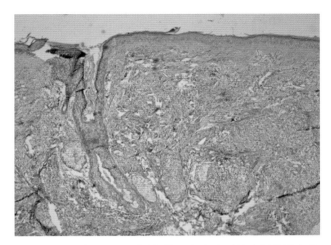

图 13-2　表皮下见一无浸润带，真皮内可见大量泡沫细胞结节状浸润（HE×100）

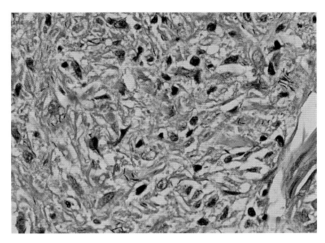

图 13-3　泡沫细胞内查见抗酸杆菌（抗酸染色 ×400）

4. 组织液抗酸染色：（ + ）～（ ++ ）。

治疗方法　将患者转入当地疾控中心治疗。

易误诊的原因及鉴别诊断　麻风是由麻风分枝杆菌引起的一种慢性传染病，主要侵犯皮肤、黏膜和周围神经。由于机体对麻风分枝杆菌的免疫力不同，临床表现为五型，分别为结核样型麻风（TT）、偏结核样型界线类麻风（BT）、中间界线类麻风（BB）、偏瘤型界线类麻风（BL）和瘤型麻风（LL）。皮损表现为红斑、结节、斑块和溃疡等，可伴有神经功能损害，出现浅感觉障碍、皮神经粗大和毛发脱落等特征性表现。组织病理检查可发现结核样肉芽肿和泡沫细胞肉芽肿，抗酸染色查见麻风分枝杆菌，可确诊麻风。本病的临床表现多样，易造成误诊或漏诊，需与下列疾病鉴别。

1. **体癣**　该病主要为皮肤浅表真菌感染所致，好发于躯干和四肢。皮损呈环状损害，可向外周逐渐扩大，伴有瘙痒不适。真菌镜检常可见到菌丝或孢子，真菌培养可鉴定菌型，皮肤组织病理检查在表皮角化过度区 HE 染色或通过 PAS 染色可见找到菌丝。

2. **离心性环状红斑**　该病为慢性反复性环状红斑性皮肤病，好发于青壮年。初起可为扁平红色丘疹，随后不断扩大，中央皮损消退，边缘呈环状向外扩大。皮损可自然消退，局部留有色素沉着，但易反复发作。本病多与感染、药物或内脏疾病有关。

（刘彤云　布晓婧　李艳　耿雯瑾　何　黎）

病例 14　系统性红斑狼疮

临床照片　见图 14-1。

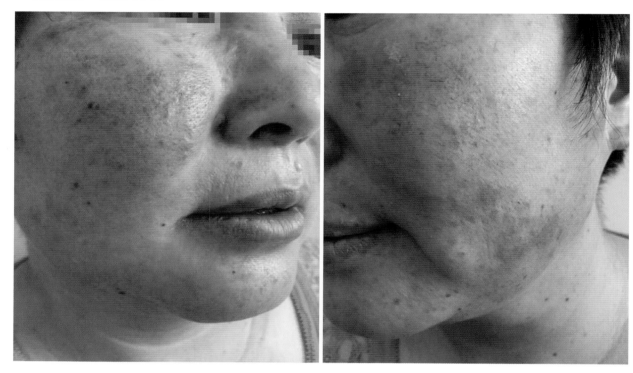

图 14-1　颜面部红斑、丘疹、斑块伴毛细血管扩张

一般情况　患者，女，48 岁，农民。

主诉　颜面红斑、丘疹及斑块 1 年余。

现病史　患者约 1 年前无明显诱因双侧颜面部出现片状红斑。在红斑基础上散在粟粒大小的红色丘疹，伴有少量毛细血管扩张。随后皮损逐渐增多，融合成浸润性斑块。患者无明显自觉症状，日晒后皮损加重。在外院一直按"玫瑰痤疮"治疗（具体用药不详），效果不佳，遂来我院就诊。患者自发病以来，无脱发、口腔溃疡和关节疼痛等不适，精神、饮食、睡眠可，二便正常。

既往史及家族史　既往体健，家族中无类似病史。

体格检查　一般情况良好，全身浅表淋巴结未触及肿大，系统检查无明显异常。

皮肤科检查　双侧颜面部可见对称分布的片状红斑。在红斑基础上散在粟粒至米粒大小的红色丘疹，部分丘疹融合成蚕豆大小斑块。在红斑基础上有少量毛细血管扩张（图 14-1）。

实验室检查　血 WBC 3.22×10^9/L，红细胞沉降率 27 mm/h，尿蛋白（++）。

关键的辅助检查

1. 免疫学检查　ANA 阳性（1∶320），抗 ds-DNA 抗体阳性。ENA 谱：抗 Sm 抗体、抗 SSA 抗体及抗 Ro52 抗体均为阳性。

2. 组织病理检查　表皮角化过度，毛囊角栓形成，棘层萎缩、变薄，基底细胞灶状液化变性。真皮浅、中层血管及附属器周围见以淋巴细胞为主的炎症细胞呈片状浸润（图 14-2、14-3）。

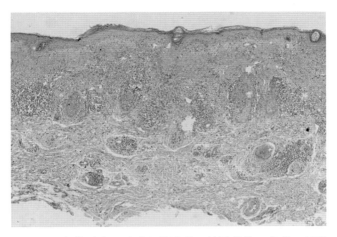

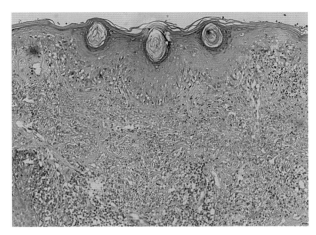

图 14-2 角化过度，毛囊角栓形成，棘层萎缩、变薄，基底细胞灶状液化变性。真皮浅、中层血管及附属器周围炎症细胞浸润（HE×40）

图 14-3 左图高倍（HE×100）

思考

1．您的初步诊断是什么？

2．为了明确诊断，您认为还需要做什么关键检查？

提示 可能的诊断

1．红斑狼疮（lupus erythematosus）？

2．玫瑰痤疮（rosacea）？

3．激素依赖性皮炎（steroid-dependent dermatitis）？

4．多形性日光疹（polymorphic sunlight eruption）？

最终诊断 系统性红斑狼疮（SLE）。

诊断依据

1．慢性病程，皮损反复发作。

2．皮损特点 双侧颜面部对称分布的红斑、丘疹、斑块及毛细血管扩张。

3．无明显自觉症状。

4．皮损光有敏性。

5．实验室检查 尿蛋白（++），白细胞降低（$3.22 \times 10^9/L$），红细胞沉降率加快（27 mm/h），抗 ds-DNA 抗体阳性。ENA 谱：抗 Sm 抗体、抗 SSA 抗体及抗 Ro52 抗体为阳性。ANA 阳性。

6．组织病理检查示红斑狼疮组织病理改变。

治疗方法 甲泼尼龙针 40 mg/d，羟氯喹 400 mg/d，硫唑嘌呤 50 mg/d。1 个月后复查，患者的皮损部分消退，白细胞计数恢复正常，尿蛋白呈弱阳性。目前随访中。

易误诊原因分析及鉴别诊断 SLE 是一种累及多器官、多系统的自身免疫性疾病。临床表现多样化，早期症状较轻，或仅侵犯单个系统或器官，缺乏特征性，临床上误诊率较高。随着病程进展，其临床表现会越来越复杂，病情反复波动。及时诊断和治疗对缓解病情、减少并发症以及改善生活质量和预后均起重要作用。

约 90% 的 SLE 患者可有皮肤黏膜的受累。蝶形红斑是 SLE 的典型皮肤表现，此时诊断较容易。而对于部分不是以典型蝶形红斑起病的患者，尤其是中青年女性同时伴有光过敏时，一定要仔细询问病史，进行详细的免疫学检查。对于脱发明显及反复口腔溃疡者也要引起足够的重视。

1997 年美国风湿学会（ACR）修订的 SLE 诊断标准应用得最广泛。包括：①蝶形红斑。②盘状红斑。

③光敏感。④口腔溃疡。⑤关节炎。⑥浆膜炎。⑦肾病变。⑧神经系统病变。⑨血液学异常。⑩免疫学异常。⑪抗核抗体异常。在这 11 项中，具备 4 项或 4 项以上者，除外感染、肿瘤和其他结缔组织病后，可诊断 SLE。但此标准对于早期或有特殊表现的 SLE 的诊断尚有一定的困难。在这 11 条诊断标准中，免疫学异常和高滴度抗核抗体更具有诊断意义。一旦患者免疫学异常，即便临床诊断不够条件，也应密切随访，以便尽早做出诊断和及早治疗。

2009 年系统性红斑狼疮国际合作组织（SLICC）修改了 ACR 的 SLE 诊断标准。

（1）临床分类标准为：①急性或亚急性皮肤狼疮表现。②慢性皮肤狼疮表现。③口腔或鼻咽部溃疡。④非瘢痕性秃发。⑤累及 ≥ 2 个关节的滑膜炎，或 ≥ 2 个关节疼痛伴至少 30 min 的晨僵。⑥浆膜炎。⑦肾损害：24 h 尿蛋白 > 0.5 g 或红细胞管形。⑧神经病变。⑨溶血性贫血。⑩白细胞减少。⑪血小板减少。

（2）免疫学标准：① ANA 滴度高于实验室参考值。②抗 ds-DNA 水平高于实验室参考值（或 ELISA 法 > 2 倍参考值）。③抗 Sm 抗体阳性。④抗磷脂抗体：狼疮抗凝物阳性 / 梅毒血清试验假阳性 / 抗心磷脂抗体正常水平的 2 倍以上或中高滴度 / 抗 b2 糖蛋白 1 阳性。⑤补体降低：C3/C4/CH50。⑥无溶血性贫血者 Coombs 试验阳性。

（3）确诊条件为：①以上临床及免疫指标中有 4 条以上标准符合（其中至少包含 1 个临床指标和 1 个免疫学指标）。②肾活检证实为狼疮肾炎伴有 ANA 或抗 ds-DNA 抗体阳性。

该患者有面部皮损、血象异常、肾功能受损及自身抗体阳性，组织病理检查可见角化过度、毛囊角栓、棘层萎缩、基底细胞灶状液化变性、真皮血管及附属器周围淋巴细胞浸润，因此可确诊为 SLE。提示临床医生对 SLE 的多样性、复杂性及不典型性应有充分的认识。应详细询问病史，认真进行体格检查，注意有无皮肤、关节、血液及内脏系统的损害等症状和（或）体征，也要重视实验室检查尤其是免疫学检查，以免漏诊或误诊，延误最佳治疗时机。

本例患者的皮损无典型蝶形红斑皮损，表现为颜面部持续性红斑、丘疹、斑块和毛细血管扩张，与玫瑰痤疮表现较为相似。由于皮损位于面部且有光敏性，也易被误诊为多形性日光疹或日光性皮炎。

1. 玫瑰痤疮　好发于 20 ~ 50 岁女性，是一种好发于面中部，主要累及面部血管及毛囊皮脂腺的慢性炎症性疾病。临床表现主要为持久性红斑、丘疹、脓疱及毛细血管扩张等，常常伴有不同程度的面颊部皮肤敏感症状，如干燥、灼热、刺痛及瘙痒等。病理上主要表现为血管和毛囊皮脂腺周围炎症细胞弥漫性浸润，可伴有胶原纤维增生。自觉症状主要包括干燥、灼热、刺痛及瘙痒等。

2. 多形性日光疹　多形性日光疹是一种与日光密切相关的疾病，好发于春夏季。皮疹多形。表现为曝光部位出现红斑、丘疹、丘疱疹、水疱和斑块，避免日光照射后皮损可消退或减轻。组织病理表现为血管周围以淋巴细胞为主的炎症细胞浸润。一般无系统受累，自身抗体阴性。

（邹丹丹　涂　颖　何　黎）

病例 15 慢性移植物抗宿主病

临床照片 见图 15-1、15-2、15-3。

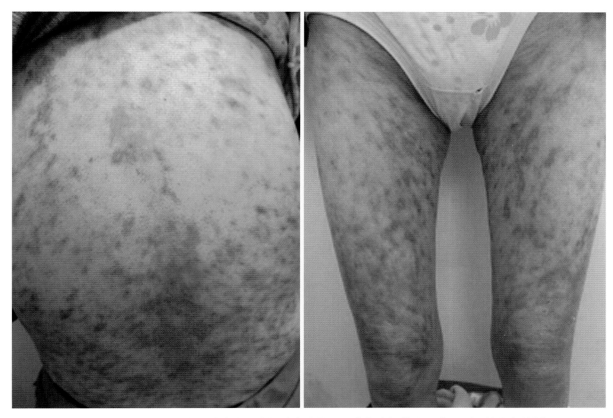

图 15-1 背部及双下肢皮肤萎缩，弥漫分布片状及网状色素沉着斑，表面覆少量白色鳞屑

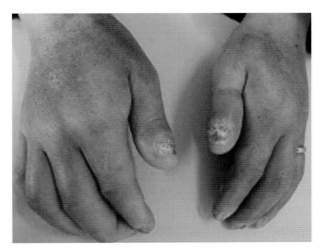

图 15-2 双手关节肿胀，甲周紫红斑，指甲萎缩、脱落

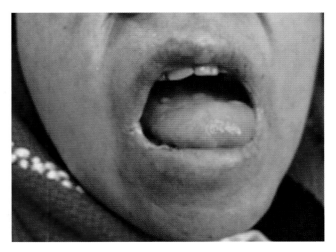

图 15-3 唇、舌黏膜白色假膜、溃疡

一般情况 患者，女，46 岁，农民。

主诉 全身斑丘疹、色素沉着斑、鳞屑伴痒痛 3 年余。

现病史 患者于 4 年前因"慢性粒细胞白血病"行"异基因外周造血干细胞移植术"治疗，给予"环孢素、泼尼松"预防移植物抗宿主反应。4个月后患者的血型转变为供者血型，面部出现散在红色斑丘疹，其上少量细碎状鳞屑，自觉瘙痒。皮疹逐渐增多并累及全身，颜色转暗，呈片状或网状色素沉着斑，全身皮肤硬化、萎缩，双手肿胀，张口受限，自觉全身皮肤疼痛。病程中反复出现口腔溃疡、腹痛、腹泻、咳嗽及咳痰，双眼时有异物感、畏光和流泪。

既往史及家族史　患"慢性乙型肝炎"3年。

体格检查　慢性病容，体质消瘦，双侧眼结膜稍充血，双肺呼吸音粗，未闻及干、湿啰音。

皮肤科检查　面部、躯干、四肢皮肤暗沉，散在分布片状及网状色素沉着斑，表面覆白色鳞屑。皮肤触之发硬，不能完全捏起，双手关节肿胀，皮肤发硬，握拳及伸展困难，甲周紫红斑，部分指甲萎缩、脱落。口唇及舌黏膜见多个白色假膜及溃疡，张口困难。

实验室检查　血常规：白细胞 $3.78 \times 10^9/L$，中性粒细胞占41.7%，嗜酸性粒细胞占14.3%；血小板 $253 \times 10^9/L$。大便潜血阳性。肝功能：总蛋白 60 g/L，白蛋白 16.7 g/L，球蛋白 43.3 g/L。肝炎病毒学：抗 HBs 阳性，抗 HBc 阳性。口腔假膜真菌镜检阳性，培养见白念珠菌。痰培养见金黄色葡萄球菌。胸部 CT 检查见双肺内淡薄渗出及左肺下叶片结影。B 超检查于双侧腹股沟区多个淋巴结。

思考

1. 您的初步诊断是什么？

2. 为了明确诊断，您认为还需要做什么检查？

提示　可能的诊断

1. 系统性硬皮病（systemic scleroderma）？

2. 扁平苔藓（lichen planus）？

最终诊断

1. 慢性移植物抗宿主病（chronic graft versus host disease）。

2. 口腔念珠菌感染。

3. 细菌性肺炎。

4. 结膜炎。

5. 低蛋白血症。

6. 慢性乙型肝炎。

诊断依据

1. 有慢性粒细胞白血病异基因外周造血干细胞移植术病史。

2. 移植术后4个月出现症状。

3. 皮疹泛发全身，呈片状或网状色素沉着斑，皮肤发硬、萎缩，甲周紫红斑，部分指甲萎缩、脱落。

4. 口腔白念珠菌感染及肺部细菌感染。

5. 腹痛、腹泻及胃肠道出血。

6. 双眼结膜充血。

治疗方法　治疗基础疾病，沙利度胺片 50 mg bid，碳酸氢钠溶液漱口，氧氟沙星滴眼液滴眼，尤卓尔乳膏、复方薄荷乳膏 / 肝素乳膏外用，全身窄谱紫外线外照治疗。治疗1个月后全身皮疹瘙痒减轻，疼痛稍缓解，口腔溃疡、咳嗽、咳痰、腹痛、腹泻及皮肤硬化较前好转。

易误诊原因分析及鉴别诊断　移植物抗宿主病（graft versus host disease，GVHD）是由于移植物抗宿主反应引起的一种免疫性疾病，是同种异体外周血干细胞或骨髓移植的主要并发症之一，分为急性和慢性两种形式。由于异基因造血干细胞与宿主组织性抗原不合，移植物具有免疫活性的淋巴细胞增殖、分化，对宿主靶器官造成损害，损害皮肤黏膜、甲、毛发等附属器，以及肺、肝、胃肠道、关节及肌肉等器官。慢性 GVHD 发生于移植后3个月至1年，分为局限性与广泛性。后者为泛发性皮肤损害或其他器官的侵犯。皮疹表现多样，常见如硬皮病样、扁平苔藓样、干燥综合征及皮肤异色病样等，最终为网状色素沉着斑和皮肤硬化，常导致关节挛缩。本例患者拒绝行病理检查，但诊断依据充分，故诊断为慢性 GVHD。本病应与以下疾病鉴别：

1. 系统性硬皮病 多数有雷诺现象，自身抗体异常，皮肤表现为皮肤坚实、发亮，可有色素异常和毛细血管扩张，病理上主要以表皮萎缩和真皮纤维化为特征。与硬皮病样慢性 GVHD 的鉴别主要是根据移植病史。

2. 扁平苔藓 皮损通常为紫红色多角形瘙痒性扁平丘疹，覆有蜡样薄膜状鳞屑，表面可见白色网状条纹（Wickham 纹），可发生同形反应。皮损多发生于四肢屈侧，黏膜常受累，排列呈环状或线状。苔藓样慢性 GVHD 的病理改变类似典型的扁平苔藓。

（王红梅 李玉叶）

第二章　丘疹、鳞屑性皮肤病

丘疹、鳞屑性皮肤病是一组临床上以丘疹、鳞屑损害为主要表现的皮肤病，要对此类疾病做出正确的诊断，首先应该了解什么是丘疹、鳞屑，以及产生丘疹、鳞屑的原因有哪些。

丘疹（papule）为局限性、实性、隆起皮肤表面的浅表损害，直径一般小于1cm，可有不同的形状、质地、表面及色泽。丘疹的形成可由于以下几种原因：①表皮增生，如寻常疣和毛发红糠疹等。②真皮浅层炎症细胞浸润，如湿疹和光泽苔藓等。③真皮代谢物沉积，如皮肤淀粉样变等。丘疹的形状可以是圆顶形的，如传染性软疣；可以是尖的，如毛周角化病；也可以是平的，如扁平疣。丘疹的表面可以有鳞屑，如急性点滴型银屑病；也可以无鳞屑，如粉刺。丘疹的色泽可以呈皮色，如粟丘疹；可以呈红色，如浅表毛囊炎；也可以呈紫红色，如扁平苔藓。当丘疹伴有表皮海绵水肿时，此时可成为丘疱疹，如湿疹和丘疹性荨麻疹。若丘疹兼有斑疹的特点，则称为斑丘疹，如银屑病。

鳞屑（scale）为脱落或即将脱落的异常角质层细胞。鳞屑的形成可由于：①角质形成细胞形成加快，细胞来不及完全成熟、角化，形成角化不全，常提示病变进入亚急性期。②角质形成细胞堆积，如鱼鳞病。鳞屑的大小、厚薄和形状不一，可呈细碎糠状，如毛发红糠疹和花斑糠疹；可呈云母状，如寻常型银屑病；也可呈领圈状，如玫瑰糠疹。

在临床上要对某种疾病做出正确的诊断，对基本损害的观察是至关重要的。当看到基本损害以丘疹为主时，首先应认真观察个别丘疹的形态，有无鳞屑、鳞屑的特点，思考其可能的组织病理改变，并结合皮疹的分布及排列，再抓住每种疾病的临床特征和组织病理改变，结合病史，并配合相应的实验室检查，这是做出正确诊断的要领。

（何　黎　朱学骏）

病例 16　伪膜性阴囊癣

临床照片　见图 16-1。

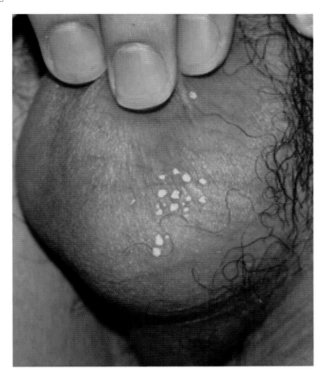

图 16-1　阴囊白色斑丘疹

一般情况　患者，男，18 岁。

主诉　阴囊白色斑丘疹 6 天。

现病史　患者 6 天前洗澡时无意中发现阴囊出现白色斑丘疹，无明显自觉症状，未予诊治。其后上述皮疹逐渐增多并稍增大。患者自诉水洗后白斑可消退，但皮肤干燥后白斑可再次出现。

既往史及家族史　患者既往体健，否认特殊接触史，家族中无类似患者。

体格检查　一般情况良好，全身浅表淋巴结不大，各系统检查无异常。

皮肤科检查　阴囊可见数个针尖至粟粒大小的白色斑丘疹，无红斑、水泡、糜烂及渗液。

实验室检查　无。

思考

1. 您的初步诊断是什么？

2. 为了明确诊断，您认为还需要做什么关键检查？

提示　可能的诊断

1. 伪膜性阴囊癣（pseudomembranous-like tinea of the scrotum）？

2. 粟丘疹（milium）？

3. 阴囊特发性皮肤钙质沉着症（idiopathic scrotal calcinosis，ISC）？

关键的辅助检查

1. 组织病理（阴囊）　表皮角化过度，角质层内见大量菌丝及孢子，棘层轻度肥厚。真皮浅层毛细血管少量淋巴细胞及组织细胞浸润（图 16-2）。

2. 真菌培养   取白色伪膜接种于沙氏培养基上，28℃培养 2 周，菌落生长迅速，有粉状、泡沫状及颗粒状菌落生长，菌落底面呈米黄色，表面呈白色（图 16-3）。

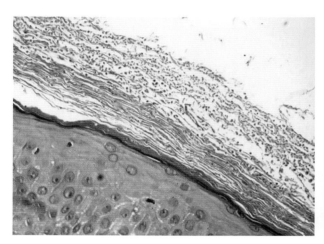

图 16-2   角层内可见大量菌丝及孢子（PAS 染色）

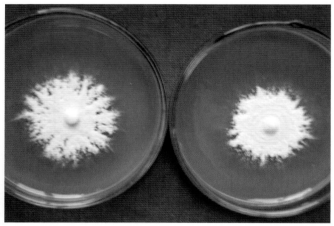

图 16-3   粉状、泡沫状及颗粒状菌落生长，菌落表面呈白色，底面呈米黄色

3. 钢圈小培养   镜下可见大量的大分生孢子。孢子呈梭形，中间有 3~6 个分隔，鉴定为石膏样小孢子菌（图 16-4）。

最终诊断   伪膜性阴囊癣。

诊断依据

1. 皮损表现为阴囊数个针尖至粟粒大小的白色斑丘疹。

2. 组织病理检查示角层内可见大量菌丝及孢子。

3. 真菌培养及小培养镜下鉴定为石膏样小孢子菌。

治疗方法   外用萘替芬酮康唑乳膏，2 次 / 日，连续用 15 天，皮疹消退。

易误诊原因及鉴别诊断   伪膜性阴囊癣是一种特殊类型的股癣，主要表现为阴囊部位的白色伪膜样白色斑丘疹，其致病菌主要为石膏样小孢子菌，具有亲土性，主要侵犯人和动物的角质组织，而本

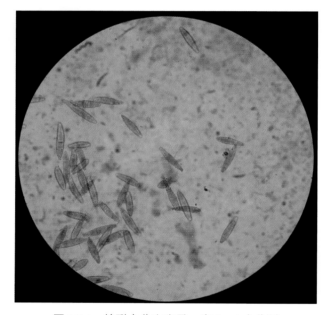

图 16-4   梭形大分生孢子，有 3 ~ 6 个分隔

例患者的皮损组织病理检查提示角质层内可见大量菌丝和孢子也证实了该菌的这一生物学特性。与其他皮肤癣菌相比，由石膏样小孢子菌引起的股癣非常少见。由石膏样小孢子所致的股癣的皮疹除表现为典型的环状皮损外，也可表现为一些非典型皮疹，如石膏样、水疱样、肉芽肿样及白色斑丘疹。这些非典型性的皮损在临床上往往容易被误诊。真菌学检查有助于明确诊断。治疗以外用抗真菌药为主。

临床上，本病需要与粟丘疹进行鉴别。粟丘疹是一种常见的浅部角化性囊肿，可分为原发性和继发性。原发性粟丘疹病因不明，继发性损害常见于一些遗传性疾病（如遗传性卟啉病）、用药（如环孢素）、疱病（如大疱性类天疱疮）和创伤后。组织病理检查主要表现为真皮内可见囊肿，囊内充满角化物，囊壁

主要由复层鳞状上皮组成，可见颗粒层。囊肿周围可见少量淋巴细胞浸润。结合真菌学检查及组织病理检查两者不难鉴别。

（谭　欢　周村建　杨希川）

病例 17　棘层松解性棘皮瘤

临床照片　见图 17-1。

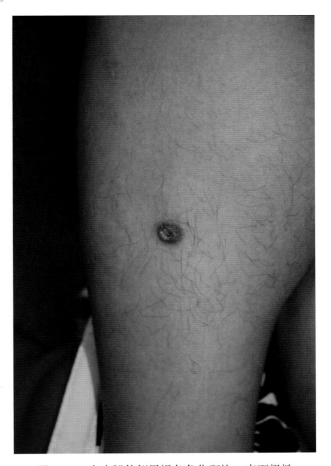

图 17-1　右小腿伸侧黑褐色角化斑块，表面粗糙

一般情况　患者，男，24 岁。

主诉　右小腿角化性斑块 3 个月。

现病史　3 个月前患者无明显诱因于右小腿伸侧出现一淡黑褐色的角化性斑块，稍增大，无自觉症状。

既往史及家族史　患者既往体健，否认其他病史，家族中无类似病史。

体格检查　一般情况好，发育良好，全身浅表淋巴结未触及肿大，各系统检查无异常。

皮肤科检查　于右小腿伸侧可见一蚕豆大小的黑褐色角化斑块，表面粗糙，界清。

实验室检查　血、尿及大便常规均正常；肝和肾功能和血脂全套正常。

思考

1. 您的初步诊断是什么？

2．为了明确诊断，您认为还需要做什么关键检查？

提示　可能的诊断

1．皮肤纤维瘤（dermatofibroma）？

2．脂溢性角化病（seborrheic keratosis）？

3．基底细胞癌（basal cell carcinoma）？

4．疣状角化不良瘤（warty dyskeratoma）？

5．角化棘皮瘤（keratoacanthoma）？

6．棘层松解性棘皮瘤（acantholysis acanthomata）？

关键的辅助检查　病理检查示表皮疣状增生，增生细胞主要为棘细胞，棘层可见灶状棘层松解细胞，并见圆体和谷粒细胞，无绒毛形成（图17-2、17-3）。

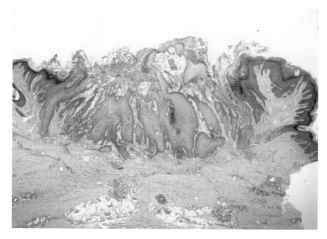

图17-2　表皮疣状增生，灶状棘层（HE×40）

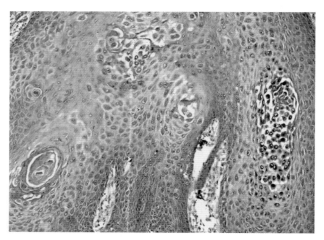

图17-3　灶状棘层松解，可见圆体和谷粒细胞（HE×200）

最终诊断　棘层松解性棘皮瘤。

诊断依据

1．病史及病程　3个月。

2．皮损部位　位于右小腿。

3．皮损特点　右小腿伸侧可见一蚕豆大小的黑褐色角化斑块，表面粗糙。

4．组织病理　表皮角化过度伴角化不全，棘层肥厚，呈疣状增生，棘层可见灶状棘层松解细胞，并见圆体和谷粒细胞。

治疗方法　手术治疗。

易误诊原因及鉴别诊断　棘层松解性棘皮瘤是一种少见的病变，为原发于角质形成细胞的良性肿瘤。因棘层松解为其特征性的组织病理改变，故称之为棘层松解性棘皮瘤。该病的中位年龄为60岁，男女发病比例为2∶1，好发于躯干、掌跖、面部及黏膜，常为单发，较少呈播散性。单发性表现为孤立、实性、角化性丘疹结节，或斑块样损害。播散性好发于生殖器部位。Barnette和Cobb报道过传染性软疣样皮疹。多数患者无自觉症状，少部分伴有瘙痒。临床上易误诊为基底细胞上皮瘤、皮肤纤维瘤、脂溢性角化病、角化棘皮瘤及疣状角化不良瘤，需要通过病理活检予以鉴别。棘层松解性棘皮瘤的组织病理表现为：表皮角化过度，棘层肥厚和乳头瘤样增生。可见棘层松解，类似天疱疮改变；或伴角化不良，可见圆体与谷粒细胞，类似毛囊角化病。组织病理上需要鉴别的疾病有慢性家族性良性天疱疮、寻常型天疱疮、增殖性天疱疮、红斑型天疱疮、局限性毛囊角化病和暂时性棘层松解性皮病。尽管这些疾病在病理上有类似的特征，但从临床上容易区分。疣状角化不良瘤与棘层松解性棘皮瘤在病理上有一定的重叠。两者均有棘层松解和角化不良，但疣状角化不良瘤的特征性改变是深部穿通的火山口样皮损和绒毛形成，而后者没有，而且松解相对更为局限。

棘层松解性棘皮瘤为一种良性病变，单纯切除即可，拒绝手术切除者，可考虑局部外用维 A 酸类药物。

（杨希川）

病例 18 成簇性眶周粉刺

临床照片 见图 18-1。

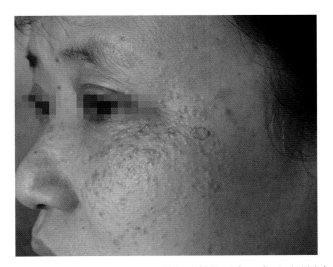

图 18-1 左颧骨表面及下眼睑外侧成簇性丘疹，表面可见黑头

一般情况 患者，女，50 岁，职员。

主诉 面部丘疹 20 余年。

现病史 患者于 20 余年前双侧颧骨表面及下眼睑外侧出现少量针尖至粟粒大小的皮色或淡黄色丘疹和囊肿，逐渐增多，不伴痒痛，无边界不清的黄色增厚斑片，颈部无菱形皮肤样外观。来我院前未行诊治。

既往史、个人史及家族史 患者既往体健，否认长期紫外线照射史，曾从事接触油漆工作 2 年。否认家族成员中有类似病史。

体格检查 一般情况良好，发育正常。全身各系统检查无异常。

皮肤科检查 双侧颧骨表面及下眼睑外侧可见针尖至粟粒大小的皮色或淡黄色丘疹和囊肿，成簇局限对称分布、部分表面有黑头，触之较硬。

实验室检查 无。

思考

1. 您的初步诊断是什么？

2. 为了明确诊断，您认为还需要做什么关键检查？

提示 可能的诊断

1. 面部播散性粟粒状狼疮（lupus miliaris disseminatus faciei）？

2．粟丘疹（milium）？

3．汗管瘤（syringoma）？

4．毛发上皮瘤（trichoepithelioma）？

5．职业性痤疮（occupational acne）？

6．结节性类弹性纤维病（nodular elastoidosis）？

7．成簇性眶周粉刺（grouped periorbital comedones）？

关键的辅助检查　左面部丘疹组织病理检查示表皮大致正常。真皮上部可见囊肿。囊壁由鳞状上皮组成，可见颗粒层，囊内充满角化物质，部分囊壁缺失，周围可见组织细胞和淋巴细胞浸润。弹性纤维染色后未见明显的弹性纤维变性或断裂（图18-2）。

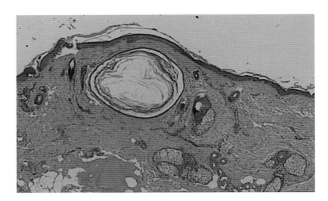

图18-2　真皮上部囊肿，囊壁由鳞状上皮组成，囊内充满角化物质（HE×40）

最终诊断　成簇性眶周粉刺。

诊断依据

1．双侧颧骨表面及下眼睑外侧黑头粉刺样皮损20余年。

2．表现为针尖至粟粒大小的皮色或淡黄色丘疹和囊肿，成簇局限对称分布，部分表面有黑头，触之较硬。

3．组织病理　真皮上部可见鳞状上皮组成的囊肿，囊内充满角化物质，未见弹性纤维变性。

治疗方法　给予维A酸类药物他扎罗丁外用后部分丘疹消退。

易误诊原因分析及鉴别诊断　成簇性眶周粉刺好发于30～50岁，为下眼睑外侧及颧骨表面局限性成簇的大的粉刺，范围局限，有5～50个，多数患者有光线性弹性纤维病，而与寻常痤疮无明显关系。本例除丘疹、囊肿及表面黑头外，无日光引起的弹性纤维变性的表现，可与结节性类弹性纤维病相鉴别。后者多发于50岁以上的男性，其发病认为与紫外线照射、大量吸烟及接触煤焦油等相关。临床表现为对称分布于颞部及眼眶周围，特别是眼外眦周围，局限性呈簇的开放性的大的黑头粉刺，炎症反应不明显。严重受累者，囊肿和结节可继续扩大，最终互相融合，形成增厚的黄色斑块。尽管本病与结节性类弹性纤维病均可有黑头粉刺，但前者无黄色结节或斑块，组织病理检查可以鉴别。

该病皮损的特点及分布易与面部及眶周丘疹性疾病混淆，应注意与面部播散性粟粒性狼疮、粟丘疹、汗管瘤和毛发上皮瘤等相鉴别，确诊主要依靠组织病理检查。

1．面部播散性粟粒性狼疮　好发于青年男性面部，特别是眶周、眉间、鼻唇沟、上下唇和颊部，为多发散在小而表浅的结节，直径2～3mm，呈淡红或红褐色，表面光滑透明，部分中央可有坏死，玻片压诊可呈果酱色。组织病理检查为真皮内结核样结节，中央有干酪样坏死。

2．粟丘疹　是表皮或皮肤附属器上皮增生所致的潴留性囊肿，可分为原发性和继发性。好发于颜面和眼眶周围，为黄白色坚实性球状丘疹，顶端尖圆，无融合，直径1～2cm，上覆极薄表皮，可挤压出坚实的角质样颗粒，一般无自觉症状。组织病理学可见囊壁由多层扁平上皮细胞构成，囊腔为排列成同心圆的角蛋白板层所充填。

3．汗管瘤　是表皮内小汗腺导管的一种腺瘤，多发于青年女性。皮损对称分布于眼睑周围，偶见单侧分布。皮损为肤色、淡黄色或褐黄色的半球形或扁平丘疹，直径1～3cm，密集不融合，无自觉症状。组织病理检查可见真皮内较多小导管，腔内含无定形物质，管壁由两排上皮细胞构成，大多扁平。

4．毛发上皮瘤　亦名囊性腺样上皮瘤，可分为两型——多发性和孤立性。前者好发于青春期女性的面部，特别是鼻唇沟、颊和额部，为多发性肤色或粉红色丘疹和结节，质硬，直径 0.2~3 cm，损害数目随年龄增长而逐渐增多。后者好发于成年人面部，为一个或数个皮色或苍白色的丘疹和结节，质硬，缓慢增大，直径可达 2 cm。组织病理检查为边界清楚的角质囊肿，内壳完全角化，外壳由扁平的嗜碱性粒细胞构成。

（张　瑛　杨希川　郝　飞　翟志芳）

病例 19　发疹性黄瘤

临床照片　见图 19-1、19-2。

图 19-1　肩背部肤色或淡黄色坚实丘疹

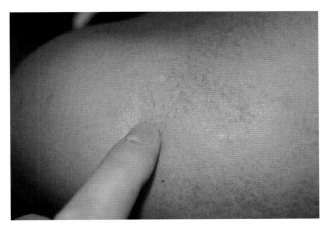

图 19-2　背部淡黄色、淡红色丘疹

一般情况　患者，男，33 岁，公司职员。

主诉　胸背、面颊部丘疹 5 年。

现病史　患者 5 年前无明显诱因出现面颊及胸背部出现多数肤色、淡黄色或红色的针头至绿豆大小的扁平或半球形丘疹。患者无自觉症状。在外院就诊，诊断和治疗不详，无改善，皮疹逐渐增多、扩大，遂来我院就诊。患者自发病以来，饮食、睡眠可，大、小便正常。病程中体重无明显改变。

既往史及家族史　既往体健，其母、弟有高三酰甘油血症。

体格检查　一般情况良好，浅表淋巴结无肿大。心、肺检查未发现异常。腹平软，无压痛及反跳痛。肝、脾肋缘下未扪及。双肾区无叩痛。脊柱及四肢无异常。双下肢无水肿。神经系统检查生理反射存在，病理反射未引出。

皮肤科检查　面颊及胸背部见散在或群集针头至绿豆大小的肤色、淡黄色或淡红色丘疹，呈扁平或半球形，部分皮损融合呈斑块或聚集呈苔藓样，并可见散在粟米大小的脓疱疹。

实验室检查　血、尿、大便常规检查正常，肝和肾功能、电解质、免疫球蛋白类和补体均正常。抗双链 DNA 抗体、抗 ENA 抗体及抗核抗体均阴性；胸部 X 线检查、心电图检查及腹部 B 超（肝、胆、脾、胰、双肾和膀胱）均未见异常。

思考

1. 您的初步诊断是什么？

2. 为了明确诊断，您认为还需要做什么关键检查？

提示　可能的诊断

1. 皮肤淀粉样变（cutaneous amyloidosis）？

2．环状肉芽肿（granuloma annulare）?

3．播散性汗管瘤（generalized syringoma）?

4．发疹性黄瘤（eruptive xanthomatosis）?

5．发疹性组织细胞瘤（generalized eruptive histiocytoma，GEH）?

关键的辅助检查

1．组织病理　示真皮内见弥漫性组织细胞浸润，其间散在淋巴细胞分布，并见多核巨细胞浸润，部分组织细胞和多核巨细胞细胞质呈泡沫状（图 19-3）。免疫组化示 CD68（+），S-100（−），CD1a（−）。病理诊断：符合黄瘤。

2．血脂全套　TG 5.3 mmol/L，余项正常。

最终诊断　①发疹性黄瘤。②家族性高三酰甘油血症。③毛囊炎（folliculitis）。

诊断依据

1．病程 2 年余。

2．皮损位于面颊及胸背部。

3．皮损表现为散在或群集针头至绿豆大小的肤色、淡黄色或红色扁平或半球形丘疹。

4．无自觉症状。

5．组织病理检查符合黄瘤。

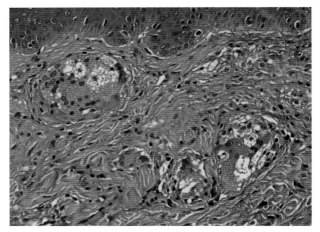

图 19-3　真皮内弥漫性组织细胞浸润，部分组织细胞细胞质呈泡沫状，其间散在淋巴细胞和多核巨细胞（HE × 200）

治疗方法　嘱低脂、低糖和低胆固醇饮食，口服银杏叶片，2 片 / 天，每天 3 次。1 周后复诊皮损部分消退，后转内分泌科治疗。

易误诊原因分析及鉴别诊断　发疹性黄瘤临床不多见，往往与高脂血症相关，多见于高三酰甘油血症或乳糜微粒浓度高的患者（如家族性脂蛋白酶缺乏的 Ⅰ 型及载脂蛋白 C-Ⅱ 遗传缺陷的 Ⅴ 型高三酰甘油血症）。除了在血脂异常的患者中发生外，已有报道在血脂正常但如伴有组织细胞增生症、骨髓瘤或有局部外伤以及获得性脂质营养不良的患者中亦有发生。临床表现为橘黄或黄色小丘疹，直径 1 ~ 4 mm，好发于手、臀、膝和臂的伸侧，也可发于肘前、腘窝乃至全身任何部位。皮疹呈痤疮样外观，迅速分批或骤然发生，急性期皮疹周围可有红晕，有瘙痒或压痛。数周后皮疹可自行消失，留有色素性瘢痕或肥厚性瘢痕，少数可有同型反应。本病的治疗主要是低脂饮食及降脂治疗，一般经过几个月皮疹都可消退，重要的是明确是否伴有肝、胆疾病及其他全身性疾病。

本病少见，临床上引起泛发性丘疹性损害的疾病亦较多，易于混淆。由于发疹性黄瘤病常为系统性疾病的皮肤表现，因此，临床上诊治以皮肤损害为首发症状的患者时，一定要明确有无伴发的系统性疾病，并请相关科室协助诊治。本病应与微囊肿附属器癌、原发性腺样囊性癌和基底细胞癌等相鉴别，组织学检查可明确诊断。

1．播散性肉芽肿　本病是一种特殊类型的环状肉芽肿，临床较少见，多发生于中年以上妇女。皮损对称分布于腕部、前臂和大腿，亦可全身发疹或只见于暴露区。皮疹多为带光泽的丘疹、环状损害或半月状结节。皮损有自限性，大多在 2 年内自愈，愈后无瘢痕。组织病理检查有一定的特征性。结合组织病理检查两者不难鉴别。

2．发疹性汗管瘤　本病是一种向末端汗管分化的良性肿瘤，好发于年轻人。临床表现为突然、大量发生于颈部、胸部、腋窝、上臂和脐周的淡黄色、褐色、粉红色、直径 1 ~ 3 mm 的丘疹。一般无自觉症状。组织病理检查显示为囊性扩张的汗腺导管，由两层立方形细胞和上皮细胞条索排列形成。结合组织病理检查，两者鉴别不难。

3. 苔藓样皮肤淀粉样变 皮损好发于双侧胫前，亦可发生于大腿、前臂和上背部。临床以发作性瘙痒的苔藓样丘疹为特征。组织病理检查有一定的特征。结合临床和组织病理检查两者不难鉴别。

4. 全身性发疹性组织细胞瘤 是一种正常脂蛋白血症性、非朗格汉斯细胞性组织细胞增生症，1963年由 Winkehnann 和 Muller 首先描述。本病罕见，可发生于成人或儿童，发病年龄自 3 个月 至 66 岁，其特点如下：①皮疹对称、广泛分布于躯干及四肢近端等部位，极少发生于黏膜。②特征性的皮色、红褐色丘疹，不融合。③无外伤史而进行性出现新损害。④皮疹能自发消退，不留痕迹或遗留褐色色素沉着。⑤组织病理为真皮大量组织细胞和少量淋巴细胞浸润，无多核巨细胞。⑥一般情况良好，无发热，无肝、脾和淋巴结肿大及骨浸润。⑦预后良好。结合组织病理检查两者不难鉴别。

5. 丘疹性黄瘤 本病是一种罕见的血脂正常的非朗格汉斯组织细胞增生性皮肤病，主要见于儿童早期或青春期后成人。皮损好发于头、颈和躯干。皮损为单发或播散性的橙黄色丘疹或结节。皮疹无融合倾向。血脂正常。无家族史。结合临床和组织病理检查可资鉴别。

（刘彤云 李 艳 柴燕杰 万 屏 何 黎）

病例 20　泛发型环状肉芽肿

临床照片 见图 20-1、20-2。

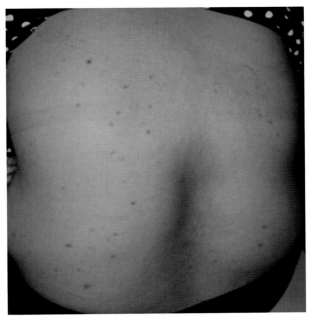

图 20-1 躯干丘疹，部分顶端有小脐凹

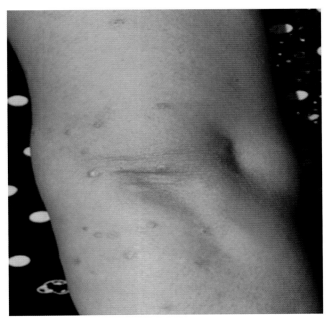

图 20-2 右上肢丘疹

一般情况 患者，女，46 岁，职员。

主诉 躯干、四肢丘疹 8 个月余。

现病史 患者诉 8 个月前无明显诱因突然发现双上肢多数丘疹，肤色或淡红色，部分皮疹顶部出现小脐凹，无明显自觉症状，在当地医院诊治（具体诊断和治疗不详）。治疗 1 个月左右无好转后停药。皮损逐渐波及四肢及躯干，遂来我院就诊。病程中患者无盗汗、恶心、呕吐和呕血等情况。精神、睡眠及饮食皆可。大、小便正常，体重无明显变化。

既往史及家族史　无特殊。

体格检查　一般情况可，精神可。皮肤、巩膜无黄染，全身浅表淋巴结未扪及肿大。心、肺无异常。腹平软，肝、脾未触及。肠鸣音可。肾区无叩击痛，各输尿管点无压痛。神经系统检查生理反射存在，病理反射未引出。

皮肤科检查　躯干及四肢见散在粟米至绿豆大小的丘疹，肤色或淡红色，表面光滑，部分顶端有小脐凹。

实验室检查　血常规、尿常规及大便常规均正常。血生化（肝和肾功能、血糖、离子7项及血脂）及甲状腺功能检查均正常。肝炎病毒学检查：抗-HBs（＋），其余均（－），EBV-DNA及CMV-DNV在正常范围。ANA、ENAs、ds-DNA-Ab、TPPA、TRUST及HIV-Ab均为阴性。胸部X线检查示心、肺无异常。腹部B超检查示肝、胆、脾、胰、肾、膀胱及子宫附件未发现异常声像。

思考

1. 您的初步诊断是什么？
2. 为了明确诊断，您认为还需要做什么关键检查？

提示　可能的诊断

1. 播散性黄瘤（xanthoma disseminatum）？
2. 马内菲青霉病（penicilliosis marneffei）？
3. 传染性软疣（molluscum contagiosum）？
4. 环状肉芽肿（granuloma annulare）？
5. 播散性隐球菌病（disseminated cryptococcosis）？

关键的辅助检查　腹股沟淋巴结组织病理示表皮大致正常，真皮浅中层可见栅栏状肉芽肿形成，其中央有局灶性胶原纤维变性，周围见栅栏状排列的上皮样细胞和淋巴细胞浸润（图20-3）。病理诊断：符合环状肉芽肿。

最终诊断　泛发型环状肉芽肿（generalized granuloma annulare）。

诊断依据

1. 病史及病程　8个月余。
2. 皮损部位　泛发于躯干及四肢，无明显自觉症状。
3. 皮损特点　表现为肤色或淡红色丘疹，为粟米至绿豆大小，部分顶部有脐凹。

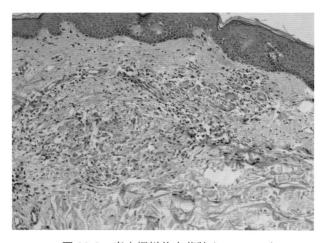

图20-3　真皮栅栏状肉芽肿（HE×100）

4. 组织病理　为栅栏状肉芽肿改变，符合环状肉芽肿。

治疗方法　患者使用羟氯喹和复方甘草酸苷治疗2个月后皮损大部分消退，5个月后皮损完全消退，停药后随访半年未复发。

易误诊原因分析及鉴别诊断　环状肉芽肿是一种发生于真皮和皮下组织、以环状丘疹和结节性损害为特征的慢性良性炎症性皮肤病，病因及发病机制尚未完全阐明，可能的促发因素包括虫咬、外伤、药物、光化学疗法、感染（如HIV感染和肝炎病毒感染）、糖尿病、恶性肿瘤及类风湿关节炎等。其发病机制可能与免疫细胞介导的迟发型超敏反应及各种促发因素导致真皮和皮下组织胶原变性有关。临床上分为局限型、泛发型、巨大型、皮下型和穿通型等。

泛发型环状肉芽肿较为少见，女性好发，占环状肉芽肿的 10% ~ 15%。发病年龄较晚，病程慢性且自愈率低。与其他类型的环状肉芽肿相比，泛发型环状肉芽肿伴发糖尿病及血脂异常等疾病的比率更高。典型皮损为泛发性、对称性坚实的丘疹或斑块，呈肤色、淡红色、黄色或紫色。皮损中心消退，周围排列紧密，形成环状并高出皮面。皮损数目超过 10 个，常为数百个，多分布于项部、躯干上部及上肢近端，直径很少超过 5 cm。掌跖及眼睑可受累，但面部和生殖器部位一般不受累。患者可无症状，也可出现显著瘙痒。

本病典型的组织病理学特征是真皮内栅栏状肉芽肿。其特征为中央有局灶性胶原纤维变性，周围有栅栏状排列的上皮样细胞和淋巴细胞浸润，有时可见多核巨细胞。与局限型环状肉芽肿相比，胶原变性和栅栏状组织细胞排列较少。更多见的是间质型浸润模式，组织细胞、淋巴细胞、成纤维细胞及多核巨细胞散布于胶原束间或呈团块状浸润，肉芽肿形成，变性胶原纤维数量少，胶原间有黏蛋白沉积。

本病的治疗效果较为困难，虽然系统性糖皮质激素治疗很有效，但所需剂量较大，并且减量后迅速复发，因此大多数情况下并不适合采用此方法。皮损局部冷冻及注射糖皮质激素可能有效。亦可采用口服四环素、烟酰胺、羟氯喹、氨苯砜、异维 A 酸、环孢素 A 治疗及 PUVA 等方法，但疗效不一。

泛发型环状肉芽肿的皮损可自行消退，但时间长短不一，病程平均 3 ~ 4 年，但也有短至 4 个月或长至 10 年以上者，且容易复发。

由于本病临床上相对少见，临床皮损不典型，加上医生可能对本病的认识不足，缺乏经验，故临床容易误诊或漏诊。泛发型环状肉芽肿应与马内菲青霉菌感染、传染性软疣、丘疹性坏死结核疹、环状扁平苔藓及结节病等相鉴别，组织病理学检查可明确诊断。

1. 马内菲青霉病 是由马内菲青霉菌引起的一种广泛性播散性感染。该病主要侵犯人的网状内皮系统，主要表现为发热、贫血、咳嗽、浅表淋巴结肿大、肝和脾大及全身多发性脓肿等。68% ~ 71% 的患者有皮肤和皮下损害，如多发性丘疹、结节、痤疮样小脓疱、皮下脓肿和皮肤慢性溃疡等。在合并 HIV 阳性的患者中可见到传染性软疣样丘疹，中央有坏死和脐凹。与本病临床相似，鉴别主要依靠组织病理和真菌学检查。

2. 传染性软疣 由传染性软疣病毒感染所致，经常在与他人共用搓澡巾洗澡后被传染。本病好发于儿童和妇女，皮损为粟粒大至小豆大小的丘疹，呈半球形，具有蜡样光泽，中央有凹窝，可从凹窝中挤出白色乳酪样物质即软疣小体。皮疹数目不等，新老皮疹参差不齐，有大有小。皮疹好发于躯干、四肢及会阴部，有时发生于面部口唇或眼睑周围。结合组织病理检查两者不难鉴别。

3. 丘疹性坏死结核疹 多见于青年，机体免疫力良好，结核菌素试验绝大部分为强阳性。多在春秋季节发病，常伴有肺结核或其他体内结核病灶。皮损好发于四肢伸侧，尤其在关节部位多见，可累及肢端、面部和躯干。皮损呈粟粒至绿豆大小的丘疹，质硬，呈红褐色或紫红色，中央可发生坏死而形成小脓肿，很快干涸结痂。去除痂皮后可见火山口状小溃疡。皮损常成批出现，患者一般无自觉症状。典型组织病理检查可见结核样结节。结合组织病理检查两者不难鉴别。

4. 环状扁平苔藓 本病也可呈环状分布的丘疹或斑块，但色泽呈紫红色，有 Wickham 纹。组织病理检查可见基层液化变性，真皮浅层淋巴细胞苔藓样浸润。

5. 结节病 本病皮疹也可表现为淡红色丘疹、斑块。组织病理检查为上皮样细胞组织细胞呈肉芽肿浸润，外周伴少量淋巴细胞，称之为裸结节。患者常有肺门淋巴结肿大、血清血管紧张素转换酶升高及高钙血症，Kveim 试验阳性。

（刘彤云　李　娜　陈凤娟　何　黎）

病例 21 肢端持续性丘疹性黏蛋白病

临床照片 见图 21-1。

一般情况 患者，女，49 岁。

主诉 双手背丘疹 6 个月余。

现病史 6 个月前患者无明显诱因于双手背出现数个米粒至绿豆大小的象牙色至皮色丘疹。皮疹孤立，互不融合，无瘙痒和疼痛等自觉症状。后皮疹逐渐增多，患者为求进一步诊治来我院就诊。发病后患者无易怒、烦渴、心慌和失眠等，无肌痛、肌无力、关节疼痛和口腔溃疡等，无骨骼疼痛等不适，精神、睡眠、饮食及二便如常，体重无明显变化。

既往史及家族史 无特殊，否认外伤、结核和肝炎等传染病病史。

体格检查 一般情况好，系统检查未见异常，全身浅表淋巴结未触及增大。

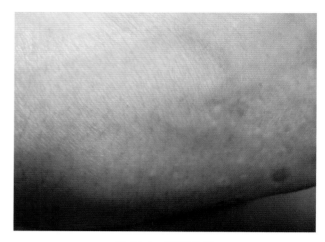

图 21-1 手背丘疹

皮肤科检查 双手背及手腕外侧散在分布米粒至绿豆大小的象牙白、皮色丘疹，表面光滑，呈蜡样光泽，互不融合，触之质硬，无压痛。

实验室检查 血常规、肝肾功能、血糖、电解质、血脂全套、甲状腺功能（FT_3、FT_4、TSH、TGAb和 TPOAb）、免疫全套及大、小便常规均无明显异常。患者拒绝行骨髓穿刺检查。

思考

1. 您的初步诊断是什么？

2. 为了明确诊断，您认为还需要做什么关键检查？

提示 可能的诊断

1. 局限性黏液水肿性苔藓（localized variants of lichen myxedematosus）？

2. 苔藓样皮肤淀粉样变（lichenoid amyloidosis）？

3. 肢端角化性类弹性纤维病（acrokeratoelastoidosis）？

关键的辅助检查 皮肤组织病理（右手背处）HE 染色示表皮角化过度，表皮突变平；真皮浅层水肿，成纤维细胞增多，血管周围稀疏淋巴细胞和组织细胞浸润，真皮中上部大量黏蛋白沉积（图 21-2）。阿辛蓝染色（＋）（图 21-3），甲紫染色（－）。免疫荧光：IgG（－），IgM（－），IgA（－）。病理诊断：符合局限性黏液水肿性苔藓的病理改变。

最终诊断 局限性黏液水肿性苔藓：肢端持续性丘疹黏蛋白病（acral persistent papular mucinosis）。

诊断依据

1. 病程 6 个月余。

2. 皮损分布于四肢远端伸侧（双手背及手腕外侧）。

3. 皮损表现为孤立的坚实蜡样丘疹，呈象牙白或皮色，无明显的主观症状。

4. 仅皮肤受累，不伴有硬肿病、副蛋白血症、系统受累或甲状腺疾病。

5. 组织病理检查显示真皮胶原纤维束间有大量黏蛋白沉积，阿辛蓝染色阳性。

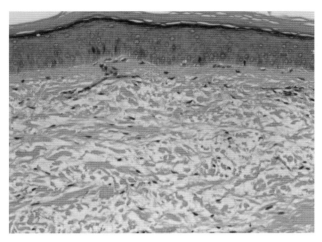 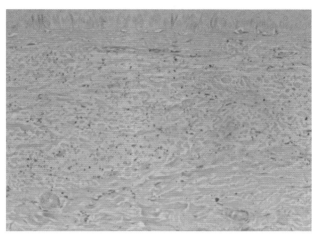

图 21-2　真皮网状层局限性区域大量黏液样物质沉积（HE×20）　　图 21-3　真皮胶原纤维束间有大量黏蛋白沉积（阿辛蓝染色×20）

治疗方法　无特殊治疗，随访观察 1 年，患者诉原皮损未见明显增多、增大。

易误诊原因分析及鉴别诊断　肢端持续性丘疹性黏蛋白病为极为少见的疾病，属于局限性黏液水肿性苔藓的四种亚型之一。局限性黏液水肿性苔藓是一种原发性皮肤黏蛋白病，仅有皮肤受累，不伴有硬肿病、副蛋白血症、系统受累或甲状腺疾病。组织病理学表现为黏蛋白（主要由透明质酸组成）沉积于真皮，可伴有成纤维细胞增殖。本病有四种亚型：孤立丘疹型、肢端持续性丘疹性黏蛋白病、婴儿皮肤黏蛋白病和纯结节型。肢端持续性丘疹性黏蛋白病好发于成年女性，为多发的象牙色至皮色丘疹，主要分布于手背和前臂远端伸侧。在朱学骏和王宝玺教授主译的 Bolognia 教授主编的《皮肤病学》中，该病的诊断标准见表 21-1。

表21-1　肢端持续性丘疹性黏蛋白病的诊断标准

临床标准	病理标准
直径 2~5 mm，少发至多发，为象牙色至肤色丘疹	局限、境界清楚的黏蛋白沉积
主要分布于手背、手腕，偶见于前臂远端伸侧	
皮损持续存在，不能自发缓解，可以逐渐增多	黏蛋白沉积于真皮乳头和中层，不会超过网状真皮深部
主要好发于成年女性	可见不受累的境界带
不合并系统疾病	有数量不等的成纤维细胞增生，纤维化不显著甚至缺如
不合并丙种球蛋白血症	

结合临床表现、实验室检查及组织病理学检查，该病例诊断为肢端持续性丘疹性黏蛋白病。该病为良性，通常不需要治疗。治疗可以外用药为主，如糖皮质类激素软膏、他克莫司或吡美莫司乳膏等。此外，皮损内注射糖皮质激素、手术、CO_2 激光或者脉冲染料激光治疗均有效。

肢端持续性丘疹性黏蛋白病需要与局限性黏液水肿性苔藓的另一种亚型——孤立丘疹型相鉴别，还需要与硬化性黏液性水肿、伴甲状腺功能改变的黏蛋白病（胫前黏液性水肿和泛发性黏液性水肿）、环状肉芽肿、苔藓样皮肤淀粉样变及发疹型胶原瘤等疾病鉴别，通过临床特点、实验室检查及组织病理学检查有助于明确诊断。

1. **孤立丘疹型局限性黏液水肿性苔藓**　皮损为 2～5 mm 大小的丘疹，数目从几个到几百个，对称分布于躯干和四肢。皮损进展缓慢，无系统受累。

2. **硬化性黏液性水肿**　以泛发性坚实丘疹（密集排列的蜡样丘疹，对称分布）和硬皮病样改变为特征，常累及手部、前臂、头颈部、躯干上部及股部。大部分患者同时伴有单克隆丙种球蛋白病（IgG-8型）和内脏受累（包括肌肉、神经系统、免疫系统、呼吸系统、泌尿系统及心血管系统表现），其组织病理学改变以显微镜下三联症为特点：网状真皮中上层广泛的黏蛋白沉积；胶原沉积增多；成纤维细胞显著增生，呈不规则排列。

3. 伴甲状腺功能改变的黏蛋白病（胫前黏液性水肿）　胫前黏液水肿以胫部皮肤硬化为特征，常与甲状腺功能亢进，特别是格雷夫斯病伴发。临床上皮损常表现为红色至皮色、有时呈紫褐色或者黄色的蜡样质硬的结节或斑块，呈特征性的橘皮样外观。皮损常发生在小腿的前外侧或者足部。其组织病理学表现也可见大量黏蛋白沉积于网状真皮，但患者通常有格雷夫斯病的临床症状，实验室检查也可见甲状腺功能（FT_3、FT_4、TSH、TGAb 和 TPOAb）异常，有助于两者的鉴别。

4. 苔藓样皮肤淀粉样变　是原发性皮肤淀粉样变中最常见的类型。皮损为持久性、瘙痒性斑块，好发于胫前及四肢伸侧。早期损害为孤立、质硬、鳞屑性、肤色或者色素沉着性丘疹，之后皮损可融合成斑块，常呈波纹状。其组织病理学特点为淀粉样沉积物仅局限于真皮上层，特别是真皮乳头。乳头内大片沉积物可使乳头向两侧延伸，表皮突移位，其上表皮有角化过度和棘层肥厚。淀粉样蛋白在 HE 染色中呈无定型、含裂隙的嗜伊红团块，刚果红染色光镜下呈橘红色，偏振光显微镜下呈双折射绿色荧光。组织病理学检查及特殊染色有助于两者的鉴别。

5. 肢端角化性类弹性纤维病　属于常染色体显性遗传病。典型皮疹为 2~4 mm 的皮色丘疹，圆形、坚实，好发于手背、手指背及掌跖边缘。病理特征主要是表皮显著角化过度及棘层肥厚，真皮上部血管周围有轻度炎症细胞浸润，真皮弹性纤维断裂和变性。

（陈双瑜　吕小岩）

病例 22　毛发红糠疹

临床照片　见图 22-1 至 22-3。

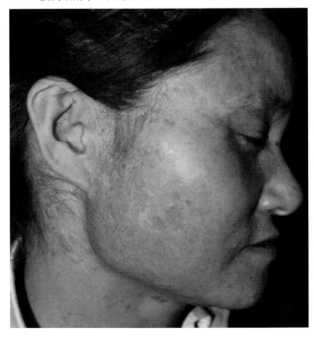

图 22-1　耳后及颜面部红斑、斑块，糠秕样鳞屑

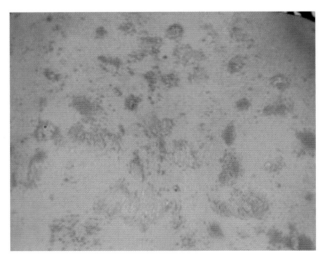

图 22-2　背部红色毛囊性角化性丘疹及斑块

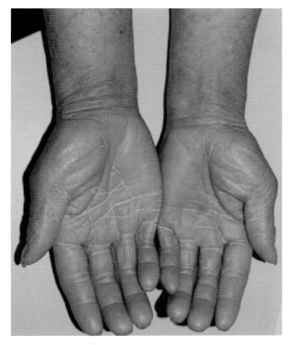

图 22-3　手掌橙黄红色角化过度

一般情况　患者，女，48 岁，农民。

主诉　头面、躯干及四肢红斑、丘疹、斑块伴痒 4 个月，掌跖角化 2 个月。

现病史　4 个月前患者无明显诱因于头面、四肢及躯干突然出现红色斑疹、丘疹及鳞屑，瘙痒明显。在当地医院诊治，具体诊断和治疗不详，效果不佳。后来皮疹渐增多，部分扩大或群集呈斑块。2 个月前出现明显掌跖角化。患者自发病以来饮食、睡眠可，二便正常，无发热。

既往史　既往身体健康。家庭成员中无类似疾病。

体格检查　T 36.4℃，P 68 次 / 分，R19 次 / 分，BP 90/60 mmHg，一般情况好。全身浅表淋巴结无肿大。各系统检查无特殊。

皮肤科检查　头面部见淡黄红色斑疹及形态小不一的不规则斑块，上覆糠秕样鳞屑。头皮见弥漫性灰白色糠秕样鳞屑。躯干、双臀及四肢可见红褐色毛囊性角化性丘疹，针头至粟粒大，呈圆锥形，部分融合成斑块，表面有糠秕状鳞屑。掌跖部可见明显的橙黄红色角化过度，对称分布。

实验室检查　血常规、尿常规、肝功能、肾功能、空腹血糖及离子 7 项均正常。胸部 X 线检查及腹部 B 超检查均正常。

思考　您的初步诊断是什么？

提示　可能的诊断

1. 毛发红糠疹（pityriasis rubra pilaris）？
2. 脂溢性皮炎（seborreic dermatitis）？
3. 皮肌炎（cermatomyositis）？
4. 寻常型银屑病（psoriasis vulgaris）？
5. 毛囊角化病（keratosis follicularis）？

关键的辅助检查　组织病理（背部皮损）示表皮角化过度与角化不全交替出现，棘层不规则增厚，皮突延伸增宽，真皮浅层毛细血管扩张，管周可见少量淋巴细胞和组织细胞浸润（图 22-4）。病理诊断：符合毛发红糠疹。

最终诊断　毛发红糠疹。

诊断依据

1. 表现为头皮弥漫性灰白色糠秕样鳞屑。
2. 躯干和四肢针头至粟粒大小的红褐色毛囊性角化性丘疹。
3. 部分融合成斑块，表面有糠秕状鳞屑。
4. 掌跖部可见明显的橙黄红色角化过度，对称分布。
5. 组织病理检查示角化过度与角化不全交替

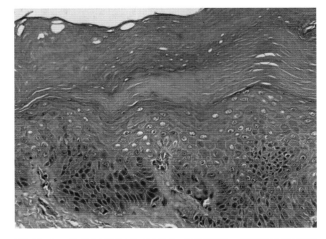

图 22-4　角化过度与角化不全交替出现，棘层不规则增厚，真皮浅层血管周围稀疏淋巴细胞浸润（HE×100）

出现，呈棋盘状。

治疗方法　阿维 A 10 mg，3 次 / 日；复方甘草酸苷片 20 mg，3 次 / 日；地奈德乳膏 + 他扎罗汀乳膏 + 红霉素软膏。1 个月后皮疹改善，部分皮损消退。改口服阿维 A 胶囊 10 mg，2 次 / 日。外用水杨酸软膏与糖皮质激素软膏交替外搽，2 次 / 日。治疗 2 个月后将阿维 A 胶囊减量至 10 mg，1 次 / 日维持治疗。

易误诊原因分析及鉴别诊断　毛发红糠疹是一种慢性炎症性皮肤病，病因不明。有的学者将本病分为家族性（先天性）和获得性。前者常于儿童期发病，后者常于成人时期出现。其病因主要有：①遗传因素。②维生素缺乏。③角化障碍。④内分泌功能障碍。⑤其他：肝疾病、结核、扁桃体炎、种痘、注射破伤风血清或抗生素、月经不调、腹泻、感冒、手术、各种化学物质刺激性食物及神经功能失调等。其临床表现为初起时头皮常先有较厚的灰白色糠秕样鳞屑，很快累及面部，为潮红而有干性细薄、糠秕脱屑的损害，类似干性脂溢性皮炎，以后可泛发全身。也有半数病例初发部位为掌跖部，特征性的皮疹是毛囊角化性丘疹和散在的鳞屑性淡红色斑块。丘疹为针头或粟粒大，干燥而坚实，顶部尖锐或呈圆锥形，淡红色或棕红色。其顶端中心有一个角质小栓，常贯穿一根失去光泽的细弱毛发。除去角栓后遗留凹陷的小坑。毛囊性丘疹多初发于四肢的伸侧、躯干、颈旁和臀部，特别是手指的第一和第二指节的背面（占 27% ~ 50%）最为清楚，具有诊断意义。多数丘疹聚集成片，则呈"鸡皮"样外观，用手指触摸时有刺手感觉。75% ~ 97% 的患者有掌跖角化过度，表现为鳞屑性红斑，干燥有皲裂，角质增厚，发黄。久病者指（趾）甲常失去光泽，粗糙增厚，发生纵嵴或横沟纹，质脆易碎。治疗采用口服维生素 A、维生素 E 及维 A 酸类药物，外用维 A 酸软膏、尿素脂和水杨酸软膏。此病为常见多发病，若临床医生对此病认识不足，重视不够，因其头皮有灰白色糠秕样鳞屑，面部为潮红而有干性细薄糠秕脱屑的损害，类似干性脂溢性皮炎，往往把该病当成脂溢性皮炎治疗，甚至有的把该病当成皮肌炎治疗而长期使用糖皮质激素，出现很多激素的不良反应。此外，毛发红糠疹患者的躯干及四肢有鳞屑性红斑、丘疹，临床上常常与有丘疹鳞屑性的疾病，如寻常型银屑病和毛发角化病等相混淆，应根据各自疾病的特征性改变进行鉴别。

1. 脂溢性皮炎　是发生在皮脂溢出基础上的一种慢性炎症。虽然头面部有褐色或淡黄红色斑片，但其上鳞屑为油腻性，皮损以前额、眶上、眼睑和鼻颊沟尤甚，躯干及四肢无毛囊角化性丘疹。组织病理检查示表皮无毛囊角栓可资鉴别。

2. 皮肌炎　是自身免疫性疾病之一，其横纹肌呈坏死性表现，同时伴多种形态的皮肤损害，也可并发各种内脏病变。虽然皮肌炎有额面部红斑，但为以双上睑为中心的水肿性紫红斑，双手指及掌指关节伸侧有鳞屑性扁平紫红丘疹，而非手指的第一和第二指节的背面毛囊角化性丘疹。患者有全身肌无力，抗 Jo-I 阳性，血清肌酶升高，肌电图检查示肌肉有肌源性改变，肌肉活检示肌纤维有变性及坏死可资鉴别。

3. 寻常型银屑病　是一种发病原因尚不清楚、与免疫有关的皮肤病。躯干及四肢可有鳞屑性丘疹和斑块，但银屑病的丘疹为非毛囊角化性，皮疹表面鳞屑为云母状银白色鳞屑，剥落后有薄膜现象及点状出血。组织病理检查示表皮突规则地向真皮延伸，角质层下有 Munro 微脓疡，无毛囊角栓，可资鉴别。

4. 毛发角化病　本病是一种毛发角化病。虽然四肢伸侧可有毛囊性丘疹，但丘疹不融合，无炎症，表面有糠秕状鳞屑。皮疹主要分布于上臂、股外侧及臀部，冬季明显，头面部无脂溢性皮炎样改变。组织病理检查示真皮仅有轻度炎症改变，可资鉴别。

（刘彤云　柴燕杰　黄云丽　何　黎）

病例 23　毛囊扁平苔藓

临床照片　见图 23-1、23-2。

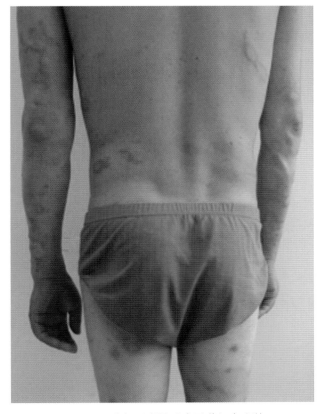

图 23-1　背部毛囊性丘疹及紫红色斑块

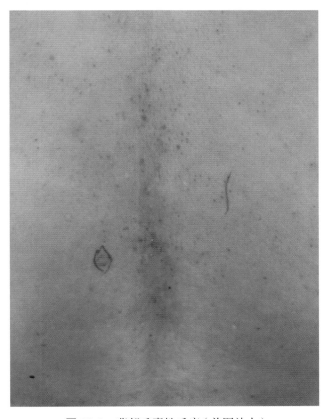

图 23-2　背部毛囊性丘疹（前图放大）

一般情况　患者，男，59 岁。

主诉　背部毛囊性丘疹 2 个多月。

现病史　2 个多月前患者发现背部出现散在分布的圆顶或尖顶紫红色毛囊性丘疹，米粒大小，未予重视。20 天前，皮损逐渐增多，累及四肢，部分融合成紫红色斑块，未诉有明显瘙痒及疼痛。发病以来患者的精神、睡眠及食欲好，大小便无异常。

既往史及家族史　无特殊。

体格检查　一般情况好，心、肺、腹查体无异常。

皮肤科检查　背部散在分布圆顶或尖顶紫红色毛囊性丘疹，部分融合成紫红色斑块，部分丘疹中央可见角化过度。口腔黏膜、外生殖器、毛发及甲未见明显异常。

实验室检查　无特殊。

思考

1. 您的初步诊断是什么？

2. 为了明确诊断，您认为还需要做什么关键检查？

提示　可能的诊断

1. 毛发角化病（keratosis pilaris）？

2. 黑头粉刺样痣（nevus）？

3．毛囊扁平苔藓（follicular lichen planus）？

4．马拉色菌毛囊炎（malassezia folliculitis）？

关键的辅助检查　组织病理（背部皮损）示毛囊周围及其下部可见致密的以淋巴细胞为主的带状浸润，可见典型毛囊角栓（图 23-3）。

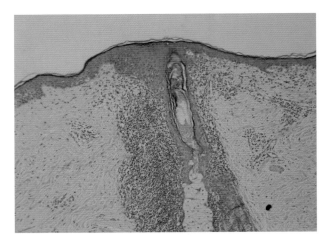

图 23-3　毛囊角栓，毛囊周围及其下部可见致密的以淋巴细胞为主的带状浸润（HE×100）

最终诊断　毛囊扁平苔藓。

诊断依据

1．毛囊性圆顶或尖顶状丘疹，丘疹中央有角栓。

2．部分融合成紫红色斑块。

3．组织病理　符合毛囊扁平苔藓。

治疗方法　给予帕夫林和复方甘草酸苷口服，外用他克莫司及艾洛松治疗半个月，皮损好转，继续随访。

易误诊原因分析及鉴别诊断　毛囊扁平苔藓又称毛发扁平苔藓（lichen planopilaris），在临床上少见，好发于成年女性，发病年龄为 30～70 岁。皮损好发于头部、颈部、肩胛部、胸部及四肢伸侧，也可累及腋窝和耻部。特征性皮损是毛囊性圆顶或尖顶状丘疹，丘疹中央可形成棘状角质栓。除了毛囊性丘疹外，还可见扁平丘疹。发生于头皮者可形成萎缩性瘢痕及永久性脱发。临床上主要有三种类型的皮损：①头部瘢痕性脱发，在瘢痕性脱发周围可见毛囊角化性丘疹或红斑。此型皮损最常见，约占毛囊扁平苔藓的 50% 以上。在该型中还有一种特殊的临床类型，称为 Graham-Piccardi-Lassueur 综合征，表现为头部片状瘢痕性脱发；躯干、四肢近端及头皮有毛囊性丘疹，腋毛和阴毛脱落，但无瘢痕出现。可出现典型的皮肤及口腔黏膜扁平苔藓皮损。②躯干和四肢有毛囊性角化性丘疹，但无瘢痕性脱发。③皮损表现为斑块，伴有毛囊性丘疹，通常出现在耳后区域。本例患者属于第三种。

毛囊扁平苔藓的组织病理改变具有特征性，主要表现为毛囊周围炎症细胞呈带状浸润，以淋巴细胞为主，毛囊上皮基底细胞液化变性。毛囊口扩大，常有毛囊角栓。在陈旧性损害中，毛囊可消失，被纤维条索取代。

本病在治疗上相对较困难，对皮损广泛者可口服糖皮质激素或维 A 酸制剂，皮损局限者仅外用糖皮质激素或维 A 酸类制剂即可。本病在临床上少见，临床医生对该病的认识有限，容易误诊。

毛囊扁平苔藓应与毛发角化病、马拉色菌毛囊炎及黑头粉刺样痣等相鉴别，通过病史及病理组织可明确诊断。

1. 毛发角化病　是一种遗传病，好发于青少年。皮损多位于上臂外侧和大腿伸侧，为毛囊角化性丘疹，可见角栓。除去角栓后可见杯状微小凹窝，露出蜷曲的毳毛。组织学特点为毛囊角栓，内有一根或数根毳毛。结合病史及病理组织检查可以鉴别。

2. 马拉色菌毛囊炎　本病的病原菌是糠秕或球形马拉色菌，多见于中青年，皮损好发于皮脂腺丰富的部位，如背上部和胸前。皮疹为圆顶状毛囊红色小丘疹，可见毛囊性小脓疱，可挤出粉状物，周围有红晕。对病理组织 PAS 染色后在扩大的毛囊腔内可见大量圆形或卵圆形孢子，并可见芽生孢子。

3. 黑头粉刺样痣　本病少见，大多在出生时即有或在 10 岁以前发生。皮损通常为 20～50 个黑头粉刺簇集成斑块或排列成线状和带状，可发生于任何部位，好发于面、颈和躯干。皮损常为单侧分布，偶为双侧或零乱分布，直径约为 2 cm，大的甚至被覆半侧躯干。组织病理检查可见表皮向下凹陷明显，其中充满角栓。毛囊扁平苔藓的毛囊周围炎症细胞呈带状浸润可帮助鉴别。

（王小雪　郭在培　包钰婷　秦　沙）

病例 24　头皮疣状角化不良瘤

临床照片　见图 24-1。

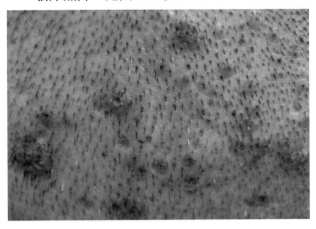

图 24-1　头皮角化性丘疹，中心呈脐凹状

一般情况　患者，女，63 岁，居民。

主诉　头皮丘疹伴瘙痒 4 年。

现病史　患者 4 年前无明显诱因出现大量头皮丘疹，表面角化，散在分布，无水疱，自觉瘙痒明显。患者先后就诊于多家医院，诊断为"寻常疣"和"痒疹"等，曾口服"依巴斯汀""沙利度胺"及"罗红霉素"，外用"酚柳松洗剂""碘伏"及"卤米松"等，并采取"冷冻治疗"。瘙痒可稍好转，但很快再次加重。起病以来精神及食欲好，睡眠欠佳，二便如常，体力和体重无明显变化。

既往史及家族史　诊断为"腰椎病"3 年，余无特殊。

体格检查　一般情况可。系统查体无特殊。

皮肤科检查　头皮可见大量散在的角化性丘疹，为针尖至米粒大小，呈黄褐色，部分以毛囊为中心，中心呈脐凹状。

实验室检查　血常规、肝和肾功能、电解质、血脂、凝血功能及腹盆腔彩超检查未见明显异常。小便常规提示隐血（+++）。胸部 CT 检查示左下肺轻度支气管扩张。心脏彩超检查示左室舒张功能减低。

思考

1. 您的初步诊断是什么？

2. 为了明确诊断，您认为还需要做什么关键检查？

提示　可能的诊断

1. 脂溢性角化病（seborrheic keratosis）？

2. 光线性角化病（solar keratosis）？

3. 毛囊角化病（keratosis follicularis, Darier's disease）？

4. 疣状角化不良瘤（warty dyskeratoma）？

5．寻常疣（verruca vulgaris）？

关键的辅助检查 组织病理检查示表皮角化过度，中央为杯状凹陷，其中充满角栓。角栓下方有裂隙，内有棘层松解细胞和假性绒毛、圆体和谷粒细胞（图24-2）。

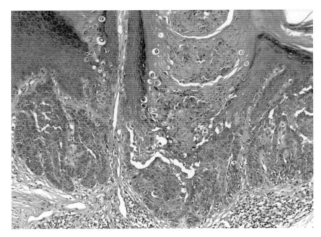

图24-2 表皮可见棘层松解、圆体和谷粒细胞（HE×100）

最终诊断 头皮疣状角化不良瘤。

诊断依据

1．皮损位于头皮。

2．表现为褐色的角化性丘疹或结节，中心呈脐形凹陷。

3．组织病理学检查示损害凹陷呈杯状，其内有角栓，表皮可见棘层松解和角化不良改变。

治疗方法 患者拒绝激光等治疗，外用氟尿嘧啶治疗。治疗后部分皮疹消退。

易误诊原因分析及鉴别诊断 目前认为本病是一种罕见的良性皮肤肿瘤，Kuddu等提出本病为毛囊附属器肿瘤，也有人认为是一种独立疾病，暂无定论。发病年龄在30～69岁，以男性及老年人居多。皮损好发于面颈和头皮部（占80%），少数见于非暴露部位如腋下和躯干，偶见于口腔黏膜，位于腭部及牙槽嵴。皮损最常见的为棕红色、褐色的丘疹或结节，中心呈脐形凹陷，并有一个黄色柔软的角栓，与毛囊角化病的孤立性皮损不同。结节为中等硬度，表面粗糙，常无炎症，但可有渗出或出血，或恶臭脓性分泌物。皮损达到一定大小后即不变化，多数无主观症状，少数可有瘙痒、疼痛或灼热感。本病为良性，无恶变的报道。主要病理特点是棘层松解和角化不良。表皮角化过度，在凹陷部位填充有角栓，似杯状结构，角栓下方有裂隙，内有棘层松解细胞和假性绒毛、圆体和谷粒细胞。

本病多单发，常为头部或颈部的单个疣状结节。但该患者多发，易引起误诊。该病罕见，皮肤科或相关科室医生对本病的认识不足，缺乏经验，部分皮疹不典型，亦为引起误诊的原因。本病需与以下疾病鉴别：

1．脂溢性角化病 又名老年疣，是因角质形成细胞成熟迟缓所致的一种良性表皮内肿瘤，多发生于老年人。皮疹初发最常见于面、头皮、躯干和上肢，但也可发生于体表的任何部位。早期为小而扁平、境界清楚的斑片，表面光滑或略呈乳头瘤样，呈淡黄色或茶褐色。以后损害逐渐增大，底部呈圆形、椭圆形或不规则形，偶有蒂，直径可大可小，边缘清楚，表面呈乳头瘤样，渐干燥、粗糙，失去光泽，形成一层油脂性厚痂。毛囊角栓是重要特征之一。皮损常多发。患者通常无自觉症状，偶有痒感。病理特点是肿瘤病变的基底位于同一水平面上，两端与正常表皮相连，肿瘤内有鳞状漩涡和增生的基底样细胞。

2．光线性角化病 是日光长期暴晒损伤皮肤引起的一种癌前期损害。皮肤白皙的中老年人容易发病。皮疹多见于面、耳、手背和前臂等曝光部位。皮肤上开始发生皮色或淡红色扁平丘疹或小结节，呈散发性；也有境界不清的红斑、色素斑或毛细血管扩张。皮疹轻微隆起，米粒至蚕豆大，圆形或不规则形，表面疣状增殖、质硬，表面光亮或有轻微黏着性鳞屑。久后皮疹变为黄褐色或黑褐色，表面干燥，角化显著，有固着于基底的硬痂。患者一般无自觉症状或轻痒。组织病理特点为表皮基底层不规则向下增生明显，增生的细胞有不同程度的异型性。

3. 毛囊角化病　本病是一种少见的、以表皮细胞角化不良为基本病理变化的慢性角化性皮肤病。本病为常染色体显性遗传，10～20 岁发病，男女无差异。皮损好发于皮脂溢出的面部前额、头皮和胸背。早期的皮损为细小、坚实、正常肤色的小丘疹，但不久即有油腻性、灰棕色、黑色的痂壳覆盖，去除后丘疹顶端暴露出漏斗状小凹。丘疹逐渐增大，呈疣状，融合成斑块。本病夏季加重，常合并有指（趾）甲病变。病理特征为角化不良，形成圆体和谷粒，基底层上棘层松解。

4. 寻常疣　是由人乳头瘤病毒感染引起。初起为针尖大的丘疹，渐渐扩大，表面粗糙，角化明显，触之硬，高出皮面，为灰黄、污黄或污褐色，继续发育呈乳头样增殖。皮损数量逐渐增多。患者一般无自觉症状，皮损可自行消退。病理特征是表皮呈疣状及乳头状瘤样增生，部分棘细胞空泡化，或含嗜碱性的透明角质颗粒。

（张清颖　王　琳）

病例 25　遗传性半透明丘疹性肢端角化病

临床照片　见图 25-1。

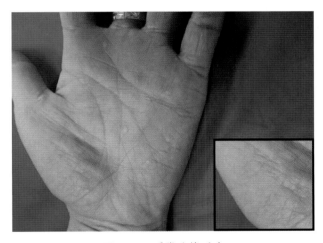

图 25-1　手掌边缘丘疹

一般情况　患者，女，41 岁。

主诉　发现双手掌丘疹 20 余年。

现病史　患者于 20 余年前无明显诱因于双侧手掌边缘出现米粒大小的肤色丘疹，无自觉症状。患者未予重视，未行治疗，丘疹逐渐增多。

既往史及家族史　既往体健，无系统性疾病及长期药物治疗史，其父亲也有类似皮肤表现。

体格检查　一般情况可，心、肺、腹无异常。

皮肤科检查　双侧手掌边缘密集分布米粒大的半透明性肤色丘疹，部分融合。皮疹表面光滑，质地较硬，无压痛。双手浸水 10 min 后皮疹无明显改变。指甲及双足未见异常。

思考

1. 您的初步诊断是什么？

2. 为了明确诊断，您认为还需要做什么关键检查？

提示 可能的诊断

1. 肢端角化性类弹性纤维病（acrokeratoelastoidosis）？

2. 手退行性胶原斑（degenerative collagenous plaques）？

3. 遗传性半透明丘疹性肢端角化病（hereditary papulatranslucent acrokeratoderma）？

关键的辅助检查

1. 组织病理 表皮明显角化过度，颗粒层增厚，棘层肥厚，表皮突向下延伸，真皮浅层少量淋巴细胞浸润（图25-2）。弹性纤维染色（Verhoeff-van Gieson染色）显示真皮弹性纤维大致正常，无断裂或减少（图25-3）。

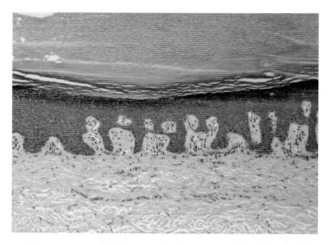 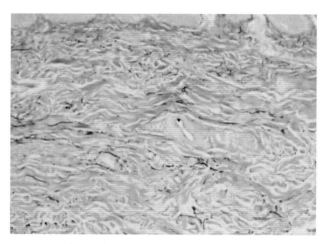

图25-2 显著角化过度，颗粒层增厚，棘层肥厚，表皮突向下延伸，真皮浅层少量淋巴细胞浸润（HE×100）

图25-3 真皮弹性纤维大致正常，无断裂或减少（Verhoeff-van Gieson染色×200）

最终诊断 遗传性半透明丘疹性肢端角化病。

诊断依据

1. 病程20余年。

2. 皮损位于双侧手掌边缘。

3. 皮损特点为米粒大的半透明性肤色丘疹，部分融合。皮疹表面光滑，质地较硬。

4. 其父亲有类似的皮肤表现。

5. 组织病理检查示明显角化过度，颗粒层增厚，棘层肥厚，表皮突向下延伸，真皮浅层少量淋巴细胞浸润。弹性纤维染色示真皮弹性纤维大致正常，故可以除外临床类似疾病。

治疗方法 目前尚无有效的治疗方法，临床随访。

易误诊原因分析及鉴别诊断 遗传性半透明丘疹性肢端角化病是一种少见的常染色体显性遗传疾病。该病常出现于青春期，特征性表现为发生在手指关节伸侧面、手掌及手背移行部位的半透明黄白色扁平丘疹，足底也可受累。皮损呈圆形或椭圆形，表面光滑，无自觉症状。病理改变为角质层角化过度和颗粒层、棘细胞层肥厚，有正常的外分泌腺和真皮层，真皮弹性纤维大致正常，无断裂或减少。

该病易与其他皮疹分布于手足边缘部位的疾病相混淆，如肢端角化性类弹性纤维病、局限性肢端角化过度症、手退行性胶原斑、掌跖点状角化病和获得性水源性半透明丘疹性肢端角化病等。

1. 肢端角化性类弹性纤维病 临床表现为非对称分布于手背部、手掌及足底边缘及指关节的光泽样扁平丘疹，病理特点为角化过度伴真皮弹性组织断裂。

2. 局限性肢端角化过度症 表现为分布于手足边缘的漏斗状丘疹，主要见于美国黑人，年龄＜10岁。组织变化局限于表皮，显示为角化过度，而真皮正常。

3. 手退行性胶原斑 常有长期日晒史，自中年或老年发病，为分布于手、手指或足边缘的呈线状排列的漏斗状丘疹，可融合成带状。病理表现为胶原弹性纤维退行性病变及严重的光化学损害。

4. 掌跖点状角化病 表现为非对称性分布于掌跖的微小角化丘疹或蜡黄色角化斑块，病理表现为角化过度伴柱状角化不全，真皮大致正常，无炎症细胞浸润及弹性纤维变性。

5. 获得性水源性半透明丘疹性肢端角化病 表现为浸水后手掌及足底出现半透明白色丘疹或融合成肿胀斑片，可伴烧灼感或瘙痒，脱离水后皮损消失。病理表现可为正常表皮和真皮，也可表现为表皮角化过度、颗粒层增厚伴棘层肥厚及汗管口扩张。

（李仲桃 汪 盛）

病例 26 传染性软疣

临床照片 见图 26-1。

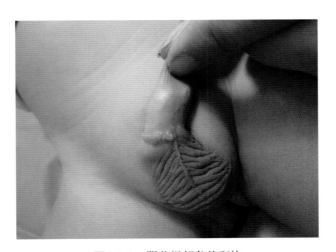

图 26-1 阴茎根部条状斑块

一般情况 患儿，男，2 岁。

主诉 发现阴茎根部条状斑块 10 个月。

现病史 患者于 10 个月前无明显诱因于阴茎根部出现长条状肤色斑块，无明显自觉症状，逐渐增大。

既往史及家族史 无特殊。

体格检查 一般情况可，全身浅表淋巴结未见肿大，心、肺、腹未见异常。

皮肤科检查 于患者阴茎根部右侧可见长条状黄白色斑块，表面呈疣状增生，部分顶部有脐凹，质中，触之无压痛。

思考

1. 您的初步诊断是什么？

2. 为了明确诊断，您认为还需要做什么关键检查？

提示　可能的诊断

1. 皮脂腺痣（sebaceous nevus）?
2. 寻常疣（verruca vulgaris）?
3. 传染性软疣（molluscum contagiosum）?

关键的辅助检查　组织病理检查示表皮呈梨样增生，表面呈火山口样。棘层肥厚，可见大量嗜酸性软疣小体（图 26-2），真皮大致正常。病理诊断：符合传染性软疣。

最终诊断　传染性软疣。

诊断依据

1. 病史及病程　10 个月。
2. 皮损部位　位于阴茎根部。
3. 皮损特点　表现为长条状黄白色斑块，表面呈疣状增生，部分顶部有脐凹。
4. 组织病理检查符合传染性软疣。

治疗方法　经刮匙刮除疣体后外用聚维酮碘及疣靖安（重组人干扰素 α-2b 凝胶）治愈。

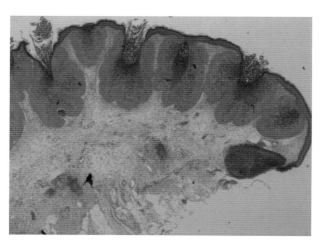

图 26-2　表皮呈梨样增生，表面呈火山口样，可见大量嗜酸性软疣小体（HE×25）

易误诊原因分析及鉴别诊断　传染性软疣是由软疣痘病毒感染引起的传染性疾病，特征性表现为蜡样光泽的丘疹或结节，顶端凹陷，能挤出乳酪状软疣小体。成人传染性软疣多与性接触有关，皮损好发于生殖器部位。儿童主要通过直接接触传染，多见于面部、躯干及四肢。仅 10%～15% 的患儿有生殖器皮损，多见于搔抓所致的自体接种。

本例为儿童患者，临床表现不典型，皮损发生于阴茎部位，为长条状肤色斑块，表面呈疣状增生，易误诊。本病需与具有类似临床表现的皮脂腺痣及寻常疣等疾病相鉴别。

1. 皮脂腺痣　临床表现为有蜡样光泽的斑块，淡黄色，表面呈分叶状。皮损可呈结节状、分瓣状或疣状，常见于头皮和面部，多为单个损害。本病往往在出生不久或出生时即发生。病理表现为表皮呈疣状或乳头瘤样增生，角化过度，可见大量皮脂腺，儿童期可仅见上皮细胞所构成的束条或胚芽。

2. 寻常疣　临床表现为圆形或多角形丘疹，表面粗糙，呈乳头瘤样增生，灰黄色、质硬。皮损可单个发生或数个损害融合成片，常见于手指、手背和足缘等处。1%～2% 的寻常疣可发生于生殖器部位。病理表现为表皮呈乳头瘤样或疣状增生，颗粒层和颗粒层下棘细胞的空泡样变性，棘层肥厚，表皮脚向内增生呈抱球状。

（李仲桃　汪　盛）

病例 27 丘疹坏死性结核疹合并皮肤结核及盘状红斑狼疮

临床照片 见图 27-1。

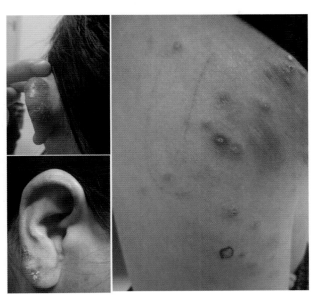

图 27-1 左耳斑块，双耳红斑、鳞屑，双侧大腿丘疹

一般情况 患者，女，48 岁，农民。

主诉 左耳斑块 10 年，双耳红斑、鳞屑 9 个月，双侧大腿丘疹 6 个月。

现病史 10 年前患者左耳出现红色斑块，不伴有疼痛或瘙痒，至某医院诊断为"血管瘤"，未予特殊处理，后斑块逐渐增大。9 个月前双耳郭（非前述部位）出现红斑、鳞屑，无自觉症状，未治疗。6 个月前，双侧大腿外侧出现绿豆至黄豆大小的红色丘疹，不伴明显自觉症状。病程中无发热、光敏感、口腔溃疡及关节疼痛等不适。

既往史及家族史 均无特殊。

体格检查 系统检查未见异常。

皮肤科检查 于左耳郭可见境界清楚的暗红色斑块，质软。双侧耳垂红斑，上附黏着性鳞屑。双大腿外侧可见对称分布的绿豆至黄豆大小的红色丘疹，部分表面见黑痂或细小鳞屑。

实验室检查 血常规、尿常规、凝血常规、肝和肾功能、ANA、ENA 及胸部 X 线检查未见异常。

思考

1. 您的初步诊断是什么？

2. 为了明确诊断，您认为还需要做什么关键检查？

提示 可能的诊断

1. 皮肤结核合并痘疮样糠疹（cutaneous tuberculosis associated with pityriasis lichenoides et varioliformis acuta）？

2. 淋巴瘤样丘疹病（lymphomatoid papulosis）？

3. 穿通性环状肉芽肿（perforating granuloma annulare）？

4. 丘疹坏死性结核疹合并皮肤结核及盘状红斑狼疮（papulonecrotic tuberculid associated with cutaneous tuberculosis and discoid lupus erythematosus）？

关键的辅助检查

1. 组织病理 ①左耳斑块：表皮棘层变薄，表皮突变平，真皮内大量上皮样肉芽肿（图 27-2）。中央可见干酪样坏死，浸润细胞主要为淋巴细胞和组织细胞。抗酸染色阴性。②耳郭红斑和鳞屑：表皮角化过度伴角化不全，可见毛囊角栓，基底细胞液化变性，真皮血管及皮肤附属器周围大量淋巴细胞浸润（图 27-3）。③大腿丘疹：表皮角化过度伴灶状角化不全，真皮内栅栏状肉芽肿，中央胶原渐进性坏死，黏液沉积（图 27-4）。

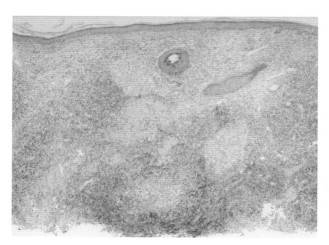

图 27-2 真皮内多发上皮样肉芽肿（HE×40）

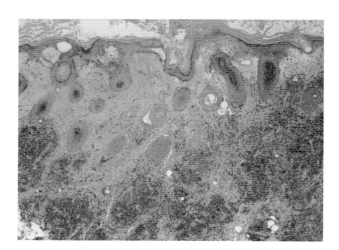

图 27-3 毛囊角栓，基底细胞液化变性，真皮血管及皮肤附属器周围大量淋巴细胞浸润（HE×40）

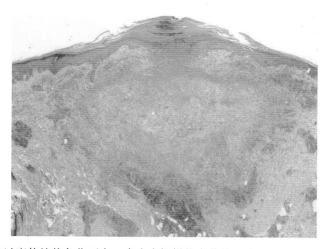

图 27-4 表皮角化过度伴灶状角化不全，真皮内栅栏状肉芽肿，中央见胶原渐进性坏死（HE×40）

2. 结核菌素（PPD）实验 呈强阳性，表现为水疱和大疱。

3. 结核分枝杆菌 PCR 左耳斑块及大腿丘疹组织均为阴性。

最终诊断 丘疹坏死性结核疹合并皮肤结核及盘状红斑狼疮。

诊断依据

1. 不同部位及不同性质的皮损先后出现，整个病程 10 年。

2. 皮损位于面部及下肢。

3. 左耳有境界清楚的暗红色斑块，质软。双侧耳垂红斑，上附黏着性鳞屑。双侧大腿外侧可见对称分布的绿豆至黄豆大小的红色丘疹，部分表面见黑痂或细小鳞屑。

4. 组织病理 左耳斑块组织病理检查符合皮肤结核，耳郭红斑和鳞屑组织病理检查符合盘状红斑狼疮，大腿组织病理检查符合丘疹坏死性结核疹。

治疗方法 给予 0.03% 他克莫司软膏外用于双侧耳垂红斑、鳞屑性皮损，一天 2 次，治疗 2 周。电话随访，诉双侧耳垂红斑、鳞屑基本消退。PPD 阳性后予抗结核药物治疗（异烟肼 300 mg/d，乙胺丁醇 750 mg/d，利福喷丁 450 mg 每周 2 次），后患者失访。

易误诊原因分析及鉴别诊断 本例患者左耳斑块的临床表现及组织病理学改变均符合皮肤结核。耳郭红斑、鳞屑性皮损临床及组织病理呈盘状红斑狼疮的典型改变，容易诊断。而双侧大腿部的皮损临床上呈对称分布的丘疹，部分表面可见坏死和结痂，结合临床表现及实验室检查，最终诊断为丘疹坏死性结核疹。

丘疹坏死性结核疹（papulonecrotic tuberculid）又称丘疹坏死性结核，以青年人多见。患者常伴有肺结核或其他体内结核病灶，或并发皮肤结核。临床上典型的损害为绿豆大小丘疹，中央坏死并附有黑色痂皮，去除痂皮则为火山口样的小溃疡。患者无明显自觉症状。由于病程慢性，反复发生，因此常可见到丘疹、坏死、溃疡、色素沉着斑或不同时期的皮疹。皮疹好发于四肢伸侧及躯干部，也可见于男性龟头部位。组织病理学上表现为局灶性表皮坏死和溃疡形成；其下方呈 V 形的坏死，可见组织细胞、多核巨细胞、中性粒细胞及淋巴细胞浸润。有时在坏死组织周围可见呈栅栏状排列的组织细胞。血管壁肿胀，内皮细胞肥大，血管周围淋巴细胞浸润。部分血管壁可见坏死改变，在病变早期为白细胞碎裂性血管炎改变。病理改变被认为是死的结核分枝杆菌在末梢血管栓塞，造成皮肤梗死，故在组织学上呈上大下小的 V 形。结核菌素试验阳性，但在皮肤损害中找不到结核分枝杆菌。分析本例误诊的原因为：①未见典型的血管炎改变。②结核分枝杆菌 PCR 阴性。丘疹坏死性结核疹应与痘疮样苔藓样糠疹、淋巴瘤样丘疹病及穿通性环状肉芽肿等鉴别。

1. 痘疮样苔藓样糠疹 好发于儿童和青少年，发病突然，皮损分布于躯干和四肢，以屈侧多见。表现为淡红色丘疹、斑丘疹，可出现水疱、脓疱、糜烂、溃疡和结痂等多形改变，皮损愈合后可遗留色素沉着和瘢痕。皮损常常成批发生，部分病例伴全身症状。皮肤组织病理基本改变为真皮浅层苔藓样淋巴细胞为主的浸润及基底细胞液化变性。可见淋巴细胞移入表皮及红细胞外溢。结合组织病理检查，两者可鉴别。

2. 淋巴瘤样丘疹病 是原发性皮肤 CD30+ 淋巴增殖性疾病谱系中较良性的一端，属于低度恶性皮肤 T 细胞淋巴瘤。本病好发于年轻人，表现为泛发性红色丘疹和结节。皮损大小不等，但通常直径小于 1 cm，表面常有出血、坏死及溃疡。单个皮损一般于 3～12 周可自行消退，留有色素沉着或萎缩性瘢痕。皮损反复成批出现，可同时见到不同时期的皮损。组织病理学分为 A、B、C、D 等多种亚型。肿瘤细胞常为间变性大细胞，表达 CD30。组织病理检查可鉴别。

3. 穿通性环状肉芽肿 环状肉芽肿以环状丘疹或结节性损害为特征，临床表现有局限型、泛发型、穿通型和皮下型等多种亚型。穿通性环状肉芽肿可发生在成人和儿童，好发于手背和四肢，呈群集性丘疹，中间有脐凹和结痂，可挤出黏液样液体，皮损消退后有点状瘢痕。本例大腿部皮损的组织病理学表现为真皮内栅栏状肉芽肿，中央见黏液及纤维素样物质沉积。但本例结核菌素试验呈强阳性，且耳部有皮肤结核皮损。需结合临床、病理及实验室检查综合判别。

（王婷婷 王 琳）

病例 28　疣状肢端角化病

临床照片　见图 28-1。

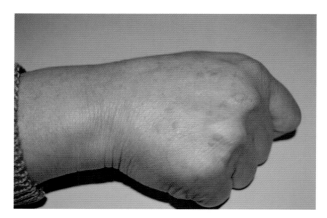

图 28-1　右手背角化性、多角形扁平丘疹

一般情况　患者，女，46 岁，工人。

主诉　双手背角化性扁平丘疹 20 余年。

现病史　患者于 20 余年前不明诱因于双手背及手掌出现散在针帽至粟米大小的肤色或淡褐色扁平小丘疹，无明显自觉症状。皮疹逐渐增多、增大，表面伴角化。患者曾在外院多次诊断为"扁平疣、脂溢性角化病"，用过多种抗病毒药物如"干扰素凝胶、喷昔洛韦乳膏"和"迪维霜"等治疗无效。近半年来患者手背部分皮损增多、增大。患者自发病以来，精神、饮食好，二便正常。

既往史　无特殊。

家族史　家族中父亲有类似病史。

体格检查　T 36.6℃，P 78 次 / 分，R18 次 / 分，BP 118/80 mmHg。一般情况好，全身浅表淋巴结无肿大，各系统检查无异常。

皮肤科检查　双手背见多数粟米至黄豆大小的疣状及多角形扁平丘疹，正常肤色或淡红褐色，表面粗糙，触之较硬。对称分布。

实验室检查　血、尿常规及肝肾功能、空腹血糖均正常。

思考　您的初步诊断是什么？

提示　可能的诊断

1. 疣状肢端角化病（acrokeratosis verruciformis）？

2. 扁平疣（flat wart verruca plana）？

3. 疣状表皮发育不良（epidermodysplasia verruciformis）？

4. 脂溢性角化病（seborrheic keratosis）？

关键的辅助检查　右手背组织病理检查示表皮明显角化过度，颗粒层及棘层肥厚并伴轻度乳头瘤样增生，皮突规向下延伸，表皮隆起如塔尖（图 28-2）。病理诊断：符合疣状肢端角化病。

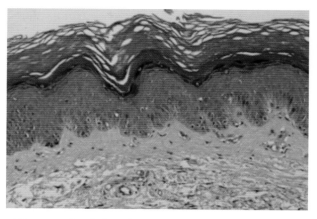

图 28-2　明显角化过度，表皮隆起如塔尖（HE×100）

最终诊断 疣状肢端角化病。

诊断依据

1. 青少年发病，病程 20 余年。

2. 皮损位于双手背。

3. 皮损为多角形、扁平丘疹。

4. 病程慢性，其父有类似病史。

5. 组织病理 明显角化过度，表皮隆起如塔尖，符合疣状肢端角化病。

治疗方法 该病例确诊后主要给予冷冻治疗，3 个月后皮损消退。

易误诊原因分析及鉴别诊断 疣状肢端角化病是一种少见的常染色显性遗传病，与基因 ATPZA2 的错义突变有关，编码肌质网钙泵，而在毛囊角化病（Darier 病）中同样涉及该基因的变异。在疣状肢端角化病患者中有时可观察到肢端毛囊角化病的临床表现或者患者亲属中患有肢端毛囊角化病，甚至有时可见同一家族中出现不同成员分别患有这两种疾病。肢端毛囊角化病虽然最初为非角化不良的损害，但极有可能在后期发展成为角化不良型损害，而疣状肢端角化病在整个病变过程中一直属于非角化不良性和非棘层松解性损害。总体上，疣状肢端角化病的角化过程是一种被夸大的正常角化过程，而毛囊角化病的角化过程被认为是非正常的变异性角化过程。两者很有可能存在某种相关性，可能与等位基因异质性有关，但从遗传学角度及组织病理学角度，两者仍被认为是独立的两种疾病。

该病男女患病无明显的差异性，多在 20 岁以前发病，多为手、足背部对称性分布的角化过度性扁平疣状丘疹，也可累及手指屈侧、腕部、前臂、肘膝及掌跖部位。患者可出现掌跖部位的增厚及甲板增厚，一般无自觉症状。丘疹质硬，暗红色或正常肤色，常密集分布。皮损逐渐增多，但几乎不累及躯干及面部。组织病理上的特征性变化为明显的角化过度，表皮乳头瘤样增生呈塔尖样。该病尚无满意的治疗方法，维 A 酸类药物对某些个体有效，冷冻治疗或类似 CO_2 激光的破坏性治疗也有一定的疗效。目前有少量文献报道该病转变为鳞癌，也有文献报道该病与痣样基底细胞癌综合征有关。长期日晒可能使皮损加重或诱发恶变，因此要避免日光暴晒。皮疹发生于双手背，呈疣状扁平丘疹，病程长，可多年无明显变化。临床上极易与扁平疣、疣状表皮发育不良和脂溢性角化病等疾病混淆。文献亦报道，个别患者曾长期按"扁平疣"行抗病毒治疗，本例患者也出现类似情况，因此，需注意与以上疾病鉴别。

1. 疣状表皮发育不良 该病为一种遗传性疾病，对人乳头瘤病毒（HPV）存在遗传易感性，特点为泛发性扁平疣及寻常疣样损害，患者的皮损可自行接种。电镜检查可发现病毒包涵体及乳头多瘤空泡病毒颗粒。多幼年发病，逐渐增多，分布对称，好发于面颈、躯干及四肢，可泛发至全身。临床可分为：①扁平疣型。多见，皮损分布广，数目多，颜色深。②花斑癣型。较少见，为色素减退或色素沉着性扁平鳞屑性丘疹，皮损几乎不高出皮面。③点状瘢痕型。极少见，皮损轻度凹陷。④肥厚斑块型。为淡红到紫红色斑块。皮损较大，好发于四肢，临床似脂溢性角化病。该病皮损全身泛发，自行接种，组织病理的特征性变化为表皮上部的空泡样细胞，根据病史及组织病理检查可行鉴别。

2. 扁平疣 本病为 HPV 感染所致，病因清楚。临床多为肤色、淡红色或浅棕色扁平丘疹，表面光滑，轻度隆起，常无自觉症状，面部及手背多发，但不累及手掌或足跖，经搔抓后常可呈线性排列分布。患者发病较疣状肢端角化病晚，发病快，可自行接种。组织病理特征性改变为表皮颗粒层及棘层上部的挖空样细胞，两者根据患者病史及组织病理可鉴别。

3. 脂溢性角化病 该病是一种最常见的良性皮肤肿瘤，是表皮角质形成细胞增生所致的表皮良性增生，中老年好发，多位于面颈部、躯干及手背等部位，但不累及掌跖部位。临床表现初始多为淡褐色斑疹或扁平斑丘疹，表面光滑或略呈乳头瘤状，境界清楚。皮损可随着年龄的变化逐渐增大，数目增多，色素加深，但皮损发展缓慢，多无自觉症状。组织病理表现为角化过度，棘层肥厚，乳头瘤样增生，增生组织与周边正常皮肤表皮大致位于同一水平线。该病早期病理可能与疣状肢端角化病难以区分，但根据发病年龄、部位、皮损特点以及病史可鉴别。

4．毛囊角化病　目前认为本病与疣状肢端角化病的遗传模式相同。如疣状肢端角化病的皮损以丘疹为主，则两者容易混淆。但临床上毛囊角化病以身体脂溢区疣状丘疹和甲异常为特征。组织病理检查除棘层肥厚外，尚可见角化不良细胞。结合临床及组织病理检查两者鉴别不难。

（刘彤云　张　莉　柴燕杰）

病例 29　肛周丘疹性棘层松解性角化不良

临床照片　见图 29-1。

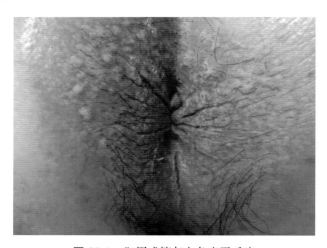

图 29-1　肛周成簇灰白色扁平丘疹

一般情况　患者，男，34 岁。

主诉　肛周皮疹偶有瘙痒 2 年多。

现病史　2 年前无明显诱因肛周出现灰白色丘疹，簇集性分布，米粒至黄豆大小，部分融合成斑块，偶有瘙痒。

既往史及家族史　患者 5 年前曾患尖锐湿疣，皮损仅局限于包皮部位，后治愈。其父亲有可疑类似病史，但拒绝做相关检查。

体格检查　一般情况好，发育正常，营养中等，全身浅表淋巴结未触及肿大，各系统检查未见异常。

皮肤科检查　肛周见多发群集性浸渍性扁平丘疹，表面光滑，灰白色，米粒至黄豆大小，质地较硬，无水疱、出血及糜烂。

实验室检查　醋酸白试验（acetic acid test，AAT）阴性，梅毒螺旋体颗粒凝集试验（treponema pallidum，TPPA）阴性。免疫组化标记示 HPV 总、HPV6/11、HPV16 及 HPV16/18 均为阴性。

思考

1．您的初步诊断是什么？

2．为了明确诊断，您认为还需要做什么关键检查？

提示　可能的诊断

1．尖锐湿疣（condyloma acuminatum）？

2．慢性家族性良性天疱疮（chronic familial benign pemphigus，Heily-Heily disease）？

3．丘疹性棘层松解性角化不良（papular acantholytic dyskeratosis）？

关键的辅助检查 组织病理检查示表皮角化过度，棘层肥厚，表皮脚不规则延长，基底层上方或棘层深部棘细胞松解，形成多处裂隙。裂隙内可见单个或粘连成片的呈倒塌的砖墙样外观的棘细胞（图 29-2）。部分棘细胞空泡化，真皮浅层毛细血管扩张，管周少量淋巴细胞浸润。病理诊断：符合丘疹性棘层松解性角化不良。

最终诊断 肛周丘疹性棘层松解性角化不良。

诊断依据

1. 病程 慢性经过。

2. 皮损位于肛周。

3. 皮损为多发、粟粒至黄豆大小灰白色的角化性丘疹，孤立或成簇存在。

4. 组织病理检查显示表皮内棘突细胞松解，形成倒塌的砖墙样外观。

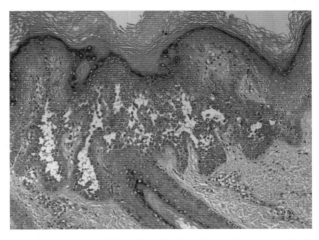

图 29-2 角化过度，棘层肥厚，棘层松解（HE 染色 ×100）

治疗方法 外用 0.03% 他克莫司软膏，早晚一次，用药 1 个月后皮损较前变平、变小，部分丘疹消退，遗留色素沉着。

易误诊原因分析及鉴别诊断 丘疹性棘层松解性角化不良非常罕见。病因及发病机制尚不明确，身体皱褶部位的潮湿环境可能对本病的发生有重要影响。有文献报道，部分病例伴有念珠菌感染。近期研究发现丘疹性棘层松解性角化不良患者有 ATP2C1 基因的突变，可能是慢性家族性良性天疱疮的变异。ATP2C1 基因突变将导致角质形成细胞间黏附障碍，在表皮摩擦或感染后发生棘层松解。皮损多发于中年或青年女性的外阴部位，有时可累及会阴、生殖器、腹股沟及大腿上部。本病在临床上少见，更鲜见于男性。皮损为多发、粟粒至黄豆大小、肤色至灰白色的角化性丘疹或结节，孤立或成簇存在。患者常无明显的自觉症状或偶有瘙痒或烧灼感。有典型的组织病理改变，主要表现为表皮角化过度和角化不全，可见角化不良细胞、棘层肥厚和棘层松解。

本病的皮损为会阴和生殖器等部位的丘疹或结节，易与尖锐湿疣相混淆，应注意鉴别。另外，本病的组织病理学改变与慢性家族性良性天疱疮相似。两者均有角化不良和棘层松解，但后者为常染色体显性遗传，有阳性家族史。

1. 尖锐湿疣 主要发生于性活跃人群，以 20～30 岁为发病高锋，常有不洁性行为。典型皮损为生殖器或肛周等潮湿部位出现丘疹，或乳头状、菜花状或鸡冠状肉质赘生物，表面粗糙角化。醋酸白试验阳性。病理改变可见棘层内空泡细胞，无棘层松解。

2. 慢性家族性良性天疱疮 多在青春期发病，好发于颈、腋窝、外阴、肛周和腘窝等易摩擦部位，主要表现为外观正常的皮肤或浸渍性红斑基础上反复发生的成群小疱或大疱。

（张筱雁 王 琳）

病例 30　黏液水肿性苔藓

临床照片　见图 30-1。

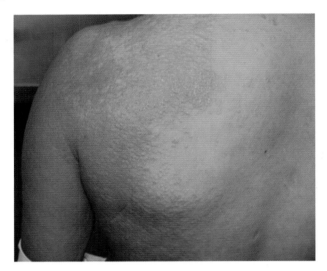

图 30-1　躯干、四肢红色丘疹

一般情况　患者，男，30 岁。

主诉　躯干及四肢起粟米大小的红色丘疹伴瘙痒 2 年。

现病史　2 年前无明显诱因于右侧肩部出现多个淡红色痱子大小的丘疹，逐渐增多并长大至粟米大小，并蔓延至左侧肩部、背部、上肢及胸部。患者自觉轻度瘙痒，遂到当地医院皮肤科就诊，考虑"过敏性皮炎"，给予抗组胺药及外用激素药膏，仅暂时缓解瘙痒症状，且皮疹不断增多，聚集成片。后皮疹逐渐发展至臀部和双下肢。在当地治疗历时 1 年多效果不理想，遂来我院皮肤科就诊。起病以来，大小便、饮食及精神均可，体重无明显变化。

既往史　既往体健，否认药物及食物过敏史，否认结核病史及甲亢病史。无有害物质接触史。家族中无类似疾病。

体格检查　一般情况可，系统检查无异常发现。

皮肤科检查　躯干两侧肩胛部、四肢和臀部密集粟米大小的红色丘疹，圆顶，表面有蜡样光泽，大部分密集成群，似苔藓样。皮疹对称分布。

实验室检查　血常规、肝和肾功能、血糖、血脂及甲状腺功能正常。腹部超声、胸部 X 线检查均正常。

思考

1. 您的初步诊断是什么？
2. 为了明确诊断，您认为还需要做什么关键检查？

提示　可能的诊断

1. 播散型环状肉芽肿（generalized granuloma annulare）？
2. 苔藓样皮肤淀粉样变（lichen amyloidosis cutis）？
3. 发疹性黄瘤（eruptive xanthoma）？
4. 硬化性黏液水肿（lichen myxedematosus）？
5. 泛发性发疹性组织细胞瘤（generalized eruptive histiocytoma）？

关键的辅助检查

1. 组织病理检查示真皮全层胶原排列疏松紊乱，见大量黏蛋白沉积以及星状成纤维细胞增生（图 30-2）。阿新蓝染色呈阳性。

2. 甲状腺功能检测　正常。

最终诊断　黏液水肿性苔藓。

诊断依据

1. 皮损表现为黄红色小丘疹，圆顶状，表面光滑，有蜡样光泽。

2. 皮疹群集，基本不融合。

3. 组织病理检查符合皮肤黏蛋白病。

治疗方法　予以异维 A 酸及维生素 E，外用卤米松霜每日 2 次。治疗 2 个月后皮疹明显好转。

易误诊原因分析及鉴别诊断　黏液水肿性苔藓是一种皮肤黏蛋白病，又称丘疹性黏蛋白病或黏液水肿性苔藓，常不伴甲状腺疾病。临床表现为局限

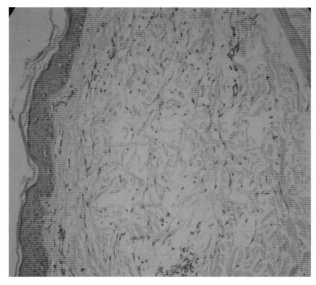

图 30-2　真皮全层胶原排列疏松紊乱，见大量黏蛋白沉积（HE×100）

性或全身性丘疹、斑块、结节或硬皮病样改变。本病的分型存在很多分歧。2001 年 Rongioletti 和 Rebora 提出了 LM 的分类，包括三个亚型：硬化性黏液水肿（scleromyxedema，SM）、局限型黏液水肿性苔藓、非典型病例（其中包括不符合 SM 或局限型标准的非典型病例）。其中局限型黏液水肿性苔藓的特点为无系统损害和副蛋白血症。根据临床表现，本型可再分为五个亚型：散发丘疹性黏液水肿性苔藓、肢端持续性丘疹性黏蛋白病、自愈性丘疹型黏蛋白病、婴儿丘疹性黏蛋白病和结节性黏液水肿性苔藓。本例表现为圆顶状粟米大小的红色丘疹，表面有光泽，融合成苔藓样外观。病理表现为皮肤中成纤维细胞增殖和真皮黏蛋白沉积，符合局限性黏液水肿性苔藓中的散发丘疹性黏液水肿性苔藓。本病常伴有 IgG 型副蛋白血症，而且目前尚无有效疗法。外涂或皮损内注射糖皮质激素有效，也可试用浅层 X 线、电子束和 PUVA 等。系统治疗有报道可采用大剂量糖皮质激素、甲氨蝶呤、环磷酰胺、6-巯基嘌呤、环孢素、维 A 酸、阿维 A 酯、沙利度胺、干扰素及大剂量免疫球蛋白等治疗方法。

本病临床上罕见，散发丘疹性黏液水肿性苔藓仅靠临床表现很难确诊，必须根据组织病理学改变确诊。本病在临床上需与以下疾病鉴别：

1. 苔藓样皮肤淀粉样变　典型皮疹为褐色半球形、圆锥形或扁平丘疹，密集而不融合，质硬，有时呈念珠状排列。皮疹常发生于双侧胫前，也可发生在上肢伸侧及腰背部。组织病理检查真皮乳头淀粉样沉积可协助诊断。

2. 播散型环状肉芽肿　好发于颈部、躯干及上肢，临床为 1～2 mm 坚实的淡红、黄红或肤色小丘疹或小结节，可离心扩大或融合成环状或弓形损害。组织病理表现为真皮内栅栏状肉芽肿形成伴中央胶原纤维变性。

3. 发疹性黄瘤病　好发于臀部、上臂及下肢伸侧等，常成批发生。皮损特征为 1～4 mm 的黄色、棕黄色或红色小丘疹，可有瘙痒，可自行消退不留痕迹，伴有血三酰甘油升高症。组织病理检查可见真皮中有泡沫细胞或黄瘤细胞群集浸润。

4. 泛发性发疹性组织细胞瘤　是一种正常脂蛋白血症性、非朗格汉斯细胞性组织细胞增生症，1963 年由 Winkehnann 和 Muller 首先描述。本病罕见，可发生于成人或儿童，发病年龄自 3 个月至 66 岁，特点如下：①皮疹对称、广泛分布于躯干和四肢近端等部位，极少发生于黏膜。②特征性的皮色、红褐色丘疹，不融合。③无外伤史而进行性出现新损害。④皮疹能自发消退，不留痕迹或遗留褐色色素沉着。⑤组织病理表现为真皮大量组织细胞和少量淋巴细胞浸润，无多核巨细胞。⑥患者一般情况良好，无发热，肝、脾、

淋巴结肿大，以及骨浸润。⑦预后良好。结合临床和组织病理检查两者不难鉴别。

（张桂英　陈俭波　蔡良敏　陆前进）

病例 31　淋巴瘤样丘疹病 D 型

临床照片　见图 31-1。

一般情况　患者，男，23 岁。

主诉　全身反复丘疹、结节 2 个多月，无自觉症状。

现病史　2 个多月前患者无明显诱因发现四肢少量丘疹、结节，无自觉症状，未予诊治。上述皮损数天内自行消退，部分皮损遗留萎缩性瘢痕，但反复发生并逐渐累及全身。患者不伴发热及体重减轻等。为明确诊断，来我科就诊。

既往史及家族史　患者既往体健，家族史无特殊。

体格检查　一般情况可，神志清，精神无异常。全身浅表淋巴结未扪及肿大，系统检查未见异常。

皮肤科检查　躯干、四肢多发丘疹、结节，直径 0.4 ~ 1.5 cm，部分皮损中央坏死、结痂，面部及四肢可见少量萎缩性瘢痕（图 31-1）。

实验室检查　血常规、生化及大小便常规检查未见异常。胸部 CT 及腹部彩超检查未见异常。

思考

1. 您的初步诊断是什么？

2. 为了明确诊断，您认为还需要做什么关键检查？

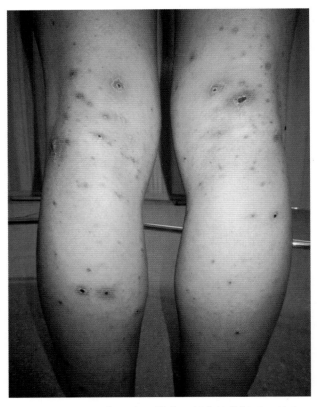

图 31-1　双腿屈侧丘疹、结节，部分结节坏死、结痂

提示　可能的诊断

1. 急性痘疮样苔藓样糠疹（pityriasis lichenoides et varioliformis acuta）？

2. 淋巴瘤样丘疹病（lyphomatoid papulosis）？

3. 坏死性血管炎（necrotizing vaculitis）？

4. 丘疹坏死性结核疹（papulonecrotic tuberculid）？

5. 种痘水疱病样 T 细胞淋巴瘤（hydroavacciniformelike cutaneous T cell lymphoma，HVLL）？

关键的辅助检查

1. 组织病理检查（腹部及大腿）示真皮及皮下脂肪浅层可见弥漫性、中等偏大的不典型淋巴样细胞浸润，亲表皮现象明显，可见散在的坏死角层细胞。真皮深层血管及附属器周围较多淋巴细胞浸润，可见血管壁纤维素样物质沉积（图 31-2）。免疫组化：不典型淋巴样细胞，CD3 ε、CD8、CD30、TIA-1 及 GrB 均为阳性，CD3、CD4、CD20、CD56 及 CD79a 均为阴性。EBER-1/2 为阴性。

2. 基因重排　TCR- γ 基因重排可见克隆性重排条带。

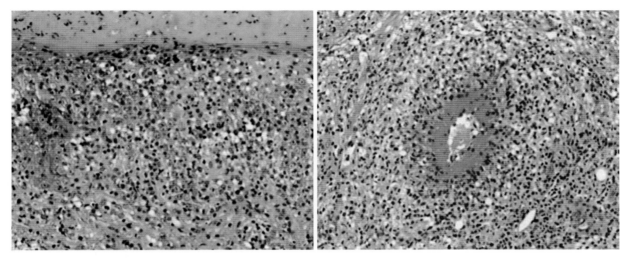

图 31-2 密集中等偏大的淋巴样细胞侵入表皮，真皮血管周围大量淋巴细胞浸润，血管壁纤维素样物质沉积（HE×100）

最终诊断 淋巴瘤样丘疹病 D 型。

诊断依据

1. 病史 2 个月余，皮损可自行消退但反复发生。

2. 皮损位于躯干和四肢。

3. 皮损特点 成批出现丘疹、结节，直径小于 2 cm，对称分布，中央可出现坏死和结痂。

4. 无自觉症状。

5. 组织病理 不典型的淋巴样细胞浸润真皮及皮下组织，亲表皮现象明显，并有血管受累。免疫组化示不典型淋巴细胞，CD3ε、CD8、CD30、TIA-1 及 GrB 均为阳性。

6. 基因重排 TCR-γ 基因重排可见克隆性重排条带。

治疗方法 患者口服复方甘草酸苷、外用糖皮质激素软膏 6 个月后皮损基本消退，随访中。

易误诊原因分析及鉴别诊断 淋巴瘤样丘疹病是一种少见的惰性皮肤 T 细胞淋巴瘤。本病常见于成人，儿童少见。好发部位是躯干和四肢近端。典型皮损是大量成批出现丘疹和结节，直径往往小于 2 cm，对称分布，中央可出现坏死和结痂。皮损数周内消退，遗留浅表萎缩性瘢痕。上述皮损可反复发生，持续数月至数十年不等。

组织学表现为 A 型、B 型和 C 型三种类型，以上三型形成一个相互交叉的谱系。①A 型表现为真皮内楔形浸润，由散在或群集的间变性大细胞混合较多小淋巴细胞、组织细胞、中性粒细胞及嗜酸性粒细胞组成。间变性大细胞的数量不超过浸润细胞的 50%，细胞质丰富，类似组织样细胞，有时可见与 R-S 细胞类似的多核巨细胞。核分裂象常见，亲表皮现象可有可无。②B 型少见，表皮常萎缩，真皮内浸润呈楔形或带状，浸润细胞由小至中等大小的多形性淋巴细胞组成。细胞形态不规则，多呈脑回状，深染，有亲表皮性，病理表现类似蕈样肉芽肿。③C 型表现为较多形态单一的、CD30⁺ 大 T 细胞浸润，而炎症细胞较少。

近年来陆续有 D 型的报道，目前尚未纳入 WHO 淋巴瘤最新分类中。该型的组织学特点为表皮增生，亲表皮现象明显，主要为大量中等大小、多形性的不典型淋巴样细胞浸润。真皮内淋巴样细胞可沿血管周围或胶原纤维间隙排列。在免疫组化方面，D 型不典型细胞表达 CD3、CD8 和 CD30，并至少表达一种细胞毒性 T 细胞相关的蛋白质，包括 T 细胞细胞质内抗原 -1、穿孔素和颗粒酶 B。

淋巴瘤样丘疹病具有自限性，大部分患者不需要特殊治疗。治疗目的主要在于控制症状，减少复发。PUVA、体外光化学疗法、手术切除、局部或系统应用糖皮质激素、干扰素、维 A 酸及外用咪喹莫特软膏等治疗有效。本病预后良好，5 年生存率可达 100%，10%～20% 的患者可早于、晚于或与蕈样肉芽肿、霍奇金淋巴瘤及其他血液系统恶性肿瘤伴发，因此，对淋巴瘤样丘疹病患者应注意随访。

淋巴瘤样丘疹病 D 型临床少见，由于其组织学表现恶性程度高，而临床过程进展缓慢，且预后较好，因此，临床与病理的密切联系尤为重要，应及时诊断，以免误诊。本病需要与以下疾病相鉴别：

1. 急性痘疮样苔藓状糠疹　多见于青年，皮损为针头至豌豆大小的丘疹、丘疱疹和脓疱等，易坏死、出血及结痂，可自行消退。发病过程及皮损特点与淋巴瘤样丘疹病类似。但是组织学上本病表皮内可见坏死的角质形成细胞，基底细胞液化变性及血管外红细胞，缺少 CD30$^+$ 间变性大细胞，可与淋巴瘤样丘疹病相区别。

2. 原发性皮肤侵袭性亲表皮 CD8$^+$ 细胞毒性 T 细胞淋巴瘤　组织学上淋巴瘤样丘疹病易与原发性皮肤侵袭性亲表皮 CD8$^+$ 细胞毒性 T 细胞淋巴瘤混淆，但两者在临床表现上具有显著区别。后者的皮损主要表现为局限性或泛发的发疹性丘疹、结节和肿块，发展迅速，短期内出现溃疡、出血和坏死等，常累及黏膜，同时可伴有发热、乏力及体重下降等全身症状，恶性程度高，具有高度侵袭性，早期即可造成多器官受累，包括肺、肝、睾丸及中枢神经系统等。目前尚无有效的治疗方法，预后差，平均生存时间仅为 22.5～33 个月。淋巴瘤样丘疹病具有自限性，预后良好，5 年生存率可达 100%。

3. 坏死性血管炎　为一种自身免疫性疾病，主要侵犯呼吸道、肺和肾，还可累及眼、关节及皮肤等。坏死性血管炎累及皮肤常表现为四肢可触及的紫癜、炎性丘疹、水疱、触痛性皮下结节和坏疽性脓皮病样损害。患者常伴有发热、乏力、体重下降、头痛和肌肉酸痛等全身症状。实验室检查可见红细胞沉降率加快、抗中性粒细胞细胞质抗体阳性。组织学上可见小动、静脉的白细胞碎裂性血管炎和（或）坏死性肉芽肿性炎症。

4. 丘疹坏死性结核疹　患者多为青年人，常在春秋季节发病。好发部位为臀部及四肢伸侧，躯干也可发生。皮损成批出现，初发为毛囊性丘疹，后在丘疹顶端发生针头大小的脓疱，逐渐扩大并出现中心坏死形成溃疡。数周或数月后可自行愈合，并遗留瘢痕或色素沉着。结核菌素试验阳性。早期组织学改变以血管炎为主，以后逐渐发展为坏死和肉芽肿性浸润。患者可合并身体其他部位活动性结核病灶。正规、足量抗结核治疗有效。

5. 种痘水疱病样 T 细胞淋巴瘤　种痘水疱病样 T 细胞淋巴瘤是 2008 年新纳入 WHO 淋巴瘤分类中的一种类型，属于 T/NK 细胞淋巴瘤中 EB 病毒相关的克隆性淋巴组织增殖性疾病，多见于儿童。本病属于罕见疾病，病因与发病机制仍不明确，但报道的多数病例均与 EB 病毒慢性活动性或潜在感染相关，提示 EB 病毒可能是致病因子。此病典型皮疹见于面部及四肢，表现为水肿性红斑、水疱、瘢痕、溃疡和残毁性瘢痕，可伴有发热、淋巴结肿大、肝和脾大等全身症状。组织学上表现为异型淋巴细胞分布于真皮和皮下组织，多位于血管周围并可破坏血管壁，可形成血管炎和脂膜炎样改变。免疫组化主要为肿瘤细胞中 T 细胞及 NK 细胞的细胞标记阳性表达，包括 CD3、CD4/CD8，另外，可见 CD30、TLA-1、颗粒酶 B 和穿孔素。结合临床、组织病理和免疫组化，两者不难鉴别。

（温蓬飞　王　琳）

病例 32　Fox-Fordyce 病

临床照片　见图 32-1。

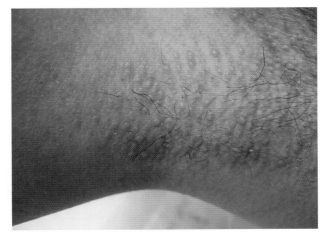

图 32-1　腋窝丘疹

一般情况　患者，女，27 岁。

主诉　双腋窝丘疹伴痒 2 年余。

现病史　患者于 2 年前无明显诱因发现双侧腋窝出现粟粒大小的浅褐色丘疹，自觉瘙痒剧烈。自用糖皮质激素类乳膏外搽，瘙痒稍好转，但停药后反复发作，数量逐渐增多，皮损范围扩大，密集成片，互不融合，自述月经期或精神紧张时痒感加重。

既往史及家族史　既往体健，家族中无类似病史，无药物过敏史，无糖尿病和高血压等慢性病史。

体格检查　一般情况好，各系统检查未见异常，腋窝及其他浅表淋巴结未触及肿大。

皮肤科检查　双侧腋窝密集分布粟粒至米粒大小、圆形、坚实、毛囊性丘疹。丘疹呈肤色或灰褐色，表面光滑，互不融合，伴有抓痕，腋毛稀疏。

实验室检查　血、尿常规，肝、肾功能均正常。

思考

1. 您的初步诊断是什么？

2. 为了明确诊断，你认为还需要做什么关键检查？

提示　可能的诊断

1. Fox-Fordyce 病（Fox-Fordyce disease）？

2. 神经性皮炎（neurodermatitis）？

3. 扁平苔藓（lichen planus）？

4. 汗管瘤（syringoma）？

关键的辅助检查　组织病理检查示表皮轻度角化过度，毛囊角栓形成，毛囊壁可见细胞内及细胞间水肿，并有汗腺导管扩张，毛囊漏斗部周围可见慢性炎症细胞浸润。符合 Fox-Fordyce 病。

最终诊断　Fox-Fordyce 病。

诊断依据

1. 年轻女性，双侧腋窝丘疹，慢性病程（病程 2 年余）。

2. 皮损位于双侧腋窝，为密集分布的粟粒至米粒大小的毛囊性丘疹，呈肤色或灰褐色，表面光滑，互不融合。

3. 自觉瘙痒剧烈。

4. 组织病理检查示毛囊角栓形成，毛囊壁可见细胞内及细胞间水肿，并有汗腺导管扩张，毛囊漏斗部周围可见炎症细胞浸润。

治疗方法　口服避孕药或异维 A 酸，局部外用维 A 酸、糖皮质激素与尿囊素的复合制剂或 1% 克林霉素、丙二醇和异丙醇溶液。瘙痒明显者可外用局部麻醉药物。

易误诊原因分析及鉴别诊断　Fox-Fordyce 病又称大汗腺痒疹或大汗腺毛囊角化病，仅发生在大汗腺分布的部位。90% 的患者发病年龄在 13 ~ 55 岁，最多见于青少年女性或刚成年女性。该病的病因与大汗腺导管上端开口部位被角质阻塞有关，阻塞下方的导管因而扩张、破裂，真皮内继发炎症反应。因该病多发于青少年女性，且部分患者的瘙痒症状与情绪变化、月经周期相关，因此，该病的发生可能与雌激素代谢失调有关。该病皮损的主要特征为腋窝等大汗腺分布的部位分布有圆形、粟粒大小的毛囊性丘疹，表面光滑，密集分布但互不融合，皮损瘙痒剧烈。

由于该病的临床表现与神经性皮炎、扁平苔藓及汗管瘤有一定的相似之处，因此容易误诊，需与上述几种疾病鉴别。

1. 神经性皮炎　又称慢性单纯性苔藓，是一种以皮肤苔藓样变及阵发性瘙痒为特征性表现的慢性炎症性皮肤病。其病因一般认为与大脑皮质兴奋与抑制功能失调有关。患者常有神经衰弱的症状，如头晕、失眠和焦虑不安等。过度疲劳、内分泌紊乱及机械物理性刺激等都可诱发该病。依据受累范围可分为局限性和播散性两种。其中局限性神经性皮炎的发病部位主要在颈部、背部、肘窝、腰、腹内侧、会阴和阴囊等部位。初期皮损为针帽大小、肤色、淡红色或浅褐色扁平丘疹，表面有少量鳞屑。随着病程的发展，丘疹多密集成片，形成约钱币大小的苔藓样变皮损，浸润肥厚，可伴抓痕、结痂及轻度色素沉着。

2. 扁平苔藓　是一种发生于皮肤、毛囊、黏膜和指（趾）甲的慢性炎症性皮肤病。病因不明，可能与免疫、感染和精神神经等因素有关。皮损初发时为针头大小。皮损为淡红色扁平丘疹，随后逐渐增大，颜色也逐渐加深，呈紫红或暗红色，密集成片，表面有一层光滑发亮、蜡样薄膜状鳞屑，可见白色网状条纹（Wickham 纹），有轻微瘙痒感。

3. 汗管瘤　是向末端汗管分化的一种汗腺瘤。女性多见，青春期、妊娠期及月经前期皮损会增大、肿胀，因此认为该病的发生与内分泌有关。皮损主要表现为单发或多发的米粒大小丘疹，呈肤色、浅红色或褐色，表面有蜡样光泽，一般无自觉症状。依据受累部位可分为三型：眼睑型、发疹型和局限型。其中局限型皮疹主要位于外阴或阴蒂。

（涂　颖　刘彤云　柴燕杰　何　黎）

病例 33　泛发性发疹性组织细胞瘤

临床图片　见图 33-1、33-2。

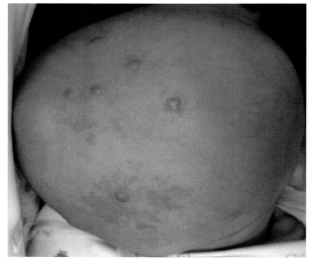 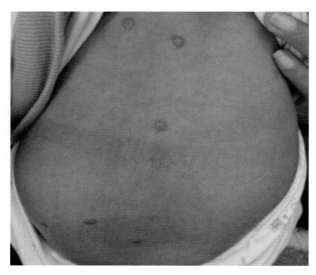

图 33-1　头皮红色丘疹、结节　　　　　　　　图 33-2　躯干红色丘疹、结节

一般情况 患者，男，3个月。

主诉 全身丘疹、结节3个月。

现病史 患者于3个月前（即出生后）头面、躯干及四肢出现散在多发红色丘疹和结节，无自觉症状。

既往史及家族史 无特殊。

体格检查 一般情况良好，发育正常，营养中等，各系统检查无特殊。

皮肤科检查 头面、躯干及四肢皮肤见散在多发绿豆大小的红色丘疹、结节，质地软。

实验室检查 血、尿常规及肝、肾功能检查均正常。

思考

1. 您的初步诊断是什么？

2. 为了明确诊断，您认为还需要做什么关键检查？

提示 可能的诊断

1. 幼年黄色肉芽肿（juvenile xanthogranuloma）？

2. 泛发性发疹性组织细胞瘤（generalized eruptive histiocytoma）？

3. 良性头部组织细胞增生症（benign head histiocytosis）？

4. 播散性黄瘤（disseminated xanthoma）？

关键的辅助检查 组织病理检查示表皮大致正常，肿瘤境界清楚。在真皮全层可见致密组织细胞浸润。肿瘤边缘可见少数泡沫样组织细胞（图33-3）。连续切片未见Touton巨细胞。免疫组化：SMA（－），波形蛋白（+++），CD68（+），CD34（－），HMB45（－），S-100（－）。

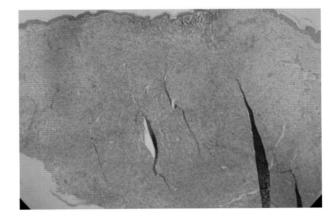

图33-3 真皮全层致密组织样细胞浸润（HE×100）

最终诊断 泛发性发疹性组织细胞瘤。

诊断依据

1. 患者出生后起病，病程3个月。

2. 皮损分布于头、面、躯干和四肢。

3. 皮损为多发性红色丘疹和结节。

4. 组织病理检查示真皮层致密组织细胞浸润，并见少量泡沫细胞，无Touton巨细胞。免疫组化SMA（－），波形蛋白（+++），CD68（+），CD34（－），HMB45（－），S-100（－）。

4. 2年后随访，患者的皮疹已全部消退。

治疗方法 由于该皮损是自限性疾病且没有系统症状，因此本病不需要治疗，但仔细检查和随访是需要的，因为有在本病的基础上发生其他非朗格汉斯组织细胞增生症的报道。

易误诊原因分析及鉴别诊断 泛发性发疹性组织细胞瘤的红色丘疹可自然消退，但新疹不断出现，病程缓慢持久，病理上以组织细胞浸润为主，无多核巨细胞。本病与幼年黄色肉芽肿、良性头部组织细胞增生症和播散性黄瘤在临床表现上难以区别。幼年黄色肉芽肿的临床及病理均与本病相似。在早期幼年黄色肉芽肿中，泡沫细胞很少或没有，但通过连续切片总能发现Touton巨细胞。良性头部组织细胞增生症为淡红、棕黄色丘疹，一般局限于头面部，病理上以组织细胞浸润为主，但无Touton巨细胞。播散性黄瘤早期皮损可类似本病，但前者最常受累的部位是上呼吸道及口腔黏膜，皮疹常融合成斑块，分布于身体屈侧，并伴发尿崩症。

（付 兰 余江云 黄梅屏 王 媛 黎 奇 卿 晋 张 丽）

病例 34 皮肤型朗格汉斯细胞组织细胞增生症

临床照片 见图 34-1、34-2。

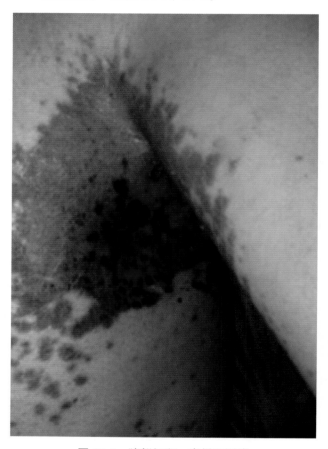

图 34-1 腋部红斑、糜烂和浸渍

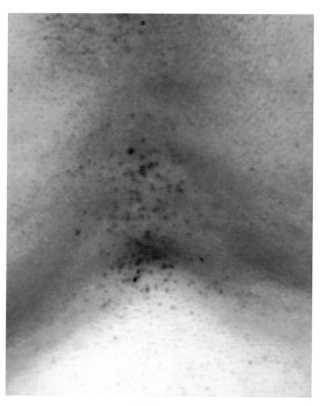

图 34-2 剑突部红斑、斑丘疹

一般情况 男，59岁，退休。

主诉 双腋下、剑突、肛周红斑、斑丘疹、糜烂、浸渍伴痒痛2年余。

现病史 患者于2年前无明显诱因肛周皮肤出现红斑和斑丘疹，自觉轻度瘙痒。抓后有渗出，皮损逐渐加重，并累及双腋下皮肤，出现片状融合。周边有粟粒大小斑丘疹，抓后有渗出、糜烂和浸渍。曾到外院就诊，诊断为"湿疹"等，予抗感染治疗后略好转，后皮损再发加重，瘙痒明显。自发病以来，患者无发热、体重减轻及盗汗等。患者既往体健，家族中无遗传性疾病及类似疾病患者。

体格检查 系统检查未见异常。

皮肤科检查 双腋下、剑突和肛周皮肤见片状红斑和斑丘疹，皮损区潮湿、渗出、浸渍明显，以左腋下及肛周为重。

实验室及辅助检查 血、尿、大便常规，血生化，胸部X线片、心电图及盆腹部彩超均正常。

思考

1. 您的初步诊断是什么？

2. 为了明确诊断，您认为还需要做什么关键检查？

提示　可能的诊断

1. 湿疹（eczema）？
2. 乳房外佩吉特病（extramammary Paget's disease）？
3. 家族性良性慢性天疱疮（familial benign chronic pemphigus，Hailey-Hailey disease）？
4. 朗格汉斯细胞组织细胞增生症（Langerhans cell histiocytosis）？

关键的辅助检查　皮损组织病理（左腋下）示表皮轻度角化过度伴角化不全，棘层不规则肥厚，棘层细胞间水肿，海绵状水疱形成。真皮浅层毛细血管扩张，可见致密组织样细胞、淋巴细胞及少许嗜酸性粒细胞浸润（图34-3、34-4）。免疫组化：CD1a（＋），S-100（＋），Ki-67增殖指数约为5%，CD3灶状（＋），CD68（－），CD8（－），CD117（－）。骨髓涂片未见异常。

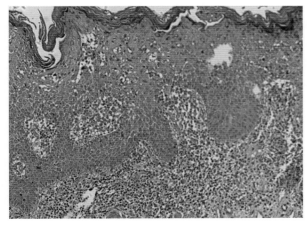

图34-3　表皮增生，真皮浅层毛细血管扩张，致密组织样细胞、淋巴细胞及少许嗜酸性粒细胞浸润（HE×100）

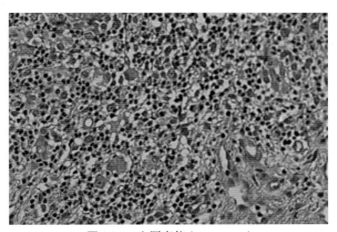

图34-4　左图高倍（HE×100）

最终诊断　皮肤型朗格汉斯细胞组织细胞增生症（cutaneous Langerhans cell histiocytosis）。

诊断依据

1. 皮损位于腋窝、肛周和剑突，以融合性红斑、斑丘疹、浸渍和糜烂为主。
2. 病程2年。
3. 组织病理　真皮浅层毛细血管扩张，可见致密组织样细胞、淋巴细胞及少许嗜酸性粒细胞浸润。
4. 免疫组化　CD1a（＋），S-100（＋），Ki-67增殖指数约为5%，CD3灶状（＋），CD68（－），CD8（－），CD117（－）。
5. 骨髓涂片　未见异常。

治疗方法　给予沙利度胺25 mg，口服，每日3次，皮损改善，目前正在随访中。

易误诊原因分析及鉴别诊断

本例患者以腋窝、肛周和剑突等皱褶部位的融合性红斑、斑丘疹、浸渍和糜烂为主要皮损特征。一般而言，我们最初考虑如下疾病：

1. 湿疹　皮损多形、对称分布，以渗出和剧烈瘙痒为特征，组织病理学为表皮海绵水肿为特征，真皮改变不明显。本例患者真皮组织病理学特征与之不符。
2. 乳房外佩吉特病　皮损多好发于会阴、阴囊及腋窝等大汗腺丰富区域，特征为境界清楚的湿疹样损害，为本例患者的主要鉴别疾病。组织病理学以表皮内核大、细胞质丰富、淡染或空泡化的佩吉特细胞呈单个或集群分布，PAS染色部分细胞质呈阳性。通过组织病理学可以鉴别。

3. 家族性良性慢性天疱疮　本病好发于腹股沟、外阴、肛周、股内侧和腋窝等容易摩擦部位，以水疱、糜烂和结痂为主，与本例患者部分类似，但本病周边常有松弛性水疱。本病的组织病理学有明显的特征：基底层上裂隙形成及大部分表皮内出现棘刺松解现象，即所谓"倒塌砖墙"现象。通过组织病理学可以鉴别。

结合患者的皮损特征、病史和组织病理学等资料，我们考虑本患者为朗格汉斯细胞组织细胞增生症。该病是一种罕见的可发生在全身或骨、皮肤等器官的异常组织细胞增生性疾病，病因不明，多发于儿童，成人少见。

朗格汉斯细胞组织细胞增生症传统上分为四型：勒-雪病、汗-薛-科病、嗜酸性肉芽肿及先天性自愈性网状组织细胞增生症。目前部分学者更主张将本病分为以下三型：单灶性疾病、单系统多灶性疾病和多系统多灶性疾病。朗格汉斯细胞组织细胞增生症的临床表现复杂多样，缺乏特异性临床症状，可累及多系统，最常见的为骨骼、皮肤和淋巴结等。

本病皮疹的形态多样，可呈脂溢性皮炎、湿疹样、瘀点和瘀斑等，也可表现为黄瘤样皮肤病等，易误诊，临床上需要与常见病如湿疹和脂溢性皮炎相鉴别。本病的诊断主要依靠病理组织细胞学检查，并结合临床表现、影像学和实验室检查。典型病理表现为真皮内朗格汉斯细胞增多，细胞中等或偏大，细胞质淡伊红染或透亮，单核，核形不规则，可见明显的核沟纹（咖啡豆样核）。核分裂象无或罕见，免疫组化 S-100 蛋白阳性，CD1a 阳性。

本例患者临床上仅表现为皮肤受累，不累及脏器，考虑为皮肤型朗格汉斯细胞组织细胞增生症。由于本病皮损多样，组织病理学和免疫组化有相对特征性表现，因此在临床上极为误诊。对于临床上顽固性湿疹样皮损，可完善组织病理学检查以排除本病。本病在治疗上没有特效疗法，目前主要有化疗、放疗、手术治疗或联合疗法。有研究报道沙利度胺对朗格汉斯细胞组织细胞增生症的治疗效果满意，并推荐其作为治疗皮肤型朗格汉斯细胞组织细胞增生症的一线药物。

（孙东杰　刘金菊　朱婷婷　朱雯懿　王玉兰　李　艳　袁瑞红　刘彤云　何　黎）

病例 35　色素性痒疹

临床照片　见图 35-1。

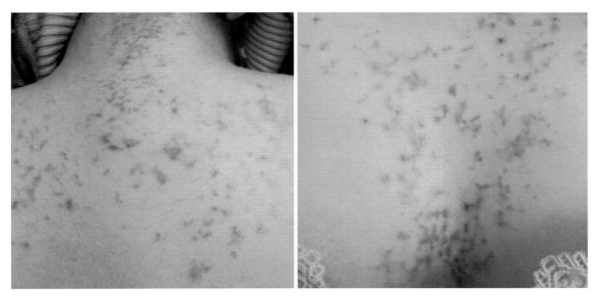

图 35-1　胸背部网状色素沉着斑和淡红色丘疹

一般情况　患者，女，35 岁，学生。

主诉　胸背部色素性红斑、丘疹伴剧烈瘙痒 1 年。

现病史　患者于 1 年前无明显诱因出现背部淡红色丘疹，为米粒至黄豆大小，剧烈瘙痒，逐渐增多，后发展至前胸。皮损发红时瘙痒，留色素沉着后不痒。近 1 个月皮损发展至前胸，痒明显，并影响睡眠及工作。在当地医院诊断不详，服用"泼尼松" 2 片 / 天，给予抗过敏药及外用软膏治疗（具体不详），无明显效果。

既往史及家族史　无特殊。父母健康，非近亲结婚，家族中无类似疾病患者。

体格检查　体格及智力发育正常，一般情况好，系统检查未见异常。

皮肤科检查　项部及胸背部散在片状分布的网状淡红色及褐色色素斑，局部有少许红丘疹。

实验室检查　血、尿、便常规正常，肝和肾功能、血糖及电解质均正常。

思考

1. 您的初步诊断是什么？

2. 为了明确诊断，您认为还需要做什么关键检查？

提示　可能的诊断

1. 融合性网状乳头瘤病（confluent and reticulate papillomatosis）？

2. 色素性痒疹（prurigo pigmentosa）？

3. 血管萎缩性皮肤异色病（poikiloderma vasculare atrophicans）？

关键的辅助检查　组织病理检查示表皮轻度增生，可见散在角化不良细胞。真皮浅层见噬色素细胞，血管及附属器周围见少量淋巴细胞浸润（图 35-2）。

最终诊断　色素性痒疹。

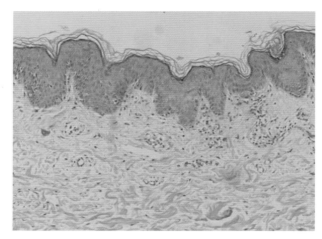

图 35-2　表皮轻度增生，真皮浅层噬色素细胞，血管周围少量淋巴细胞浸润（HE×100）

诊断依据

1. 病程 1 年。

2. 皮损位于胸、背部。

3. 皮损表现为项部和胸背部散在片状分布的网状淡红色及褐色色素斑，局部有少许红丘疹。

4. 皮损发红时瘙痒明显，留色素沉着后不痒。

5. 组织病理检查示表皮轻度增生，可见散在角化不良细胞。真皮浅层见噬色素细胞，血管及附属器周围见少量淋巴细胞浸润。

治疗方法　嘱患者避免搔抓及衣物摩擦。使用米诺环素每次 100 mg，每日 2 次口服。外用 0.1% 他克莫司软膏治疗，2 周后皮损和瘙痒明显减轻。

易误诊原因分析及鉴别诊断　色素性痒疹是一种少见的瘙痒性、炎症性皮肤病，临床容易误诊。此病于 1971 年首先由 Nagashima 等报道，年轻女性多发，有复发倾向，春夏季多发。常表现为背部、颈部和胸部的瘙痒性淡红色丘疹，可融合，呈风团样和湿疹样改变，呈网状分布，大致对称。偶可累及面部及其他部位。皮损持续数天后可消退，留有无瘙痒性网状色素沉着。皮疹反复发作时主要局限于色素沉着区域，病情可迁延数年。本病的组织病理改变呈非特异性。早期皮损可见浅层血管周围中性粒细胞浸润。随着病情的进展，中性粒细胞浸润可出现在真皮乳头层和表皮，表皮可见海绵水肿、气球样变和散在的坏死角质形成细胞，还可见局灶性苔藓样变和基底细胞灶性水肿变性，真皮淋巴细胞和嗜酸性粒细胞浸润。晚期改变有棘层增厚和角化过度，并可见色素失禁和噬色素细胞。

本病需与以下疾病相鉴别：

1. 融合性网状乳头瘤病　此病的好发部位与色素性痒疹类似，皮损亦呈网状。但皮损为色素性疣状或乳头瘤状丘疹。组织病理学改变为真皮水肿，呈乳头瘤状增生，但无炎症反应过程。

2. 血管萎缩性皮肤异色病　该病有三种特征性表现，即网状色素沉着、皮肤萎缩及血管扩张。

（张韡　孙建方）

第三章 结节、斑块类皮肤病

结节、斑块类皮肤病是一组临床上较为常见的皮肤病。结节（nodule）为局限性、实质性的损害，直径一般在 0.5～1 cm。病变常发生在真皮下部或皮下组织，以触诊检查更易被查出。有时结节可稍隆出皮肤表面，如结节性红斑及结节性黄色瘤。少数结节性损害可由表皮局限性显著的增厚所致，如结节性痒疹。由于患者反复搔抓，造成表皮细胞增生，真皮乳头炎性浸润，临床上成为坚实、隆起于皮肤表面的结节。斑块（plaque）为相邻丘疹彼此融合，成为扁平、隆起皮面的损害，直径大于 1 cm，如慢性斑块型银屑病。

结节、斑块类皮肤病的病因大致可分为以下几类：①炎症性疾病：包括感染性疾病和非感染性疾病。感染性疾病有疖肿、猪囊尾蚴病等一组慢性感染性肉芽肿性疾病，在临床上常表现为结节或斑块，如瘤型麻风、皮肤结核、皮肤黑热病及深部真菌病；非感染性疾病有银屑病斑块状损害、斑块状副银屑病、急性发热性嗜中性皮病、硬斑病、结节病、异物肉芽肿和环状肉芽肿等。②代谢性疾病：如胫前黏液水肿、皮肤钙质沉着症、黄色瘤和痛风等。③血管性疾病：如结节性血管炎、结节性多动脉炎、变应性血管炎和硬红斑等。④脂膜炎：如结节性发热性非化脓性脂膜炎和结节性脂肪坏死。⑤皮肤、皮下组织的新生物：如皮肤纤维瘤、脂肪瘤、淋巴瘤、基底细胞癌和鳞状细胞癌等。⑥其他：遗传性疾病如结节性硬化症、性病如结节性梅毒疹。

除了上述病因外，部分结节、斑块性皮肤病在临床上亦有一些重要的特征，如：①炎症性疾病，如肥厚性扁平苔藓表现为紫红色斑块；淋巴细胞浸润症表现为红色浸润斑块；Sweet 综合征表现为痛性隆起性结节和斑块，表面有假性水疱；黄色瘤有典型的橘黄色外观；深部真菌病，如孢子丝菌病和着色芽生菌病，多伴有溃疡性结节。②代谢性疾病，如胫前黏液水肿表现为肿胀、坚实黏液性的结节和斑块，表面呈橘皮样外观；痛风结节则多为肢端硬性结节，可呈橙红色。③血管性疾病，如变应性血管炎的结节常有出血、坏死和溃疡等多形性。④脂膜炎常为深在性结节，小叶性脂膜炎愈合后可有萎缩。⑤皮肤肿瘤，基底细胞癌常为溃疡性结节，鳞状细胞癌呈菜花状并伴恶臭。

当然，大部分结节、斑块类皮肤病由于病变部位较深，仅靠临床难以做出特异的诊断，常常需做组织病理检查。取材时应注意：①取材要深，应达到皮下组织。②应该用手术刀切，不要用环钻。③若怀疑为慢性感染性疾病，应注意做病原学检查，如做特殊染色、取组织块做真菌培养、进行结核分枝杆菌培养等。

总之，临床上看到结节、斑块共性的皮损时，应考虑上述六类皮肤病存在的可能，进行临床分析——取材做皮肤组织病理检查——抓住每一种疾病个性的临床特点和病理改变——综合病史，配合相应的实验室检查——最后做出正确诊断。

（何　黎　朱学骏）

病例 36　结节性皮肤狼疮黏蛋白病

临床照片　见图 36-1、36-2。

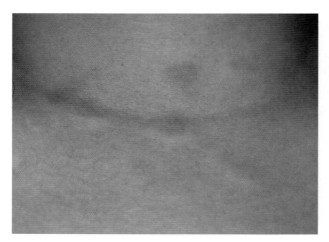

图 36-1　颈、胸前 V 区红色斑块和结节

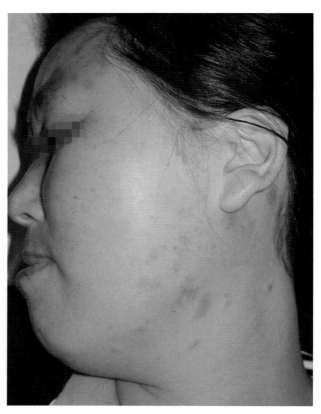

图 36-2　面颈红色斑块和结节

一般情况　患者，女，40 岁。

主诉　日晒后面部、胸前 V 区及项后等部位反复淡红色斑块和结节近 2 年。

现病史　患者于 2001 年 10 月无明显诱因双手背及面部出现散在粟粒至黄豆大小红斑，自觉皮损处轻微灼痒感，并伴双手指轻度肿胀，患者未予以重视。2003 年 3 月患者因面部红斑增多且日晒后加重来我院就诊。行血常规检查，提示全血细胞降低，补体 C_3 0.483 g/L（正常 0.79 ~ 1.32 g/L），免疫球蛋白 IgG 7.22 g/L（正常 7.82 ~ 16.8 g/L），ANA（＋），抗 ds-DNA（＋），余无异常。确诊"系统性红斑狼疮"。给予地塞米松注射液 100mg 静脉滴注冲击治疗 3 天后改为口服泼尼松 40 mg/d。患者病情好转出院。此后患者遵医嘱定期来我院复诊，糖皮质激素逐渐规律减量至 5 mg/d 口服。2009 年起患者自觉日晒后面部、胸前 V 区及项后等曝光部位反复出现绿豆至蚕豆大小的淡红色斑块及结节，自觉轻微瘙痒，于 2010 年 11 月 11 日来我院就诊。

既往史及家族史　无特殊。

体格检查　心、肺、肝、胆、脾及神经系统检查均无异常。

皮肤科检查　额部、双侧面颊部、胸前 V 区、项后及双上臂散见皮色至淡红色类圆形淡红色或皮色的斑块及结节。皮疹边界清楚，触之质韧，压之褪色，皮疹表面无毛细血管扩张及鳞屑。

实验室检查　血常规 WBC 2.95×10^9/L，余无异常；补体 C_3 0.579 g/L；ANA（＋），滴度 1：160；自身抗体：SSA（＋＋＋），余无异常。

思考

1. 您的初步诊断是什么？
2. 为了明确诊断，您认为还需要做什么关键检查？

提示 可能的诊断

1. 肿胀性红斑狼疮（lupus erythematosus tumidus）？
2. 网状红斑性黏蛋白病（reticular erythematous mucinosis）？

关键的辅助检查 组织病理检查镜下为一隆起性损害，表皮萎缩、变薄，可见灶性基底层液化。真皮浅层可见较多的噬色素细胞，真皮中上部胶原疏松。真皮乳头层及网状层胶原间隙增宽，间质中有较多的淡蓝染物质。阿新蓝染色呈阳性（图36-3）。

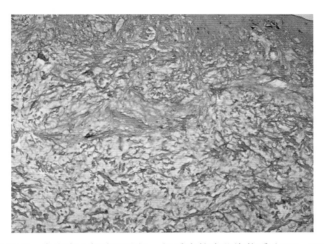

图36-3 真皮中上部胶原疏松，间质内较多蓝染物质（HE×100）

最终诊断 结节性皮肤狼疮黏蛋白病（nodolar cutaneous lupus mucinosis）。

诊断依据

1. 起病缓，病程长。
2. 皮损表现为淡红色斑块、结节。
3. 患者有红斑狼疮病史。
4. 组织病理 表皮萎缩、变薄，可见灶性基底层液化。真皮浅层可见较多的噬色素细胞，真皮中上部胶原疏松，间质内有较多蓝染物质。

治疗方法 系统应用糖皮质激素有良好的效果。

鉴别诊断

1. 网状红斑性黏蛋白病 多见于中年女性。皮疹为持续的网状红斑、丘疹和斑块，好发于胸部及上背部。组织病理上检查可见主要累及真皮中上部，可见淋巴细胞浸润血管现象及真皮的黏蛋白沉积。

2. 肿胀性红斑狼疮 好发于青年，无性别差异，具有光敏性。皮损常分布于面部、上背部及胸前V区等曝光部位，也可累及关节、手臂内侧及腋下等非曝光部位。皮损形态可呈多形性，基本表现为单一或多发的红色风团样丘疹和斑块。病理表现主要为真皮及其血管周围淋巴细胞浸润及真皮网状层黏蛋白沉积，表皮无病理改变。

（蒋安 郝飞 阎衡 杨希川）

病例37　毛发扁平苔藓

临床照片　见图37-1。

一般情况　患者，女，38岁，农民。

主诉　左额顶部脱发半年余。

现病史　患者于半年前无明显诱因左侧额顶部头皮出现数个米粒大小的丘疹，不伴明显不适，对患者未予特殊治疗。后皮疹逐渐形成斑块，伴局限性脱发。

既往史及家族史　患者既往体健，父母非近亲结婚，否认家族中类似病史及特殊遗传病史。

体格检查　一般情况良好，发育正常，体型稍胖，智力正常，全身系统检查无特殊。

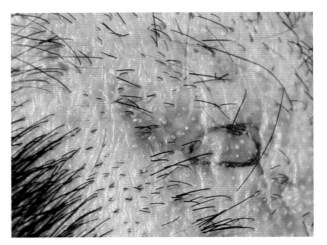

图37-1　头皮可见斑块及不规则形秃发区

皮肤科检查　头皮可见数个大小不等的紫红色丘疹及斑块，其上有粟粒大的毛囊角化性丘疹，斑块及周围形成多个不规则秃发区。秃发区皮肤萎缩，略显凹陷。皮损区无脓疱、痂皮及断发，边缘头发无松动，口腔黏膜无明显皮疹，指甲无病变。

实验室检查　血、尿、便常规及肝、肾功正常，皮损处真菌镜检阴性。

思考

1. 您的初步诊断是什么？

2. 为了明确诊断，您认为还需要做什么检查？

提示　可能诊断

1. 斑秃（alopecia areata）？

2. 毛发扁平苔藓（lichen planopilaris）？

3. 盘状红斑狼疮（discoid lupus erythematosus）？

4. Brocq假性斑秃（pseudopelade of Brocq）？

5. 绝经后前额纤维化性脱发（postmenopausal frontal fibrosing alopecia）？

关键的辅助检查　组织病理（头皮皮疹）示表皮角化过度，毛囊角栓形成，毛囊基底细胞液化变性，毛囊周围可见炎症细胞呈带状浸润（图37-2、37-3）。

最终诊断　毛发扁平苔藓。

诊断依据

1. 头皮大小不等的紫红色丘疹及斑块，其上有粟粒大的毛囊角化性丘疹。

2. 斑块及周围形成多个不规则秃发区。秃发区皮肤萎缩，略显凹陷。

3. 组织病理　表皮角化过度，毛囊基底细胞液化变性，毛囊周围可见带状的以淋巴细胞为主的炎症细胞浸润。

治疗方法　由于脱发是瘢痕性的，因此头发再生是很困难的。为了阻止疾病发展和进一步脱发，首选外用糖皮质激素及糖皮质激素封闭治疗，必要时可口服泼尼松。

易误诊原因分析及鉴别诊断　毛发扁平苔藓最初由Pringle于1895年首次提出，多见于40~60岁的中年女性，通常累及头顶部。典型皮损早期表现为紫红色毛囊性丘疹，丘疹中央角化过度，形成棘状角质栓。毛囊性丘疹可聚集成紫红色斑块，后逐渐引起局限性或者泛发性脱发。皮损通常位于脱发区的边

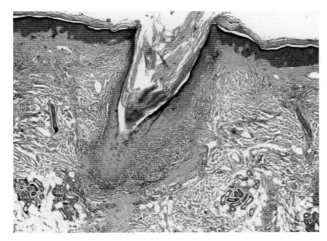

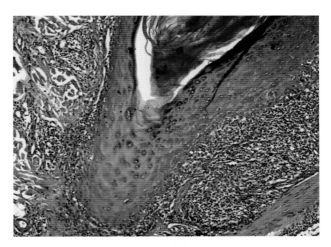

图 37-2　毛囊角栓形成，毛囊基底细胞液化变性，周围炎症细胞带状浸润（HE×40）

图 37-3　前图高倍（HE×100）

缘，但有时毛囊周围紫红斑可不伴有头发脱落。毛发扁平苔藓还可以发生在面部，如眉毛和胡须等部位。17%～28% 的患者身体其他部位会出现扁平苔藓的皮疹。本病发病原因不明，目前认为是一种毛囊抗原特异性活化的 T 细胞介导的毛发特异性自身免疫性疾病，T 细胞破坏表达未知抗原的角质形成细胞，但这些抗原目前仍不明确。

　　毛发扁平苔藓在病理上主要表现为颗粒层增厚和角化过度，基底层变性、破坏，毛囊周围带状淋巴细胞浸润，这导致基底膜、基底层及毛囊上皮鞘的破坏。这些形态学表现是鉴别毛发扁平苔藓与自身免疫性脱发的重要特征。毛囊间邻近表皮及真皮可有典型的扁平苔藓表现，也可完全正常。在慢性病程的病例中，毛囊峡部表现为嗜碱性纤维基质浸润，皮脂腺和立毛肌减少或者缺乏，基底层可见胶样小体。

　　毛发扁平苔藓的治疗效果取决于疾病的活动度。由于脱发是瘢痕性的，因此头发再生是很困难的，除非在疾病的早期。治疗的目的是阻止疾病发展和进一步脱发，减轻瘙痒和疼痛。首选外用糖皮质激素及糖皮质激素封闭治疗，必要时可口服泼尼松。此外，环孢素、霉酚酸酯和羟氯喹也被用于治疗毛发扁平苔藓。

　　临床上，应注意将毛发扁平苔藓与其他原因引起的脱发进行鉴别，组织病理学检查可以明确诊断。

　　1. 斑秃　斑秃表现为突发的非瘢痕性脱发斑，可以表现为局限性、带状或网状。体格检查可以发现头皮局部没有毛发，但皮肤外观正常。脱发斑边缘的头发松动，易于拔起。在疾病早期，病理上表现为退行期及休止期毛囊数量增加，在毛囊的毛球周围有不同程度的炎症性淋巴细胞浸润。晚期则表现为毛囊体积变小及数量减少。通过临床表现及组织病理学可以鉴别。

　　2. 盘状红斑狼疮　30%～50% 的盘状红斑狼疮患者具有头皮损害，表现为红斑、萎缩、毛囊角栓、色素沉着、色素脱失及脱发。皮损可融合成斑块。病理表现为基底细胞液化变性及轻度的炎症细胞浸润，通常界面改变显著。此外，盘状红斑狼疮通常表现为真皮血管周围炎症细胞浸润，并且血管及附属器周围出现黏蛋白及浆细胞沉积。直接免疫荧光通常提示基底膜 IgG 和 C3 沉积。结合组织病理学可以鉴别。

　　3. Brocq 假性斑秃　Brocq 假性斑秃被认为是一种排除了所有的其他瘢痕形成性脱发的疾病。本病好发于白人女性，表现为无症状性不连续性脱发。皮损中央可见脱发斑块，一般无炎症细胞浸润，皮损常不规则，呈几何图形，被描述为"雪地上的脚印"。其病理学特征是毛囊漏斗水平有轻度的单核炎症细胞浸润，皮脂腺减少或消失，毛囊上皮萎缩，晚期出现广泛的纤维化。由于本病的诊断是一种排除性诊断，因此，本病的诊断需要排除其他瘢痕形成性脱发。

　　4. 绝经后前额纤维化性脱发　目前认为该病是毛发扁平苔藓的一种临床变异，主要发生于绝经后妇女。其临床表现为前额发际线发生对称性退行性改变，毛囊周围轻度红斑，局部头皮轻度萎缩，部分患者伴有眉毛部分或者全部脱落。组织病理学上表现为毛囊峡部和漏斗部淋巴细胞浸润，但苔藓样浸润程度较轻。根据临床表现及组织病理学可以鉴别。

（游弋　杨希川）

病例 38　皮肤型肺吸虫病

临床照片　见图 38-1。

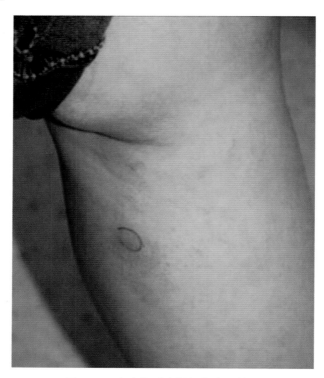

图 38-1　左小腿后内侧红色皮下结节

一般情况　患者，女，59 岁，重庆人。

主诉　左小腿后内侧红色皮下结节 5 年。

现病史　5 年前患者无明显诱因于左小腿后内侧出现一约 1.5 cm×2 cm 的红色皮下结节，伴间断性轻微瘙痒感，遂至当地医院就诊，具体诊断不详，经外用糖皮质激素软膏治疗后瘙痒可控制，但皮下结节无明显变化。为进一步明确诊治，患者遂至我科门诊就诊。

既往史及家族史　患者既往体健。否认发病前有生吃鱼、虾、蟹等不洁饮食史，否认发病前局部外伤史，否认家人中有类似患者，否认其他病史。

体格检查　一般情况好，心、肺、腹部检查未见异常，全身浅表淋巴结无肿大。双下肢无水肿。

皮肤科检查　于左小腿后内侧可见一 1.5 cm×2 cm 红色皮下结节，质韧，边界清楚，无压痛。

实验室检查　无。

思考

1. 您的初步诊断是什么？

2. 为了明确诊断，您认为还需要做什么关键检查？

提示 可能的诊断

1. 皮肤型肺吸虫病（cutaneous paragonimiasis）？

2. 脂肪瘤（lipoma）？

3. 皮肤纤维瘤（dermatofibroma）？

关键的辅助检查

1. 组织病理（左小腿结节）示表皮轻度肥厚，真皮全层毛细血管周围片状密集的淋巴细胞及组织细胞浸润，并见大量的嗜酸性粒细胞。在皮下脂肪可找见虫体及腔隙样结构，周围片状嗜酸性粒细胞、淋巴细胞及组织细胞浸润（图38-2）。

2. 肺吸虫抗原皮内试验（intradermal test, IDT）和肺吸虫抗体酶联免疫吸附试验（enzyme-linked immunosorbent assay，ELISA）均为阴性。

最终诊断 皮肤型肺吸虫病。

诊断依据

1. 左小腿后内侧一 1.5 cm×2 cm 的红色皮下结节，质韧，边界清楚，无压痛。

2. 组织病理 真皮内可见数个部分虫体，虫体周围有间隙。

3. IDT 和 ELISA 试验均为阴性。

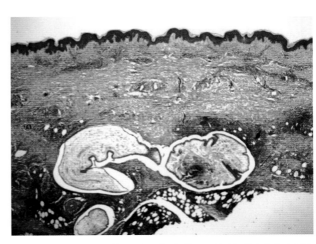

图 38-2　真皮内数个部分虫体，虫体周围有间隙（HE×40）

治疗方法 手术切除，并给予口服吡喹酮 75 mg/（kg·d），分 3 次口服，连服 3 天，门诊随访 5 年未见复发。

易误诊原因及鉴别诊断 肺吸虫病是一种自然疫源性疾病。多数患者在发病前有饮生水或生吃鱼、虾、蟹等不洁饮食史。皮肤型肺吸虫病是较为常见的一种异位性肺吸虫病。有研究报道，皮肤型肺吸虫病可占儿童肺吸虫病的 12% 左右。皮肤型肺吸虫病主要表现为游走性或非游走性的皮下结节或包块，伴或不伴痒痛。皮损主要累及胸壁和腹壁，其次为下肢。

临床上，在痰液、大便或其他体液中找到虫卵或从皮损中找到虫体即可确诊。查不到虫卵或虫体时，IDT、ELISA 和特异性的组织病理学改变有助于确诊。本病例虽无不洁饮食史，且 IDT 和 ELISA 均为阴性，但皮损的组织病理学检查表现为真皮内可见部分虫体，因此可明确诊断为皮肤型肺吸虫病。

临床上，应注意将皮肤型肺吸虫病与其他表现为皮下包块的肿瘤性皮肤病进行鉴别，组织病理学检查有助于鉴别。

1. 脂肪瘤 脂肪瘤是由成熟的脂肪细胞构成的良性肿瘤，可发生于任何年龄。皮损可单发或多发，质地柔软，可移动，多无自觉症状。组织病理检查有助于鉴别。

2. 皮肤纤维瘤 皮肤纤维瘤是由成纤维细胞灶性增生所致，可能代表了一种反应性疾病，而非真性肿瘤。男女均可发病，可自然发生或有外伤、昆虫叮咬史。主要表现为单发或多发、直径＜2 cm、质地坚实、高出皮面的硬结。组织病理检查可帮助鉴别。

（谭　欢　杨希川）

病例 39　*Fonsecaea monophora* 所致的着色芽生菌病

临床照片　见图 39-1。

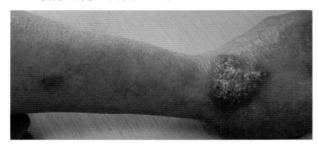

图 39-1　左腕背部红斑斑块、灰白色污秽痂，左前臂红色结节

一般情况　患者，男，57 岁，农民。

主诉　左腕背部红斑斑块 1 年半，左前臂红色结节半年。

现病史　1 年半前患者无明显诱因于左腕背部出现一黄豆大红色丘疹，无自觉症状，患者未予重视。其后皮损逐渐增大至枣子大小暗红色斑块，表面结痂。于 2012 年 8 月 16 日至我科门诊就诊。活检病理诊断为皮肤深部真菌病，找见了孢子样结构，但真菌培养（15 天）未见真菌生长，临床诊断考虑为"孢子丝菌病"，给予 10% 碘化钾（每次 15 ml，每日 3 次）治疗 6 个月效果不佳。半年前患者发现左前臂也出现一花生米大的红色结节，遂再次至我科门诊就诊。

既往史及家族史　患者既往患有肾病综合征，现仍口服泼尼松 45 mg/d，自诉病情控制尚可。否认发病前局部外伤史。否认家人中有类似患者。否认其他病史。

体格检查　一般情况好，心、肺、腹部检查未见异常，全身浅表淋巴结无肿大。双下肢无水肿。

皮肤科检查　左腕背部一 3.5 cm×4 cm 红色斑块，边界清楚，表面有灰白色污秽痂，散在黑点，剥离痂皮后露出浅表糜烂面。左前臂有一花生大小的红色结节，界清，无水泡、糜烂及渗出。

思考

1. 您的初步诊断是什么？

2. 为了明确诊断，您认为还需要做什么关键检查？

提示　可能的诊断

1. 着色芽生菌病（chromoblastomycosis）？

2. 疣状皮肤结核（tuberculosis of verrucosa cutis）？

3. 孢子丝菌病（sporotrichosis）？

4. 游泳池肉芽肿（swimming pool granuloma）？

关键的辅助检查

1. 组织病理（左腕背部斑块）　表皮疣状增生，真皮中上部见大片致密的淋巴细胞、中性粒细胞、组织细胞、浆细胞及多核巨细胞浸润，伴毛细血管扩张增生，另见上皮样细胞结节，散在硬壳小体样结构（图 39-2）。PAS 染色发现多核巨细胞内存在棕色厚壁孢子（图 39-3）。

2. 真菌培养　将标本接种于沙氏培养基（Sabouraud Dextrose Agar，SDA）斜面，27℃恒温培养。用 SDA 斜面真菌培养 7 天后，开始生长菌落，生长缓慢。21 天时菌落呈扁平、中央隆起、表面有短的米灰色密集的气生菌丝，菌落边缘及底面呈黑色（图 39-4）。

3. 钢圈小培养　镜下可见枝孢型和喙枝孢型产孢，分生孢子为单细胞性，椭圆形，表面光滑（图 39-5）。初步鉴定为裴氏着色霉。

4. ITS 区域 DNA 序列分析法　本文采用的引物为 ITS1 5'-TCCGTAGGTGAACCTGCGG-3' 和 ITS4 5'-TCCTCCGCTTATTGATATGC-3'，rDNA ITS 区扩增出的产物长 620bp，经 Genbank 查询结果示菌株与 EF. 513759.1（Fonsecaea monophora）有 99% 的同源性。

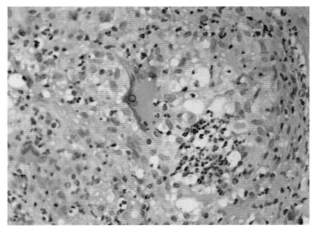

图 39-2　真皮内硬壳小体（PAS 染色 ×400）

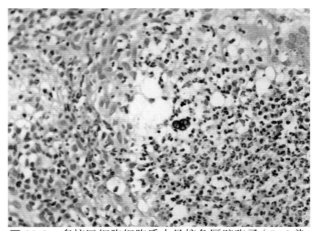

图 39-3　多核巨细胞细胞质内见棕色厚壁孢子（PAS 染色 ×400）

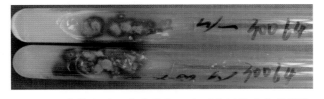

图 39-4　菌落扁平，中央隆起，表面有短的米灰色密集气生菌丝，菌落边缘及底面呈黑色

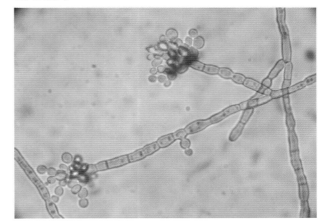

图 39-5　枝孢型和喙枝孢型产孢，分生孢子为单细胞性，椭圆形，表面光滑

最终诊断　*Fonsecaea monophora* 所致的着色芽生菌病。

诊断依据

1. 左腕背部有一 3.5 cm×4 cm 的红色斑块，边界清楚，左前臂有一花生大小的红色结节 1.5 年。

2. 组织病理　真皮内及多核巨细胞内见棕色厚壁孢子，提示着色芽生菌病。

3. 真菌检查　符合典型裴氏着色霉的表现。

4. ITS 区域 DNA 序列分析法　该菌株与 EF.513759.1（*Fonsecaea monophora*）有 99% 的同源性。

治疗方法　给予盐酸特比萘芬 500 mg 口服，1g/d。随访 8 个月，皮损消退，后失访。

易误诊原因及鉴别诊断　着色芽生菌病是一组由暗色真菌引起的皮肤及皮下组织慢性肉芽肿性疾病。在中国北方，其致病菌以卡氏枝孢霉为主，而在中国南方则以裴氏着色霉为主。患者多为农民和园艺工人等，发病前多数有外伤史，皮损常位于暴露部位。皮损最初表现为粉红色小丘疹，逐渐扩大成突出的结节，融合成斑块，表面有疣状或乳头瘤样增生，呈污秽状。着色芽生菌病的皮损常局限于一侧肢体，也可通过自身接种、淋巴或血行扩散引起邻近部位或远隔部位发生类似皮疹。*Fonsecaea monophora* 是 2004 年由 De Hoog 等首次采用分子生物学的方法从裴氏着色霉（*Fonsecaea pedrosoi*）分离出来的新菌种。它与裴氏着色霉在生物形态学上极为相似，但 *Fonsecaea monophora* 也有自身的特点。除了引起着色芽生菌病外，它还可引起脑暗色丝孢霉病。临床上常用的治疗着色芽生菌病方法包括系统抗真菌药治疗、外科手术、局部温热疗法、物理治疗（如冷冻、CO_2 激光和红外线）及联合治疗等。文献报道该病的临床和真菌治愈率为 15%~80%。

临床上，应注意将着色芽生菌病与其他感染性疾病进行鉴别。真菌学检查、分子生物学方法及组织病理学检查可明确诊断。

1. 疣状皮肤结核　疣状皮肤结核为结核分枝杆菌侵入有较高免疫力患者皮肤的一种疾病。发展中的典型皮损可表现为中央网状瘢痕，疣状边缘，四周红晕，又称"三廓症状"。组织病理表现为真皮中上部中性粒细胞、淋巴细胞及巨细胞密集浸润，典型的干酪样坏死和结核结节少见。抗结核治疗效果好。结合典型的临床表现、病理及抗结核治疗有效，两者不难鉴别。

2. 孢子丝菌病　孢子丝菌病是由申克孢子丝菌引起的皮肤、皮下组织及其附近淋巴管的慢性感染。根据其临床表现，可分为皮肤淋巴管型孢子丝菌病、固定型孢子丝菌病、皮肤黏膜孢子丝菌病、皮外及播散性孢子丝菌病和肺孢子丝菌病。组织病理表现为中性粒细胞、浆细胞及组织细胞组成的非特异性浸润。PAS 染色后真皮内可见圆形或椭圆形小体，有时可见到雪茄形小体或星状小体。真菌培养和组织病理检查有助于两者的鉴别，必要时可采用分子生物学的方法。

3. 游泳池肉芽肿　游泳池肉芽肿是由海鱼分枝杆菌直接接种感染引起的慢性皮肤肉芽肿病，高危人群为渔民、海鱼加工工人和海洋水族馆工人。四肢是主要的受累部位，最初损害是孤立的结节和脓疱，在数月中破溃形成溃疡结痂或呈疣状外观。皮损出现播散性感染时可沿淋巴管排列，呈孢子丝菌病样外观。病理检查与结核性肉芽肿相似，抗酸染色后可发现较结核分枝杆菌长而粗的抗酸杆菌。根据病史及抗酸染色有助于鉴别诊断。

（谭　欢　周村建　杨希川）

病例 40　痛风石

临床照片　见图 40-1。

一般情况　患者，男，70 岁，退休。

主诉　左侧眼角皮疹 2 年。

现病史　2 年前患者发现左眼角有 2 个米粒大小结节，表面光滑，未治疗。后结节逐渐扩大，无自觉症状。

既往史及家族史　高血压史 10 年，痛风史 13 年，曾因脑梗死于 2001 年在我院住院。吸烟及饮酒史 40 余年。

体格检查　一般情况良好。全身各系统检查无异常，全身未触及肿大的浅表淋巴结。

皮肤科检查　左侧眼角可见两颗黄豆大小的黄色结节，表面光滑，有毛细血管扩张，质硬。躯干及四肢未见类似丘疹或结节。

实验室检查　血、尿及大便常规均正常，肝、肾功能及血脂检查未见明显异常。尿酸 9.8 mg/dl（参考值 3.8 ~ 7.0 mg/dl）。

思考

1. 您的初步诊断是什么？

2. 为了明确诊断，您认为还需要做什么关键检查？

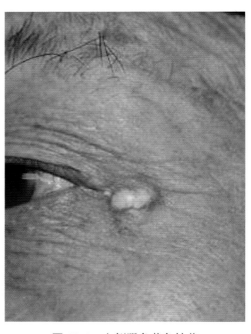

图 40-1　左侧眼角黄色结节

提示　可能的诊断

1．痛风石（tophus）？

2．睑黄瘤（xanthelasma palpebrarum）？

3．皮脂腺囊肿（sebaceous cyst）？

4．胶样粟丘疹（colloid millium）？

关键的辅助检查　组织病理（左侧眼角皮损）示表皮大致正常。真皮浅层毛细血管周围稀疏的炎症细胞浸润，真皮全层内可见大量均一红染物质，其间较多裂隙形成，间质内纤维组织增生（图40-2）。

最终诊断　痛风石。

诊断依据

1．皮损位于左侧眼角2年。

2．辅助检查　尿酸9.8 mg/dl。

3．组织病理　表皮大致正常。真皮浅层毛细血管周围稀疏的炎症细胞浸润，真皮全层内可见大量红染物质，其间较多裂隙形成，间质内纤维组织增生。

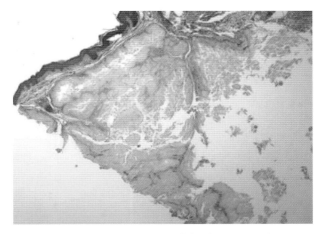

图40-2　真皮内大量红染物质（HE×40）

治疗方法　本病主要为病因治疗，必要时可采取手术切除。

易误诊原因分析及鉴别诊断　痛风石是尿酸盐沉积在软骨、滑膜、肌腱、软组织和皮下脂肪中形成的结石，多在起病10年后出现，是病程进入慢性的标志。典型部位在耳郭，也常见于足趾、手指、腕、踝和肘等关节周围，表现为针头至绿豆大小或更大的孤立皮下硬结节，形状不规则，呈橙红色、黄色或乳白色，无自觉症状或有剧痛。较大的痛风石表面菲薄，溃破后排出白垩样物质，经久不愈，可形成瘘管，但较少继发感染。组织病理学检查时在偏振光显微镜下可见负性双折光针状尿酸盐结晶聚集，周围有异物巨细胞性肉芽肿，可发生钙化，偶有骨化。

该病例结合患者既往病史及组织病理不难确诊。但本病例因皮损部位特殊，诊断时应注意与睑黄瘤、皮脂腺囊肿和胶样粟丘疹等相鉴别。

1．睑黄瘤　是由脂质沉积在真皮和皮下组织形成的黄瘤细胞聚集而成，为橘黄色或棕黄色柔软的不规则丘疹和斑块，好发于两侧上眼睑和内眦周围。严重者皮疹可绕眼周发生，持久并可相互融合。患者多有高脂蛋白血症。

2．皮脂腺囊肿　俗称"粉瘤"，是由于皮脂腺导管阻塞后腺体内因皮脂腺聚积而形成的囊肿，好发于头皮和颜面部，多为单发的圆形包块，表面光滑，硬度中等或有弹性。常并发感染而发生破溃，可挤出白色豆腐渣样内容物，周围皮肤红肿和疼痛，易于复发，但癌变罕见。

3．胶样粟丘疹　是由表皮角质形成细胞及真皮的弹性纤维退行性改变形成，表现为曝光部位淡黄色透明的丘疹或斑块，挑破后有黏液胶样内容物。本病可分为儿童或成人两型。前者有家族史，可能为常染色体显性遗传，青春期后可逐渐自行消退。后者多见于室外工作者，男多于女，病程慢性。病理上可见真皮内大块均一红染物质。治疗上应避免日晒，对单个少数皮损可行冷冻、电灼和手术切除治疗。

（熊　亚）

病例 41　硬化性脂膜炎

临床照片　见图 41-1。

一般情况　患者，女，46 岁。

主诉　右小腿内侧硬斑 9 个月余。

现病史　2009 年 8 月患者右小腿内侧出现一蚕豆大小的红色肿胀性斑块，无溃烂，伴轻度瘙痒及疼痛，站久后加重。此后逐渐增大至约 10 cm×15 cm 大小，呈暗红色质偏硬斑块。曾外用"皮炎平""皮康王"后瘙痒减轻，但斑块颜色、硬度及肿胀情况无明显变化。发病以来无畏寒、发热、乏力或体重减轻等。

既往史、家族史　患者于 2007 年行左眼眶肿物摘除术，术后恢复好。既往无高血压、糖尿病及结核病史，无遗传病史。

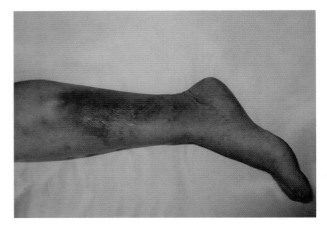

图 41-1　右小腿暗红色斑块

体格检查　一般情况好，发育正常，体型偏胖。全身系统检查无异常。全身未触及肿大的浅表淋巴结。

皮肤科检查　双小腿静脉明显显露、扩张、隆起和弯曲，以右小腿内侧为重。于右小腿内侧可见约 10 cm×15 cm 大小的暗红色斑块，表面凹凸不平，触之质硬。于右侧小腿内侧下端暗红斑上可见一约花生米大小未愈合的活检伤口，表面干燥，无渗液。

实验室及辅助检查　血常规、肝和肾功能、凝血功能、尿及大便常规无明显异常。

思考

1. 您的初步诊断是什么？

2. 为了明确诊断，您认为还需要做什么关键检查？

提示　可能的诊断

1. 硬化性脂膜炎（sclerosing panniculitis）？

2. 硬斑病（morphea）？

3. 硬红斑（erythema induratum）？

4. 结节性红斑（erythema nodosum）？

关键的辅助检查　皮肤病理检查示表皮角化过度，棘层增生肥厚，表皮突伸长增宽。真皮浅层毛细血管周围散在或小片状的淋巴细胞及组织细胞浸润，皮下脂肪间隔及小叶内大量纤维组织增生，并形成囊泡样结构（图 41-2）。

最终诊断　硬化性脂膜炎。

诊断依据

1. 病史及病程　9 个月余。

2. 皮损部位　右小腿。

3. 皮损特点　双小腿静脉明显显露、扩张、隆起和弯曲，以右小腿内侧为重。右小腿内侧可见约 10 cm×15 cm 大小的暗红色斑块，表面凹凸不平，触之质硬。

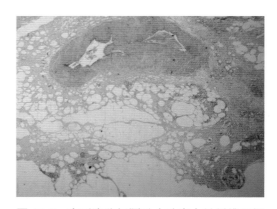

图 41-2　皮下脂肪间隔及小叶内大量纤维组织增生，可见囊泡样结构（HE×40）

4. 组织病理　示真皮浅层毛细血管周围散在或小片状的淋巴细胞及组织细胞浸润，皮下脂肪间隔及小叶内大量纤维组织增生，并形成囊泡样结构。

治疗方法　治疗予以丹参 20 ml 静脉滴注，每日 1 次；阿司匹林 100 mg 口服，每日 1 次；雷公藤多苷片 20 mg 口服，每日 1 次；维生素 E 烟酸酯胶囊 0.2 g 口服，每日 3 次；地奥司明片 500 mg 口服，每日 2 次；沙利度胺 50 mg 口服，每日 2 次；积雪苷片 3 片口服，每日 3 次；多磺酸黏多糖软膏及肝素软膏外用，每日 2 次等治疗。

易误诊原因分析及鉴别诊断　1991 年由 Jorizz 等提出了"硬化性脂膜炎"的命名。此病名描述了既往所熟知的脂膜炎的病名，包括硬皮性脂膜炎、脂性硬皮病和脂膜样慢性脂膜炎。硬化性脂膜炎常见于 40 岁以上的女性。Bruce 等的临床研究显示有 85% 的患者超重，66% 为肥胖，另外有 59% 为吸烟者。而这些都被认为是造成血管损伤、静脉功能不全、静脉高压和轻度动脉缺血的重要影响因素。硬化性脂膜炎主要发生在双侧下肢，临床表现为持续存在炎症性"木样"斑块，边界清楚，可伴疼痛。患肢常呈现出如倒置的酒瓶，这是由于皮下脂肪萎缩，发生深部纤维变性和硬化所致。目前认为硬化性脂膜炎的主要病因是下肢静脉供血不足。静脉供血不足可导致缺氧、脂肪坏死、炎症和纤维变性。在出现血栓性静脉炎和静脉血栓形成前可有静脉曲张。如果是由肺部疾病导致的血氧过少，将会使硬化性脂膜炎的病情更加严重。

硬化性脂膜炎的病理变化有特异性，但其特征随病变阶段各异。早期真皮常为血管性增生、含铁血黄素沉积、纤维化和萎缩。脂肪小叶中央可有缺血、坏死，表现为"影子细胞"（细胞壁苍白且无细胞核）。脂肪间隔有少量淋巴细胞浸润。此后在脂肪坏死区域周围可见泡沫组织细胞。中期脂肪微囊肿形成，有特异性（脂膜性脂肪坏死）。晚期以小叶脂肪囊肿、膜样脂肪坏死和间隔纤维化为主。

硬化性脂膜炎的治疗很困难，其纤维化是难以逆转的。静脉缺血的标准治疗方案是使用对受损肢体逐级挤压的弹力袜套，抬高患肢，配合己酮可可碱口服。有些学者报道蛋白质同化剂司坦唑醇可促进纤维蛋白溶解和减少毛细血管周围的纤维蛋白以减轻硬化，但是育龄期妇女使用后可能导致畸形的发生。有学者认为虽然本病病理有上述特征，仍应避免活检。因为活检后伤口愈合较差，甚至可能出现慢性溃疡，并提出必要时应从受累处最近端取材。临床上本病需要与以下疾病相鉴别。

1. 硬斑病　常发生于腹、背、颈、四肢和面部。初为淡红色或紫红色水肿型斑片，数月后呈淡黄色或象牙色，具有蜡样光泽，触之呈皮革样硬度，局部无汗，亦无毛发，数年后硬度减轻，逐渐萎缩，中央色素脱失。临床硬化期的组织病理检查示胶原纤维均质化，弹性纤维破坏。血管壁显示类似变化。晚期表皮萎缩，皮脂腺、毛囊和毛发消失。

2. 硬红斑　好发部位主要是小腿屈侧，有时侵及小腿前面、足部及踝关节周围。皮损开始长在小腿屈侧皮肤深层，为豌豆至指头大硬结。数周后逐渐增大，形成斑块，境界不清，固定而硬为本病的特点。患者无全身症状，自觉局部有程度不等的触痛和胀痛，走路时明显。本病有些结节可以软化破溃，进而形成边缘不整的深溃疡。溃疡顽固难愈，愈合后形成萎缩性瘢痕。组织病理示表皮萎缩，真皮深层和皮下组织有明显的血管炎改变。血管周围最初有淋巴细胞浸润，灶内有明显的干酪样坏死，形成结核结构。时间久后脂肪细胞亦可发生变性坏死，周围绕以增生的巨噬细胞、成纤维细胞和异物巨细胞，最后由纤维组织代替形成瘢痕。

3. 结节性红斑　为发生在小腿伸侧的红色坚实结节，局部疼痛及压痛明显，但此结节绝不化脓破溃，可伴有关节疼痛等全身症状，病程较短。病理检查为小灶性浸润，无干酪样坏死，很少见结核样浸润。

（王　欢　钟　华　阎　衡　杨希川　宋志强　郝　飞）

病例 42　斑块状粟丘疹

临床照片　见图 42-1。

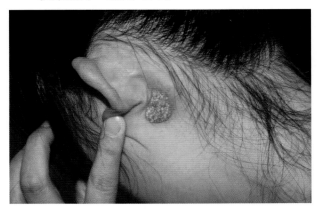

图 42-1　左耳后红色斑块，其上簇集性白色丘疹

一般情况　患者，女，25 岁。

主诉　左耳后红色斑块 1 年。

现病史　1 年前患者无明显诱因于左耳后出现数个白色针头至粟粒大的丘疹，无明显自觉症状，未予重视及处理。其后皮损逐渐增多，并融合成片。

既往史及家族史　患者平素体健，否认发病前戴眼镜史，否认外伤史，否认有外用药物及化妆品史。父母非近亲结婚，否认家族中有类似疾病患者及遗传史。

体格检查　一般情况良好，全身浅表淋巴结不肿大，各系统检查无异常。

皮肤科检查　左耳后可见一约 2.5 cm×2 cm 境界清楚的红色斑块，其上簇集分布较多粟粒大小的白色丘疹。

实验室检查　无。

思考

1. 您的初步诊断是什么？

2. 为了明确诊断，您认为还需要做什么关键检查？

提示　可能的诊断

1. 斑块状粟丘疹（miliaria plaque）？

2. 结节性类弹性纤维病（nodular elastoidosis）？

关键的辅助检查　组织病理（左耳后斑块）示真皮内可见大小不一的囊肿。囊内有较多角质物，囊壁内衬复层鳞状上皮，可见颗粒层（图 42-2）。

最终诊断　斑块状粟丘疹。

诊断依据

1. 病史及病程 1 年。

2. 皮损部位　位于左耳后。

3. 皮损特点　表现为左耳后一约 2.5 cm×2 cm 境界清楚的红色斑块，其上簇集分布较多粟粒大小的白色丘疹。

4. 组织病理　真皮内可见大小不一的囊肿，囊内有较多角质物，符合粟丘疹组织学。

治疗方法　外科手术切除后皮损消失，现门诊密切随访中。

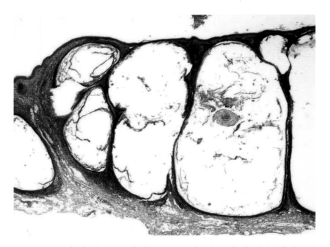

图 42-2　真皮内可见大小不一的囊肿，囊内有较多角质物（HE×40）

易误诊原因　斑块状粟丘疹被认为是粟丘疹的一种变异型，由 F. Balzer 等于 1903 年首次描述。皮损主要表现为在红色斑块基础上簇集性粟粒大小的白色丘疹，无明显自觉症状。皮损好发于耳部（耳轮、

耳郭和耳垂）、眼睛周围和鼻部，耳后较为少见。其组织病理变化与常见粟丘疹类似，主要表现为真皮内可见囊肿，囊内充满角化物。囊壁主要由复层鳞状上皮组成，可见颗粒层，囊肿周围可见少量的淋巴细胞浸润。

目前，斑块状粟丘疹的病因及发病机制尚不清楚。在国外，此病多见于中年女性，而国内几乎所有的病例均发生在男性患儿，且发病前绝大多数有冻疮史，因此，推测本病的发生与冻疮有关，注意保暖及预防冻疮的发生可能对预防该病具有重要意义。

本例患者为青年女性，发病前无冻疮史，且皮损位于左耳后，结合临床表现及病理结果，可确诊为斑块状粟丘疹。查阅国内文献，尚无此部位此年龄段发病的病例报告，因此该病例属于少见病例。本病的治疗可以采用将角质物挤压和挑出或 CO_2 激光的办法。此外，也有外用维 A 酸乳膏、口服维 A 酸或盐酸米诺环素治疗的报道。

结节性类弹性纤维病为真皮退行性改变，多见于 50 岁以上的男性，多发于面、颈部，有时可累及躯干及四肢，呈黄色橘皮样外观，其上可见黑头粉刺，内部有软球形黑色小体，难以祛除。病理检查示表皮萎缩，表皮与真皮之间有一正常的结缔组织带，真皮胶原呈嗜碱性改变。弹性纤维染色见真皮弹性纤维增加，伴有肿胀、弯曲和颗粒状变性。治疗上应避免日晒，可外用维 A 酸涂擦。

（谭　欢　杨希川）

病例 43　肺吸虫病（皮下结节型）

临床照片　见图 43-1。

一般情况　患儿，男，6 岁，学生，四川大竹人。

主诉　右腰部包块 1 个月余。

现病史　患儿于半年前生吃河蟹，约 1 个月前右侧腰部出现包块，并发生迁移，有时伴痒痛。半年来无发热、头痛、腹泻、咳嗽和胸痛等病史。

既往史及家族史　患儿系足月顺产，发育正常，无特殊不良嗜好。父母非近亲结婚，家族中无类似疾病患者，无特殊遗传疾病病史。

体格检查　一般情况良好，发育正常，智力正常。全身各系统检查无异常，无甲状腺肿大，全身未触及肿大的浅表淋巴结。

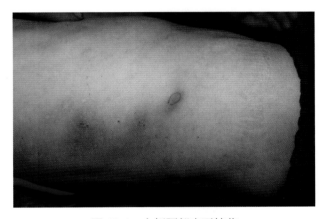

图 43-1　右侧腰部皮下结节

皮肤科检查　右侧腰部可见数个散在大小不等的皮下结节，直径 1 ~ 3 cm，质硬，界欠清。头皮、阴囊、黏膜、指（趾）甲及毛发未见明显异常。

实验室检查　血常规示：白细胞 12.2×10^9/L ［正常值（4 ~ 10）$\times 10^9$/L］，嗜酸性粒细胞 2.57×10^9/L ［正常值（0.05 ~ 0.3）$\times 10^9$/L］，嗜酸性粒细胞占 21.1%（正常值 0.5% ~ 5%）。尿常规、大便常规、肝功能、肾功能及血脂全套正常。B 超检查示在右腰部肌层内探及异常偏低回声团，部分边界不清，无明显包膜，形态欠规则，范围约 3.1 cm × 1.4 cm，内回声不均质，可见少许点状强回声，其内部及边缘可见丰富的血流信号。

思考

1. 您的初步诊断是什么？

2．为了明确诊断，您认为还需要做什么关键检查？

提示　可能的诊断

1．皮肤猪囊尾蚴病（cysticercosis cutis）？

2．脂肪瘤（lipoma）？

3．皮脂腺囊肿（sebaceous cyst）？

4．肺吸虫病（paragonimiasis）？

关键的辅助检查

1．组织病理　表皮角化过度，棘层增生肥厚，表皮突伸长、增宽。真皮全层毛细血管周围有较多的淋巴细胞及组织细胞浸润，另见大量嗜酸性粒细胞。在真皮下方及皮下脂肪可见大片状坏死及穿凿状的隧道，周围有大量嗜酸性粒细胞、淋巴细胞及组织细胞浸润（图43-2、43-3）。

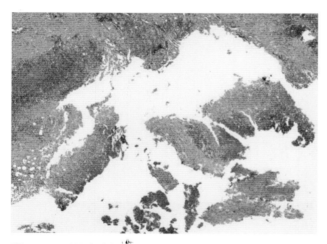
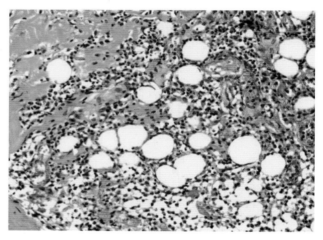

图43-2　可见大片坏死组织，穿凿状的隧道（HE×40）　　图43-3　真皮毛细血管周围有较多的淋巴细胞、组织细胞和嗜酸性粒细胞浸润（HE×400）

2．酶联免疫吸附试验（ELISA）　抗肺吸虫特异抗体阳性。

最后诊断　肺吸虫病（皮下结节型）。

诊断依据

1．右侧腰部数个散在大小不等的皮下结节，质硬，界欠清。

2．包块发生迁移，有时伴痒痛。

3．血中嗜酸性粒细胞升高。

4．ELISA示抗肺吸虫特异抗体阳性。

5．组织病理　见真皮全层较多的淋巴细胞及组织细胞浸润，并可见大量嗜酸性粒细胞。

治疗方法　本病主要在于预防，要加强卫生知识宣传，不吃生水、蟹、肉等不干净的食物，对感染的家禽要捕杀。治疗上口服吡喹酮或阿苯达唑均具有较好的疗效，可手术切除皮下结节。

易误诊原因分析及鉴别诊断　肺吸虫病又称并殖吸虫病，主要是由卫氏并殖吸虫和斯氏狸吸虫引起的人兽共患性寄生虫病，属于自然疫源性疾病。潜伏期3～6个月，慢性期分为六型：胸肺型、腹型、脑脊液型、皮下结节型、阴囊肿块型、亚临床型或隐性感染。该患者有生吃河蟹史，有游走性皮下结节和嗜酸性粒细胞升高，结合组织病理学可诊断为皮下结节型肺吸虫病。

皮下结节型肺吸虫病好发于5～15岁儿童，可能是由于斯氏狸吸虫在人体内不能发育成熟而游走至皮下所致，常见于腹部和大腿出现一个或数个黄豆至鸡蛋大小的游走性皮下结节，也可累及颈部、腋下及外阴等处。有时童虫可自行钻出皮肤，形成隧道。ELISA 具有重要的诊断价值。在痰液、大便或其他体液中找到虫卵或从皮损中找到虫体即可确诊。在临床上查不到虫体、虫卵和未做其他特异性试验时，对于斯氏肺吸虫病以皮下结节的特异性组织学病理改变可确诊。

临床上应注意将肺吸虫病与皮肤猪尾蚴病、脂肪瘤和皮脂腺囊肿等相鉴别。

1. 皮肤猪尾蚴虫病　应结合患者的生活习惯及猪肉绦虫病史进行诊断。本病多见于青壮年男性，皮损表现为孤立散在结节，圆形或椭圆形，质地较硬，无压痛，组织活检可见结缔组织形成的纤维包膜，有液体及虫体即可确诊。血清补体结合试验和间接血凝试验有助于诊断。

2. 脂肪瘤　是最常见的皮下组织良性肿瘤，任何年龄可见，好发于 40～50 岁女性，生长缓慢，可移动，质地比较柔软，基底较宽，呈圆形或分叶状。病例切片可见成熟的脂肪细胞集成小叶状，周围有结缔组织及毛细血管包裹。

3. 皮脂腺囊肿　又称毛发囊肿（pilar cyst）或毛根鞘囊肿（trichilemmal cyst），好发于头皮，系常染色体显性遗传。皮损为较柔软的皮下肿物，囊内有豆渣样脂质，发生感染后可破溃，流出脓血和豆渣样物质。组织病理检查见囊肿位于真皮内，囊壁由上皮组织构成，周围基底细胞呈栅栏状排列，基底层上方棘细胞胞质淡染，边界不清，呈嗜酸性。本病通过活检即可明确诊断。结合 ELISA 抗肺吸虫特异抗体阴性可鉴别。

（罗　婕　张　娜　阎　衡　郝　飞）

病例 44　Majocchi 肉芽肿

临床照片　见图 44-1。

一般情况　患者，女，51 岁，家庭主妇。

主诉　左手背暗红色斑块半年，伴瘙痒。

现病史　患者于半年前左手背无明显诱因出现甲盖大小的片状红斑，轻度瘙痒，患者未加以注意。红斑缓慢扩大，颜色变成暗红色，稍高出皮面，伴瘙痒，无糜烂或破溃，未行诊治。

既往史及家族史　患者否认局部受伤史，无其他慢性系统性疾病史。

体格检查　一般情况良好。全身各系统检查无异常，无甲状腺肿大，全身未触及肿大的浅表淋巴结。

图 44-1　左手背暗红色斑块

皮肤科检查　左手背可见约 3 cm×5.5 cm 大小的不规则浸润性暗红色斑块，表面光滑，无破溃。

实验室检查　血、尿及大便常规均正常。胸部 X 检查无异常。

思考

1. 您的初步诊断是什么？

2. 为了明确诊断，您认为还需要做什么关键检查？

提示　可能的诊断

1. 皮肤固定型孢子丝菌病（fixed cutaneous sporotrichosis）？

2. 环状肉芽肿（granuloma annulare）？

3. Majocchi 肉芽肿（Majocchi granuloma）？

4. 游泳池肉芽肿（swimming pool granuloma）？

5. 寻常狼疮（lupus vulgaris）？

关键的辅助检查

1. 组织病理（左手背斑块）示表皮增生、肥厚。真皮内见大片状的淋巴细胞、中性粒细胞、组织细胞、浆细胞及多核巨细胞浸润，伴毛细血管增生扩张（图 44-2）。

2. PAS 染色　真皮内找见分枝分隔菌丝。

3. 真菌培养　生长较快，呈毛样集落，表面呈白色至浅黄色，背面呈酒红色（图 44-3）。乳酸棉兰染色见较多的小分生孢子。

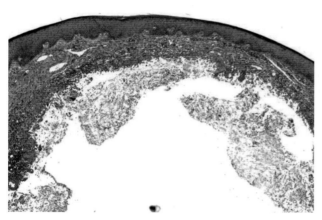

图 44-2　表皮增生、肥厚。真皮内见大片状的淋巴细胞、中性粒细胞、组织细胞、浆细胞及多核巨细胞浸润（HE×40）

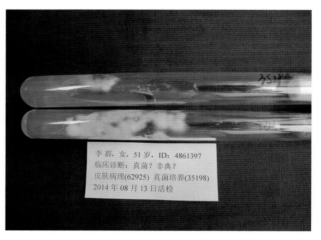

图 44-3　毛样集落，表面呈白色至浅黄色

最终诊断　Majocchi 肉芽肿。

诊断依据

1. 左手背局限性不规则浸润性暗红色斑块半年，表面光滑，无破溃。

2. 组织病理　表现为感染性肉芽肿，PAS 染色找见分枝分隔菌丝。

3. 真菌培养　菌落生长较快，呈毛样集落，表面呈白色至浅黄色，背面呈酒红色。乳酸棉兰染色见较多小分生孢子。

治疗方法　给予伊曲康唑 200 mg，每日 2 次口服治疗。

易误诊原因分析及鉴别诊断　Majocchi 肉芽肿又称皮肤癣菌肉芽肿或毛囊周围结节性肉芽肿，是皮肤癣菌引起的一种深在性化脓性肉芽肿。致病菌常为红色毛癣菌和须癣毛癣菌，但是其他皮肤癣菌及小孢子菌也可以引起本病。临床上较少见，常表现为肉芽肿、蜂窝织炎及斑块，常与毛囊的损伤有关。本病首先于 1883 年由 Majocchi 描述，随后 Sequeira 将其分为毛囊周围炎型和皮下结节型两类，国内报道的均为皮下结节型。临床上报道的 Majocchi 肉芽肿以头面部为好发部位，也可发生于四肢等部位。引起 Majocchi 肉芽肿的原因目前尚不明确，有学者认为引起肉芽肿感染的红色毛癣菌与引起浅层皮肤感染的红色毛癣菌在细胞外蛋白水解酶及生长速度上有所不同，而这可能是导致红色毛癣菌肉芽肿形成的原因。也有学者认为系统及局部因素均可影响机体对皮肤癣菌的抵抗能力，如口服糖皮质激素和免疫抑制剂等以及外伤、局部放疗、长期外用糖皮质激素类药物等。毛囊的损害在致病因素中也起着重要作用，因毛囊的损害不仅使皮肤癣菌得以进入真皮，而且提供了皮肤癣菌生存所必需的角蛋白，使其能够适应真皮内的环境而存活。

临床上，对于以孤立结节斑块为表现的 Majocchi 肉芽肿，应注意与固定型孢子丝菌病以及环状肉芽肿等进行鉴别，组织病理学检查结合真菌培养结果可明确诊断。

1. 皮肤固定型孢子丝菌病 是由申克孢子丝菌引起的皮肤、皮下组织及其附近淋巴管的慢性感染，可引起化脓、溃烂及渗出。潮湿环境和枯木有利于本菌的生长，当皮肤破损时病菌侵入。根据患者对该菌的暴露史及免疫状态不同可有不同的表现。当机体免疫功能较强时，皮损往往局限于局部，表现为固定型孢子丝菌病。皮损好发于面、颈和躯干等处，损害为溃疡、疣状或浸润性肉芽肿，周围有时有卫星状损害。组织病理表现为真皮及皮下组织的化脓性及肉芽肿性炎症，有时 PAS 染色可以找到孢子样结构。真菌培养有助于诊断及鉴别诊断。

2. 环状肉芽肿 是一种以丘疹和小结节融合而成的环状隆起性损害为特征的肉芽肿性皮肤病，是一种非感染性炎症性皮肤病。它最常累及儿童和青年人的双手或足部，也可累及手臂、颈部和躯干部。临床上无自觉症状。病变主要发生于真皮和皮下组织，病理上表现为灶性胶原纤维变性及栅栏状肉芽肿形成。根据特殊的组织病理表现以及真菌培养结果可以进行鉴别。

3. 游泳池肉芽肿 参见病例 39 鉴别诊断。

4. 寻常狼疮 本病是先前感染过结核分枝杆菌，已致敏后引起的继发性皮肤结核，多发于面部、臀部和四肢。临床表现为红褐色或棕褐色结节和斑块，呈透明状，触之质软，呈"苹果酱结节"，可有"探针贯通现象"，长期病程中可有瘢痕形成。皮损中央愈合，周围离心性扩大呈环状损害，瘢痕上可有新结节，呈现一边愈合一边破坏的现象。病理检查可见结核性结节样改变。根据临床表现及病理检查可进行鉴别。

（钟白玉 翟志芳）

病例 45 红色毛癣菌肉芽肿

临床照片 见图 45-1。

一般情况 患者，男，64 岁。

主诉 左手无名指角化性斑块、裂隙半年就诊。

现病史 半年前患者无明显诱因于左手无名指出现一角化性丘疹。丘疹逐渐扩大，出现破溃和裂隙，伴少量渗出及结痂，无明显疼痛。患者曾至当地医院就诊，考虑诊断为寻常疣，未进一步治疗。

既往史及家族史 既往有慢性支气管炎及肺气肿病史，否认家属有类似病史。

体格检查 体格及智力发育正常，系统检查未见异常。

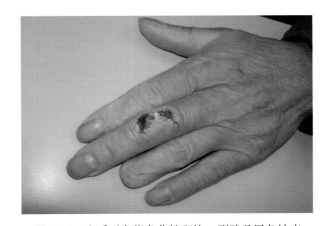

图 45-1 左手无名指角化性斑块、裂隙及黑色结痂

皮肤科检查 于左手无名指可见一 2 cm×3 cm 大小不规则的角化性斑块，散在较深裂隙及黑色结痂，左手掌及手背散在角化、脱屑，虎口处脱屑较明显。

实验室检查 血、尿、大便常规正常，肝和肾功能、血糖、电解质及红细胞沉降率（ESR）均正常。

思考

1. 您的初步诊断是什么？

2. 为了明确诊断，您认为还需要做什么关键检查？

提示　可能的诊断

1. 孢子丝菌病（sporotrichosis）？

2. 着色芽生菌病（chromoblastomycosis）？

3. 感染性肉芽肿（infectious granuloma）？

4. 红色毛癣菌肉芽肿（trichophyton rubrum grannuloma）？

关键的辅助检查

1. 组织病理　见少许真皮组织，表皮角化过度伴角化不全，可见出血、棘层肥厚和假上皮瘤样增生。在颗粒层和棘层上部可见可疑空泡化细胞，真皮乳头血管扩张，真皮浅层致密的淋巴组织细胞和浆细胞浸润（图 45-2）。

2. 真菌学检查　左手指背及左虎口处真菌镜检为菌丝阳性，组织培养为红色毛癣菌生长。

最终诊断　红色毛癣菌肉芽肿。

诊断依据

1. 病程半个月。

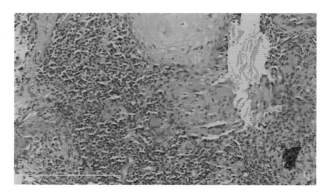

图 45-2　真皮浅层致密的淋巴组织细胞和浆细胞浸润（HE×100）

2. 皮损位于左手无名指、左手掌和手背。

3. 皮损特点　左手无名指可见一 2 cm×3 cm 大小不规则的角化性斑块，散在较深裂隙及黑色结痂。左手掌及手背散在角化、脱屑，虎口处脱屑较明显。

4. 组织病理　见少许真皮组织，表皮角化过度伴角化不全，可见出血、棘层肥厚和假上皮瘤样增生。在颗粒层和棘层上部可见可疑空泡化细胞，真皮乳头血管扩张，真皮浅层致密的淋巴组织细胞和浆细胞浸润。

5. 真菌学检查　左手指背及左虎口处真菌镜检为菌丝阳性，组织培养为红色毛癣菌生长。

治疗方法　治疗上给予特比萘芬酊及兰美抒乳膏外用，患者未复诊。

易误诊原因分析及鉴别诊断　通常皮肤癣菌仅寄生于角化组织，如表皮的角质层、头发和甲，很少侵及真皮。皮肤癣菌肉芽肿为真皮层和皮下组织的一种皮肤癣菌感染，最常见的病原菌为红色毛癣菌，其次为须癣毛癣菌和紫色毛癣菌。皮肤癣菌肉芽肿分为两型，一种为因继发于外伤而致毛囊周围炎型；另一种为发生于免疫受损宿主的皮下结节型。前者为毛囊小结节性脓疱和结痂，表面有脓性分泌物；后者表现为紫红色结节，可融合成斑块。

病理上可表现为真皮内以巨细胞、上皮样细胞、淋巴细胞和浆细胞为主的肉芽肿，可有毛囊炎或毛囊周围炎。组织培养可见皮肤癣菌生长。本病外用抗真菌药物治疗无效，口服抗真菌药物如伊曲康唑或特比萘芬对红色毛癣菌肉芽肿有好的疗效。可用伊曲康唑间断冲击疗法治疗本病，200 mg bid，连续 1 周，停药 2 周，为一个疗程，连续 2～3 个疗程；或者 200 mg bid 口服 2～3 周，症状好转后减为 200 mg qd，共 3 个月，可达临床及真菌学治愈；或者予特比萘芬 0.25 g qd 口服 6 周。在临床上，本病主要需要与孢子丝菌病和着色芽生菌病相鉴别。

1. 孢子丝菌病　为由申克孢子丝菌引起的皮肤、皮下组织及其附近淋巴管的慢性感染，可导致化脓、溃烂及渗出，主要发生在免疫功能受损患者。患者多从事绿化和园艺工作。临床上表现为无痛性皮下结节，可破溃形成溃疡。根据皮疹、真菌培养及病理特点可以鉴别。

2. 着色芽生菌病 好发于身体暴露部位，多有外伤史。临床表现为丘疹和结节，表面疣状增生，呈污秽状，皮损表面常有黑点。组织病理检查可见硬核体。根据临床表现、病理及真菌培养可以鉴别。

（张　韡　孙建方）

病例 46　游泳池肉芽肿

临床照片　见图 46-1。

一般情况　患者，男，61 岁，农民。

主诉　右手第四指背部红斑、结节 2 年。

现病史　2 年前患者右手第四指因受外伤后出现红斑、丘疹和结节，逐渐出现糜烂和渗出，无明显疼痛，曾至外院就诊，考虑诊断为"湿疹"，予外用药膏（具体不详）后，症状无明显改善，遂至我院就诊。

既往史及家族史　无特殊。父母健康，非近亲结婚，家族中无类似疾病。

体格检查　体格及智力发育正常，系统检查未见异常。

皮肤科检查　右手第四指背部片状红斑，散在结节和丘疹，可见皲裂及黄痂。

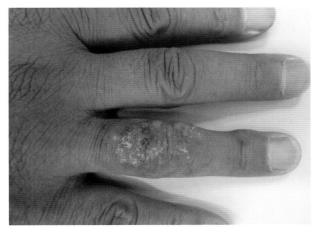

图 46-1　右手第四指背部片状红斑、丘疹、结节和黄痂

实验室检查　血、尿、大便常规正常，肝和肾功能、血糖及电解质均正常。胸部 X 线检查未发现明显异常。

思考

1. 您的初步诊断是什么？

2. 为了明确诊断，您认为还需要做什么关键检查？

提示　可能的诊断

1. 湿疹（eczema）？

2. 疣状皮肤结核（tuberculosis of verrucosa cutis）？

3. 非典型分枝杆菌病皮肤病（atypical mycrobacteria dermatosis）？

4. 游泳池肉芽肿（swimming pool granuloma）？

关键的辅助检查

1. 组织病理　角化过度，棘层增生肥厚，表皮突向下延长。真皮内见数个边界清楚的上皮样细胞团块，周围可见少量淋巴细胞浸润。真皮浅、深层血管及附属器周围可见以淋巴细胞为主的炎症细胞浸润，其间可见少量浆细胞（图 46-2、46-3）。真皮胶原束增粗。抗酸染色（－），PAS 染色（－）。

2. 基因测序结果及对比示该菌为海鱼分枝杆菌。

最终诊断　游泳池肉芽肿。

诊断依据

1. 病程 2 年。

2. 皮损位于右手第四指。

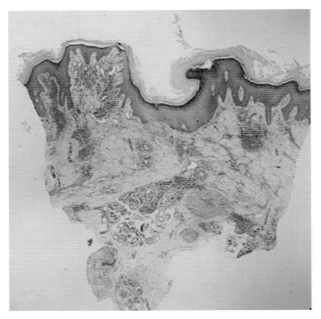

图 46-2　棘层肥厚，真皮内见数个边界清楚的上皮样细胞团块，周围少量淋巴细胞浸润（HE×40）

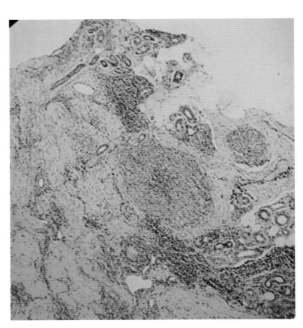

图 46-3　上皮样细胞团块，周围淋巴细胞浸润（HE×100）

3. 右手第四指背部片状红斑，散在结节和丘疹，可见皲裂及黄痂。

4. 组织病理　角化过度，棘层增生肥厚，表皮突向下延长。真皮内见数个边界清楚的上皮样细胞团块，周围可见少量淋巴细胞浸润。真皮浅、深层血管及附属器周围可见以淋巴细胞为主的炎症细胞浸润，其间可见少量浆细胞。真皮胶原束增粗。抗酸染色（－），PAS 染色（－）。

5. 基因测序结果及对比示该菌为海鱼分枝杆菌。

治疗方法　给予克拉霉素和利福平系统治疗 5 个月后，红斑和结节等较前明显改善，之后患者失访。

易误诊原因分析及鉴别诊断　游泳池肉芽肿的致病菌为海鱼分枝杆菌（*Mycobacterium marinum*）。该菌自然栖息于水中，对人类为条件致菌。人感染后的主要表现为皮肤和软组织的感染。1954 年 Linell 等报告了世界首例病例，近年来国外病例有增加的趋势。高危人群为渔民、加工海鱼工人、海洋馆工作人员和免疫抑制的患者。亚临床感染也较常见。本病在临床上呈感染性肉芽肿表现，最常见的为单纯皮肤感染，有时还有深部组织感染。可单发、多发或通过淋巴管播散，较少侵犯淋巴结，通常也无全身症状。疾病呈慢性经过，如不治疗常可迁延数月甚至数年，部分患者可形成播散性感染。本病的诊断主要依靠组织学和微生物学检查。组织学上的改变主要表现为感染性肉芽肿，但常无干酪样坏死。病原体检查尤其是病原体培养对本病诊断有决定性的意义。本病的主要治疗药物有利福平、乙胺丁醇、磺胺甲氧嘧啶、四环素和克拉霉素等，往往需要 3 个月以上的疗程。此外，冷冻、热疗及外科切除也有一定的疗效。在临床上，本病主要需要与湿疹和疣状皮肤结核相鉴别。

1. 湿疹　湿疹多对称发生，皮疹表现为边界不清的红斑，伴瘙痒，按湿疹治疗后症状可缓解，病理检查可见肉芽肿样改变。根据临床表现及病理特点可以鉴别。

2. 疣状皮肤结核　临床上表现为"三廓症状"（中央网状瘢痕、疣状边缘和四周红晕）。组织病理学改变有真皮中部结核浸润灶，由上皮细胞、淋巴细胞、巨细胞和干酪样坏死组成。根据皮损及病理特点可以鉴别。

（阚思玥　李筱芳　孙建方）

病例 47 特发性嗜酸性粒细胞增多综合征

临床照片 见图 47-1。

一般情况 患者，男，41 岁。

主诉 左大腿内侧结节、斑块、结痂伴瘙痒 1 个月。

现病史 2013 年 4 月患者于左大腿内侧出现约鸡蛋大小的皮色结节，无疼痛。5 月 9 日结节表面出现血疱，并逐渐形成约 20 cm × 10 cm 的紫黑色瘀斑，中央可触及硬块。患者于当地医院就诊，查血常规 WBC 12.77 × 10⁹/L，中性粒细胞占 64.5%，嗜酸性粒细胞占 8.8%。凝血四项无异常。5 月 14 日彩超检查示左腹股沟至股大腿根部多发结节，考虑淋巴结肿大；左大腿根部皮下层增厚，考虑为水肿。诊断为"软组织感染"，予以"甲硝唑、地塞米松 10 mg/d"等治疗后无好转。5 月 22 日院外查血常规：29.34 × 10⁹/L，嗜酸性

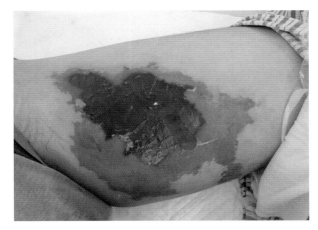

图 47-1 左大腿紫内侧黑色瘀斑、包块

粒细胞占 18.8%，血小板 31 × 10⁹/L。蛋白电泳：白蛋白 43.9%，α₁ 12.9%，α₂ 15.7%，A/G 0.78，凝血四项无异常。5 月 30 日因出现右侧胸痛、咳嗽及痰中带血，来我院就诊。发病以来无畏寒、发热、乏力和体重减轻等。

既往史、家族史 患者发育正常。无特殊不良嗜好。家中无类似疾病病史，无遗传疾病病史。

体格检查 一般情况好，发育正常，体型中等。全身系统检查无异常，全身未触及肿大的浅表淋巴结。

皮肤科检查 左大腿内侧约 20 cm × 18 cm 大小的紫黑色斑片，表面结硬痂，其下可触及明显的浸润性包块。包块形状不规则，周边呈蟹足状，界清，表面无糜烂和渗出，无堤状隆起及潜行性边缘。双侧腹股沟有数个花生米大小的肿大淋巴结，活动可，无压痛。

实验室及辅助检查 血常规：WBC 36.59 × 10⁹/L，PLT 19 × 10⁹/L，嗜酸性粒细胞占 57.8%，嗜酸性粒细胞数目为 19.78 × 10⁹/L。肝功能：ALT 178 IU/L，AST 68 IU/L，GGT 329 IU/L。肾功能和凝血五项均无明显异常。Torch 检查全为阴性。皮损处彩超检查示：①左侧大腿上段前内侧瘀斑处皮肤及皮下软组织肿胀，未探及明显液性暗区。②左侧腹股沟区可见多个肿大淋巴结回声。

思考

1. 您的初步诊断是什么？

2. 为了明确诊断，您认为还需要做什么关键检查？

提示 可能的诊断

1. 虫咬皮炎（insect bite dermatitis）？

2. 坏死性丹毒（necrotizing erysipelas）？

3. 坏死性筋膜炎（necrotizing fascitis）？

4. 特发性嗜酸性粒细胞增多综合征（idiopathic hypereosinophilic syndrome）？

关键的辅助检查

1. 骨髓穿刺示粒系增生，嗜酸性粒细胞占 27.5%，部分细胞核肿胀，退化细胞较易见，成熟产小血板巨核细胞板多欠佳。

2. 皮肤病理（右大腿坏死处）　真皮全层血管周围炎伴片状坏死（图47-2）。

3. 胸部CT　双下肺动脉栓塞，肝多发梗死灶。

4. 下肢血管彩超　左侧大隐静脉、股浅静脉、腘静脉及胫后静脉考虑血栓。左下肢静脉广泛血栓形成。

最终诊断　特发性嗜酸性粒细胞增多综合征。

诊断依据

1. 右侧大腿瘀斑、坏死及结节1个月。

2. 辅助检查　血中嗜酸性粒细胞数目增加，肝功能受损。肾功能和凝血五项均无明显异常。Torch检查全为阴性。

3. 皮肤病理　真皮全层血管周围炎伴片状坏死。

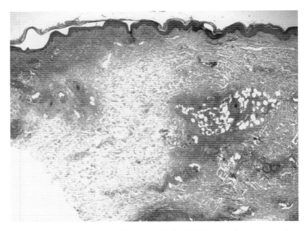

图47-2　真皮全层血管周围炎伴片状坏死（HE×40）

4. 骨髓检查　粒系增生，嗜酸性粒细胞占27.5%，部分细胞核肿胀，退化细胞较易见。成熟产血小板巨核细胞多欠佳。

5. 胸部CT检查示双下肺动脉栓塞。

6. 下肢血管彩超检查示左侧大隐静脉、股浅静脉、腘静脉和胫后静脉考虑血栓。

治疗方法　①下腔静脉造影+肺动脉造影+肺动脉溶栓术及左下肢静脉滤网置入术，术后予以低分子肝素抗凝，2次/日，连续3天后予以利伐沙班20mg/d、阿司匹林肠溶片100mg/d治疗。②给予头孢类抗生素抗感染、甲强龙40mg/d及阿拓莫兰等对症治疗。③对于局部坏死皮损予烧伤科行植皮术。

易误诊原因分析及鉴别诊断　嗜酸性粒细胞增多综合征是一组病因不明、血液和组织嗜酸性粒细胞明显增多，并伴有各种不同临床表现的一类疾病。特发性嗜酸性粒细胞增多综合征可以发生于任何年龄，但以20~50岁最为常见。实际上嗜酸性粒细胞增多综合征的诊断是除外性的，最重要的是排除继发嗜酸性粒细胞增多的因素。详细询问病史，仔细进行体格检查，并应结合临床表现完善血常规、生化检查、血清IgE、维生素B_{12}检测、病毒检测、心电图检查、心脏超声检查、胸部CT、血管彩超和骨髓常规等。对有疫区接触史的患者，寄生虫检查是必要的。2010年嗜酸性粒细胞增多综合征的诊断标准修订为：①外周血嗜酸性粒细胞计数≥$1.5×10^9$/L（注意：在出现危及生命的终末器官损害的情况下，宜立即诊断，以避免延误治疗时机）。②有组织嗜酸性粒细胞增多导致的器官损伤和（或）功能障碍。③排除其他疾病引起的嗜酸性粒细胞增多或导致器官损伤的主要因素。满足以上三条即可诊断为嗜酸性粒细胞增多综合征。而其中关于嗜酸性粒细胞增多综合征的标准也修订为：间隔4周，发现至少2次有外周血嗜酸性粒细胞计数≥$1.5×10^9$/L，和（或）确定组织中嗜酸性粒细胞增多，而后者的确定需要满足以下标准之一：①骨髓片中发现嗜酸性粒细胞的比例超过20%。②病理检查显示组织有大量的嗜酸性粒细胞浸润。③发现明显的嗜酸性粒细胞颗粒蛋白沉积（在没有大量嗜酸性粒细胞浸润的情况下）。

关于嗜酸性粒细胞增多综合征的病因尚不清楚，主要分为三类：特发性嗜酸性粒细胞增多综合征（没有潜在引起嗜酸性粒细胞增多的因素，没有证据证实是反应性还是肿瘤性疾病导致的嗜酸性粒细胞增多，没有证据证实终末器官损伤是由嗜酸性粒细胞增多导致的）、原发性（肿瘤性）嗜酸性粒细胞增多综合征（根据WHO指南分为干细胞、骨髓细胞或嗜酸性粒细胞性肿瘤，嗜酸性粒细胞增多导致的终末器官损伤，嗜酸性粒细胞异常克隆）、继发性（反应性）嗜酸性粒细胞增多综合征（潜在的嗜酸性粒细胞为非克隆性的疾病；细胞因子驱动的嗜酸性粒细胞增多及终末器官损伤由嗜酸性粒细胞增多导致）。此外，反应性嗜酸性粒细胞增多综合征还有一种亚型：淋巴变异性嗜酸性粒细胞增多综合征（克隆性T细胞被认为是唯一的潜在因素）。

嗜酸性粒细胞增多综合征可以导致任何器官损伤或功能障碍，临床表现多样化。近年来有文献研究报道以皮肤损害为首发表现者约占37%，而整个病程中发生皮肤损害者约占69%，皮肤黏膜表现包括血管性水肿、湿疹样损害、离心性环状红斑、红皮病、网状青斑、黏膜溃疡、甲皱襞梗死、坏死性血管炎、瘙痒性丘疹、荨麻疹及裂片样出血等。皮疹分布呈全身性，极易被误诊为其他疾病，如痒疹和扁平苔藓等。其次是肺部损害，占44%；消化道损害占38%；心脏、神经系统和脾损害分别占20%、21%和10%。心脏受损常常表现为心肌纤维化、主动脉狭窄和充血性心力衰竭，并且是重要的致死因素。神经系统受损可出现血栓栓塞引起的卒中和短暂性脑缺血发作。血液系统受损可出现脾大和左上腹部疼痛。肺部受损可出现持续性咳嗽和呼吸困难，还可出现风湿性关节炎的临床表现如关节疼痛和肌痛。胃肠道受损时可出现非特异性的恶心、呕吐和腹部疼痛。另外，还可能出现全身症状如持续性发热、盗汗、厌食和体重减轻等表现。目前，糖皮质激素仍然是治疗特发性嗜酸性粒细胞增多综合征的一线治疗药物，推荐剂量$0.5 \sim 1$ mg/（kg·d）。有研究报道约85%的患者在接受糖皮质激素治疗1个月后病情部分或完全缓解。此外，与糖皮质激素联合使用的最常见的二、三线药物是羟基脲（$0.5 \sim 2$ g/d）和IFN-α。它们起效均较缓慢。IFN-α在部分患者中有诱导缓解和逆转终末器官损伤的作用。伊马替尼（imatinib, STI571）甲磺酸盐是FIP1L1-PDGFRA阳性的嗜酸性粒细胞增多综合征患者的一线药物，能有效地控制外周血嗜酸性粒细胞的数量，剂量至少为100 mg/d。临床缓解后以每周100 mg的剂量维持。靶向治疗的研究药物还包括针对IL-5的美泊利单抗、抗CD52的阿仑单抗及IL-5Ra的单抗，可明显减少严重的嗜酸性粒细胞性食管炎和嗜酸性粒细胞增多性皮炎。临床上本病需要与以下疾病鉴别。

1. Churg-Strauss综合征　特发性嗜酸性粒细胞增多综合征与Churg-Strauss综合征有很多相同的临床特点。两者都为系统性疾病，伴有外周血嗜酸性粒细胞增多以及嗜酸性粒细胞浸润组织，都可表现为Loftier综合征和嗜酸性粒细胞性胃肠炎等继发改变。但与Churg-Strauss综合征相比，嗜酸性粒细胞增多综合征的嗜酸性粒细胞增多更明显，并且常有心肌内膜纤维化，无哮喘和过敏性病史。嗜酸性粒细胞增多综合征常伴有弥漫性中枢神经系统损害，肝、脾及全身淋巴结肿大，血栓性栓塞以及血小板减少症，而Churg-Strauss综合征很少有这些现象。嗜酸性粒细胞增多综合征的组织活检无血管炎及肉芽肿的表现，对糖皮质激素的治疗效果不佳。

2. 慢性粒细胞性白血病　有时鉴别非常困难，若髓系细胞存在分子遗传学的克隆性异常（90%以上存在Ph'染色体和BCR/ABL融合基因），NAP活性降低，外周血或骨髓原始细胞＜10%，并且伴有脾重度增大及肝大，则诊断可以成立。

3. 嗜酸性粒细胞白血病　临床可出现心肌损害、心脏扩大、心力衰竭、呼吸困难、精神障碍、视力减退、偏瘫以及皮肤红斑、结节和皮疹。实验室检查可见外周血白细胞显著增多，骨髓检查有幼稚嗜酸性粒细胞出现，骨髓增生极度活跃，分类以幼稚嗜酸性粒细胞占大部分。临床表现类似急性白血病过程。

4. 寄生虫病　本病可以查到寄生虫病原体（虫卵或虫体）。血清中IgE可升高。主要为外周血嗜酸性粒细胞轻度或中度增多。骨髓增生程度大致正常，原始细胞不增多（所占比例＜0.02）。抗感染治疗后嗜酸性粒细胞可降低或正常。

（王 欢 钟 华 程海星 郝 飞 宋志强）

病例 48　可变性红斑角化病

临床照片　见图 48-1 至 48-3。

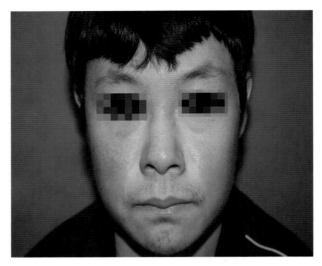

图 48-1　面部对称性红斑

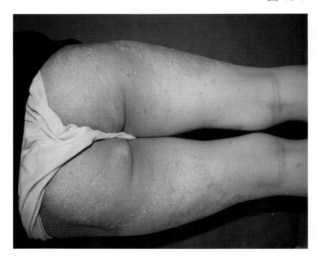

图 48-2　臀部及大腿角化性斑块

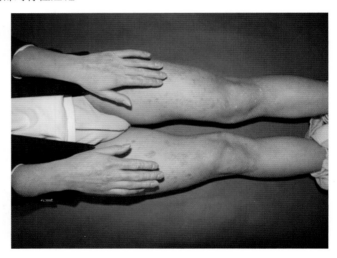

图 48-3　四肢皮肤红棕色角化性斑块

　　一般情况　患者，男，20 岁，学生。

　　主诉　面部及四肢红斑伴痒 20 年。

　　现病史　患者自出生后半年起面部及四肢出现片状红斑、脱屑，并逐渐扩大。部分红斑可在几天内自行消退，皮损的形态和大小随季节发生变化，多在冬季加重，夏季可完全缓解。自觉中学时皮损最为严重，后随年龄的增长有所改善。患者一直在以"湿疹"治疗，外用各种药物（不详）后治疗效果不佳。

　　既往史及家族史　患者系足月顺产，发育正常，无特殊不良嗜好。父母非近亲结婚，家族中无类似疾病患者，无特殊遗传疾病病史。

　　体格检查　一般情况良好，发育正常，智力正常。全身各系统检查无异常，甲状腺无肿大，全身未触及肿大的浅表淋巴结。

　　皮肤科检查　面部可见对称性风团样红斑，界清，表面覆以少许鳞屑，累及耳郭。臀部和四肢皮肤可见大小不等的红棕色角化性斑块，呈环状或不规则地图状，部分融合呈网状，表面干燥伴鳞屑。头皮、黏膜、指（趾）甲及毛发未见明显异常。

实验室检查 血、尿及大便常规均正常。肝功能、肾功能及血脂全套正常。甲状腺功能五项正常。甲状腺超声检查未见明显异常。

思考

1. 您的初步诊断是什么？

2. 为了明确诊断，您认为还需要做什么关键检查？

提示 可能的诊断

1. 对称性进行性红斑角化病（symmetrical progressive erythrokeratodermia）？

2. 毛发红糠疹（pityriasis rubra pilaris）？

3. 内瑟顿综合征（netherton syndrome）？

4. 可变性红斑角化病（erythrokeratodermia variabilis，EKV）

关键的辅助检查 组织病理检查示表皮角化过度伴灶状角化不全，棘层增生肥厚，表皮突伸长、增宽。真皮浅层毛细血管周围散在小片状的淋巴细胞及组织细胞浸润（图48-4）。

最终诊断 可变性红斑角化病。

诊断依据

1. 面部及四肢对称性红斑20年，界清，表面覆以少许鳞屑。臀部及四肢皮肤大小不等的红棕色角化性斑块。

2. 皮损呈环状或不规则地图状，部分融合呈网状。

3. 组织病理示表皮角化过度伴灶状角化不全，棘层增生肥厚，表皮突伸长、增宽。

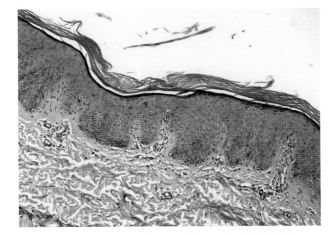

图48-4 表皮角化过度伴灶状角化不全，棘层肥厚，表皮突伸长增宽（HE×100）

治疗方法 本病无特效疗法，可口服异维A酸及外用维A酸，但停药后可复发。有补骨脂素长波紫外线（PUVA）治疗好转的报道。

易误诊原因分析及鉴别诊断 可变性红斑角化病又称可变性图形红斑角化病、对称性进行性先天性红斑角化病、进行性红斑角化病和Mendes da Costa综合征，是一种罕见的常染色体显性遗传性角化过度性皮肤病，其致病基因GJB3D定位于染色体1p34~p35。它编码缝隙连接蛋白a4（连接蛋白31）。也有学者认为与GJB4基因的突变导致氨基酸置换p.Gly12Asp（G12D）有关。目前国外有合并大动脉炎和家族30个人患病的报道。本例患者与国内报道的病例相比皮疹数量较多，具有边界清楚的红斑性和角化过度性斑片两种典型皮损，且临床进展过程和组织病理学均符合可变性红斑角化病。本病皮损可发生于任何部位，但多见于四肢伸侧、臀部、腋窝、腹股沟和面部，50%伴掌跖角化，多汗，呈红斑脱屑状，多在3岁前发病，可随年龄的增长有所改善，终身不愈。

本病应注意与进行性对称性红斑角化病、毛发红糠疹及内瑟顿综合征（Netherton syndrome）等病例相鉴别。

1. 对称性进行性红斑角化病 本病皮损开始表现为红斑性角化过度性斑块，逐渐扩大为片状潮红浸润性肥厚斑块，常对称分布，呈进行性缓慢变化病程。

2. 毛发红糠疹 本病常具有特征性的棕红色或黄红色毛囊角化性丘疹。病理检查可见毛囊口处有毛囊角质栓和灶性角化不全。

3. 内瑟顿综合征　本病常见于女性，具有特征性的竹节样毛发、鱼鳞病样红皮病或迂回线状鱼鳞病、毛发异常和特应性皮炎合并存在。

（罗　婕　阎　衡　杨希川　郝　飞）

病例 49　羊痘

临床照片　见图 49-1。

主诉　左手大拇指起丘疹、瘙痒 9 天。

现病史　患者诉 9 天前左侧大拇指屈侧出现一个红色丘疹，如油菜籽大小，逐渐增大成蚕豆大小斑块，中央有黄豆大透明丘疹，有轻度瘙痒，夜间、温暖及寒冷后瘙痒加重，无疼痛。患者自行将中央丘疹顶端挑破后挤压，未见液体流出。无发热、畏寒，大、小便无异常。

既往史、个人史及家族史　患者近 1 个月来从事杀羊工作，余无特殊。

体格检查　一般情况可，精神、食欲好。全身浅表淋巴结未扪及肿大。心、肺、腹无异常。

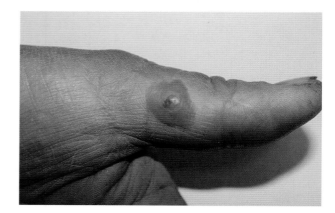

图 49-1　左手大拇指斑块、丘疹

皮肤科检查　左手大拇指屈侧可见一蚕豆大小的淡红色斑块，边界清楚，中央有一黄豆大丘疹，看似透明状，顶端有结痂，质韧，无压痛。

实验室检查　血常规未见特殊异常。

思考

1. 您的初步诊断是什么？

2. 为了明确诊断，您认为还需要做什么关键检查？

提示　可能的诊断

1. 羊痘（orf）？

2. 孢子丝菌病（sporotrichosis）？

3. 寻常疣（verruca vulgaris）？

4. 挤奶人结节（Milker's nodules）？

关键的辅助检查　组织病理（左手大拇指处斑块）示表皮角化过度，表面有痂形成，棘层增生、肥厚，表皮突伸长、增宽，可见细胞间水肿及表皮内水疱，有较多炎症细胞外渗。真皮内毛细血管扩张充血，周围片状密集的淋巴细胞及组织细胞浸润，并可见红细胞外溢。病理诊断：符合羊痘组织像（图 49-2）。

最终诊断　羊痘。

诊断依据

1. 病史及病程 9 天，患者近 1 个月来从事杀羊工作。

2. 皮损位于手指。

3. 皮损表现为蚕豆大小的斑块，中央有黄豆大透明丘疹。

4. 伴有轻度瘙痒，无疼痛。

5. 组织病理检查符合羊痘。

治疗方法　全部切除，随访 2 个月无复发，身体其余部位未见类似皮疹。

易误诊原因分析及鉴别诊断　羊痘又称传染性脓疱性皮炎，由羊痘病毒（orf virus）感染所致。该病毒属于副牛痘病毒组，是一种双链 DNA 病毒。此病毒主要侵犯绵羊和山羊，特别是羔羊。羊与羊之间通过直接接触或通过被羊痘病毒污染的牧场间接接触而感染。人主要是由于直接接触病羊污染的物质而被感染，多见于牧羊人、兽医、屠宰工人和肉类搬运工等。受到该病传染后有终生免疫力。本病例患者患病前 1 个月从事杀羊工作，有明确的接触史。皮损初起为红色或紫红色的小丘疹，单个或数个，质地坚硬，后扩大成扁平出血性脓疱或水疱，大小一般为 2 ~ 3 cm，最大的达 5 cm，中央有

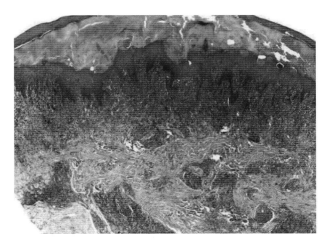

图 49-2　角化过度，棘层肥厚，细胞间水肿及表皮内水疱。真皮内毛细血管扩张充血，周围片状密集的淋巴细胞及组织细胞浸润（HE × 100）

脐凹并结痂，痂皮呈黑色。痂周有特征性的灰白色或紫色晕，其外再绕以红晕。以后痂皮脱落，变成乳头瘤样结节，最后变平、干燥、结痂而自愈，无瘢痕形成，病程一般 3 ~ 6 周。在原发感染以外出现二次接种感染十分常见。损害多发生于手指、手部、前臂和面部等易接触部位，常发生局部轻微淋巴管炎和淋巴结炎。一般无全身症状，或仅有微热和全身不适。少数病例由于病毒血行播散，可出现全身广泛丘疱疹或水疱性皮损，在数周内消退。有的可出现一过性多形红斑样皮疹，亦可出现中毒性红斑。本病的治疗主要是对症治疗，有继发感染时控制感染，对大的皮损可以进行手术切除或冷冻治疗，但在免疫抑制的患者容易复发。羊痘需与牛痘、孢子丝菌病、传染性软疣和寻常疣等鉴别，通过临床表现、组织病理及病毒检测可以明确诊断。

1. 牛痘　是由牛痘病毒感染所致。该病是一种牛的传染病，亦可传染给人。在被感染的部位初起丘疹，很快转变成水疱，经过短暂的出血期后转变为脓疱，中央脐凹，周围绕有红晕及水肿，2 周内出现溃疡，然后结硬质黑痂，一般经 3 ~ 4 周而愈。患者常有发热、肌痛和身体不适等症状，并有局部淋巴结炎及淋巴管炎。牛痘与羊痘在临床上有时很难区分，鉴别诊断主要依靠接触史、发现痘病毒、组织培养以及分离到牛痘病毒，PCR 检测可确定病毒类型。

2. 孢子丝菌病　是一种由申克孢子丝菌引起的皮肤、皮下组织及其附近淋巴管的慢性感染。细菌由外伤处植入，在局部出现无痛性皮下结节，呈红色、紫色或黑色，有时初起可为溃疡，可沿着引流淋巴管出现许多类似皮下结节。常侵犯指或腕部，损害连成一串结节，直至臂部。一般后起损害较少有破溃，可持续数月甚至数年。结合临床和组织病理检查，两者不难鉴别。

3. 寻常疣　为人乳头瘤病毒（HPV）感染所致，多见于青少年。皮疹初为针尖大的丘疹，逐渐增大到豌豆或更大，呈圆形或多角形，表面粗糙，角化明显，触之硬固，高出皮面，呈灰黄、污黄或污褐色，数目不等。患者一般无自觉症状，偶有压痛。好发于手指、手背和足缘等处。结合临床表现和组织病理两者不难鉴别。

4. 传染性软疣　由传染性软疣病毒感染所致，可通过直接接触传染，也可自体接种。传染场所多为公共浴室和游泳池。好发生于儿童和青年人。皮损呈粟粒大至小豆大小丘疹，半球形，具有蜡样光泽，中央有脐凹，可从脐凹中挤出白色乳酪样物质即软疣小体。皮疹数目不等，新老皮疹参差不齐，有大有小。皮疹好发于躯干、四肢和会阴部，有时发生于面部口唇或眼睑周围。结合临床表现和组织病理两者不难鉴别。

5. 类丹毒　是由猪红斑丹毒丝菌侵入人体皮肤伤口引起的类似丹毒样皮肤损害的急性感染性疾病。

皮损多发于手部，潜伏期为2～7天，主要分为三型：①局限型。最多见，病菌侵入部位出现红斑、肿胀和疼痛，特征皮损为多角形紫红色斑，中央可部分消退，边缘隆起并向周围扩散，形成环状损害，一般在2～4周可自愈。②弥漫型：临床少见，在远离病菌原发感染部位可出现大量泛发性皮损，形态类似于局限型表现，常伴有发热和关节症状。③败血症型：罕见，有泛发性红斑和紫癜，伴有发热和多系统功能损害，血培养阳性。根据病史及皮损形态可进行鉴别诊断。

6. 挤奶人结节　又称副牛痘，常发生于挤奶工人或屠宰场工人，为接触了感染挤奶人结节病毒的病牛的乳房而引起的感染性疾病。潜伏期为5～14天，多见于手指、前臂和脸部等部位。皮损起初为扁平红色丘疹，随后进展为浸润性靶样结节。中央为红色，外周绕以白环，皮损周围有炎性红晕。病情可由充血水肿发展至灰色坏死，中央凹陷结痂，痂皮脱落后呈现乳头瘤样赘生物，4～6周后部分患者可自然消退，不留瘢痕。病理上表皮呈假上皮瘤样增生，棘细胞层可见部分细胞空泡样变性，出现多房性水疱，有时可见细胞核内嗜酸性包涵体。根据病史、皮损形态及病理检查可诊断。

（梁渝珩）

病例 50　Sweet 综合征

临床照片　见图 50-1。

一般情况　患者，女，49 岁。

主诉　双下肢结节伴瘙痒 1 年，面、颈及双上肢斑块伴发热 2 个月。

现病史　患者诉 1 年前双下肢出现散在红色结节伴压痛，约蚕豆大小，于当地医院就诊，予中药口服（具体不详），结节及疼痛明显缓解。2 个月前上述症状再次出现，且额头及耳部出现红斑和丘疹，伴明显瘙痒、疼痛及发热，最高体温达 39.6℃，并于当地医院治疗，予中药口服、静脉滴注糖皮质激素（具体不详）及外用氯霉素软膏，症状缓解，但停药后复发。近日面颈部皮损增多，并融合成片，不伴水疱、鳞屑和风团等。

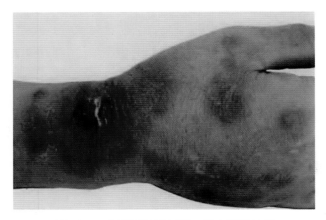

图 50-1　右手腕桡侧红斑，假水疱样外观

既往史及家族史　既往体健，否认近期有上呼吸道感染史，否认家族史。

体格检查　T 37.7℃，P 116 次 / 分，R 21 次 / 分，心、肺、腹等系统检查无异常。

皮肤科检查　双侧上眼睑水肿性红斑，额、颈周、双颊及双上肢可见散在红色斑块，边界清楚，边缘稍隆起，表面粗糙且不伴鳞屑，呈假水疱样外观。双下肢散在豌豆至蚕豆大小的红色结节，稍有压痛，并可见散在的色素沉着斑。

实验室检查　ESR 45 mm/h，总蛋白 56 g/L，白蛋白 31.1 g/L，红细胞计数 2.99×10^{12}/L，血红蛋白 89 g/L，白细胞计数 5.39×10^{9}/L，中性粒细胞占 87.0%，血小板计数 282×10^{9}/L，尿常规、大便常规、凝血酶原时间（prothrombin time）+ 活化部分促凝血酶原激酶时间（activated partial thromboplastin time，APTT）及免疫全套无异常，EB 病毒 IgA（－）、IgG（＋），肝、胆、胰、脾、肾、输尿管、膀胱、子宫及附件 B 超检查均未见异常。

思考

1. 您的初步诊断是什么？

2．为了明确诊断，您认为还需要做什么关键检查？

提示 可能的诊断

1．结缔组织病（connective tissue disease）？

2．结节性红斑（erythema nodosum）？

3．变应性皮肤血管炎（allergic cutaneous vasculitis）？

4．Sweet 综合征（Sweet syndrome）？

关键的辅助检查 组织病理检查示真皮浅层水肿、血管扩张，真皮浅中层密集的中性粒细胞及淋巴细胞浸润（图 50-2）。

最终诊断 ①Sweet 综合征。②中度贫血。

诊断依据

1．皮损位于面、颈、双上肢及双下肢 1 年，加重 2 个月。

2．皮损为双侧上眼睑水肿性红斑，额、颈周、双颊及双上肢可见散在红色斑块，边界清楚，边缘稍隆起，表面粗糙，不伴鳞屑，呈假水疱样外观。

3．伴有发热。

4．组织病理检查显示真皮内弥漫性中性粒细胞浸润，真皮乳头水肿。

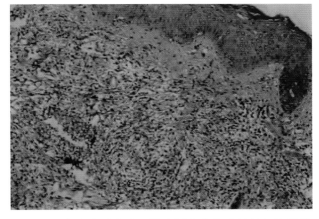

图 50-2 真皮浅层水肿，浅中层密集的中性粒细胞及淋巴细胞浸润（HE×100）

治疗方法 入院后给予地塞米松 10 mg/d 加入 5% 葡萄糖液中静脉滴注，同时应用头孢克洛（希刻劳）、甘草酸二铵、海棠合剂和吲哚美辛（消炎痛）等，第 2 天体温正常，1 周后皮损明显变平，无新发皮损。遂将地塞米松减为 7.5 mg/d，停用头孢克洛、甘草酸二铵、海棠合剂及吲哚美辛。2 周后皮损大部分消退，并遗有色素沉着。复查血常规：红细胞计数 3.66×10^{12}/L，血红蛋白 109 g/L，白细胞计数 9.44×10^9/L，中性粒细胞占 76.4%，血小板计数 247×10^9/L。出院时改地塞米松为泼尼松 40 mg/d 口服，1 个月后改为 20 mg/d 口服，后失访。

易误诊原因分析及鉴别诊断 Sweet 综合征又称急性发热性嗜中性皮病，其病因与发病机制不明，可能是对细菌、病毒或肿瘤抗原的一种超敏反应。有研究显示该病与 HLA-B54 相关，细胞因子与中性粒细胞在其发病中发挥重要作用。本病主要表现为发热，面颈和四肢红色隆起性、疼痛性的斑块和结节，边界清楚，可呈假水疱样，一般不发生糜烂和破溃，触之硬，可自行消退，但易复发。在出现皮损的同时常伴有发热和外周血中性粒细胞增多，ESR 加快，尚可伴有其他症状如关节痛、头痛和肌痛。皮肤外的表现不仅累及口腔、眼和黏膜，也可影响内脏各器官。Sweet 综合征常分为特发性、恶性肿瘤相关性和药物诱发等类型。特发性 Sweet 综合征可能与感染（如上呼吸道或胃肠道感染）、炎症性肠病和妊娠有关。对本病最主要的治疗是系统应用糖皮质激素，常用泼尼松 30～60 mg/d 口服［最初剂量可按 1mg/（kg·d），晨起顿服］，4～6 周后减为 10mg/d。还可局部外用或皮损内注射糖皮质激素。本例患者合并有中度贫血，但并未发现可能存在的恶性肿瘤，亦未查见明显的贫血原因，仅有 EB 病毒 IgG（+），可能有过 EB 病毒感染史。有资料显示 10%～20% 的 Sweet 综合征患者合并潜在恶性肿瘤，其中 85% 是血液系统疾病，以急性髓细胞性白血病和骨髓增生异常综合征最为常见，可在皮损出现前、后或同时发生。Sweet 综合征合并血液病时约半数患者的白细胞和中性粒细胞分类可正常或下降，且常有血红蛋白和血小板下降。本患者经治疗后贫血状况有明显改善，考虑血液系统肿瘤导致的可能性较小，但由于此患者未行骨髓细胞学检查，故仍需对此患者进行密切的随访。

Sweet 综合征的皮肤表现需与感染、自身免疫性疾病、肿瘤、结节性红斑及变应性血管炎等相关的皮肤表现相鉴别，有必要行病毒、细菌和真菌等的分离与培养以除外感染。

1. 结缔组织病　泛指结缔组织受累的疾病，包括红斑狼疮和皮肌炎等，具有某些临床、病理学及免疫学方面的共同点，如多系统受累（即皮肤、关节、肌肉、心、肾、造血系统和中枢神经等可同时受累），病程长，病情复杂，可伴发热、关节痛、血管炎、ESR 加快及 γ 球蛋白升高等，免疫指标可有不同程度的异常。

2. 结节性红斑　青年女性多见，常见于小腿伸侧，上肢及颜面部位通常不受侵犯。临床表现为红色或紫红色皮下结节，数目多少不定，直径 1～4 cm，常呈群集或散在对称性分布，结节不破溃，自觉疼痛或压痛，易复发。

3. 变应性血管炎　好发于青年女性，病变以下垂部位如下肢和骶部突出。临床表现为可触及的紫癜、瘀斑、丘疹、水疱、大疱、脓疱、皮肤糜烂或溃疡等。皮疹大小不等，部分患者自觉皮肤瘙痒，有针刺样或烧灼性疼痛，可伴有发热和关节痛等症状，亦可多系统累积。组织病理特点为白细胞碎裂性血管炎。

（高　英　郭在培）

病例 51　乳腺癌相关性 Sweet 综合征

临床照片　见图 51-1、51-2。

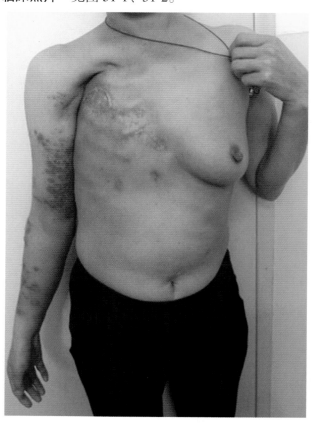

图 51-1　右上肢红斑、丘疹、斑块

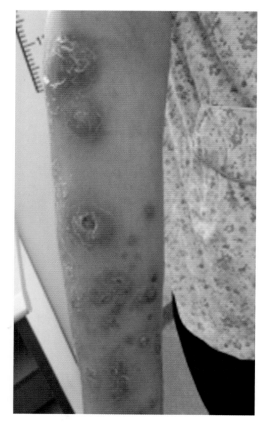

图 51-2　上臂斑块、结节

一般情况　患者，女，49 岁。

主诉　右上肢红斑、丘疹、斑块伴关节痛 20 天。

现病史　20 天前患者无明显诱因于右小拇指出现一黄豆大小的红色斑块。皮疹迅速增大并出现溃疡和溢脓，伴触痛。后皮疹逐渐增多并累及右上肢，出现水肿性红斑和斑块。后皮疹表面出现溃疡和溢脓，伴指间关节和双膝关节痛。于当地医院就诊，给予输液治疗（具体不详）后，皮疹部分消退，疼痛无明显缓解。患者自发病以来精神、饮食和睡眠差，大、小便正常，体重下降约 2 kg。

既往史及家族史　患者 3 个月前曾因"右侧乳腺癌"行手术及放、化疗，余无特殊。

系统检查　神志清，精神差，浅表淋巴结未触及肿大，右侧乳房缺如，右胸部可见一约 2 cm×20 cm 的陈旧性瘢痕，余系统检查无明显异常。

皮肤科检查　右上肢皮肤可见大量散在至密集分布的水肿性暗红斑，米粒至鸡蛋大小的丘疹和斑块，质软，边界清楚，部分中央溃疡，结黄痂。部分皮损似假水疱样和脓疱样，周围有红晕，压痛明显。

实验室检查　血常规示淋巴细胞占 15.9%（正常值 20%~40%），单核细胞占 12.10%（3%~10%），余指标均无明显异常。抗核抗体谱示抗核抗体阳性（1∶80），余指标均无明显异常。类风湿因子 + 抗环瓜氨酸抗体 + 抗 RA33 抗体 + 抗角蛋白抗体 + 抗心磷脂抗体 + 狼疮抗凝物 + 抗中性粒细胞胞质抗体示狼疮抗凝物筛选 163.7 U/ml，狼疮抗凝物 -β_2 糖蛋白 125.3 U/ml，狼疮抗凝物 - 磷脂酰丝 98.6 U/ml，余指标均无明显异常。皮损真菌镜检 + 培养阴性。

思考

1. 您的初步诊断是什么？
2. 为了明确诊断，您认为还需要做什么关键检查？

提示　可能的诊断

1. 皮肤转移癌（metastatic carcinoma of skin）？
2. 持久性隆起性红斑（erythema elevatum diutinum）？
3. 坏疽性脓皮病（gangrenous pyoderma）？
4. 变应性皮肤血管炎（allergic cutaneous vasculitis）？
5. Sweet 综合征（Sweet syndrome）？

关键的辅助检查　组织病理检查示表皮无明显改变，真皮乳头层水肿，真皮浅中层毛细血管扩张，周围弥漫性中性粒细胞、淋巴细胞和组织细胞浸润，可见中性粒细胞核固缩和核碎裂（图 51-3、51-4）。特殊染色：PAS（+），抗酸（−）。免疫组化：CD38（+），CD68（+），Vim（+），CD3（+），CD163（+），Ki-67（+），CD45RO（+），CD20（+），CD79（+），CK7（−），CD1a（−），CD56（−），Pan-CK（−），S-100（−）。

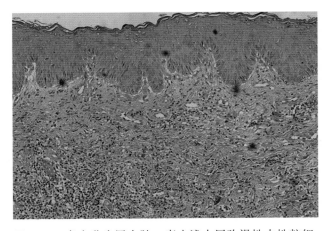

图 51-3　真皮乳头层水肿，真皮浅中层弥漫性中性粒细胞浸润（HE×100）

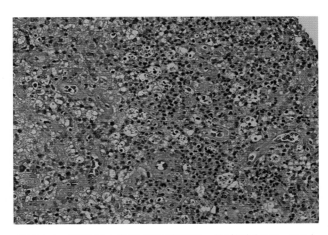

图 51-4　真皮层中性粒细胞核固缩、核碎裂（HE×100）

最终诊断   ①乳腺癌相关性 Sweet 综合征。②乳腺癌术后。

诊断依据

1. 右上肢红斑、丘疹及斑块伴关节痛 20 天，既往有"乳腺癌"病史。

2. 皮损为水肿性暗红斑，为米粒至鸡蛋大小的丘疹和斑块，质软，边界清楚，部分中央溃疡结黄痂。部分皮损似假水疱样和脓疱样，周围有红晕，压痛明显。

3. 组织病理   表皮无明显改变，真皮乳头层水肿，真皮浅中层毛细血管扩张，周围弥漫性中性粒细胞、淋巴细胞和组织细胞浸润，可见中性粒细胞核固缩及核碎裂。

治疗方法   先给予沙利度胺片 50 mg bid 口服治疗，患者出现头晕，考虑系使用沙利度胺的不良反应，遂停用并改用羟氯喹片 100 mg bid 口服治疗，并给予曲安奈德针 + 利多卡因针局部封闭治疗。经治疗 2 个月后红斑的颜色减退变淡，大部分斑块变平，表面溃疡愈合，疼痛明显缓解，目前仍在随访中。

易误诊原因分析及鉴别诊断   Sweet 综合征又称急性发热性嗜中性皮病。本病的病因和发病机制仍不清楚，可能是对细菌、病毒、药物或肿瘤抗原的一种超敏反应。好发于中年以上女性，男女比例为 1 : 3，临床上可分为经典型或特发型、恶性肿瘤相关型及药物诱发型三种类型。好发部位为面颈部、躯干和四肢。典型的皮损为红色或暗红色的斑块或结节，有疼痛和触痛，可出现假性水疱。组织病理表现为真皮弥漫性成熟中性粒细胞浸润，白细胞核碎裂和真皮乳头水肿等，可伴内皮细胞肿胀和真皮浅层小血管扩张，但没有纤维素样坏死，此为白细胞碎裂性血管炎的一种。治疗上首选系统使用糖皮质激素，其他药物包括氨苯砜、碘化钾、吲哚美辛以及环孢素等。局部或皮损内注射强效糖皮质激素亦有效。

本病患者为中年女性，既往有乳腺癌病史，皮损位于右上肢，表现为疼痛性丘疹和斑块，无发热和中性粒细胞增多，这与 Sweet 综合征的一般发病特点有差异，是易被误诊的主要原因。恶性肿瘤相关型 Sweet 综合征应与皮肤转移癌、持久性隆起性红斑、坏疽性脓皮病、变应性皮肤血管炎和多行红斑等相鉴别。

1. 皮肤转移癌   本病为恶性肿瘤直接蔓延浸润导致的皮肤病，组织病理检查可发现异型细胞，两者容易鉴别。

2. 持久性隆起性红斑   本病为慢性白细胞碎裂性血管炎，其特点是肢体伸侧多发性持久性丘疹、斑块和结节。组织病理学表现为真皮上中部白细胞碎裂性血管炎，血管壁及其周围有纤维蛋白样变性。本病好发于四肢伸侧，对称分布。根据两者的组织病理不同可以鉴别。

3. 坏疽性脓皮病   本病是一种少见的非感染性嗜中性皮病。皮肤有复发性疼痛性坏死性溃疡，常伴有潜在的系统性疾病，好发年龄为 40～60 岁，女性略多于男性。组织病理的典型表现包括损害中央表皮和真皮的坏死和溃疡，溃疡周围为密集的急性炎症细胞浸润，其外有混合的炎症细胞及慢性炎症细胞浸润，两者较易鉴别。

4. 变应性皮肤血管炎   本病皮疹呈多形性，好发于下肢，如斑丘疹、紫癜、血疱和溃疡，皮疹表面常有坏死、糜烂和溃疡，常对称分布。组织病理表现为真皮上部毛细血管、细小动脉壁纤维蛋白样坏死，红细胞外溢，大量中性粒细胞浸润，有核碎裂。根据两者的组织病理不同可鉴别。

（翟亚杰   李玉叶）

病例 52　穿通性环状肉芽肿

临床照片　见图 52-1、52-2。

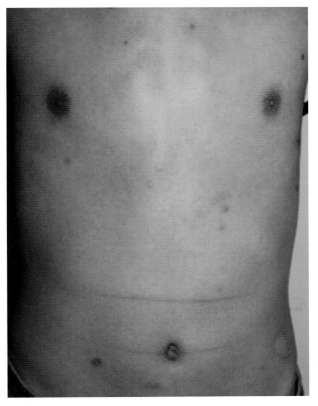

图 52-1　躯干丘疹

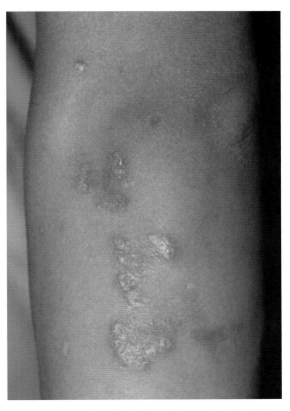

图 52-2　上肢丘疹及环状斑块，上有少许痂屑

一般情况　患者，男，26 岁，职员。

主诉　四肢、躯干丘疹和斑块 4 年余，加重 2 年。

现病史　患者于 4 年前无明显诱因于双上肢出现一米粒至绿豆大小的丘疹，无明显自觉症状。后皮疹逐渐增多，部分皮损离心性扩大，形成不规则环状斑块。部分皮损顶端出现角质物，部分中央凹陷。患者曾在当地医院就诊，具体诊断不详，予“肤轻松乳膏”灯光外用，无效。有时有个别脓疱性丘疹出现，部分皮疹消退后遗留色素沉着或色素减退性瘢痕。皮损缓慢增多。病程中患者无口渴多饮、潮热盗汗及发热等症。饮食可，二便正常。

既往史及家族史　无特殊。

体格检查　一般情况良好，精神好。口腔黏膜未见糜烂及溃疡。心、肺检查未发现异常。腹平软，无压痛和反跳痛，肝、脾肋缘下未扪及。双肾区无叩击痛。脊柱和四肢无异常。双下肢无水肿。

皮肤科检查　四肢和躯干见散在分布多个肤色或淡红色的半球形丘疹，粟粒至黄豆大，不融合，质坚实。部分丘疹中央有一小的角栓。去除角栓后局部留有一脐凹。并见散在不规则铜钱至半个鸡蛋大小的环状斑块，部分斑块中央凹陷，表面有少许结痂、鳞屑或瘢痕，边缘隆起呈堤状。部分皮疹消退处可见色素沉着或色素减退斑。

实验室检查　血、尿及大便常规检查正常，肝功能、肾功能、空腹血糖、血脂、电解质、凝血四项、免疫球蛋白类和补体及甲状腺功能九项均正常；抗双链 DNA 抗体、抗可提取性核抗原抗体、抗核抗体、HIV、TPPA、TRUST 及肝炎病毒学全套均为阴性。胸部 X 线检查、心电图检查及腹部 B 超（肝、胆、脾、胰、双肾和膀胱）均未见异常。

思考

1. 您的初步诊断是什么？

2. 为了明确诊断，您认为还需要做什么关键检查？

提示　可能的诊断

1. 环状肉芽肿（granuloma annulare）？

2. 丘疹坏死性结核疹（papulonecrotic tuberculid）？

3. 匐行性穿通性弹性纤维病（elaslosis perforans serpiginosa，EPS）？

4. 反应性穿通性胶原病（reactive perforating collagenosis，RPC）？

关键的辅助检查　组织病理检查示病变主要位于真皮中上部，呈栅状肉芽肿，其中央为坏死区（图 52-3），周围见组织细胞、成纤维细胞和淋巴细胞栅状排列。穿通管从坏死区斜行向上穿通表皮，并排出真皮内颗粒状、无定形的变性物质（图 52-4）。穿通管邻近的表皮呈反应性增生。病理诊断符合穿通性环状肉芽肿。

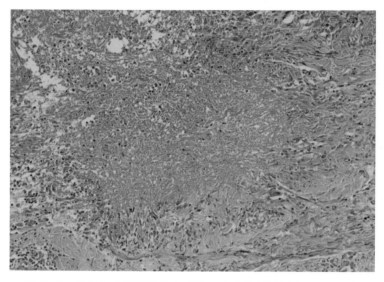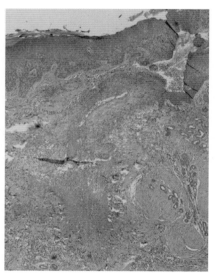

图 52-3　真皮上中部栅栏状肉芽肿，中央为坏死区（HE×200）　　图 52-4　坏死区斜行向上穿通表皮，并排出颗粒状、无定形的变性物质（HE×40）

最终诊断　穿通性环状肉芽肿（perforating granuloma annulare）。

诊断依据

1. 皮损表现为粟粒至黄豆大小肤色或淡红色的半球形丘疹和散在铜钱大小的环状斑块，去除丘疹顶端角栓后局部留有一脐凹。部分斑块的中央凹陷，表面有少许结痂和鳞屑，边缘隆起呈堤状。

2. 组织病理检查见真皮内栅栏状肉芽肿改变。

治疗方法　予异维 A 酸 10 mg，每日 2 次；复方甘草酸苷片 50 mg，每日 2 次；羟氯喹 0.1 g，每日 2 次；卤米松乳膏＋他扎罗汀乳膏，交替外用。治疗半个月后部分皮损缩小，后失访。

易误诊原因分析及鉴别诊断　穿通性环状肉芽肿是以环状丘疹或结节性损害为特征的慢性皮肤病。本病是环状肉芽肿中少见的一种类型，可发生在成人和儿童，表现为局限性或泛发性。本病的病因尚不明确，可能与遗传、昆虫叮咬、紫外线照射、病毒感染、使用免疫抑制剂、甲状腺炎、糖尿病和肿瘤等因素相关。患者多无自觉症状，身体任何部位均可发生，但是主要发生在手背和四肢。皮疹开始为浅表性丘疹或小结节，直径为 2~4 mm，以后逐渐扩大，中央出现脐凹和小溃疡，可挤出黏液样液体，有时结痂，皮损消退后留有点状瘢痕。有时皮疹像传染性软疣。泛发型穿通性环状肉芽肿还可出现脓疱性丘疹。本病的组织学特征除了环状肉芽肿的改变，即灶性胶原渐进性坏死和栅栏状肉芽肿形成外，还可以见到变性胶原纤维通过表皮排出，另有一些病例经毛囊排出，还有一些穿通性环状肉芽肿在损害中央出现溃疡，而并非真正通过表皮排出。由于本病的病因不明，目前尚无特效或者规范的治疗方法，但有报道表明口服或外用糖皮质激素，口服氨苯砜、异维 A 酸、羟氯喹、碘化钾以及外用他克莫司等治疗本病均取得一定的效果。尽管治疗方法很多，但疗效不一，特别是对于泛发型穿通性环状肉芽肿有时治疗较为困难。而且不论何种治疗方法，停止治疗后均有可能复发。也有些患者不需要治疗，皮损亦可自行消退。

由于本病初期表现为浅表性丘疹或小结节，部分来医院就诊的患者还未出现皮损中央脐凹和小溃疡等典型的临床表现，还有少数患者的皮疹可能像传染性软疣。如果临床医生对本病的认识不足，缺乏经验，临床上就可能造成误诊。所以临床医生应加强对此病的认识，做到早发现、早诊断及早治疗。穿通性环状肉芽肿应与传染性软疣、匐行性穿通性弹性纤维病、反应性穿通性胶原病、穿通性毛囊炎及 Kyrle 病等相鉴别，皮肤组织病理检查可明确诊断。

1. 传染性软疣　由传染性软疣病毒感染所致，经常在与他人共用搓澡巾洗澡后被传染。好发生于儿童和妇女，皮损呈粟粒至小豆大小的丘疹，呈半球形，具有蜡样光泽，中央有凹窝，可从凹窝中挤出白色乳酪样物质即软疣小体。皮疹数目不等，新老皮疹参差不齐，有大有小。皮损好发于躯干、四肢和会阴部，有时发生于面部口唇或眼睑周围。根据皮肤组织病理，两者不难鉴别。

2. 匐行性穿通性弹性纤维病　皮损多发生于颈部两侧，为直径 2~5 mm 的淡红色或正常肤色的角化性丘疹。皮肤组织病理表现为变性弹性纤维经表皮穿通，真皮弹性纤维断裂，并且无栅栏状肉芽肿形成。根据临床和皮肤组织病理，两者不难鉴别。

3. 反应性穿通性胶原病　是一种以变性胶原排出体外为特征的穿通性皮肤病，多累及儿童，有一定的遗传倾向。皮损多发生于躯干和四肢，表现为角化性丘疹，中心有黏着甚牢的角栓。皮肤组织病理表现为变性胶原穿通排出，真皮中无栅栏状肉芽肿形成。根据皮肤组织病理，两者不难鉴别。

4. 穿通性毛囊炎　皮疹多局限于四肢伸侧和臀部，表现为孤立性斑丘疹，以毛囊为中心，见白色角栓及卷曲的毛发，除去后遗留有出血性小凹。病理表现为毛囊口扩张，内填角化不良性角栓，并含有苏木紫碎片和卷曲的毛发。根据临床和皮肤组织病理，两者不难鉴别。

5. Kyrle 病　又称穿通性角化过度症，多发生于成人，一般在 30~60 岁发病。典型皮损为毛囊角栓性丘疹，可见于任何部位，但好发于四肢，偶有黏膜受累，也有报道眼结膜受累者。组织病理特点为贯穿表皮全层至真皮的角栓。角栓由角化过度和部分角化不全细胞组成，可发生在毛囊或汗腺导管开口。根据临床和皮肤组织病理，两者不难鉴别。

（刘彤云　柴燕杰　陈凤娟　李兴　何　黎）

病例 53　多发性骨髓瘤 γ 轻链型伴系统性淀粉样变

临床照片　见图 53-1、53-2。

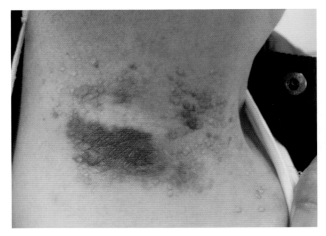

图 53-1　右颈部肤色或紫红色多角形扁平丘疹和斑块

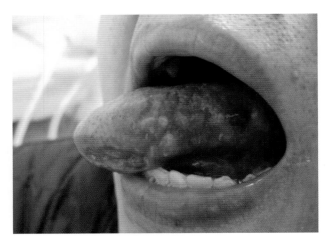

图 53-2　舌体及两侧缘淡红色半球形丘疹及血疱

一般情况　患者，男，55 岁，工人。

主诉　头晕、乏力 19 个月，舌部丘疹 15 个月。

现病史　19 个月前患者无明显诱因出现头晕、乏力及全身肌肉酸痛，双下肢屈曲受限，无发热、骨痛、关节痛及鼻出血等症状，服中药后症状无明显好转。15 个月前舌左缘出现少许丘疹，无自觉症状，未予重视。12 个月前舌体丘疹明显增多，同时颈部出现丘疹，双侧大腿肌肉轻微疼痛。自患病以来，患者食欲欠佳，体重下降约 9kg。

既往史及家族史　无特殊。

体格检查　一般情况好，生命体征平稳，全身浅表淋巴结未扪及肿大。双肺呼吸音粗，左下肺少许湿啰音。心脏叩诊及听诊未见异常。肝、脾肋下未触及，双侧大腿肌肉压痛，四肢关节活动无受限。

皮肤科检查　右颈部见直径 1~3mm 大小的肤色或紫红色多角形扁平丘疹，表面具有蜡样光泽，部分融合成斑块状。舌体及两侧缘散在淡红色半球形丘疹及血疱。

实验室检查　血、尿常规无异常。生化：总蛋白 49.8 g/L（参考值 60.0 ~ 83.0 g/L），白蛋白 31.3 g/L（参考值 35 ~ 55 g/L），球蛋白 18.5 g/L（参考值 19 ~ 34 g/L），钙 1.91 mmol/L（参考值 2.1 ~ 2.7 mmol/L）。尿微量蛋白 0.25 g/L（<0.15 g/L），24h 尿蛋白量 0.47g/L（<0.15 g/L）。胸部 CT 检查示双肺纹理增多、紊乱，其内散在斑片、结节影，以下肺为主，考虑为感染。双侧胸膜局限性增厚、粘连，纵隔淋巴结增多，少数增大，心包壁增厚，少量心包积液。X 线检查示双髋关节轻度骨质增生退变，双侧骶髂关节面下部骨密度略增高。心脏彩超检查示左室收缩功能测量值正常，舒张功能降低。腹部彩超检查未见异常。

思考

1. 您的初步诊断是什么？

2. 为了明确诊断，您认为还需要做什么关键检查？

提示　可能的诊断

1. 扁平苔藓（lichen planus）？

2. 慢性单纯性苔藓（lichen simplex chronicus）？

3. 多发性骨髓瘤伴系统性淀粉样变（secondary to multiple myoloma systemic amyloidosis）？

关键的辅助检查

1. 组织病理（右颈）示部分表皮轻度萎缩，真皮浅层大量成团嗜伊红、无定形物沉积，其间含有淋巴管样裂隙（图 53-3）。舌体丘疹组织病理提示为淀粉样变。团块状无结构物质示刚果红染色阳性。

2. 免疫学检查　血 IgG 6.42 g/L（参考值 8~15.5 g/L），κ 轻链 5.58 g/L（参考值 6.98~13.0 g/L），λ 轻链 3.03 g/L（参考值 3.80~6.50 g/L），血 β_2 微球蛋白 3.0 mg/L（参考值 0.7~1.80 mg/L）。尿 κ 轻链 0.0447（正常 <0.02 g/L），λ 轻链 3.8600（正常 <0.05 g/L），免疫固定电泳有克隆性 γ 轻链。

3. 骨髓涂片　骨髓浆细胞增多（图 53-4），占 23.5%，怀疑多发性骨髓瘤。骨髓细胞彩色图像分析提示为克隆性浆细胞疾病。

4. 骨髓活检　骨髓造血组织增生偏低下，有浆细胞性骨髓瘤。

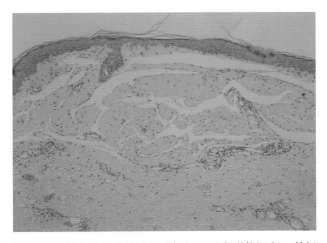

图 53-3　真皮浅层大量成团嗜伊红、无定形物沉积，其间含有淋巴管样裂隙（HE×100）

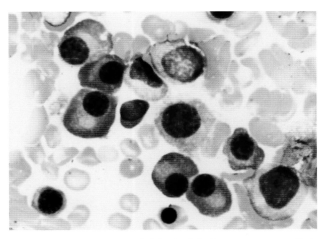

图 53-4　骨髓涂片示骨髓浆细胞增多（Wright-Giemsa 染色 ×1000）

最终诊断　多发性骨髓瘤 γ 轻链型伴系统性淀粉样变。

诊断依据

1. 起病隐匿，病程 19 个月。
2. 皮损位于舌部和右颈。
3. 皮损为肤色或紫红色丘疹、斑块和结节，可见血疱。
4. 伴随症状　头晕、乏力及全身肌肉酸痛。
5. 组织病理检查示淀粉样变。
6. 免疫学检查　尿 κ 轻链和 λ 轻链升高，免疫固定电泳提示克隆性 γ 轻链。
7. 骨髓涂片提示浆细胞增多，占 23.5%，骨髓活检提示存在浆细胞性骨髓瘤。

治疗方法　给予泼尼松（20 mg bid）口服及 TD 方案化疗（沙利度胺 + 地塞米松）。患者自觉全身酸痛及乏力稍有减轻。其后于门诊行 MP 方案（马法兰 + 泼尼松）化疗。电话随访，患者一般情况好，皮损无明显变化。

易误诊原因分析及鉴别诊断　系统性淀粉样变病临床少见，由高度不溶性纤维淀粉样蛋白沉积于器官中所致。其中由多发性骨髓瘤或者低分级单克隆免疫球蛋白血症引起的称为免疫球蛋白轻链淀粉样变，而反应性系统性淀粉样 A 蛋白淀粉样变则与慢性炎症和感染等有关。多发性骨髓瘤占血液系统恶性肿瘤的10%左右，大约有15%的骨髓瘤患者发生淀粉样变。在多发性骨髓瘤伴免疫球蛋白轻链淀粉样变的病例中，恶性浆细胞克隆产生大量的免疫球蛋白前体轻链，通过电泳可以从血液及尿液中检出。系统性淀粉样变的临床表现复杂多样，出现皮肤和黏膜损害的概率为29%～40%。淀粉样轻链蛋白沉积于真皮浅层，在皮肤常表现为面颈、耳后和腋下等部位的半透明状、具有蜡样光泽的扁平或半球形丘疹和结节。浸润血管壁时，毛细血管脆性增加，出现紫癜、瘀点和瘀斑等出血性皮损，眶周常易受累。舌淀粉样变在临床上特征性的表现为巨舌。系统性淀粉样变易发生心脏、肾、消化道及外周神经病变，出现心肾功能不全、蛋白尿、腹痛、腹泻及肝、脾大。皮损组织的病理表现为真皮和皮下组织内有嗜酸性、无定形、含裂隙的淀粉样物质团块。而原发性皮肤淀粉样变的淀粉样蛋白沉积于真皮乳头层，与表皮紧邻，两者的病理改变不同。本病尚无特效疗法，地塞米松联合马法兰（M-Dex）和自体造血干细胞移植是两种治疗免疫球蛋白轻链淀粉样变的最常用的方法。系统性淀粉样变的预后差，心、肾衰竭为其主要死因。随着发病年龄的增长，受累病变器官和系统增加，药物治疗的有效率也有所下降。

　　本例患者发病初期皮肤表现仅有舌部丘疹，易漏诊和误诊。其后患者颈部出现典型的具有蜡样光泽的丘疹及出血性斑块，且皮损组织的病理结果有大量团块状、含裂隙的无定形物质沉积，病变较为典型。提醒临床医生注意在其他症状出现之前有必要做进一步的骨髓及肾检查，明确有无系统受累及伴发多发性骨髓瘤，以便早期诊断和治疗，尽可能阻断疾病进展，延长患者的生存时间。本病需与扁平苔藓和慢性单纯性苔藓等相鉴别。

　　1. 扁平苔藓　是一种特发的皮肤黏膜炎症性疾病，好发于中年人手腕、前臂、生殖器、下肢远端和骶骨前区，表现为紫红色平顶的丘疹和斑块。病理表现为致密带状淋巴细胞浸润，伴上方表皮颗粒层增厚、细胞凋亡和基底层破坏。

　　2. 慢性单纯性苔藓　又称神经性皮炎，最常见于成人，由于习惯性地搔抓和摩擦而引起色素沉着和苔藓样皮革样斑块。皮损常见于颈后、前臂和小腿伸侧以及外生殖器部位。组织学特点为表皮不同程度的肥厚，真皮浅层少量淋巴细胞浸润，无嗜伊红无定形物质沉积。

　　3. 类脂蛋白沉积症　本病是指透明蛋白样物质沉积在皮肤、黏膜和内脏引起的一种疾病。最早出现的症状为声音嘶哑，皮损可最早在1岁时出现，表现为面部及四肢远端暴露部位出现的脓疱和大疱，类似脓皮病，最后可形成白色萎缩性瘢痕，以后可出现蜡黄色和象牙色丘疹、结节及疣状斑块，上、下眼睑可出现透明串珠状丘疹。病理检查可见真皮内嗜酸性透明样物质沉积，PAS染色呈强阳性。根据本病声嘶及皮损表现，结合病理检查可诊断。

（张　敏　王婷婷　王　琳）

病例 54 高 IgE 综合征

临床照片 见图 54-1 至 54-3。

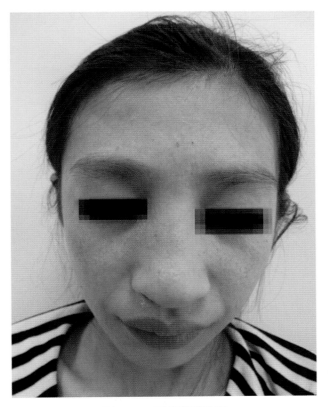

图 54-1 面部鼻翼增宽

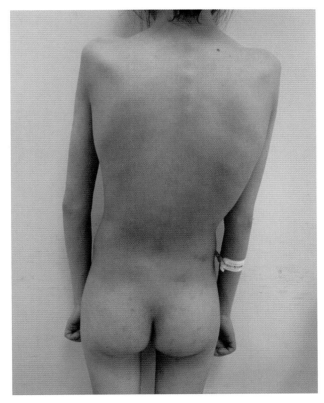

图 54-2 脊柱侧弯

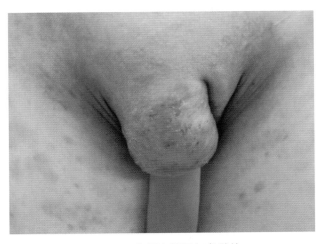

图 54-3 右侧大阴唇红色肿块

一般情况 患者，女，14 岁，学生。

主诉 反复全身丘疹伴瘙痒 14 年，咳嗽、咳痰 13 年，外阴包块 20 天。

现病史 14 年前患者的躯干和四肢反复出现针尖至米粒大小的丘疹和红斑并伴瘙痒，搔抓后出现脓疱和渗液。13 年前患者反复咳嗽及咳痰伴发热，并逐渐出现胸痛、活动后心累、气紧和发绀等。2 年前患者于当地医院做胸部 CT 检查，示肺脓肿及肺大疱。7 个月前双侧外阴出现黄豆大小的红色疼痛性结节，并迅速长大至鸡蛋大小，表面有脓点。在当地医院静脉滴注抗生素后，包块消退。5 个月前患者咳嗽和咳痰加重，于我院呼吸内科住院治疗，诊断为"双侧肺炎、侵袭性肺曲菌病、支气管扩张症及化脓性淋巴结炎"，给予"哌拉西林／他唑巴坦、伏立康唑"等治疗后好转。20 天前患者右侧外阴再次出现类似结节。10 天前增大至鸭蛋大小，疼痛剧烈。

既往史及家族史 患儿平素体弱，患有乙型病毒性肝炎，小腿 2 次轻微外伤后骨折。家族中其他人情况良好，无其他遗传病史，否认父母近亲婚配。

体格检查　体温正常，慢性病容，鼻翼增宽，营养不良，身材矮小。2颗乳牙脱落延迟。于右侧腹股沟可扪及花生米大小的肿大淋巴结，有触痛，可推动。心界不大，鸡胸，脊柱左侧弯，杵状指。双肺呼吸音粗。

皮肤科检查　右侧大阴唇可见一个鸭蛋大小的红色包块，皮温略高，无明显压痛。包块上方可扪及两个蚕豆大小的结节，压痛明显。

实验室检查　血常规：嗜酸性粒细胞百分率为68%，嗜酸性粒细胞绝对值为10.5×10^9/L；免疫球蛋白E＞3000 IU/ml。胸部CT检查示右肺上叶及中叶见大片实变影，多系感染。腹部彩超检查示脾大，会阴部皮下弱回声团。

思考

1. 您的初步诊断是什么？

2. 为了明确诊断，您认为还需要做什么关键检查？

提示　可能的诊断

1. 痈（carbuncle）？

2. 皮肤结核（tuberculosis of skin）？

3. 特应性皮炎（atopic dermatitis）？

4. 高IgE综合征（hyper-IgE syndrome，HIES）？

关键的辅助检查

1. **基因突变检测**　收集患者及其父母的外周血，提取基因组DNA，采用PCR扩增STAT3基因编码序列与剪切位点序列，通过DNA测序查找基因突变，并进行酶切分析。患者STAT3基因第19号外显子存在一个错义突变1843A→G，导致密码子由AAA变为GAA，使得第615位氨基酸从赖氨酸（K）变为谷氨酸（E）（p.K615E）。患者的父母均未发现此突变。患者的父母及100位正常对照个体的酶切分析的结果也未发现该突变（图54-4）。

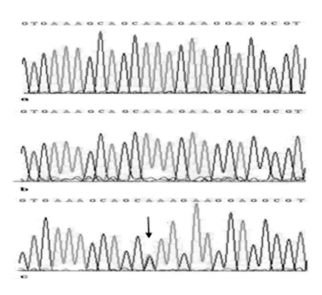

图54-4　STAT3基因测序结果：①患者父亲的STAT3基因序列图。②患者母亲的STAT3基因序列图。③患者的DNA测序显示错义突变1843 A→G，导致密码子由AAA变为GAA，使第615位氨基酸从赖氨酸（K）变为谷氨酸（E）

2. NIH 评分 本例患者 NIH 评分（表 54-1）为 68 分。

表54-1 NIH评分表

临床表现	分值									
	0	1	2	3	4	5	6	7	8	10
最高血清 IgE（IU/ml）	<200	200~500			501~1000				1001~2000	>2000
皮肤脓肿	无		1~2		3~4				>4	
肺炎（一生总次数）	无		1		2		3		>3	
肺实质异常改变	缺乏						支气管扩张		肺大泡	
保留乳牙（颗）	无	1	2	3					>3	
脊柱侧凸最大曲率（*）	<10		10~14		15~20				>20	
轻微外伤引起骨折（次）	无				1~2				>2	
最高嗜酸性粒细胞计数（/μl）	<700			700~800			>800			
特征性面容	缺乏		轻微存在			存在				
中线异常	缺乏					存在				
新生儿皮疹	缺乏				存在					
湿疹（最重阶段）	缺乏	轻度	中度		严重					
每年上呼吸道感染（次）	1~2	3	4~6		>6					
白念珠菌感染	无	口腔	指甲		全身性					
其他严重感染	无				严重					
致命性感染	缺乏				存在					
关节过度伸展	缺乏				存在					
淋巴瘤	缺乏				存在					
鼻翼增宽	<ISD	1~2SD		>2SD						
高腭弓	缺乏		存在							
年龄矫正（岁）	>5			2<年龄≤5		1<年龄≤2	≤1			
总分										

最终诊断 高 IgE 综合征。

诊断依据

1. 反复皮肤化脓性感染，肺炎、肺脓肿、肺大疱的形成，以及特征性的面容，轻微外伤后骨折，乳牙脱落延迟，脊柱侧凸。

2. 实验室检查 免疫球蛋白 E 及外周血嗜酸性粒细胞显著升高，NIH 评分超过 40 分。

3. 基因突变检测 患儿 STAT3 基因存在 K615E 突变。

治疗方法 目前尚无根治高 IgE 综合征的手段。即使采取造血干细胞移植，也不能纠正其他系统的损害。治疗的重点是积极预防感染和加强皮肤护理。本例患者拒绝住院治疗，院外继续口服伏立康唑及头孢地尼，后失访。

易误诊原因分析及鉴别诊断 1966 年 Davis 首次以"Job 综合征"报道本病，1972 年 Buckley 将其正式命名为高 IgE 综合征（HIES）。目前国内外没有确切的发病率报道。HIES 分为 1 型 HIES 和 2 型 HIES。

1型HIES包括常染色体显性遗传病例和散发病例，是由于信号传导和转录激活物3（STAT3）基因突变引起的。临床表现为多系统的异常，如反复皮肤化脓性感染、肺炎、肺脓肿、肺大疱形成、特征性面容、轻微外伤后骨折、乳牙脱落延迟、脊柱侧凸和关节伸展过度等。而2型HIES只包括常染色体隐性遗传病例，是由于无功能糖基转移酶样蛋白（DOCK8）基因和酪氨酸激酶2（TYK2）基因突变导致，多见于近亲婚配者所生子女，仅限于免疫系统的异常，无骨骼、牙和软组织改变。其特点为常并发严重的真菌和病毒感染，以及中枢神经系统并发症。本例患儿符合1型HIES的临床表现，属于散发病例。对其进行基因检测后，我们发现STAT3基因存在K615E突变。

本病的临床表现多样，容易误诊，应主要与特应性皮炎进行鉴别。特应性皮炎婴儿期皮损与HIES类似，也可以出现血清IgE水平升高和嗜酸性粒细胞增多，但患儿没有反复、严重的金黄色葡萄球菌及真菌感染、出牙或脱落明显延迟、独特的面部特征、脊柱侧凸以及特定基因变异等特异性表现。特应性皮炎患者的预后良好，而HIES多由于反复严重感染而导致预后不良。

如临床上发现患者有以下表现并排除其他免疫缺陷病时应考虑HIES：反复出现金黄色葡萄球菌肺炎、皮肤脓肿及真菌感染，自幼出现湿疹，血清IgE水平升高和嗜酸性粒细胞增多。临床医生应以NIH评分系统评分，＞40分时应做基因分析，以明确诊断并给予相应的治疗。

（薛　丽　汪　盛）

病例55　龟头疣状黄瘤

临床照片　见55-1。

一般情况　患者，男，34岁，管理人员。

主诉　发现龟头斑块3个多月。

现病史　3个月前患者行"包皮环切术"时发现龟头有淡黄红色斑块，无自觉症状。自述外用"抗真菌药"（具体不详）有所好转。否认皮损处外伤史及冶游史。

既往史及家族史　患者素来体健，家族中无类似病史。

体格检查　一般情况好，系统检查未见异常。

皮肤科检查　龟头背侧偏右有数个边界清楚、大小不等的淡黄红色菜花状斑块，其间覆有少量白色膜状物。

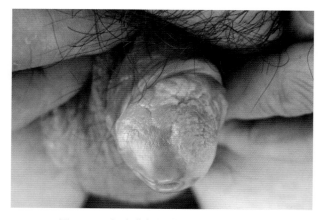

图55-1　龟头背侧淡黄红色菜花状斑块

实验室检查　肝、肾功能正常。血清单纯疱疹病毒抗体（HSV Ⅱ-IgM、IgG）、梅毒抗体、梅毒抗体试验（TPPA法）、梅毒血清反应素（TRUST法）及HIV抗体均为阴性。皮损处真菌涂片镜检阴性。血脂全套：三酰甘油3.00 mmol/L（正常值0.29～1.83 mmol/L），载脂蛋白B 100 0.55 g/L（正常值0.60～1.33 g/L），脂蛋白（a）0.05 g/L（正常值＜0.30 g/L），A1/B100 2.51（正常值1～2.5），低密度脂蛋白及高密度脂蛋白正常。

思考

1. 您的初步诊断是什么？

2. 为了明确诊断，您认为还需要做什么关键检查？

提示　可能的诊断

1. 扁平苔藓（lichen planus）？
2. 黄色肉芽肿（xanthogranuloma）？
3. 扁平湿疣（condyloma lata）？
4. 疣状黄瘤（verruciform xanthoma）？
5. 尖锐湿疣（condyloma acuminata）

关键的辅助检查　组织病理检查示黏膜上皮呈假上皮瘤样增生，上皮钉突向下延伸至同一深度。钉突之间的结缔组织乳头内密集泡沫细胞和少量浆细胞、淋巴细胞和中性粒细胞浸润，泡沫细胞局限于结缔组织乳头内（图 55-2、55-3）。抗酸染色阴性。

最终诊断　龟头疣状黄瘤（glans verruciform xanthoma）。

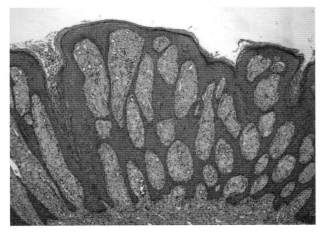

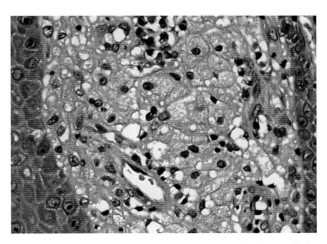

图 55-2　黏膜上皮呈假上皮瘤样增生，上皮钉突向下延伸至同一深度，充满泡沫样细胞并局限于结缔组织乳头内（HE ×40）

图 55-3　真皮乳头内密集泡沫细胞浸润，伴有少量浆细胞、淋巴细胞和中性粒细胞浸润（HE ×400）

诊断依据
1. 皮损局限于龟头，起病隐匿，发现皮疹有 3 个多月。
2. 皮损为边界清楚、大小不等的淡黄红色菜花状斑块。
3. 组织病理检查呈假上皮瘤样增生，真皮乳头内密集泡沫细胞浸润。

治疗方法　予以 CO_2 激光治疗，手术分 2 次进行。术后随访 1 年半无复发。

易误诊原因分析及鉴别诊断　疣状黄瘤是一种少见的皮肤黏膜良性肿瘤，1971 年 Shafer 首次进行了口腔黏膜处疣状黄瘤的报道，女性与男性的发病比率为 1.1：1。一般不伴有高脂血症，皮损持续数年。本病进展缓慢，预后良好。皮损好发于牙龈和牙槽黏膜，口腔外的疣状黄瘤如包皮、阴囊、女阴、肛周和四肢亦有报道。患者常无明显的临床症状，多于无意中或检查时发现病变。典型的临床表现为孤立性皮损，境界清楚，呈灰白、淡红或微黄色，有蒂或无蒂，表面呈疣状、菜花状或斑块状，直径常在 2 cm 以内，但亦可多发或形成巨大皮损。本病的组织病理学表现具有特征性，黏膜上皮呈乳头瘤样增生，伴有角化不全和角化过度。上皮钉突向下延伸至同一深度，形成所谓的"低水平界限"。上皮钉突之间的结缔组织乳头内充满圆形或多边形的泡沫细胞，且泡沫细胞局限在上皮乳头内。疣状黄瘤的治疗方案多样，可单纯手术切除，亦可冷冻、电灼或激光治疗。

本病的病因和发病机制尚不清楚。经免疫组化及电镜等研究，认为泡沫细胞来源于单核巨噬细胞系统，其内的脂质来源于上皮。有学者推断严重的皮肤外伤和慢性炎症可能引起上皮角质形成细胞的异常反应，导致形成疣状黄瘤皮损特征性的上皮增生和泡沫细胞。文献报道大多数患者的血脂在正常值范围内，而本例患者三酰甘油升高与本病的关系并不清楚。本例因包皮过长而导致龟头长期处于包皮垢刺激、慢性炎症的状态，可能是发病的直接诱因。对于本例患者，临床医生较易考虑到感染性疾病，如梅毒和尖锐湿疣等，故极易漏诊或误诊。患者的组织病理学改变可见混合性炎症细胞浸润，尤其是有较多的浆细胞，因此，其他医院活检组织的病理诊断曾考虑为炎症性改变。这也提醒我们将临床和病理充分结合才能得出正确的诊断。本病需与扁平苔藓、黄色肉芽肿、扁平型尖锐湿疣及扁平湿疣等相鉴别。

1. 扁平苔藓　龟头扁平苔藓常表现为紫红色的斑疹和扁平丘疹，无自觉症状。组织学特点为表皮基底层的广泛液化变性，黏膜固有层浅层密集带状淋巴细胞浸润，无泡沫细胞。

2. 黄色肉芽肿　是最常见的组织细胞增生症。常见于婴幼儿，男女比例为1.5∶1。本病在成人少见，若有发生，则主要在30岁前后，有发生在成人龟头部位的报道。本病发病原因不明，多数学者认为是组织细胞对外伤或感染的一种反应性改变。皮损好发于头、颈部和上半身，临床表现为大结节和小结节型的皮疹。随着病程进展，皮疹很快变为黄色。此外，本病还可累及其他器官，如眼睛和肺部。组织病理学上有片状的泡沫细胞及散在的炎症细胞浸润，并可见特征性的Touton巨细胞。

3. 扁平湿疣　扁平湿疣是二期梅毒的一种表现，好发于外阴、肛周及乳房下等易摩擦浸渍部位。临床表现为扁平丘疹和斑块，表面湿润，含有大量梅毒螺旋体，传染性强。暗视野显微镜检查可发现螺旋体，梅毒抗体试验及梅毒血清反应素等实验室检查可明确诊断。

4. 尖锐湿疣　该病是HPV感染所致的生殖器肛周增生性损害，主要通过性接触传播。皮损起初可为淡红色丘疹，逐渐增大后形成疣状突起物，可呈菜花状或蕈样型。醋酸白试验可呈阳性，病理检查表皮可有空泡样细胞。根据病理检查结果可进行鉴别。

5. 增殖性红斑　本病为发生于黏膜上皮的癌前病变或原位癌。皮损主要表现为鲜红色或淡红色斑，稍有隆起，质地柔软或边缘发硬，可有糜烂、破溃和结痂。本病进展缓慢，可发展成鳞癌。病理检查可见表皮细胞极性紊乱及有丝分裂象，可类似于鲍温病改变。根据病理检查结果可进行鉴别诊断。

（张　敏　王　琳）

病例 56　汗孔角化病（浅表播散型）

临床照片　见图 56-1 至 56-3。

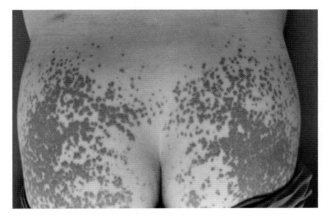

图 56-1　臀部、双下肢褐色角化性丘疹和斑块

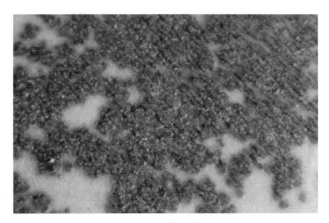

图 56-2　前图放大

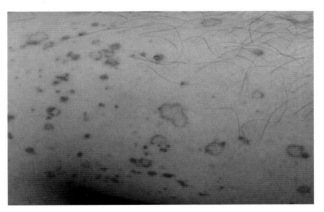

图 56-3　大腿内侧黑褐色丘疹和斑块，部分呈环状

一般情况　患者，男，37 岁。

主诉　臀部及双下肢褐色角化性丘疹、斑块 3 年。

现病史　患者诉 3 年前无明显诱因臀部出现黑褐色丘疹，无明显不适，于当地医院诊治，具体不详。皮损逐渐累及双下肢后侧，部分皮损融合成片。病程中患者无发热或乏力等情况，精神、睡眠及饮食皆可，二便正常，体重无明显变化。

既往史及家族史　无特殊，家族中无类似患者。

体格检查　一般情况可，全身体格检查无明显异常。

皮肤科检查　臀部、双下肢后侧片状黑褐色斑块和丘疹，部分融合成片，皮损干燥，少许脱屑，头面部及掌跖部无类似皮损，无破溃、渗出。大腿内侧黑褐色丘疹，部分皮损边缘轻度隆起，中央正常。

实验室检查　血常规、血生化（肝和肾功能、血糖、电解质及血脂）无异常。

思考

1. 您的初步诊断是什么？

2. 为了明确诊断，您认为还需要做什么关键检查？

提示　可能的诊断

1. 扁平苔藓（lichen planus）？
2. 汗孔角化病（porokeratosis）？
3. 皮肤垢着病（cutaneous dirtadherent disease）？
4. 疣状痣（verrucoid nevus）
5. 疣状皮肤结核（tuberculosis of verrucosa cutis）

关键的辅助检查

1. 组织病理（臀部）示表皮轻度增生，角质层呈网篮状角化过度，可见均质状红染的角化物质，其内有角化不全细胞，角化不全柱下方表皮凹陷，颗粒层消失（图56-4）。病理诊断：符合汗孔角化病。

2. 反射式激光共聚焦显微镜（皮肤CT）角质层扫描可见由高折光角化物质围绕形成的腔状结构，其内相对为低折光团块，疑为角化不全柱（图56-5）。

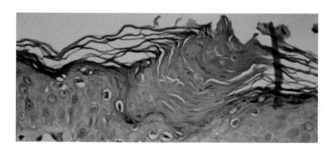

图56-4 角化不全柱下方表皮凹陷，颗粒层消失（HE×200）

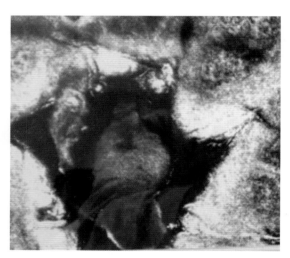

图56-5 角质层扫描示高折光角化物质围绕形成腔状结构，其内相对低折光团块（角化不全柱）

最终诊断 汗孔角化病（浅表播散型）。

诊断依据

1. 皮损位于臀部和双下肢后侧，病程3年。
2. 皮损为黑褐色丘疹、斑块，部分融合，皮损干燥。
3. 组织病理检查见角化不全柱。

治疗方法 目前无有效的治疗方法。

易误诊原因分析及鉴别诊断 本病是一种相对少见、慢性、进行性、角化不良性皮肤病，多数为常染色体显性遗传。皮损好发于四肢（尤其是手、足部）、面部、颈、肩部及外阴，也可累及头皮及口腔黏膜。典型皮损为边缘堤状隆起，中央轻度萎缩。初起可为角化性丘疹，渐扩展形成环形、地图形或不规则形的边界不清的斑片。边缘呈堤状的角质性隆起，灰色或棕色，部分中央有轻度萎缩。不同部位的皮损表现差异很大，如受压或摩擦部位，堤状隆起的边缘明显；趾间皮损类似鸡眼；面部皮损边缘为一圈黑线而隆起不明显；在皮肤薄嫩处（如腋下）的皮损，角化和萎缩均轻；位于踝部的皮损有时类似疣状痣。

本病除经典斑块型汗孔角化病（单个或仅数个孤立性角化损害，主要在手足、前臂和大腿等处）外，还有其他少见类型：①浅表播散型汗孔角化病（disseminated superficial form of porokeratosis，DSP），多见于面、颈、前臂、躯干及掌跖，边缘纤细如一圈黑线，中央有色素沉着，类似萎缩性扁平苔藓。②单侧线状型，皮损类似疣状线状表皮痣，常单侧分布。本型可能是线状苔藓的一个型，或为外伤所致的同形反应。③播散性浅表性光线性汗孔角化病（disseminated superficial actinic porokeratosis，DSAP）。④显著角化过度型：皮损红、中心区增厚及边缘角化过度明显。⑤炎症角化型：皮损类似老年角化病，并可发生溃破、结痂的增生性炎症反应而使外观似鳞癌。⑥播散性掌跖汗孔角化病（porokeratosis palmariset plantaris disseminate，PPPD），首先在掌跖部发生皮疹，后泛发全身。⑦点状汗孔角化病：多在儿童或青春期发病，为 1～2 mm 大小的点状角化性或棘状丘疹。

在皮损边缘隆起处取材，镜下可见充有角蛋白的凹陷，其内有一不全角化柱，此为本病特征的组织病理学表现。由于本病在不同部位皮损形态和数量差异较大，在未见典型皮损（中央正常，边缘隆起的角化性斑片）以及没有组织病理学检查或者取材部位不准确等情况下，临床上较容易误诊为以下疾病：

1. 扁平苔藓 为原因不明的慢性或亚急性炎症性皮肤病。典型皮损常为紫红色多角形扁平丘疹，常伴有黏膜损害，大部分皮损有光泽，也可出现鳞屑和破溃等皮损，偶有萎缩性蓝紫色斑片。组织病理学为真、表皮交界处带状的单一核细胞浸润，伴表皮基底层空泡变性，角质层缺乏角化不全柱，此特征可以鉴别。

2. 皮肤垢着病 为原因不明的局限性、持续性污垢性物质沉着。其本质是精神类疾病，因精神和外伤等因素长期未清洗造成。女性多见，可见丘疹融合成为乌褐色斑片，质硬，皮损多局限。用油剂浸润后可以完全剥离。基于此两者可鉴别。

3. 疣状痣 在初生儿或幼儿发病，无性别差异。皮损为淡黄色或棕黑色疣状损害，初为角化性丘疹，可以增多、融合。病变可发生于身体任何部位，多为单侧分布。组织病理学表现为表皮角化过度、棘层肥厚、表皮突延长及颗粒层增厚，也可有颗粒层增厚和角化不全柱。基于临床及组织病理学两者可以鉴别。

4. 疣状皮肤结核 本病主要为免疫力较好的个体局部皮肤感染外来的结核分枝杆菌所致。最初损害为皮肤感染部位出现暗红色小丘疹，逐渐发展为结节和斑块，表面粗糙，可呈疣状或乳头状外观。结节或斑块中央可出现干酪样坏死，挤压后可有脓性分泌物渗出。在皮损发展的过程中，中央部位可逐渐变平，留有萎缩网状瘢痕。周围可呈环状向外周扩张，皮损周边绕以红晕，呈现"三廓症状"表现。病理检查可见真皮中结核浸润灶，由上皮样细胞、淋巴细胞、巨细胞及干酪样坏死组成。根据本病的临床表现及病理检查可鉴别诊断。

（孙东杰 李 谦 赵维佳 何 黎）

病例 57 左小腿肌疝

临床照片 见图 57-1。

一般情况 患者，女，46 岁，农民。

主诉 发现左小腿皮下包块 2 年余。

现病史 患者 2 年前体力劳动后左小腿出现蚕豆大小的皮下包块，平卧后包块消失，未予重视。此后包块逐渐增大，无自觉症状。未行治疗。

既往史及家族史 无特殊。

体格检查 一般情况可，心、肺、腹无异常。

皮肤科检查 患者于站立时左小腿胫前中下 1/3 处可见一大小约 2 cm × 2 cm 的包块。包块及周围皮肤无红肿、破溃，触之边界不甚清晰，质软、无压痛，与表面皮肤无粘连。患者平卧后包块消失，不能扪及。

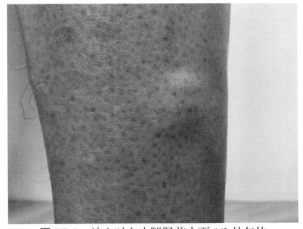

图 57-1 站立时左小腿胫前中下 1/3 处包块

思考

1. 您的初步诊断是什么？

2. 为了明确诊断，还需要做什么关键检查？

提示 可能的诊断

1. 表皮囊肿（epidermoid cyst）？

2. 神经纤维瘤（neurofibroma）？

3. 脂肪瘤（lipoma）？

4. 肌疝（myocele）？

5. 血管瘤（hemangioma）？

关键的辅助检查 超声多普勒检查显示站立时左小腿胫前局部肌层筋膜不连续，肌肉向浅面突起。探头加压或平卧时，局部肌肉自肌层筋膜中断处回缩至消失（图 57-2、57-3）。

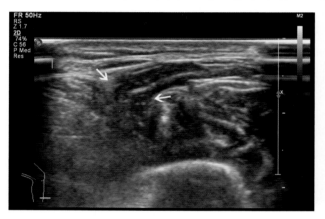

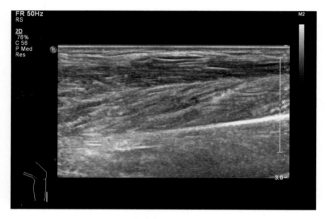

图 57-2 站立时左小腿胫前局部肌层筋膜不连续，肌肉向浅面突起（箭头所指为肌层筋膜中断处）

图 57-3 平卧或探头加压时肌肉回缩

最终诊断 左小腿肌疝。

诊断依据

1. 皮损位于左小腿，2年余。

2. 表现为皮下包块，站立时出现，平卧后包块消失。

3. 超声多普勒检查 站立时左小腿胫前局部肌层筋膜不连续，肌肉向浅面突起。用探头加压或平卧时，局部肌肉自肌层筋膜中断处回缩至消失。

治疗方法 手术修补缺损筋膜。

易误诊原因分析及鉴别诊断 肌疝是指肌肉的一部分通过肌膜或筋膜向外疝出，于皮下出现有弹性的包块，具有可复性。该病常见于中青年男性，好发部位为小腿胫前、肱二头肌和大腿内侧。一般在剧烈训练或外伤后出现，故多见于运动员及军事训练者，少数也可继发于先天性深筋膜发育不良者。本病少有并发症。外伤可导致局部深筋膜破裂，难以对肌肉起约束作用，活动后筋膜室内压力升高时，肌肉便从深筋膜破裂处顶出。随着活动量增大，每次突出均可使破损缺口进一步增大。临床上肌疝表现为突起性大小不等的局限性包块，处于功能体位时明显而休息体位时消失。患者常于肌肉收缩或放松时感到包块滑动，可伴疼痛和痉挛。少数包块发生于下肢，患者可出现跛行，严重者甚至不能行动。肌疝的超声多普勒检查具有特征性：包块为肌纤维回声，结构紊乱，包块内部无血流信号，筋膜有改变，可见疝口，有明显的可复性。结合临床病史及超声多普勒检查，肌疝不难诊断。

肌疝临床少见，有时患者以小腿包块首诊于皮肤科，但皮肤科医生对该病多认识不足，故易引起误诊或误治。该病需与皮肤神经纤维瘤、表皮囊肿、脂肪瘤及血管瘤等以体表包块为表现的疾病鉴别。

1. 皮肤神经纤维瘤 临床表现为质软包块，常在出生时即有并且大多伴牛奶咖啡斑。超声多普勒声像图表现为肿瘤两端与神经相连，实施动态扫描时神经大小及位置相对固定。

2. 表皮囊肿 临床表现为圆形、隆起性结节或包块，有弹性，可移动，触之有囊性感。超声多普勒声像图可见低回声至中等回声肿块，内部多见管道样结构，有较厚、边界清晰的包膜。

3. 脂肪瘤 临床表现为质地较软的包块，基底较宽，呈圆形或分叶状。超声多普勒声像图表现为回声较低肿块，内部常见高回声的网状光带，可见少量彩色血流。

4. 血管瘤 临床表现为紫红色质软包块，表面可不规则。超声多普勒声像图表现为肿块形态不规则，内部有明显的血流信号。

以上体表包块均不具有可复性，包块不会随体位改变而变化，故易与肌疝鉴别。

（李仲桃 汪 盛）

病例 58 家族性高胆固醇血症性黄瘤病（高脂蛋白血症 II 型）

临床照片 见图 58-1 至 58-4。

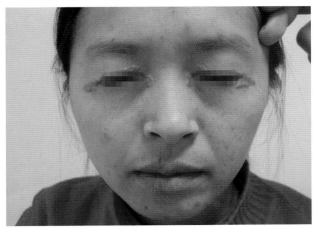

图 58-1 眼周黄色丘疹、结节和斑块

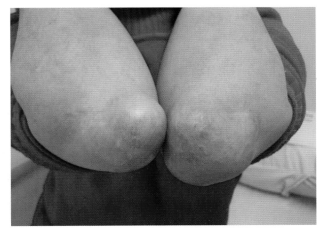

图 58-2 肘部黄色丘疹、结节和斑块

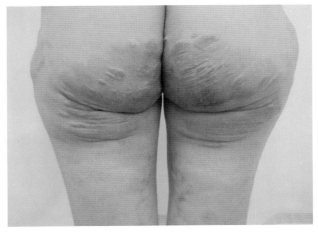

图 58-3 臀部黄色丘疹、斑块

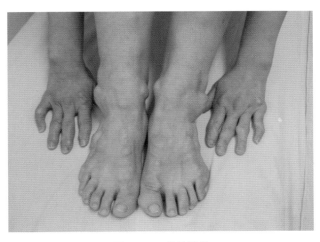

图 58-4 手足结节

一般情况 患者，女，36 岁。

主诉 皮肤黄色丘疹、斑块 29 年，多发性结节 24 年。

现病史 29 年前患者发现臀部和肘部出现几个绿豆大小的黄色丘疹，皮损逐渐增多、长大，形成斑块，无自觉症状。24 年前患者手足开始出现大小不等的结节，质中，也无自觉症状。于当地就诊，情况不详。以后皮损进一步增多、长大，斑块泛发至眼周和大腿等处，结节泛发至小腿下段。

既往史及家族史 其父有高脂血症，晚年出现睑黄瘤。

体格检查 一般情况好，内科检查无特殊。

皮肤科检查 眼周、肘部、臀部和大腿等多处大小不一的黄色丘疹、结节及斑块，直径最大约 10 cm。在四肢以远端为主分布大量皮下结节，最大约鸽蛋大小。

实验室检查 血胆固醇 14.8 mmol/L（正常值 2.8 ~ 5.7 mmol/L），低密度脂蛋白 12.5614.8 mmol/L（正常值 ＜4.0 mmol/L）。

思考

1. 您的初步诊断是什么？

2. 为了明确诊断，您认为还需要做什么关键检查？

提示 可能的诊断

1. 黄瘤病（xanthomatosis）？

2. 黄色肉芽肿（xanthogranuloma）？

3. 朗格汉斯细胞组织细胞增生症（Langerhans cell histiocytosis）？

4. 家族性高胆固醇血症性黄瘤病（xanthomatosis associated with familial hypercholesterolemia）

关键的辅助检查

1. 皮损病理检查示真皮内见弥漫性泡沫状组织细胞浸润，并见个别 Touton 巨细胞和淋巴细胞分布（图 58-5、58-6）。

2. X 线检查示足部远端骨质破坏（图 58-7）。

最终诊断 家族性高胆固醇血症性黄瘤病（高脂蛋白血症 Ⅱ 型）。

诊断依据

1. 皮损位于面部、臀部和四肢，病程 29 年。

2. 表现为眼周、肘部、臀部和大腿等多处皮肤黄色斑块，最大约 10 cm。四肢以远端为主分布大量皮下结节，最大约鸽蛋大小。

3. 实验室检查示血胆固醇明显升高。

4. X 片检查示骨质破坏。

治疗方法 请内分泌科医生进行降脂治疗。

易误诊原因分析及鉴别诊断 黄瘤病是指由真皮、皮下组织及肌腱中含脂质的组织细胞 - 泡沫细胞（又称黄瘤细胞）聚集而形成的一种棕黄色或橘黄色皮肤肿瘤样病变，可伴有全身性的脂质紊乱。临床可表现出黄瘤的疾病大致可以有两类：①高脂蛋白血症性黄瘤病。如家族性高脂蛋白血症、继发性高脂蛋白血症和家族性 α - 脂蛋白病。②正常脂蛋白血症性黄瘤病。如朗格汉斯细胞性组织细胞增生病、先天性自愈性网状组织细胞增生病及幼年黄色肉芽肿等。

家族性高胆固醇血症性黄瘤病属于高脂蛋白血症 Ⅱ 型，是属于常染色体显性遗传的脂质代谢先天缺陷性疾病。其患者的成纤维细胞的胞膜上低密度脂蛋白（low density lipoprotein，LDL）受体欠缺，造成细胞内摄入 LDL 路径发生阻碍，从而产生高胆固醇血症。血液中过多的 LDL 则由于 LDL 代谢路径的障碍，代偿性地启动其他清除系统的组织细胞对过剩的 LDL 进行处理，导致大量含有脂蛋白的组织细胞集聚，从而产生临床上各种黄瘤病表现。本病通常在儿童期或青少年期开始发病，可表现为睑黄瘤、结节

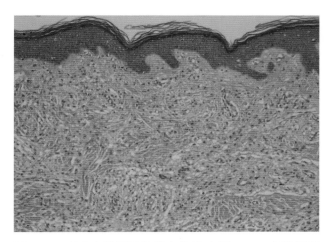

图 58-5　真皮内弥漫性泡沫细胞及个别 Touton 细胞浸润（HE×100）

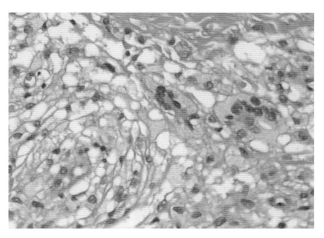

图 58-6　前图高倍（HE×400）

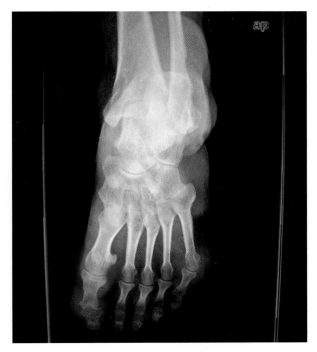

图 58-7　足远端骨质破坏

性黄瘤、腱黄瘤和角膜环等，还可伴有早发的动脉粥样硬化性心血管疾病。但并非所有的患者都会出现全部症状。如临床上发现身体多部位发生黄色丘疹、结节或斑块性损害，尤其是特征性的眼睑和肌腱部位发生黄色损害时，应高度怀疑本病。血清胆固醇水平升高具有进一步的提示诊断作用。本病的病理改变具有特征性。通常表现为真皮或肌腱、韧带和筋膜内有大量的泡沫细胞成群或结节状排列在胶原束间，常见 Touton 多核巨细胞。本病的防治主要是低脂饮食。治疗主要选择抑制蛋白质吸收、合成以及加速胆固醇代谢的药物。对皮损可采用外科手术、电灼、激光和冷冻等方法治疗。

本病应与临床上可能出现黄色丘疹、结节或斑块性损害的其他少见疾病相鉴别：

1. 幼年黄色肉芽肿　该病是非朗格汉斯细胞组织细胞增生病中最常见的一种类型。平均发病年龄为 2 岁。皮疹的主要特点为圆形或卵圆形丘疹或结节，境界清楚，直径为 1～20 mm，颜色可为黄红色或棕色。数量从 1 个到数个不等。头、颈和躯干是该病的好发部位。本病无明确的遗传关系。皮肤外的损害主要累及眼部，特别是虹膜，也可发生在骨、肺部和肝。本病有自限性，通常于 1～5 年内缓解。组织病理学显示真皮内组织细胞混杂着 Touton 细胞、淋巴细胞和嗜酸性粒细胞，呈结节状或致密片状浸润，CD68 染色阳性，S-100 蛋白阴性。

2. 皮肤朗格汉斯细胞组织细胞增生症　又称组织细胞增生症 X。临床上可见头皮、躯干及间擦部位的红棕色丘疹、结节、斑疹、小水疱、脓疱或溃疡等，可有内脏受累，如骨、骨髓、肝、脾及肺等受累的表现。组织病理学显示朗格汉斯细胞聚集在真皮乳头和真皮网状层的血管周围，常见亲表皮现象，部分肿瘤细胞有核沟，S-100 蛋白和 CD1a 染色阳性，电镜下细胞质内可见网球拍样颗粒。

3. 结节性黄瘤　该病为黄瘤病的一种分型，主要是由于脂质沉积于真皮及皮下组织形成。皮损多为扁平或隆起性的丘疹或结节，可有蒂。结节呈黄色、橘黄色或红黄色，质地坚实，周围可有红晕，多发于关节处，常见于伸侧面。本病常有血脂异常表现。根据皮损形态可以鉴别。

（熊　琳　陈　爽）

病例 59　斑块状硬斑病合并结节性硬皮病

临床照片　见图 59-1、59-2。

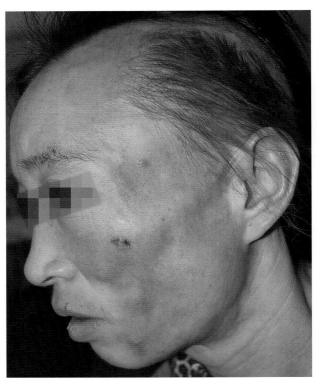

图 59-1　左侧面部硬化萎缩

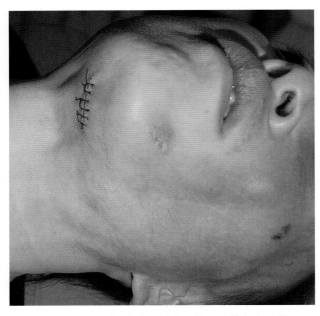

图 59-2　左面部及颈部硬化萎缩，边缘红色结节

一般情况　患者，女，45 岁，农民。

主诉　左侧头面部硬化萎缩、脱发 26 年余，头皮、面部结节和瘙痒 1 年余。

现病史　患者诉 26 年前无明显诱因左侧头面部突然出现淡红色水肿性斑片，无明显自觉症状。未予注意。皮损缓慢增大，并出现硬化。患者在当地医院就诊，具体诊断和治疗不详，且治疗无效。后一直未就诊，皮损逐渐扩大，皮肤出现萎缩，并出现头发脱落。皮损逐渐扩展至整个左侧头面部。左侧头发曾大部分脱落，后颞侧及耳后头发有部分恢复。患者曾于 2006 年 8 月在我院就诊，诊断为"局限性硬皮病"。给予治疗（具体不详）后效果不佳。因患者家庭条件不佳，后一直未予治疗。1 年前患者头皮和面部患处感觉瘙痒，不久皮损边缘突然出现黄豆至花生米大小皮下结节，表面发红。皮损逐渐增至蚕豆大小，曾在当地医院就诊，具体诊断不详。予"复方甘草酸苷片口服，每次 50 mg，每天 3 次；灯盏生脉胶囊口服，每次 0.36 g，每天 3 次"等药物治疗，无效。遂来我院就诊，门诊诊断"狼疮性脂膜炎？硬皮病？"予活检。患者发病以来，无发热、关节痛、口腔溃疡及光敏现象。病程中患者无盗汗、恶心、呕吐和呕血等情况。精神、睡眠及饮食皆差。小便黄，大便正常，体重无明显变化。

既往史及家族史 无特殊。

体格检查 一般情况可，精神可。皮肤、巩膜无黄染，全身浅表淋巴结无肿大。咽无充血，双侧扁桃体无肿大。心、肺无异常。腹平软，无压痛及反跳痛，肝、脾未触及。肠鸣音正常。

皮肤科检查 左侧面部萎缩，局部皮肤呈淡红色，其上见细小毛细血管扩张，皮肤可捏起。额顶部见皮肤硬和萎缩，并见片状脱发。头顶偏左侧及耳上方各见一条带状脱发区直达颈部，脱发部位头皮硬化、萎缩，皮肤不能捏起。头顶及左侧面部皮损边缘见多个黄豆至蚕豆大小的皮下结节，表面皮肤呈淡红色或红色，触痛不明显。

实验室检查 血常规、尿常规及大便常规均正常。血生化（肝和肾功能、血糖、电解质及血脂）和心肌酶谱均正常。HIV-Ab、TPPA 及 TRUST 均为阴性。T 细胞亚群检测示正常。ANA（+），1∶320，核颗粒型；ENAs 及 ds-DNA-Ab 均为阴性。胸部 X 线检查未见异常征象。B 超示肝、胆、脾、胰、肾、子宫及附件未见异常声像。

思考

1. 您的初步诊断是什么？
2. 为了明确诊断，您认为还需要做什么关键检查？

提示 可能的诊断

1. 狼疮性脂膜炎（lupus Panniculitis）？
2. 偏侧萎缩（hemiatrophy）？
3. 结节性硬皮病（nodular scleroderma）？
4. 斑块状硬斑病（plaque-like morphea）？

关键的辅助检查 组织病理（颈部皮肤结节）示表皮轻度萎缩，基底细胞散在空泡变性。真皮下部及皮下脂肪小叶间隔胶原纤维增生、增粗，部分均一化变性（图 59-3）。附属器周围可见增生的胶原纤维围绕。血管及附属器周围、部分脂肪小叶见散在或灶性淋巴细胞和组织细胞浸润（图 59-4）。病理诊断：结合临床，符合结节性硬皮病。

最终诊断 斑块状硬斑病合并结节性硬皮病。

诊断依据

1. 左侧头面部硬化萎缩、脱发 26 年余，头皮及面部结节 1 年余。
2. 皮损特点 表现为硬化萎缩、结节。
3. ANA（+）。
4. 组织病理 符合结节性硬皮病。

治疗方法 患者使用甲泼尼龙片 15 mg/d；青霉胺 250 mg，每天 2 次；双嘧达莫片 50 mg，每天 3 次；灯盏细辛胶囊 2 粒，每天 3 次；曲安奈德注射液 + 利多卡因局部封闭，局部温热疗法配合局部外用肝素钠乳膏和地奈德乳膏。目前失访。

易误诊原因分析及鉴别诊断 结节性硬皮病又称瘢痕性硬皮病，由 Addison 于 1854 年首先提出。由

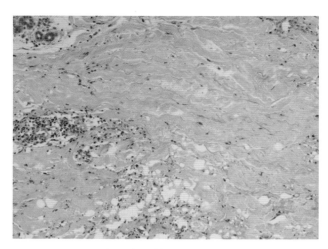

图 59-3 胶原增生增粗，均一化（HE×200）

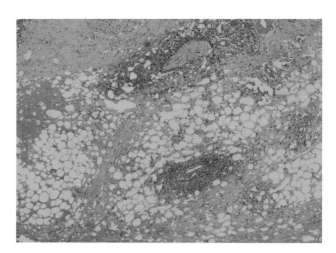

图 59-4 真皮皮下血管和附属器周围见淋巴细胞和组织细胞浸润（HE×40）

于临床上本病通常发生于硬皮病发病数月至数年后，因此，目前普遍认为它是硬皮病的一种特殊类型。其发病机制未明。本病的发病年龄为 11～71 岁，男女发病率相似。在文献已报道的病例中，50% 的患者并发系统性硬皮病，25% 的患者并发硬斑病，另外 25% 的患者所伴有的硬皮病未予以分类。皮损的好发部位依次为躯干、上肢、肩部、颈部、大腿、臀部、耳部、鼻部和面部。典型的皮损为瘢痕样质硬的结节，直径 0.2～3.0 cm。皮损可发生于增厚或未增厚的皮肤处。通常在硬皮病发病 2 个月至 8 年后才出现结节性皮损。在出现结节前局部可有剧烈的瘙痒，可能是由于皮损内真皮血管周围浸润的肥大细胞释放组胺和其他化学物质刺激引起的。结节可以泛发，波及全身。本病的组织病理学特征为表皮正常或萎缩，真皮胶原纤维增生，并可呈漩涡状或波浪状排列。增生的胶原纤维与表皮之间有正常真皮分隔。增生的胶原纤维间可有黏液样物质沉积。附属器周围有增生的胶原纤维围绕。

本病目前尚无有效的治疗方法，也不会自行消退。部分患者用青霉胺、长波紫外线（UVA1，340～400 mm）光疗及体外光化学疗法等治疗有效。其他治疗方法如局部外用或皮损内注射糖皮质激素、局部外用或口服维生素 D 类药物等均无明显疗效。

由于临床上本病少见，皮肤科医生对本病的认识不足，缺乏经验，加上警惕性不够，故临床上容易误诊或漏诊，所以临床医生应加强对本病的认识，做到早发现、早诊断及早治疗，以免误诊或误治而延误最佳治疗时机。本病临床上应与狼疮性脂膜炎和蕈样肉芽肿等相鉴别。

1. 深在性红斑狼疮 又称狼疮性脂膜炎，为介于盘状红斑狼疮和系统性红斑狼疮的中间类型。男女都可发生，主要见于女性，多见于中年人（40～50 岁）。好发于颊、臀及臂，其次为股和胸部，呈单侧或两侧分布。皮损表现为深部皮下结节或斑块，一个或多个，坚硬。表面皮肤常为皮色或淡红色，或为典型盘状红斑狼疮。结节可吸收，皮面凹陷或坏死，溃疡愈合后留萎缩性瘢痕。可有贫血、白细胞减少、血小板减少和红细胞沉降率加快。30% 的病例 ANA（＋），类风湿因子阳性，免疫球蛋白升高。组织病理改变主要在皮下脂肪组织，直接免疫荧光示脂肪小叶间隔内血管壁有免疫球蛋白沉积。结合病史、临床及组织学检查，两者鉴别不难。

2. 瘢痕疙瘩 本病是皮肤结缔组织对创伤的反应超过正常范围的表现，是由大量结缔组织增殖和透明变性形成。一般无明确创伤史，发生于上胸或胸骨前区。临床表现为境界清楚的斑块，呈淡红色或红色，表面光亮而圆，可有细小毛细血管扩张。以后可持续或间断生长形成不规则外观，有时如蟹足状，其损害范围超过原来创伤的区域。本病可伴有疼痛。组织病理示呈浸润性生长模式，可见幼稚成纤维细胞增生，同时肿胀的透明变性的纤维很明显而且有丰富的黏液基质。后期增生的胶原纤维呈漩涡状排列，增生的胶原纤维与萎缩的表皮紧密连接，并且与表皮之间无正常的真皮组织分隔。结合临床和组织病理两者不难鉴别。

3．发疹性胶原瘤　发疹性胶原瘤是一种由胶原纤维组成的结缔组织痣。青少年多见，无性别差异，可累及全身。躯干部好发，也可发生于颈部、四肢及耳部等。临床表现为无症状的多发性丘疹、结节或斑块。组织病理学表现为真皮胶原增生，伴或不伴弹性纤维减少。本病一般不伴有全身性疾病，而结节性硬皮病通常在硬皮病发病数月至数年后才出现结节，结合临床和组织病理两者不难鉴别。

（刘彤云　李　艳　陈凤娟　何　黎）

病例 60　类脂质蛋白沉积症

临床照片　见图 60-1、60-2。

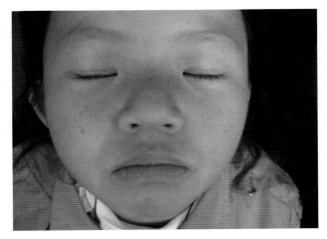

图 60-1　额部及鼻翼两侧萎缩性瘢痕，右上眼睑周缘丘疹

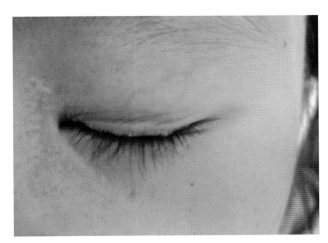

图 60-2　右上眼睑念珠样排列的浅黄色透明状丘疹

一般情况　患者，女，11 岁，学生。

主诉　声嘶 9 年，眼睑丘疹及面部瘢痕 5 年。

现病史　患儿于 9 年前无明显诱因逐渐出现声音嘶哑，近 5 年来患儿双侧眼睑出现数个针头大小的丘疹，无明显痛痒。后数量逐渐增多，并增大至粟米大小，于双侧上眼睑排列成串珠样。其父母发现其于一次摔伤后面部出现多数粟米至米粒大小的凹陷性瘢痕。患儿自发病以来饮食及睡眠正常，体重无明显变化。患儿系足月生产，自幼身高和发育较同龄儿童相比差，智力正常。患儿父母非近亲结婚。

既往史及家族史　无特殊。

体格检查　一般情况尚可，生命体征平稳，系统检查无异常。

皮肤科检查　额部及鼻翼两侧散在粟粒至米粒大萎缩性瘢痕，双侧上眼睑周缘见呈念珠样排列的针头至粟粒大小的浅黄色透明状丘疹。舌体增大、质稍硬，舌面可见黄白色浸润斑，伸舌困难，牙龈增生。双手手背见少量绿豆至黄豆大小的蜡样角化性丘疹，部分融合成结节。双小腿胫前可见散在绿豆至黄豆大小的鱼鳞样鳞屑。

思考

1．您的初步诊断是什么？

2．为了明确诊断，您认为还需要做什么关键的检查？

提示　可能的诊断

1．红细胞生成性原卟啉病（erythropoietic protoporphyria）？

2. 黄瘤病（xanthomatosis）？

3. 原发性皮肤淀粉样变（primary cutaneous amyloidosis）？

4. 类脂质蛋白沉积症（lipoid protenosis）？

关键的辅助检查

1. 辅助检查   血、尿、大便常规均正常。查 G 带染色体组水平未见明显异常。喉部电子内镜检查示双侧声带增厚，呈暗红色慢性充血，声门闭合时有裂隙。

2. 皮肤组织病理检查示表皮轻度增生，真皮浅中层血管及附属器周围见无定形透明蛋白样物质沉积，呈同心圆状排列（图 60-3）。PAS 染色结果示阳性（60-4）。刚果红染色结果为阴性。结合病史、实验室检查和组织病理学改变，诊断为类脂质蛋白沉积症。

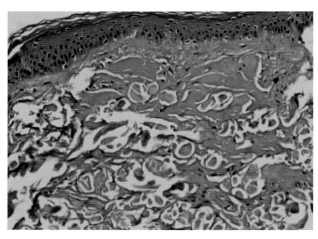

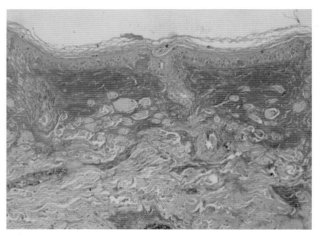

图 60-3   真皮浅中层血管及附属器周围见无定形透明蛋白样物质沉积，呈同心圆状排列（HE×100）

图 60-4   PAS 染色结果呈阳性

最终诊断   类脂质蛋白沉积症。

诊断依据

1. 幼年发病，病程 9 年。

2. 皮损表现为双侧上眼睑周缘见呈念珠样排列的针头至粟粒大小的浅黄色透明状丘疹。双手手背见少数绿豆至黄豆大小的蜡样角化性丘疹，部分融合成结节。双小腿胫前见散在绿豆至黄豆大小的鱼鳞样鳞屑。

3. 皮肤组织病理检查符合类脂质蛋白沉积症改变。

治疗方法   给予阿达帕林凝胶外擦，口服阿维 A 胶囊 10 mg/d，随访 3 个月，症状稍有改善，但皮疹部分缓慢增长，后失访。疗效有待观察。

易误诊原因及鉴别诊断   类脂质蛋白沉积症又称皮肤黏膜透明变性，为罕见的常染色体隐性遗传病，男女发病率基本相同。一般最早出现的症状是婴幼儿期哭声微弱及声音嘶哑，并且随着年龄增长逐渐加重。舌体增大、变硬，活动受限，可波及软腭、腭垂和扁桃体，甚至在会厌和声带处可见到结节性损害，出现吞咽及呼吸困难。皮肤轻微的损害即可形成痤疮样瘢痕，头部可出现秃发，四肢可出现棕黄色疣状结节，特别是在睑缘形成特征性的串珠样蜡样丘疹，这是诊断本病的标志性依据。

对于本例，最初看到双手手背少数绿豆至黄豆大小的蜡样角化性丘疹，就很容易联系到黄瘤病，而睑缘形成特征性的串珠样蜡样丘疹，再不仔细观察患者的话，可能容易忽略该表现，从而造成误诊。而且患者声嘶 9 年，就需要注意，并且与皮肤表现相联系才能做出正确的诊断。本病需要与以下几种疾病相鉴别。

1. 红细胞生成性原卟啉病　该病也属于常染色体隐性遗传病，皮损与类脂质蛋白沉积症相似，通常为曝光部位的蜡样丘疹与凹陷型瘢痕，但其具有严重的光敏性。在血、尿、大便常规中均可测得卟啉值升高。除了避光外，本病目前无特殊的治疗方法，结合其临床症状及实验室检查结果可与类脂质蛋白沉积症相鉴别。

2. 黄瘤病　该病可发生于任何年龄，皮损可发生于身体的任何部位，主要为扁平或隆起的黄色或橘黄色丘疹或结节。血生化检查三酰甘油一般较正常值高。组织病理特点为真皮内常见黄瘤细胞及 Touton 巨细胞。结合其组织病理检查及实验室检查结果，可与类脂质蛋白沉积症鉴别。可选用洛伐他汀等降脂药物治疗，局部可采用冷冻或手术切除等方法。

3. 原发性皮肤淀粉样变　该病的病因尚不明确，可能与长期摩擦等有关。皮损常发生于双小腿胫前及躯干部。皮疹主要为半球形、圆锥形或多角形棕色、褐色或正常肤色丘疹、结节和斑块。组织病理特点为真皮乳头内有大小不一的嗜伊红性无结构的玻璃样物质，并伴有基底层液化变性和色素失禁，刚果红及结晶紫染色为阳性。目前采用冷冻、手术切除及 CO_2 激光治疗，口服阿维 A 胶囊对部分患者有效，结合其临床症状及组织病理检查可与类脂质蛋白沉积症鉴别。

（王红兵　陶思铮　黄云丽　卿　晋　何　黎）

病例 61　淋巴瘤样接触性皮炎合并非小细胞肺癌

临床照片　见图 61-1。

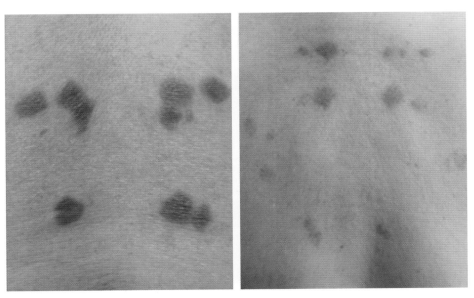

图 61-1　背部紫红色浸润性斑块

一般情况　患者，女，68 岁，退休。

主诉　背部斑块伴瘙痒 4 个月。

现病史　患者，女，68 岁，因咳嗽，气紧 5 年于 2011 年 7 月就诊于成都市某中医院，经反复"冬病夏治穴位敷贴疗法"治疗后，背部（治疗部位）出现红肿和水疱，自觉瘙痒，水疱逐渐干涸，背部遗留紫红色浸润性斑块。其后患者相继就诊于成都市多家医院，诊断不清，服用"赛庚啶片、依巴斯丁片、复方甘草酸苷片"等后皮损无明显好转，瘙痒同前。

既往史及家族史　无特殊。

体格检查　系统查体无特殊。

皮肤科检查　背部对称分布十余个甲盖大小、界限清楚的紫红色浸润性斑块。斑块质硬，隆起于皮面，其上可见少量鳞屑。

实验室检查　血、尿常规、生化检查及腹盆腔彩超检查均未见异常。胸部CT检查示右肺上叶前后段交界区域见一结节影，最大层面约1.5 cm×1.9 cm。结节呈分叶状，边缘可见短毛刺，可见胸膜凹陷征及血管集束征。邻近左肺下叶外基底段可见小结节影，纵隔内见多个淋巴结（图61-2）。胸腔积液液基细胞涂片检查见可疑腺癌细胞，免疫组化标记EC（＋），CEA（＋），TTF-1（＋），CR（－），D2-40（－），支持肺腺癌转移。

思考

1．您的初步诊断是什么？

2．为了明确诊断，您认为还需要做什么关键检查？

提示　可能的诊断

1．蕈样肉芽肿（granuloma fungoides）？

2．扁平苔藓（lichen planus）？

3．持久性隆起性红斑（erythema elevatum diutinum，EED）？

4．接触性皮炎（contact dermatitis）？

关键的辅助检查　组织病理检查示表皮轻度萎缩，真皮浅层淋巴样细胞呈密集带状浸润（图61-3A）。浸润的淋巴样细胞以中等大细胞为主，核轻度不规则、深染，未见核分裂象（图61-3B）。免疫组化标记示浸润

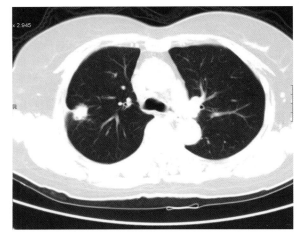

图61-2　CT胸部检查肺部可见占位

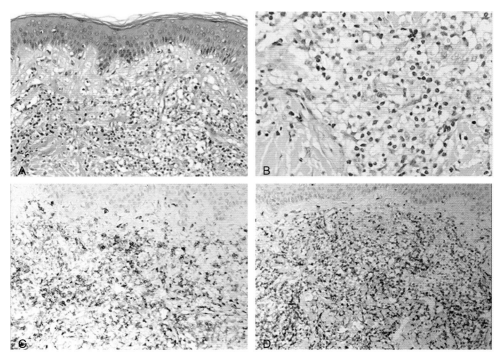

图61-3　皮肤活检可见真皮上层密集淋巴细胞浸润（HE染色：图A×400，图B×200），浸润的淋巴细胞CD3（＋）（图C×200），CD7（＋）（图D×200）

的淋巴细胞 CD2、CD3（图 61-3C）、CD5、CD7（图 61-3D）及 CD4 均大部分（＋）；CD8 约为 10%（＋）；CD20 约为 20%（＋）；CD30、GrB 及 TIA-1 均为（－）；Ki-67 约为 5%（＋）。TCRγ 及 IgH 基因重排阴性。

最终诊断 淋巴瘤样接触性皮炎合并非小细胞肺癌（右肺上叶腺癌 T2N2M1 Ⅳ 期）。

诊断依据

1. 病史及病程 4 个月。
2. 皮损部位 位于敷贴中草药部位。
3. 皮损特点 表现为紫红色浸润性斑块，质硬，隆起于皮面，其上可见少量鳞屑。
4. 伴随症状 瘙痒。
5. 组织病理及免疫组化检查符合假性淋巴瘤。

治疗方法 外用糖皮质激素等治疗淋巴瘤样接触性皮炎，凯美纳（125 mg tid po）治疗非小细胞肺癌。随访 1 年，皮损逐渐消退，瘙痒好转；同时肺癌肿块明显缩小。

易误诊原因分析及鉴别诊断 皮肤假性淋巴瘤（cutaneous pseudolymphoma，CPL）的定义为：主要在组织病理学上、有时在临床上类似于皮肤淋巴瘤的过程，但在组织学诊断时表现为 T 细胞或 B 细胞的良性反应性增生，不完全符合皮肤恶性淋巴瘤的诊断标准。部分病例有演变成淋巴瘤的潜在趋势。

淋巴瘤样接触性皮炎属于药物性假性淋巴瘤（drug-induced pseudolymphoma）中的一种。药物性假性淋巴瘤包括全身用药引起的淋巴瘤样药疹以及局部用药引起的淋巴瘤样接触性皮炎，类似于假性淋巴瘤。根据浸润淋巴细胞的主要类型分为 T 细胞型和 B 细胞型。淋巴瘤样接触性皮炎也分为两型，其中 T 细胞型淋巴瘤样接触性皮炎（cutaneous T-cell pseudolymphomas，CTPL）常见的变应原包括火柴盒擦面和盐酸乙二胺等。其临床表现为瘙痒性丘疹或斑块，表面有鳞屑，局限分布或泛发全身，而 B 细胞型常见于佩戴金或镍耳环者，常于穿刺部位出现单发或多发的坚实红色结节。淋巴瘤样接触性皮炎的发病机制是皮肤接触某种抗原引起的慢性持续性超敏反应。在病理上它的表现类似蕈样肉芽肿的带状浸润。浸润细胞主要由不典型淋巴样细胞组成，核深染，呈脑回状，不规则，期间混杂组织细胞和嗜酸性粒细胞，偶见 Pautrier 样微脓肿。免疫组化显示浸润的 T 细胞常表达 CD3 和 CD4，以 CD8 为主者亦有报道。与皮肤 T 细胞淋巴瘤不同，CTPL 中少见有 T 细胞表面标志的丢失（CD2、CD3、CD5 和 CD7），可作为诊断依据。基因重排可呈多克隆性或单克隆性。

造成本例误诊的主要原因有以下几点：①假性淋巴瘤少见。②皮疹反复迁延不愈，未及时完善组织病理学检查。③敷贴中草药引起的淋巴瘤样接触性皮炎未见报道。本病需要与以下疾病鉴别：

1. 蕈样肉芽肿 临床过程漫长，经过斑片期、斑块期和肿瘤期。组织学上本病与淋巴瘤样接触性皮炎有相似处，但蕈样肉芽肿的淋巴细胞亲表皮现象明显，有形成 Pautrier 微脓肿的倾向，表皮及真皮浅层淋巴细胞有异型性。TCR 基因重排为单克隆性。

2. 扁平苔藓 是一种发生于皮肤、毛囊、黏膜和指（趾）甲的常见的病因不明的慢性炎症性疾病。皮损通常为紫红色多角形瘙痒性扁平丘疹，常累及口腔黏膜。本病有特征性的组织病理学变化：充分发展的损害组织学变化为表皮角化过度，局灶性呈楔形颗粒层增厚，棘细胞层不规则增厚，基底细胞液化变性及真皮上部以淋巴细胞为主的带状浸润。扁平苔藓的皮损形态、颜色、发病部位及损害排列均有特征性，患者多有瘙痒感，结合组织病理检查不难鉴别。

3. 持久性隆起性红斑 本病为慢性有纤维化的白细胞碎裂性血管炎，目前多认为是变应性皮肤血管炎的一个亚型。其皮疹特点是肢体伸侧多发性持久性红色、紫色及带黄色的丘疹、纤维化斑块与结节，常对称分布。本病常见于成人。皮损初起常为成群的小丘疹及结节，可有瘀点及紫癜性损害。丘疹及结节缓慢增大并融合成斑块，表面光滑。大部分患者无自觉症状，可有瘙痒、烧灼感、疼痛和压痛。红细胞沉降率可加快。一般无全身症状，但亦有伴发关节疼痛者。

（张清颖 王 琳）

病例 62 偏瘤型界线类麻风

临床照片 见图 62-1、62-2。

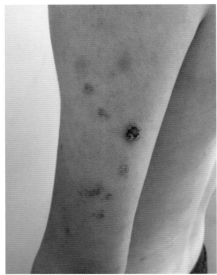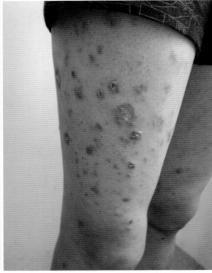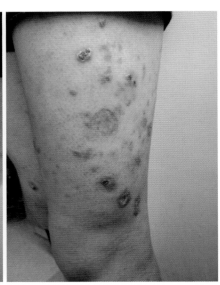

图 62-1 下肢散在大小不一的红斑和斑块，上覆白色鳞屑及黑褐色痂壳

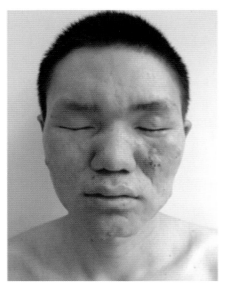

图 62-2 面部结节，部分坏死、结痂

一般情况 男，21岁，学生，家住四川省凉山州。

主诉 四肢红斑、斑块及结节1年多，面部类似皮损半年多，无自觉症状。

现病史 患者诉1年前四肢出现大小不一的红斑、斑块和结节。皮损逐渐增大、增多，半年前面部也出现类似的皮损。部分皮损可自行破溃、结痂，遗留色素沉着。患者无自觉症状，曾在其他医院诊断为"湿疹皮炎"，用药不详，皮损无明显好转，遂到我院就诊。病程中患者无盗汗、恶心、呕吐和呕血等情况。精神、睡眠及饮食皆差。小便黄，大便正常，体重无明显变化。

既往史及家族史 无特殊。

体格检查 一般情况好，精神稍差。内科查体未见异常。

皮肤科检查 四肢散在大小不一的红斑和斑块，上覆白色鳞屑及黑褐色痂壳。面部散在结节，部分坏死、结痂。右前臂屈侧痛觉减弱。

思考

1. 您的初步诊断是什么？
2. 为了明确诊断，您认为还需要做什么关键检查？

提示 可能的诊断

1. 湿疹（eczema）？
2. 皮肤结核（cutaneous tuberculosis of skin）？
3. 皮肤淋巴瘤（cutaneous lymphoma）？

关键的辅助检查　　组织病理（左上肢斑块）示表皮大致正常，其下可见一无浸润带。真皮血管和附属器周围大量上皮样细胞、泡沫细胞及淋巴细胞呈带状、结节状或团块样浸润。抗酸染色：泡沫细胞内可见抗酸杆菌（图62-3）。

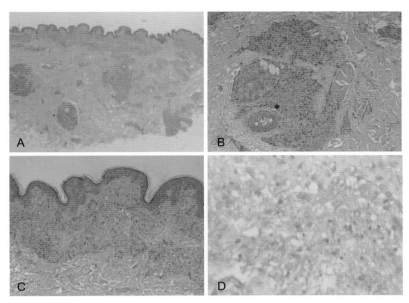

图62-3　患者的组织病理像。A.表皮下见一无浸润带，真皮血管及附属器周围上皮样细胞、泡沫细胞及淋巴细胞呈带状、结节状或团块样浸润（HE×100）。B.真皮中部上皮样细胞、泡沫细胞和淋巴细胞不规则带状浸润（HE×100）。C.真皮附属器周围上皮样细胞、淋巴细胞呈团块样浸润（HE×100）。D.抗酸染色：泡沫细胞内见抗酸杆菌（HE×100）

最终诊断　　偏瘤型界线类麻风。

诊断依据

1. 病程1年余。
2. 皮损多，斑块、斑疹和结节同时存在，形态多样，分布广泛、对称。
3. 伴有右前臂屈侧痛觉减弱。
4. 组织病理　HE染色符合偏瘤型界线类麻风改变，抗酸染色查见抗酸杆菌。

治疗方法　　至当地疾病预防与控制中心进行抗麻风药物联合化疗。

易误诊原因分析及鉴别诊断　　麻风为由麻风分枝杆菌引起的一种慢性传染病，主要侵犯人的皮肤和周围神经。在经济状况不发达和卫生条件较差的国家和地区，麻风仍然流行。传染源为未经治疗的麻风患者，多菌型患者是重要的传染源。传播途径有直接传播和间接传播。潜伏期为2~5年，短者3个月，长者可达10~20年。麻风患者除了皮肤损害外，可伴有周围神经损害。周围神经损害主要累及耳大神经、尺神经和腓总神经等，表现为神经粗大，出现感觉、运动及自主神经功能障碍如出汗障碍和毛发生长障碍等。严重者可累及眼部、鼻部、淋巴结、内脏和骨骼等器官。

麻风按五级分类法可分为以下几类：结核样型麻风（TT）、界线类偏结核样麻风（BT）、中间界线类麻风（BB）、偏瘤型界线类麻风（BL）、瘤型麻风（LL）及未定类麻风（I）。根据个体对麻风分枝杆菌的细胞免疫反应，麻风可分为多菌性：BB、BL、LL患者以及皮肤涂片查菌阳性的其他患者；少菌性：TT、BT和未定类患者。

偏瘤型界线类麻风的皮损呈对称性，数量多，皮损形态多形，可有丘疹、斑块、斑疹和结节。神经受累出现较晚，神经可出现粗大和（或）伴有触痛，并且神经病变呈对称性，但个别皮损处皮肤感觉和出汗功能正常。晚期周围神经损害多发，畸形和眉毛脱落出现迟且不完全对称。对麻风应采用联合化疗的治疗方法。

在我国麻风主要分布在东南沿海和长江流域。由于上述地区的麻风防治工作起步早，先后治愈了大量患者，20 世纪 80 年代末疫情得到了明显的控制。但在云、贵、川、藏及湘等偏远地区，由于生活条件及水平仍然较低，仍有散发的麻风病例。随着社会的发展，人员的流动更为广泛，也在一定程度上加大了麻风广泛传播的风险和患病率。由于基层皮肤科或相关科室医生对本病的认识不足，缺乏经验，皮肤科医生只注重皮损，忽略了神经病变，对本病的警惕性也不够，而相关科室人员只关注神经系统病变，容易忽视皮肤表现，故容易造成误诊或漏诊。特别是偏瘤型界线类麻风，由于其皮损与其他类型的麻风相比更多形，且早期无特异性，神经病变出现得较晚，故前期容易误诊和漏诊。所以临床医生应加强对此病的认识，做到早发现、早诊断和早治疗，并及时开展麻风的综合防治，预防畸残，尽早开展康复工作。

由于麻风分类多，皮损多形，晚期的神经损害不可逆，故在麻风的早期诊断中与一些皮肤病的鉴别尤为重要：

1. 湿疹　是由多种因素引起的一种皮肤科常见病。皮疹呈多形性，可出现丘疹、斑丘疹和鳞屑，搔抓后伴有结痂，急性期可兼有少数丘疱疹、水疱及糜烂渗液。早期仅有皮损改变如丘疹和红斑等时较难区分，但湿疹较少出现结节，并伴有程度不一的瘙痒，无闭汗和麻木等症状。通过皮肤涂片查抗酸杆菌、麻风菌素试验及皮肤组织病理检查均可鉴别。

2. 皮肤结核　是由结核分枝杆菌直接侵犯皮肤或者由其他脏器结核灶内的结核分枝杆菌经血行或淋巴系统播散到皮肤组织所致的皮肤损害。一般皮损数量少，皮损形态单一，多表现为紫红色斑块，个别可形成溃疡。通过皮肤组织病理学检查、组织或脓液的结核分枝杆菌培养、结核菌素试验及聚合酶链反应等可检查到结核感染的证据。

3. 皮肤淋巴瘤　不同类型的皮肤淋巴瘤临床表现差异较大，可有红斑、结节、斑块、溃疡和结痂等改变。组织病理检查有多少不等的异型淋巴细胞浸润。结合组织病理两者不难鉴别。

（周蓉颖　李　利）

病例 63　播散性马尔尼菲青霉病

临床照片　见 63-1。

一般情况　患者，男，52 岁，农民。

主诉　全身丘疹、斑块及坏死伴痒 2 个月余。

现病史　患者于 2 个月前无明显诱因双下肢皮肤出现丘疹，感轻微瘙痒，未行诊治。随后皮疹逐渐增多，部分皮损增大、融合成斑块，躯干和头面部皮肤相继出现丘疹及斑块，约黄豆至蚕豆大小。部分皮疹顶部呈脐凹样，并发生坏死和结痂，伴乏力和纳差。病程中患者无发热、咳嗽和咳痰，无盗汗、胸闷及腹泻等情况。精神、睡眠及饮食皆差。大、小便正常，体重下降 15 kg。

既往史及家族史　否认高血压、糖尿病病史，家族无类似病史。有冶游史，否认静脉吸毒及共用注射器史。

体格检查　T 37.7 ℃，P 130 次 / 分，R22 次 /

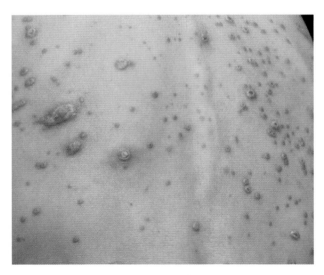

图 63-1　背部丘疹和斑块

分，RP 112/80 mmHg。一般情况差，神志清、消瘦，贫血貌，咽部充血，双侧扁桃体不大，全身浅表淋巴结未触及肿大，双肺呼吸音粗，双足背轻度水肿。

皮肤科检查 全身皮肤见散在分布的丘疹和斑块，黄豆至蚕豆大小。部分皮损表面有脐凹样损害。局部可见坏死和脓痂，皮损以躯干和颜面部为主。

实验室检查 血常规示 WBC 2.70×10^9/L，血红蛋白 96 g/L，红细胞压积 0.284，PLT 51×10^9/L。肝功能示 ALP 194U/L，GGT 206U/L，余项正常。肾功能、血糖、电解质和血脂检查未见异常。胸部 CT 检查示：①双肺纹理增多、模糊，右肺上叶尖后段斑片影，右肺上叶前段、中叶和下叶前内基底段感染。②右肺门淋巴结肿大。腹部 B 超检查示腹腔动脉主干及分支周围多发肿大的淋巴结。

思考
1. 您的初步诊断是什么？
2. 为了明确诊断，您认为还需要做什么关键检查？

提示 可能的诊断
1. 马尔尼菲青霉病（penicilliosis Marneffei）？
2. 隐球菌病（cryptococcosis）？
3. 毛囊炎（folliculitis）？
4. 水痘（varicella）？
5. 淋巴瘤样丘疹病（lymphomatoid papulosis）？

关键的辅助检查

1. 组织病理检查（背部皮损） 真皮层见弥漫性炎症细胞浸润，以组织细胞及淋巴样细胞为主，可见多核巨细胞及浆细胞分布（图 63-2）。PAS 染色见吞噬细胞内外有大量真菌孢子（图 63-3）。

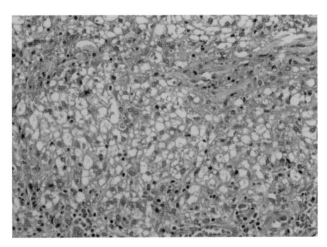

图 63-2 真皮层见弥漫性炎症细胞浸润，以组织细胞及淋巴样细胞为主，可见多核巨细胞及浆细胞分布（HE×200）

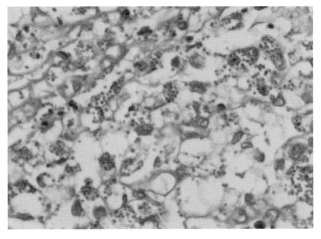

图 63-3 真皮层吞噬细胞内外见大量真菌孢子，呈桑葚状排列（PAS 染色 ×400）

2. 皮损组织、脓痂和脓液真菌培养（37℃和 25℃培养）均有菌落生长。37℃条件下培养菌落呈酵母样，无色素，镜下可见腊肠样细胞，部分中央有分隔。25℃条件下菌落表面呈绒毛状，菌落周围及培养基见葡萄酒样红色色素（图 63-4），显微镜下可见细长分枝与分隔菌丝，呈典型帚状枝。

3. HIV 初筛及确诊实验均为阳性，$CD4^+$细胞计数 20 个/μl，$CD8^+$细胞计数 106 个/μl。

4. 脑脊液墨汁染色及培养均为阴性。

最终诊断　①播散性马尔尼菲青霉病（disseminated penicilliosis Marneffei）。②艾滋病。

诊断依据

1. 皮损位于头面部、躯干和四肢。

3. 皮损为播散性丘疹和结节，典型皮疹为表面呈脐凹样，并发生坏死和结痂。

4. 伴有全身淋巴结肿大及脾大。

5. 组织病理　HE 染色示真皮层见组织细胞及多核巨细胞内有大量孢子。

6. 真菌培养显示双相型真菌。

7. 实验室检查　HIV 初筛阳性，CD4$^+$细胞计数 20 个 /μl，CD8$^+$细胞计数 106 个 /μl。

治疗及随访　确诊后给予两性霉素 B 注射液静脉滴注，起始剂量 5 mg/d，每日加量 5 mg，加至 25 mg/d 时维持治疗 1 个月，同时给予抗 HIV 治疗。治疗后皮损消退，无新发皮损。患者病情好转，出院后继续抗 HIV 治疗，将抗真菌治疗调整为伊曲康唑 400 mg 每天 1 次口服治疗。

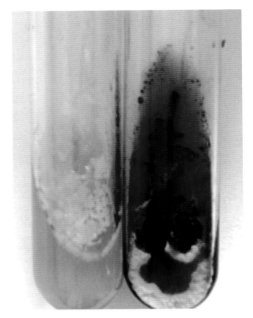

图 63-4　沙氏培养基 37℃时培养出酵母样菌落，25℃时培养的菌落呈绒毛状，培养基呈红色

易误诊原因分析及鉴别诊断　马尔尼菲青霉菌是青霉属中唯一的双相型真菌，主要感染免疫功能低下的人群，是艾滋病患者标志性的机会性感染。马尔尼菲青霉菌可经血行播散，主要侵犯单核 - 吞噬细胞系统，最常累及呼吸系统及皮肤黏膜，还可累及肝、肠淋巴组织、淋巴结、脾、骨髓、肾和扁桃体等。主要临床表现为发热、咳嗽、皮损、浅表淋巴结肿大、肝和脾大以及全身多发性脓肿等。本例患者有典型皮损（脐凹样坏死性丘疹）、肺部感染、血液系统损害（粒细胞减少、血小板减少和贫血）及淋巴结肿大，均为播散性马尔尼菲青霉病的表现，有重要的提示诊断意义，需高度注意马尔尼菲青霉病，特别是在云南等艾滋病及马尔尼菲青霉菌高流行区，马尔尼菲青霉病已成为艾滋病患者的主要死亡原因之一，故应高度警惕本病，并及时进行真菌学及 HIV 相关检查，做到早发现、早诊断及早治疗，提高患者的生存率。本例患者 CD4$^+$细胞计数仅为 20 个 /μl，并且有肺部和血液系统受累，提示病情危重，如不及时诊治将很快死亡。马尔尼菲青霉病需与隐球菌病、淋巴瘤样丘疹病、水痘和毛囊炎等相鉴别，真菌学检查可明确诊断。

1. 隐球菌病　隐球菌病是由新生隐球菌引起的深部真菌病，可血行播散至脑膜、骨骼、肾和皮肤等多个脏器。特征性皮损亦可为有脐凹样坏死性丘疹，但脑膜炎是新生隐球菌中枢神经系统感染最常见的临床表现。马尔尼菲青霉病极少侵犯中枢神经系统，鉴别主要依靠真菌学检查。

2. 淋巴瘤样丘疹病　淋巴瘤样丘疹病是一种 T 细胞淋巴瘤，其皮损可表现为丘疹或结节，表面可有坏死和结痂，并具有成批出现的特点。组织病理检查见真皮内异型淋巴细胞不同程度的增生，鉴别依靠组织病理学及真菌学检查。

3. 水痘　水痘是一种由水痘 - 带状疱疹病毒引起的急性、传染性、发疹性皮肤病。皮疹为小水疱，分批出现。水疱周围有红晕，为病毒感染的特征。本病好发于儿童，以躯干为主，呈向心性分布，常伴有上呼吸道感染及全身发热等症状。可结合临床和真菌学检查加以鉴别。

4. 毛囊炎　毛囊炎是整个毛囊因细菌感染发生的化脓性炎症。初起为红色丘疹，后来逐渐演变成丘疹性脓疱。皮损孤立散在，主要发生于头面部和胸背部。患者自觉疼痛，结合临床和真菌学检查可加以鉴别。

（魏沙沙　李玉叶）

病例 64 慢性皮肤黏膜念珠菌病

临床照片 见图 64-1。

一般情况 患儿，女，2 岁。

主诉 口角红斑、糜烂、白膜 8 个月余，加重并伴头面部红斑、丘疹、疣状斑块及结痂 3 个月。

现病史 家属诉患儿 8 个月前口角突然出现红斑、糜烂和白色膜状损害。3 个月前皮疹增多，口周、下面部和颈部出现红斑、丘疹及少许鳞屑，患者自觉症状不明显。可见皮损波及头面部，耳部、额部和头皮出现疣状斑块，上覆黑褐色厚痂。患者在当地多家诊所和医院就诊，具体诊断和治疗不详，用药后无效。为求进一步诊治来我院就诊。起病以来，患者无盗汗、恶心、呕吐和呕血等情况。精神、睡眠及饮食皆可。大、小便正常，体重无明显变化。

既往史及家族史 平时易感冒，一岁半以前常有腹泻。发病前曾患"手足口病"。

体格检查 一般情况可，精神可。全身浅表淋巴结无肿大。皮肤和巩膜无黄染，无肝掌及蜘蛛痣。心、肺无异常。腹平软，无压痛及反跳痛，肝、脾未触及。肠鸣音正常。

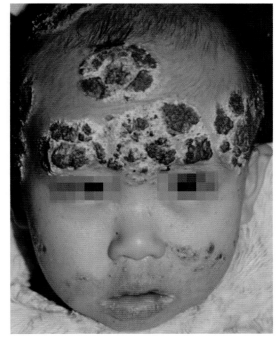

图 64-1 口角红斑、白膜，面、额部红斑、丘疹、疣状斑块及结痂

皮肤科检查 口角见红斑、皲裂、糜烂及白膜，口腔黏膜及舌面见白色膜状物，刮之不易脱落。下颌、面下部及颈部见红斑点片状红斑，其上可见散在针头至粟米大小的丘疹、丘疱疹、细碎鳞屑和痂皮，额部、头皮和耳部见多数花生至核桃大小的疣状斑块，其上覆盖有黑褐色厚痂，部分黑褐色厚痂周围覆有一圈白色痂皮。

实验室检查 血、尿及大便常规均正常。血生化（肝和肾功能、血糖、电解质及血脂）正常。ANA、ENAs、ds-DNA-Ab、TPPA 及 HIV-Ab 阴性。T 细胞亚群检测示正常。X 线胸部检查未见异常征象。B 超检查浅表淋巴结未见肿大，肝、胆、脾及肾未见异常。

思考

1. 您的初步诊断是什么？

2. 为了明确诊断，您认为还需要做什么关键检查？

提示 可能的诊断

1. 慢性皮肤黏膜念珠菌病（chronic mucocutaneous candidiasis）？

2. 增生性脓皮病（pyoderma vagetants）？

3. 增殖型天疱疮（pemphigus vegetans）？

关键的辅助检查

1. 真菌镜检 镜下见大量孢子和假菌丝（图 64-2）。

2. 真菌培养 可见白念珠菌。

3. 免疫球蛋白 + 补体 IgA 0.06 g/L。

最终诊断 ①慢性皮肤黏膜念珠菌病。②选择性 IgA 缺乏症。

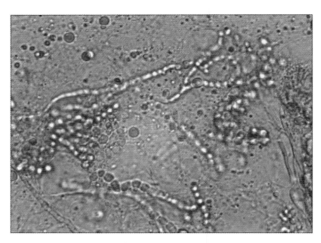

图 64-2　孢子和假菌丝

诊断依据

1. 皮损位于口腔、口角和头面部，8 个月余。

3. 表现为红斑、丘疹、鳞屑及结痂性疣状斑块，伴口角红斑和糜烂，可见口腔黏膜和舌面白膜。

4. IgA　0.06 g/L。

5. 真菌镜检　镜下见大量孢子和假菌丝。

6. 真菌培养和鉴定　白念珠菌。

治疗方法　使用伊曲康唑 50 mg，每天 2 次。1 个月后皮损明显消退，3 个月后基本消退，头面部局部遗留色素沉着斑。后失访。

易误诊原因分析及鉴别诊断　慢性皮肤黏膜念珠菌病是一种罕见的、存在先天性免疫学或内分泌学异常，出现持续性或复发性白念珠菌所引起的黏膜、皮肤和甲板的感染。本病首先由 Chilgren 等在 1967 年命名，并指出本病的特征为慢性口腔黏膜念珠菌病、慢性皮肤念珠菌病和慢性外阴阴道念珠菌病。其发病机制主要为 T 细胞功能缺陷。尽管大多数患者 T 细胞数目正常，但对念珠菌抗原无反应，这是本病重要的致病因素。而 B 细胞的功能是正常的，机体能产生抗体，仅有少数慢性皮肤黏膜念珠菌病患者血清 IgM 水平低下，并存在选择性 IgA 缺陷，因此，慢性皮肤黏膜念珠菌病不会发展至全身念珠菌病。

儿童期慢性皮肤黏膜念珠菌病有四种临床类型，分别为常染色体显性遗传、常染色体隐性遗传、伴有一系列内分泌疾病（最常见的是甲状旁腺、肾上腺或甲状腺功能减退）以及没有可以辨认的遗传因素和内分泌疾病。成人类型慢性皮肤黏膜念珠菌病可伴胸腺瘤、多种内分泌系统紊乱以及自身免疫病。绝大多数本病患者是由白念珠菌引起的。多在 3 岁内发病，一般口腔最先累及，随后扩展至头皮、躯干、手足和甲板。初发症状为口腔白色伪膜或婴儿尿布皮炎，随后口唇、甲和甲周、皮肤及会阴均可受累。皮肤损害多为红色隆起并伴有鳞屑性肉芽肿。头部受累的临床表现类似黄癣，被覆鳞屑，可以导致脱发。甲损坏多为不同程度的甲板增厚、甲营养不良、甲皱褶的水肿变形。组织病理表现为角质层的角化过度和角化不全，明显乳头瘤样增生，真皮内致密的淋巴样细胞、中性粒细胞、浆细胞及多核巨细胞浸润。皮损可深入真皮直至皮下组织。

对慢性皮肤黏膜念珠菌病的治疗方法主要采用抗真菌药物治疗，其次是免疫治疗和其他治疗方法。克霉唑、酮康唑、氟胞嘧啶和两性霉素 B 治疗慢性皮肤黏膜念珠菌病有一定的疗效，也有伏立康唑、泊沙康唑、卡泊芬净和米卡芬净治疗成功的病例报道。但美国感染病学会（Infectious Disease Society of American，IDSA）2009 年更新的念珠菌病治疗临床实践指南首先推荐应用氟康唑，剂量为 6～12 mg/（kg·d）。其次可选择伊曲康唑，剂量为 5 mg/（kg·d）。此外，对慢性皮肤黏膜念珠菌病病变创面也可用 0.25% 两性霉素 B 溶液或制霉菌素治疗。

口服抗真菌药物治疗后，一般5～7天黏膜损害消失，2周后皮损开始缓解。因抗真菌治疗并未改变宿主的免疫功能，因而停药后很快复发。因此，患者需要长期用药。为了防止病原菌耐药，抗真菌治疗应有合适的停药期，或交替使用几种抗真菌药物，还应定期进行体外药敏试验以监测耐药菌株的出现。对于自身免疫性多内分泌腺病-念珠菌病-外胚层发育不全综合征患者，需要终身口服抗真菌药物治疗。也可按免疫学检查结果给予患者相应的免疫学治疗，如有报道免疫增强剂西咪替丁可恢复细胞介导的免疫缺陷。此外，近年来，使用丙种球蛋白、细菌及其产物（如卡介苗）、骨髓移植、胎儿胸腺组织移植及白细胞输入等方法效果显著。铁质和维生素类缺乏者最易受念珠菌感染而引发念珠菌病，因而，对慢性皮肤黏膜念珠菌病的治疗亦应注意铁和维生素类的补充。

由于慢性皮肤黏膜念珠菌病的临床表现具有多样性，且临床少见，加上皮肤科医生对本病的认识不足，缺乏经验，警惕性不够，故临床上容易误诊或漏诊，所以临床医生应加强对此病的认识，做到早发现、早诊断及早治疗，以免误诊、误治而给患者带来痛苦甚至危及生命。慢性皮肤黏膜念珠菌病应与增生性脓皮病和Hallopeau型增殖型天疱疮等相鉴别。

1. 增生性脓皮病 是具有增生性损害的一种慢性脓皮病，又称增殖性皮炎或良性增殖型天疱疮。目前一般认为本病是在免疫功能不健全的情况下由细菌感染所致。初发皮损为小脓疱，以后融合成片，肉芽组织增生，呈疣状增殖性斑块，上覆有脓性分泌物及结痂，有恶臭。病程慢性，但可自愈。皮损好发于头皮、腋窝、生殖器、腹股沟、指（趾）间及躯干。组织病理表现为一种非特异性慢性肉芽肿改变，伴有脓肿形成及假上皮瘤样增殖。早期损害有棘层松解，可形成小裂隙及空腔，内充以大量嗜酸性粒细胞及棘层松解表皮细胞。表皮及真皮上部有明显的炎症细胞浸润，大部分为嗜酸性粒细胞。抗生素及磺胺类药物治疗有效，局部治疗可应用各种抗生素软膏。结合临床、组织病理和病原学检查两者鉴别不难。

2. Hallopeau型增殖型天疱疮 是寻常型天疱疮的特殊类型。皮损好发于皮肤褶皱部位如腋下、腹股沟和外阴等。早期的损害是脓疱，后来逐渐发展成疣状增生。组织病理除有基底层上棘层松解以外，其表皮的高度增生和表皮内嗜酸性粒细胞脓疡是特征性的改变。通过皮肤组织病理和真菌学检查两者不难鉴别。

3. 念珠菌性肉芽肿 本病是念珠菌病的一种类型。患者常伴有免疫功能异常或免疫缺陷的疾病，皮损主要表现为富有血管的丘疹，其上结有棕黄色的厚痂，有时增生突出明显时可呈皮角样结构。皮损最常见于面部，其次可见于头皮、躯干和指甲等部位。根据皮损的形态及病程的发展可进行鉴别。

（刘彤云　黄云丽　刘爱民　何　黎）

病例 65　猫抓病

临床照片　见图 65-1、65-2。

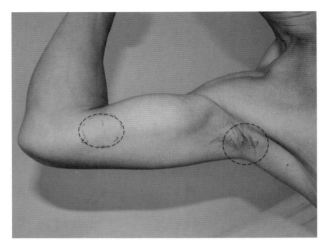

图 65-1　肱骨内上髁和腋窝肿大的淋巴结

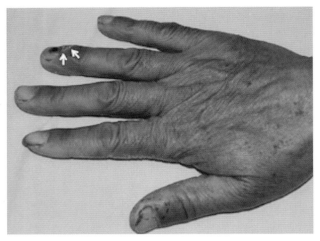

图 65-2　右手无名指陈旧性猫抓伤痕（白色箭头所示）

一般情况　男，59 岁，农民。

主诉　右侧腋窝和肘窝包块伴疼痛 1 周。

现病史　1 周前患者右侧腋窝及肘窝出现数个大小不等的包块伴疼痛。患者自诉 3 个月前曾被自家猫咬伤右手拇指和无名指。

既往史及家族史　无特殊。

体格检查　一般情况良好，神志清，精神好。肱骨内上髁和腋窝浅表淋巴结肿大，呈蚕豆至鸡蛋大小，无粘连，活动差，质硬，有压痛。皮肤及巩膜无黄染，无肝掌及蜘蛛痣。心、肺无异常。腹平软，肝、脾未触及。

皮肤科检查　右侧肱骨内上髁和腋窝皮肤均完整，可触及蚕豆至鸡蛋大小的肿大淋巴结，有压痛。右手无名指可见一陈旧性猫抓伤痕，余未见异常。

实验室检查　血常规：WBC 10.12×10^9/L，嗜酸性粒细胞 1.13×10^9/L［正常值（$0.02 \sim 0.5$）$\times 10^9$/L］，嗜酸性粒细胞比例 11.2%（正常值 0.5% $\sim$ 5%），X 线胸部检查未见异常。

思考

1. 您的初步诊断是什么？

2. 为了明确诊断，您认为还需要做什么关键检查？

提示　可能的诊断

1. 孢子丝菌病（sporotrichosis）？

2. 猫抓病（cat-scratch disease）？

3. 游泳池肉芽肿（swimming pool granuloma）？

4. 类丹毒（erysipeloid）？

关键的辅助检查

1. 组织病理（右侧腋窝淋巴结）　HE 染色提示肉芽肿性炎伴坏死及微脓肿形成，Warthin-Starry 染色查见黑色棒状杆菌（图 65-3），抗酸染色（—），六胺银染色（—），PAS 染色（—）。病理诊断：符合猫抓病性淋巴结炎。

2. 组织培养 用无菌剪将腋窝淋巴结活检组织剪碎成大小一致的碎屑。将碎屑接种到5%的兔血心浸液琼脂培养基，并将培养基置于35℃含5%CO_2的培养箱中培养。培养第5天时培养基上长出数个圆形凸起菌落。菌落呈灰白色，略透明，边缘光滑（图65-4）。

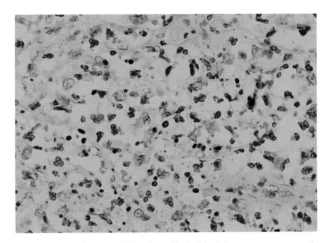

图65-3 黑色短棒状杆菌，箭头所示（Warthin-Starry 染色 ×1000）

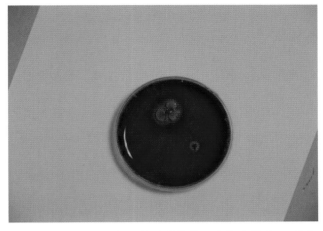

图65-4 灰白色、略透明圆形菌落，边缘光滑（5%的兔血心浸液琼脂培养基，5%CO_2，35℃，5天）

3. 分子生物学鉴定 模板制备：挑取疑似菌落收集于含100μl去离子水（pH 8.0）的1.5 ml离心管中，混匀，100℃煮8 min，10000 r/min离心15 min，上清液即为模板。引物：采用具有巴尔通体属水平特异性的引物BhCS 781.p（5'-GGGGAGCTCATGGTGG-3'）和BhCS1137.n（5'-AATGCAAAAAGAACAAACA-3'）扩增柠檬酸合酶基因（gltA）。反应体系：模板DNA 4μl，引物各2μl，2×Pfu PCR寡核苷酸混合物Master Mix 25 μl，无菌双蒸水补足50 μl。反应条件：95℃ 2 min、48℃ 30s，72℃ 30s，再按94℃ 30s，48℃ 30 s，72℃ 30 s，行35个循环，最后72℃ 5 min。将PCR扩增产物送美吉生物基因公司测序，结果登录GenBank进行Blast比对，最终鉴定为汉赛巴尔通体*Bartonella henslae*（登录号：KC 349960）。

最终诊断 猫抓病。

诊断依据

1. 猫咬伤史3个月。

2. 右手无名指陈旧性猫抓伤痕迹，同侧腋窝及肱骨内上髁淋巴结肿大及疼痛。

3. 病原学检查（活检组织培养和分子生物学鉴定）示汉赛巴尔通体。

4. 组织病理 符合猫抓病。

治疗方法 口服盐酸米诺环素胶囊（美满霉素），每次50 mg，1天3次；罗红霉素每次150 mg，1天2次；复方甘草酸苷片（美能），每次50 mg，1天3次，外用莫匹罗星软膏（百多邦），40天后治愈。

易误诊原因分析及鉴别诊断 猫抓病是一种人畜共患的急性、亚急性感染性疾病。其致病原巴尔通体是一种革兰氏染色阴性、营养条件要求苛刻、兼性细胞内寄生的需氧杆菌。《伯杰氏系统细菌学手册》将之归录于变形菌纲、α亚纲、根瘤菌目、巴尔通体科、巴尔通体属。猫、鼠、兔、跳蚤、体虱以及蜱都是巴尔通体的携带者。猫抓病的主要临床表现为被猫抓、咬伤部位的同侧肢体淋巴引流区域出现淋巴结肿大。常见的淋巴结受累区域有颈部、腋窝、腹股沟、肱骨内上髁和腹股沟等。猫抓病的诊断尚无统一的标准，目前临床上确诊遵循特征性临床表现结合特异性病原学证据的原则。主要的实验室诊断方法包括分离培养、血清学检测和PCR检测等，其中PCR法被视为"金标准"。但在我国由于临床医师对猫抓病不甚熟悉，导致淋巴结活检成为诊断猫抓病的主要手段。在治疗上，阿奇霉素因能渗入巨噬细胞和中性粒细胞杀死汉赛巴尔通体，且细胞内浓度是细胞外的40倍以上，故被推荐为首选药。其他有效的药物包括红霉素、环丙沙星和利福平等。临床上猫抓病与孢子丝菌病、游泳池肉芽肿和化脓性淋巴结炎等容易混淆，应进行鉴别。组织病理检查和细菌培养可明确诊断。

1. 孢子丝菌病　是由孢子丝菌复合体引起的皮肤、皮下组织及其附近淋巴系统的慢性真菌感染性疾病。该病的发生常与皮肤轻微外伤接触被致病菌污染的物质相关。皮损多局限于身体的暴露部位，并可形成沿着淋巴系统走向分布的特征样皮损。孢子丝菌病的临床表现多种多样，主要可分为以下四种类型：皮肤淋巴管型、皮肤固定型、皮肤播散型以及皮肤外型。其中皮肤淋巴管型和皮肤固定型约占所有孢子丝菌病的98%以上，播散型只占1%。而皮肤外型则较为罕见。有时皮肤淋巴管型亦可表现为沿单侧淋巴管走行的淋巴结肿大，结合组织病理和真菌学检查不难与本病鉴别。

2. 游泳池肉芽肿　是由一种海鱼分枝杆菌感染所致的慢性肉芽肿性疾病。该病多见于儿童和青少年，多是由于在游泳池或养鱼池中皮肤外伤而感染。皮损好发于易受外伤的部位，如手、足、肘、膝、踝及小腿等处。初起为红褐色丘疹、结节或斑块，可破溃形成浅表的小溃疡，但无明显瘘管、深溃疡或坏死。皮损多为单发，多数无自觉症状，一般不侵犯附近淋巴结。结合组织病理和细菌培养易于鉴别。

3. 类丹毒　是由猪红斑丹毒丝菌侵入人体皮肤伤口引起的类似丹毒样皮肤损害的急性感染性疾病。皮损多发于手部，潜伏期为2~7天，主要分为三种类型：①局限性：最多见，病菌侵入部位出现红斑、肿胀和疼痛，特征皮损为多角形紫红色斑，中央可部分消退，边缘隆起并向周围扩散，形成环状损害，一般在2~4周可自愈。②弥漫型：临床少见，在远离病菌原发感染部位可出现大量泛发性皮损，形态类似于局限型表现，常伴有发热和关节症状。③败血症型：罕见，有泛发性红斑和紫癜，伴有发热及多系统功能损害，血培养阳性。根据病史及皮损形态可进行鉴别。

（庄凯文　冉玉平　张文燕）

病例 66　毛囊黏蛋白病

临床照片　见图 66-1、66-2。

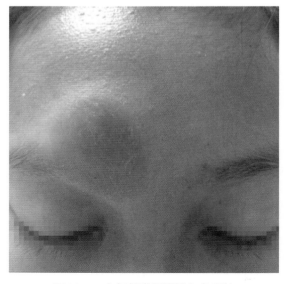

图 66-1　右额部类圆形淡红色斑块

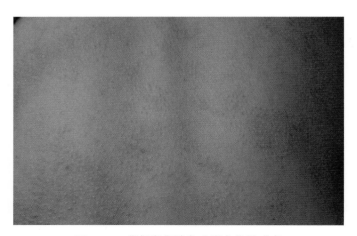

图 66-2　背部密集肤色毛囊角化性丘疹

一般情况　患者，女，13 岁，学生。

主诉　右额部红色斑块 4 个月。

现病史　患者 4 个月前无明显诱因右额部皮肤出现一粟粒大小的淡红色丘疹，伴轻微瘙痒，未予诊治。反复搔抓后皮疹逐渐增大至板栗大小的淡红色斑块。患者多次在外院就诊，曾诊断为"真菌感染"和"创伤性皮炎"，给予治疗（具体不详），皮疹无好转。随后皮疹逐渐增大，形成鸡蛋大小的浸润性斑块，无糜烂、破溃及渗出。1 个月前无明显诱因颈后部、背部及双手背部皮肤出现密集分布的针尖至粟粒大小的肤色毛囊角化性丘疹，自觉轻微瘙痒，于 2013 年 11 月至我科就诊。既往史、个人史及家族史均无特殊。精神、睡眠及饮食可。大、小便正常，体重无明显变化。

既往史及家族史　无特殊。

体格检查　一般情况良好，右颌下可触及一黄豆大小的淋巴结，质中等，移动度良好，无压痛，其余浅表淋巴结未触及，各系统检查未见异常。

皮肤科检查　右额部皮肤可见一约 3 cm×3 cm 大小的类圆形淡红色斑块，触之浸润感明显，质地中等，活动度可，表面覆有少量细小鳞屑。皮疹边界清楚，无压痛或明显粘连，未见糜烂、溃疡及渗出。颈后部、背部及双手背皮肤可见密集分布的针尖至粟粒大小的肤色毛囊角化性丘疹。丘疹干燥、坚实，顶端尖锐，呈圆锥形，双手背末端指关节伸侧可见黑褐色色素沉着。

实验室检查　浅表肿物及颈、腋窝淋巴结 B 超检查示额顶部皮肤局限性增厚，性质待查；双颈部 Ⅰ ~ Ⅲ 区探及多个淋巴结，左侧部分肿大。双侧腋窝探及多个肿大淋巴结。淋巴结内部血供不丰富。

思考

1. 您的初步诊断是什么？

2. 为了明确诊断，您认为还需要做什么关键检查？

提示　可能的诊断

1. 毛囊黏蛋白病（follicular mucinosis）？

2. 结节病（sarcoidosis）？

3. 皮肤淋巴细胞浸润症（lymphocytic infiltration of skin）？

4. 体癣（tinea corporis）？

关键的辅助检查

1. 组织病理（右额部皮损）　表皮大致正常，毛囊上皮和皮脂腺上皮见网状间隙和腔隙形成，其内可见黏蛋白样物质沉积，毛囊和血管周围见淋巴细胞、组织细胞和嗜酸性粒细胞浸润，部分单核样细胞侵入毛囊上皮（图 66-3）。

2. 病理特殊染色　阿新蓝染色呈阳性（图 66-4）。

最终诊断　毛囊黏蛋白病。

诊断依据

1. 病程 50 天。

2. 皮损位于额部、颈后部、背部及双手背。

3. 皮损表现为浸润性斑块及毛囊角化性丘疹。

4. 组织病理　毛囊上皮和皮脂腺上皮见网状间隙和腔隙形成，其内可见黏蛋白样物质沉积，阿新蓝染色阳性。毛囊和血管周围见淋巴细胞、组织细

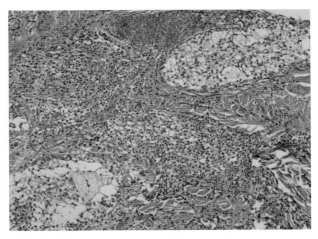

图 66-3　毛囊上皮和皮脂腺上皮见黏蛋白样物质沉积，毛囊和血管周围见淋巴细胞、组织细胞和嗜酸性粒细胞浸润，部分单核样细胞侵入毛囊上皮（HE×100）

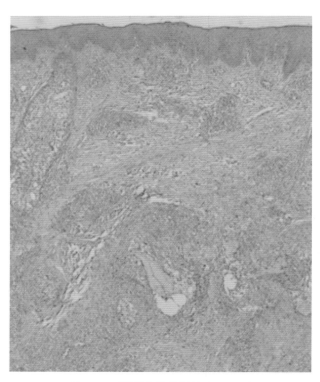

图 66-4　阿新蓝染色阳性（×100）

胞和嗜酸性粒细胞浸润。

治疗方法　初诊时给予复方倍他米松针 7 mg 局部封闭皮损部治疗 1 次，1 个月后复诊局部封闭部位扁平、萎缩。之后给予复方倍他米松针局部封闭、吡美莫司乳膏外用及复方甘草酸苷片口服治疗。

易误诊原因分析及鉴别诊断　毛囊黏蛋白病又名黏蛋白脱发（alopecia mucinosa），是以酸性黏多糖聚积在毛囊（毛囊根鞘和皮脂腺）内为特征的一种慢性炎症性皮肤病。原发性毛囊黏蛋白病的患者趋于年轻化（平均年龄 39 岁左右），多见于女性（女：男 =3：1），发生于头部或者颈部的孤立性皮损更常见，而有淋巴瘤倾向的毛囊黏蛋白病趋于老龄化（平均年龄 54 岁）和男性（男：女 =2：1）。皮损多发生于不同于头部或者颈部的其他部位，并且表现多样化。目前公认的临床类型可分为三型：①青少年急性良性型。皮损较少，好发于头、颈和上肢部，一般在 2 个月 至 2 年内自然消退。②中青年慢性良性型。皮损较大，数量较多，分布较广泛，可反复出现或持续数年。③中老年恶性型。损害多而广泛，伴发皮肤细胞淋巴瘤，主要是蕈样肉芽肿。其常见的皮损特点为浸润性斑块，好发于头和颈部。脱发好发于头皮、眉毛和胡须等毛囊密集区域，可见开放的毛囊口和角栓。成群的毛囊性丘疹局限或泛发分布于躯干、四肢近端和头面部。少见的皮损表现为非炎症性损害，类似斑秃和瘢痕性脱发，可有结节、囊肿性损害、慢性湿疹以及痤疮样皮损。而在本例中，患者为青少年女性，皮损表现多样化，发展快，泛发于头、颈、背及双上肢皮肤，同时伴有多发性的浅表淋巴结肿大，因此，应考虑该患者是否具有淋巴瘤倾向。其分型有待观察，并且需要进行长期随访及密切监测，以及早发现恶变征象。

目前国内外关于本病的病例报告较少，加之该类病少见，常被误诊为湿疹、体癣、结节病、皮肤淋巴细胞浸润症、红斑狼疮、斑秃或者慢性痤疮样疹，因此，当患者皮损无特异或者临床表现不典型时，需进行组织病理检查等以明确诊断。

1. **结节病**　是一种多系统多器官受累的肉芽肿性疾病。最常见的皮肤损害为结节性红斑，多见于面颈部、肩部或四肢，也有冻疮样狼疮、斑疹及丘疹皮损等，如侵犯头皮，也可引起脱发，无毛囊角化性丘疹样皮损。但最常侵犯肺和双侧肺门淋巴结，临床上 90% 以上的患者有肺的改变，其次是皮肤和眼的病变，浅表淋巴结、肝、脾、肾、骨髓、神经系统和心脏等几乎全身每个器官均可受累。本病为一种自限性疾病，大多预后良好，有自然缓解的趋势。但结节病的病理表现为结节病肉芽肿。在组织病理切片上可见为皮样细胞的聚集，其中有多核巨噬细胞，周围有淋巴细胞，而无干酪样病变，在巨噬细胞的细胞质内可见包涵体，如卵圆形的舒曼小体（Schaumann body），以及双折光的结晶和星状小体。本例患者无肺、肝、脾、肾、骨髓、神经系统和心脏等系统性损伤，皮损有毛囊角化性丘疹样皮损，结合病理特点及特殊染色可鉴别。

2. 皮肤淋巴细胞浸润症 皮肤淋巴细胞浸润症又称 Jessner-Kanof 综合征，属于皮肤假性淋巴瘤，系皮肤淋巴网状组织的一种炎症反应性疾病，常发生于面颈和躯干上部。皮损初起为小红斑，后向周围扩大，形成红色高起的斑块，中央常消退，境界清楚，类似盘状红斑狼疮，但皮损表面光滑，无毛囊角栓，消退后并不遗留瘢痕，也不发展为红斑狼疮。患者无明显自觉症状。组织病理检查常显示为良性淋巴组织细胞增生改变，免疫组化分析显示大部分患者的浸润细胞为 CD8⁺T 淋巴细胞。对于本例患者，单从额部红色斑块皮损很难排除皮肤淋巴细胞浸润症，但结合颈后部、背部及双手背皮肤的肤色毛囊角化性丘疹，双手背末端指关节伸侧可见黑褐色色素沉着斑，以及病理和特殊染色就比较容易鉴别。

3. 体癣 由于真菌侵入表皮后一般只寄生于角质层，所以只在局部引起轻度的炎症反应。初起为红丘疹或小水疱，继之形成红斑和斑块，向周围逐渐扩展成边界清楚的环形损害。边缘具有活动性，不断扩展，中央则趋于消退，因而有圆癣或钱癣之称。皮损真菌检查呈阳性。毛囊黏蛋白病容易与体癣鉴别，但作为体表的红斑、斑块样损害，需注意要排外一些不典型的体癣。

（农 祥 刘彤云 刘 佳 陈凤娟 何 黎）

病例 67 母细胞性浆细胞样树突状细胞肿瘤

临床照片 见图 67-1。

一般情况 患者，女，34 岁，职员。

主诉 右大腿瘀斑 8 个月，红色斑块 2 个月。

现病史 8 个月前患者右大腿皮肤出现一紫红色瘀斑样皮损，无症状。2 个月前患者在右大腿瘀斑样皮损上出现一暗红色斑块，直径约 1 cm，有轻微疼痛。后斑块渐增大。患者自发病以来无发热、盗汗及体重减轻等。

既往史及家族史 无特殊。

体格检查 一般情况好，于右侧腹股沟可扪及数个肿大的淋巴结，直径 1～2 cm，质硬，活动，无压痛。心、肺检查未见异常，腹平软，肝、脾未扪及肿大。

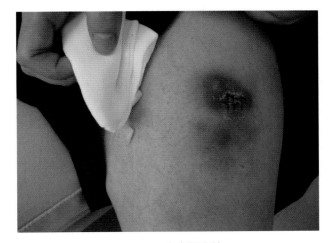

图 67-1 右大腿斑块

皮肤科检查 右大腿伸侧上份可见一个暗红色边界清楚的斑块，大小为 5 cm×7 cm，质中等偏硬，有轻微压痛。

实验室检查 血常规白细胞 9.34×10⁹/L，其中中性粒细胞 71%，淋巴细胞 18%，异常细胞 5%。血生化检查：血清乳酸脱氢酶（lactate dehydrogenase，LDH）452 IU/L（参考值 110～220 IU/L），α-羟丁酸脱氢酶（alpha-hydroxybutyrate dehydrogenase，α-HBDH）391IU/L（参考值 72～182 IU/L）。骨髓活检示骨髓造血细胞增生活跃。骨髓穿刺涂片示原始细胞占 65.5%。经流式细胞仪对骨髓细胞免疫分型检查发现：原始细胞约占有核细胞的 52%，表达 HLA-DR、CD7、CD4 和 CD56（弱阳性），少数表达 CD5，不表达 CD1a、CD2、胞质型 CD3、CD8、CD11、CD57、CD13、CD33、CD16 和 MPO。胸部 X 线检查未见异常。腹部增强 CT 扫描示双附件区软组织肿块影，腹主动脉周围淋巴结肿大。

思考

1. 您的初步诊断是什么？

2. 为了明确诊断，您认为还需要做什么关键检查？

提示　可能的诊断

1. 皮肤 T 细胞淋巴瘤（cutaneous T cell lymphoma）？

2. 结外 NK/T 细胞淋巴瘤，鼻型（extranodal NK/T cell lymphoma，nasal type）？

3. 急性髓单核细胞白血病（acute myelomonocytic leukemia）？

关键的辅助检查　组织病理检查示表皮正常，表皮与真皮之间有一条明显的无肿瘤细胞浸润带。真皮内肿瘤细胞弥漫性浸润，其间可见粗大的胶原纤维穿插其中。肿瘤细胞为中等大小的母细胞样，核圆形或不规则形。多数肿瘤细胞有一个嗜碱性核仁，染色质较细，核分裂象为 0～2 个 / 高倍视野（图 67-2、67-3）。免疫表型检测：肿瘤细胞表达 LCA、CD56、CD99、bcl-6 及末端脱氧核苷酸转移酶（TdT），不表达 CD3、CD3ε、CD4、CD8、CD20、CD30、CD43、CD45RO、CD68、CD79α、ALK-1、髓过氧化物酶（myeloperoxidase，MPO）、颗粒酶 B，Ki-67 增殖指数约为 90%。原位杂交检测 EB 病毒（EBER1/2）阴性。免疫球蛋白重链（immunoglobulin heavy chain，IgH）和 T 细胞受体 γ（T lymphocyte receptor γ，TCR γ）基因重排未检测到克隆性条带。综合临床表现、组织病理学改变、免疫组化标记及各项辅助检查，最终诊断为母细胞性浆细胞样树状突细胞肿瘤。

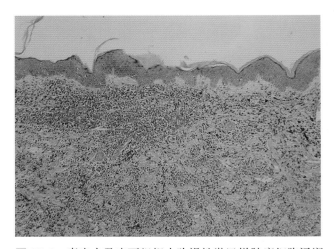

图 67-2　真皮内及皮下组织内弥漫性淋巴样肿瘤细胞浸润（HE×100）

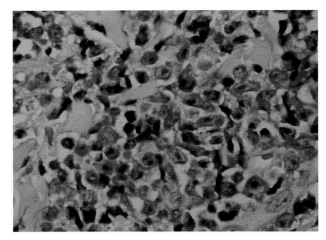

图 67-3　肿瘤细胞为中等大小的母细胞样，核圆形或略不规则形，核仁明显（HE×400）

最终诊断　母细胞性浆细胞样树突状细胞肿瘤（blastic plasmacytoid dendritic cell neoplasm，BPDCN）。

诊断依据

1. 皮损位于右侧大腿，病程 8 个月。

3. 皮损表现为瘀斑及暗红色斑块。

4. 血液和骨髓检查　血常规示异常细胞占 5%，骨髓穿刺涂片示原始细胞占 65.5%。经流式细胞仪对骨髓细胞免疫分型：原始细胞约占有核细胞的 52%，表达 HLA-DR、CD7、CD4 和 CD56（弱阳性），少数表达 CD5。

5. 组织病理改变符合母细胞性浆细胞样树状突状细胞肿瘤。

6. 免疫表型检测　肿瘤细胞表达 LCA、CD56、CD99、bcl-6 及 TdT。Ki-67 增殖指数约为 90%。

7. 原位杂交检测 EB 病毒（EBER1/2）阴性。免疫球蛋白重链和 T 细胞受体 γ 基因重排未检测到克隆性条带。

治疗方法　患者接受了 2 个疗程的 CDVP 化疗（柔红霉素、长春地辛、环磷酰胺和地塞米松）。化疗后皮损明显缩小，但皮损很快复发。2 个月后全身浅表淋巴结肿大。血常规检查白细胞、异常细胞和血小板进行性升高。血生化 LDH 和 HBDH 升高。3 个月后患者出现低热、骨痛、全身多个淋巴结肿大、肝及脾大，后病情急剧恶化，红细胞和血小板进行性下降，经抢救无效死亡。

易误诊原因分析及鉴别诊断　BPDCN 以前又称为 CD4+/CD56+ 血源性皮肤肿瘤或母细胞性 NK 细胞淋巴瘤，是一种罕见的淋巴造血组织肿瘤。本病好发于皮肤，临床进展快，预后差。本病于 1994 年首次报道，2005 年世界卫生组织 - 欧洲癌症治疗研究组织（World Health Organization-European Organization for Research on Treatment of Cancer，WHO-EORTC）分类中将其归入前驱血源性恶性肿瘤，并命名为 CD4+/CD56+ 血源性皮肤肿瘤或母细胞性 NK 细胞淋巴瘤。2008 年 WHO 关于淋巴造血组织肿瘤分类中将其命名为母细胞性浆细胞样树状突状细胞肿瘤。BPDCN 占所有皮肤原发淋巴瘤的 0.7%。该肿瘤起源不明，可能来源于浆细胞样树突状细胞（plasmacytoid dendritic cells，pDCs）。pDCs 与 BPDCN 有紧密的免疫表型相似性和功能水平的联系。由于此肿瘤罕见，国内外报道甚少，在病理上易与其他类型的淋巴瘤相混淆，容易发生误诊或漏诊。因此，提高对本肿瘤临床病理特征的认识、进行免疫表型和 IgH、TCR 基因重排等的检查是避免误诊及漏诊的关键。

BPDCN 可发生于任何年龄，以中老年人多见，中位年龄为 67 岁，偶有青少年病例报道。男女发病比约为 3.3 : 1。目前尚未发现有种族倾向。本病好发于皮肤，几乎 100% 的患者都出现皮损，近 50% 的患者皮损是唯一的临床表现，多表现为无症状、孤立性或多灶性皮损，可为红斑、丘疹、斑片、斑块、结节或挫伤样皮损，少数病例有溃疡形成。本病的临床过程呈侵袭性，进展快，多数患者除皮肤受累外，可同时伴有皮肤外部位受累，或迅速累及皮肤外部位，其中以淋巴结受累最常见，其次为骨髓和外周血，脾大或累及其他黏膜部位相对少见。出现白血病表现，伴有广泛的骨髓受累而无皮损的患者也可见，但少见。疾病初期伴暴发性白血病的患者较少见，占 5%~25%，而在疾病进展期或复发时暴发性白血病是常见现象。

本病的组织病理特征是肿瘤主要位于真皮和皮下脂肪组织内，表皮无受累。在表皮与真皮之间有一条明显的无肿瘤细胞浸润带（Grenz 带）。肿瘤细胞呈弥漫性单形性淋巴样细胞，侵及胶原时可呈列兵样排列，但不常见。血管中心性浸润及坏死少见。皮肤附件常被肿瘤细胞浸润破坏。肿瘤细胞为母细胞样，呈中等大小，细胞核呈圆形或略不规则，染色质呈细颗粒状，有一个至数个小核仁，类似于淋巴母细胞或髓造血母细胞，细胞质少。一般核分裂象少见。吉姆萨染色在少数病例中可见嗜天青颗粒。BPDCN 的肿瘤细胞表达 CD4 和 CD56，CD43、CD45RA 及 HLA-DR 在大多数病例中也表达，CD123、TCL-1 及皮肤淋巴细胞相关抗原（cutaneous lymphocyte-associated antigen，CLA）也通常为阳性。CD123 抗原是 pDCs 很特异的一个标记，可在 >90% 的 BPDCN 肿瘤细胞中高表达。TCL-1 和 CLA 的表达均提示此病与 pDCs 有关。CD2、胞质型 CD3、CD7、CD68 和 TIA-1 在不同报道中表达率不同。此外，以往文献显示蛋白质水平检测 EB 病毒潜伏膜蛋白 -1 及分子水平检测 EBER1/2 都未发现 EB 病毒感染的证据，也未检测到其他病毒，因此，潜在的病毒感染似乎在本病不起重要作用。本病通常没有免疫球蛋白 H（IgH）和 T 细胞受体基因重排。由于本病的诊断是一个排除性诊断，因此病理诊断占有非常重要的地位，尤其是免疫表型、EB 病毒和 IgH 及 TCR 基因重排的检查十分重要。

本病需与某些 T 细胞淋巴瘤、结外鼻型 NK/T 细胞淋巴瘤，以及急、慢性髓单核细胞白血病相鉴别。

1. T 细胞淋巴瘤　此类肿瘤较常见，常表达 CD3，而不表达 CD56，并可检测到单克隆性 TCR 基因重排。

2. 结外鼻型NK/T细胞淋巴瘤　常表达CD56，但形态学上常见血管中心性浸润、血管破坏现象及肿瘤坏死，免疫表型检测显示CD4阴性，多数病例表达CD2、胞浆型CD3及细胞毒颗粒相关蛋白，并且绝大多数病例有EB病毒感染的证据。

3. 急、慢性髓单核细胞白血病　由于髓单核细胞白血病也常有皮肤受累，并且两者在细胞形态和免疫表型上更接近，因此鉴别最为困难，只有在肿瘤没有髓系来源证据时，如MPO阴性，才能做出BPDC的诊断。

（刘　艳）

病例68　皮肤型朗格汉斯细胞组织细胞增生症

临床照片　见图68-1、68-2。

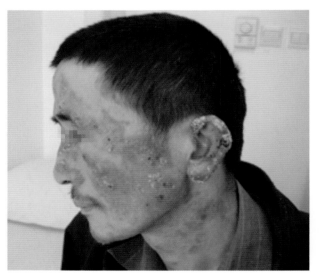

图68-1　面部、耳郭及颈部红斑、鳞屑和痂

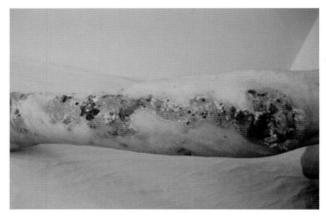

图68-2　双上肢红斑、斑块，上覆黄白色痂壳，部分皮损破溃

一般情况　患者，男，39岁，工人。

主诉　双上肢丘疹伴瘙痒7年，泛发全身并伴结节斑块6年。

现病史　7年前患者双上肢皮肤出现较多肤色的绿豆大丘疹，伴轻度瘙痒。于外院就诊时行右前臂皮损病理活检，诊断为皮肤肥大细胞浸润结节。给予口服及外用药治疗，皮损未见好转。6年前皮损泛发全身，以丘疹、结节及斑块为主，部分结节破溃，有淡黄色分泌物，并伴轻度瘙痒。5年前第2次行右上臂皮损活检，病理诊断为肥大细胞增生症。予糖皮质激素及外用药治疗，皮损仍未见好转。为了进一步诊治，4年前患者于本院再次行皮损活检、免疫组化和电镜检查，诊断为朗格汉斯细胞组织细胞增生症。1年前行第4次皮肤活检，诊断为朗格汉斯细胞组织细胞增生症。患者发病以来无发热、体重减轻及盗汗等。

既往史及家族史　10年前确诊为颈部淋巴结结核，已治愈。余无特殊。

体格检查　生命体征平稳，全身浅表淋巴结及肝、脾未扪及肿大。

皮肤科检查　面部、耳郭、颈部及背部大量暗红斑，其上覆盖鳞屑和痂壳。四肢及臀部散在分布红斑、结节和斑块，其上覆黄白色痂壳，部分皮损破溃。

实验室检查 血常规、尿常规、骨髓涂片、胸部 X 线片及心电图检查未见异常。腹部 B 超示肝左叶囊肿。免疫学检查示免疫球蛋白 IgA 2910 mg/L。

思考

1. 您的初步诊断是什么？

2. 为了明确诊断，您认为还需要做什么关键检查？

提示 可能的诊断

1. 肥大细胞增生症（mastocytosis）？

2. 黄色肉芽肿（xanthogranuloma，XG）？

3. 朗格汉斯细胞组织细胞增生症（langerhans cell histiocytosis，LCH）？

关键的辅助检查 第 1 次组织病理活检示真皮浅层血管及附件周围慢性非特异性炎症。第 2 至第 4 次活检的病理改变相似：表皮变薄，真皮全层弥漫分布单一核细胞浸润（图 68-3），细胞质淡染，细胞核呈圆形、不规则或分叶状，部分细胞可见核沟，核仁不明显，核分裂象罕见（图 68-4）。另外，可见散在的泡沫状组织细胞、数量不等的淋巴细胞、浆细胞和嗜酸性粒细胞浸润。免疫表型检测：肿瘤细胞表达 CD1a、CD68、S-100 蛋白和 CD45，部分肿瘤细胞表达 Langerin，不表达 MPO，Ki-67 增殖指数为 10% ~ 15%。投射电镜查见 Birbeck 颗粒（图 68-5）。病理诊断：朗格汉斯细胞组织细胞增生症。

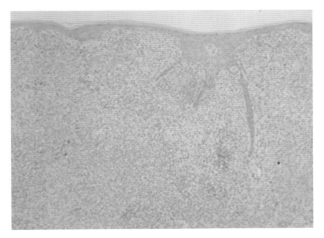

图 68-3 真皮内弥漫的肿瘤性朗格汉斯组织细胞聚集（HE × 100）

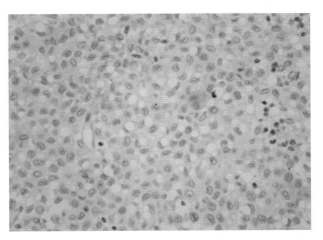

图 68-4 肿瘤细胞核呈圆形或不规则形，部分细胞可见核沟（HE × 400）

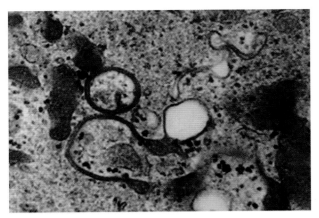

图 68-5 电镜检查可见 Birbeck 颗粒

最终诊断　皮肤朗格汉斯细胞组织细胞增生症（LCH）。

诊断依据

1. 病史及病程7年。

2. 皮损部位位于面部、耳郭、颈部、背部、四肢和臀部。

3. 皮损特点表现为暗红斑、结节和斑块，其上覆黄白色痂壳，部分皮损破溃。

4. 组织病理符合朗格汉斯细胞组织细胞增生症。

5. 免疫表型检测肿瘤细胞表达CD1a、CD68、S-100及CD45，部分细胞表达Langerin。

6. 电镜检查见Birbeck颗粒。

治疗方法　患者在多家医院的皮肤科及肿瘤科多次接受化疗及中药治疗（具体方案不详），皮损可部分消退，但停药后皮疹易复发。现继续随访中。

易误诊原因分析及鉴别诊断　LCH是一组以朗格汉斯细胞（Langerhans cell，LC）异常增多为特点的疾病，临床少见，发生于成人且局限于皮肤弥漫性分布者罕见，易误诊和漏诊。LCH的传统命名为组织细胞增生症X，主要包括勒-雪病（Letterer-Sive disease）、韩-薛-柯病（Hand-Schuller-Christian disease）和嗜酸性肉芽肿，存在许多"中间型"或"过渡型"。这些疾病实为同一病种，均由朗格汉斯细胞异常增生所致，仅病变范围、程度及部位不同。朗格汉斯细胞来源于骨髓的树突状细胞，是一种抗原递呈细胞，在皮肤免疫功能中起重要作用。LCH的临床特点是好发于1~3岁的婴幼儿，儿童年发病率为0.05/万~0.08/万，成人年发病率为0.01/万~0.02/万，没有种族倾向性。男女之比约为3.7：1。局限于皮肤受累的患者占总LCH的4%~7%。发生于成人且局限于皮肤弥漫性分布者罕见。1966—1996年文献报道LCH共有1350例，发生于成人者有55例，其中限于皮肤者13例。1995—2005年国内文献报道确诊的成人LCH 286例，其中单独侵犯皮肤者仅3例。

LCH患者的皮疹多见于躯干、头皮、发际、耳后和皮肤皱褶处以及外生殖器，四肢少见。皮疹类型多样，皱褶处的皮疹易发生溃烂和结痂，形成溃疡和肉芽肿。最常见的黏膜受累部位是口腔和生殖器黏膜。在成年女性为阴道受累，在男性为肛周糜烂及溃疡。皮肤病变也可能是由骨及淋巴结病变累及引起的。LCH的皮肤受累可早于其他系统器官疾病多年，有的甚至可能并发恶性肿瘤。所以对此类患者，即使皮损已完全缓解，也需要密切随访，以防继发肿瘤被忽视。根据病变累及的范围，临床上将LCH分为单系统疾病和多系统疾病两大类型。两者在临床转归、治疗策略和预后方面上均有很大的差异。

LCH的组织病理学特点是病变由肿瘤性朗格汉斯组织细胞聚集而成。肿瘤细胞的特点是直径为10~12 μm，细胞质呈弱嗜酸性，细胞核不规则，有明显的核沟，呈咖啡豆样、折叠状、锯齿状或分叶状，染色质细。核分裂象罕见。背景通常混有数量不等的嗜酸性粒细胞、组织细胞、中性粒细胞、浆细胞以及小淋巴细胞。具有朗格汉斯细胞样特征的细胞侵犯表皮是皮肤病变的一个组织学特征。LCH细胞表达CD1a、Langerin、S-100、HLA-DR及E-cadherin。CD1a具有较高的特异性，是确诊的一个重要依据。Langerin是一种朗格汉斯细胞特异的新型C型凝集素，与Birbeck颗粒的形成有关。现在Langerin抗体已被用于石蜡组织中，故电镜检查Birbeck颗粒已不是诊断所必需的，Langerin的检测甚至可以取代电镜检查。CD68在CD1a和Langerin阳性表达的细胞中可以共表达。最有力的超微结构特征是朗格汉斯细胞细胞质内特有的细胞器，称为朗格汉斯小体或Birbeck颗粒，结构像网球拍样。真正朗格汉斯细胞细胞质内的Birbeck颗粒数量不等（1%~75%），在早期病变中数量较多。LCH需要与下列疾病鉴别：

1. **肥大细胞增生症**　成年发病的皮肤肥大细胞增生症患者常表现为皮肤散发的淡黄色或褐色丘疹，无自觉症状，组织学特点为肿瘤细胞呈煎蛋样外观，肿瘤细胞表达CD117，甲苯胺蓝特殊染色后肿瘤细胞质内有异染颗粒。电镜观察无Birbeck颗粒。

2. **黄色肉芽肿**　本病是一种良性非朗格汉斯细胞组织细胞增生性疾病，好发于婴幼儿，极少见于成人。组织学以单核组织细胞增多为主，可见泡沫细胞和Touton巨细胞，也可见类似朗格汉斯细胞核沟，有时形态学表现难与皮肤LCH区别，免疫组化表达CD68和HLA-DR，但不表达CD1a和S-100蛋白。

3. 朗格汉斯细胞肉瘤　本病是一种极为罕见的朗格汉斯细胞恶性增生性疾病，恶性程度高，病情进展迅速，可导致死亡。肿瘤细胞异型性明显，并且易见病理性核分裂象。除 CD1a 和 S-100 阳性外，也可找到 Birbeck 颗粒。

（刘　艳）

病例 69　线状皮肤型红斑狼疮

临床照片　见图 69-1。

一般情况　患儿，女，13 岁，学生。

主诉　左面部丘疹、斑块、结痂 8 个月余。

现病史　患儿家属诉 8 个月前无明显诱因突然于左面颊部出现一米粒大小的丘疹，自觉症状不明显，皮疹渐增多，部分扩大或融合成小的不规则斑块，皮疹上覆少许痂屑。患者在多家医院诊断为"湿疹"，予以抗组胺类药及炉甘石洗剂等药物治疗，效果欠佳。有时鼻梁左侧皮疹增大，服用"阿莫西林胶囊"后可变小、扁平，但不会完全消退，遂来我院就诊。病程中患者无发热、盗汗、咳嗽及光敏现象等。精神、睡眠及饮食皆可。大、小便正常。无特殊。

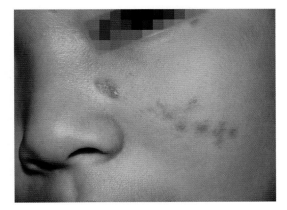

图 69-1　左侧颜面部带状分布的红色或暗红丘疹和斑块

既往史及家族史　无特殊。

体格检查　一般情况可，系统检查无异常。

皮肤科检查　左侧颜面部可见散在米粒至黄豆大小的丘疹或斑块，红色或暗红色，部分融合，上有少许黏着性鳞屑，伴毛细血管扩张，触之有浸润感，皮疹大致呈带状分布。

实验室检查　血、尿、大便常规及肝和肾功能、血糖、离子 7 项正常，ANA、ENAs 及 ds-DNA-Ab 均为阴性；免疫球蛋白 + 补体 C3 及 C4 均正常。TPPA 和 RPR 均为阴性。

思考

1. 您的初步诊断是什么？

2. 为了明确诊断，您认为还需要做什么关键检查？

提示　可能的诊断

1. 线状扁平苔藓（lichen planus linearis）？

2. 线状银屑病（linear psoriasis）？

3. 线状神经性皮炎（linear neurodermatitis）？

4. 线状皮肤型红斑狼疮（linear cutaneous lupus erythematosus，LCLE）？

关键的辅助检查　组织病理（鼻侧皮损）示表皮萎缩，基底细胞液化变性，毛囊角栓及表皮囊肿样结构，血管及附属器周围见致密的团块状淋巴细胞、组织细胞及浆细胞润。符合 DLE（图 69-2、69-3）。

最终诊断　线状皮肤型红斑狼疮。

诊断依据

1. 皮损位于颜面，病程 8 个月余。

2. 皮损为小丘疹或斑块，上有少许黏着性鳞屑，呈带状分布。

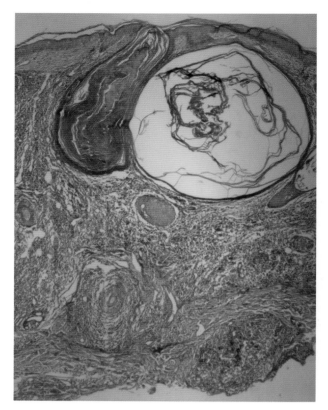

图 69-2　表皮萎缩，毛囊角栓及表皮囊肿样结构，血管及附属器周围密集的团块状炎症细胞浸润（HE×40）

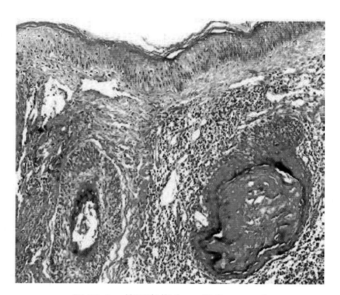

图 69-3　前图高倍（HE 染色 ×100）

3. 组织病理　符合盘状红斑狼疮的组织病理特征。

4. ANA、ENAs 及 ds-DNA-Ab 均为阴性。

治疗方法　本病治疗首选氯喹，也可选用氨苯砜、沙利度胺及小剂量糖皮质激素。同时可配合防晒、外用遮光剂和糖皮质激素软膏。本例患儿采用羟氯喹与氨苯砜治疗，疗效尚可。

易误诊原因分析及鉴别诊断　"线状皮肤型红斑狼疮"最早被用于描述一类沿 Blaschko 线分布的盘状红斑狼疮，后来发现亚急性皮肤型红斑狼疮和深在性红斑狼疮皮损也可呈线状排列。由于其只有皮肤损害，而不引起系统受累，2000 年 Abe 等将其命名为线状皮肤型红斑狼疮。它是红斑狼疮的罕见变异型，无皮肤外的系统损害，也不会发展为系统性红斑狼疮，预后良好，多见于盘状红斑狼疮。临床上皮损具有盘状红斑狼疮的特点，表现为暗红斑，可触及皮下结节，或有轻度浸润感，伴毛细血管增生、扩张，局部点状凹陷瘢痕，其上可有少许黏着性鳞屑，部分区域可形成点状的凹陷性瘢痕，但不形成圆形或卵圆形斑块，而是沿 Blaschko 线呈线状分布，多见于面部，也可见于躯干和四肢。发病年龄多小于 15 岁，30 岁以上患者少见，无性别差异或光敏现象。线状深在性红斑狼疮还可见于躯干和臀部，但少见于儿童。少数患者直接免疫荧光显示真、表皮交界处 IgG 和 C3 沉积；线状深在性红斑狼疮还有脂肪小叶淋巴细胞浸润和间隔透明变性。Rockmann 等认为线状皮肤型红斑狼疮有三个特点：①多累及儿童（＜15 岁），无性别差异。②无光敏现象。③血清学检查可见低滴度的抗核抗体，一般无皮肤外的其他症状，临床预后良好，不会发展成 SLE。本病治疗首选氯喹，也可选用氨苯砜、沙利度胺及小剂量糖皮质激素。同时可配合防晒，外用遮光剂和糖皮质激素软膏。

临床上需要与一些沿 Blaschko 线分布的疾病相鉴别，如线状扁平苔藓、线状苔藓、线状表皮痣、复发性线状棘层松解性皮病、获得性复发性自愈性 Blaschko 皮炎、线状银屑病、线状神经性皮炎及带状硬皮病等。

1. 线状扁平苔藓 好发于成人，丙型肝炎病毒有可能是其诱发因素。皮损表现为线状分布的边界清楚的多角形紫红色扁平发亮丘疹，表面可见 Wickham 纹，中央有脐窝，多有黏膜损害，慢性局限多见，急性泛发少见，瘙痒较强烈。皮损组织病理改变有特征性。结合临床与组织病理，两者不难鉴别。

2. 线状银屑病 是一种十分罕见的银屑病变异，由 Clark 于 1951 年首先报道。迟发性皮损呈线状分布，为附有白色鳞屑的红色浸润性斑丘疹。刮去鳞屑后可见薄膜现象，轻刮薄膜有点状出血。头皮和指甲可受累。组织病理改变为表皮突伸长，表皮角质层增厚、角化过度及角化不全，颗粒细胞层变薄、消失，棘层增厚，可见 Munro 微脓肿。真皮乳头水肿并向上呈杵状伸长，其顶端的棘层变薄，真皮毛细血管扭曲扩张。结合组织病理检查，两者不难鉴别。

3. 复发性线状棘层松解性皮病 由 Vakilzadeh 和 Kolde 于 1985 年首先报道，属于少见的痣样疾病，多于出生后数月或幼年起病。皮损表现为沿 Blaschko 线呈单侧分布的红色斑块，伴水疱和糜烂，愈后可有色素沉着，可伴瘙痒和烧灼感，尼氏征可为阳性，较少累及掌跖和颜面部，一般无全身症状。皮损可以自行缓解，但可在原部位反复发病。组织病理改变为表皮内广泛的棘层松解，基底层上裂隙、绒毛或水疱形成，可见角化不良。结合临床与组织病理，两者鉴别不难。

4. 线状硬皮病 是局限性硬皮病的特殊类型，临床表现为单侧线状分布的皮损，常累及头面部（前额正中多见）、躯干（常沿肋间神经分布）和四肢（单侧下肢多见）。皮损表现为皮肤及皮下组织（皮下脂肪、肌肉、肌腱和骨骼）萎缩呈线状或带状分布，伴色素沉着。结合组织病理两者不难鉴别。

（刘彤云 李 艳 布晓婧 何 黎）

病例 70 播散性隐球菌病

临床照片 见图 70-1。

一般情况 患者，女，37 岁，农民。

主诉 颜面丘疹、小结节半个月，发热 5 天。

现病史 患者诉半个月前面部突然出现粟米至绿豆大小的丘疹和小结节。部分皮疹顶部出现脐凹，偶有轻微瘙痒。患者于当地医院就诊，诊断不详，治疗半个月余（用药不详），病情无好转。5 天前开始出现发热，体温最高达 38.8℃。患者在当地县医院予输液（具体不详）治疗后发热有所下降，但皮疹增多，遂来我院进一步诊治。病程中患者无盗汗、恶心、呕吐和呕血等情况。精神、睡眠及饮食皆差。小便黄，大便正常，体重无明显变化。

既往史及家族史 无特殊。

体格检查 一般情况差，神情和精神差。全身多数浅表淋巴结肿大，呈黄豆至花生米大小，质硬，无压痛。皮肤和巩膜呈轻至中度黄染，无肝掌及蜘蛛痣。心、肺无异常。腹平软，无压痛和反跳痛，肝、脾未触及。双肾区无叩击痛。肠鸣音正常。神经系统检查生理反射存在，病理反射未引出。

皮肤科检查 颜面部可见散在的丘疹和小结节，呈绿豆至花生米大小，肤色或淡黄红色，表面光滑，部分顶部有脐凹，部分顶端坏死结痂。

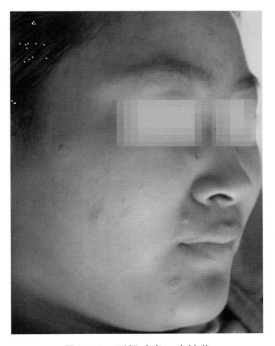

图 70-1 面部丘疹、小结节

实验室检查　血常规示 WBC 11.86×10^9/L，中性粒细胞占 76.1%。血生化（肝和肾功能、血糖、电解质及血脂）示 TB 72.6 μmol/L，C 反应蛋白 38.6 mg/L，其余正常。HIV-Ab、TPPA 及 TRUST 均为阴性。T 细胞亚群检测示正常。腹部 B 超示肝大并弥漫性损伤声像，肝内胆管轻度扩张，腹腔及腹膜后多个淋巴结肿大。

思考

1. 您的初步诊断是什么？

2. 为了明确诊断，您认为还需要做什么关键检查？

提示　可能的诊断

1. 水痘（varicella）？

2. 马尔尼菲青霉病（penicilliosis marneffei）？

3. 播散性隐球菌病（disseminated cryptococcosis）？

关键的辅助检查

1. 组织病理　（腹股沟淋巴结）　真皮内见弥漫性组织细胞浸润，周围散在淋巴细胞分布。组织细胞细胞质内见微小泡状病原菌（图 70-2）。PAS 染色呈阳性。病理诊断：结合临床及真菌学检查结果，符合隐球菌病。

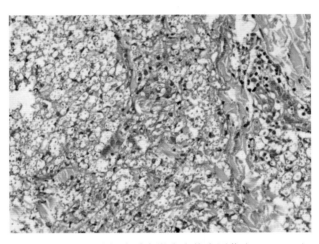

图 70-2　组织细胞细胞质内微小泡状病原菌（HE × 100）

2. 血液培养　隐球菌。

3. 脑脊液墨汁染色涂片　可见多数带荚膜的孢子。

最终诊断　播散性隐球菌病。

诊断依据

1. 皮损位于颜面，病程半个月。

2. 表现为炎性丘疹、小结节，部分顶部有脐凹或坏死。

3. 伴有发热、黄疸，全身多数淋巴结及肝、脾大。

4. 脑脊液墨汁染色涂片可见多数带荚膜的孢子。

5. 病原学检查（血液培养）示隐球菌。

6. 组织病理　符合隐球菌病。

治疗方法　患者使用两性霉素治疗半个月，病情稳定后出院，继续服用伊曲康唑 0.2 g 每日 2 次巩固治疗。2个月后复查血培养正常，脑脊液墨汁染色涂片未查见孢子。改为伊曲康唑 0.1g 每日 2 次维持治疗 4 个月。

易误诊原因分析及鉴别诊断 隐球菌病是由新生隐球菌引起的一种急性、亚急性或慢性深部真菌病。此菌广泛分布于自然界中。感染人类的常见途径为通过呼吸道引起原发肺部感染，可血行传播至脑膜、骨骼、肾及皮肤等多脏器。隐球菌病多见于细胞免疫低下的患者，如霍奇金病、结节病、系统性红斑狼疮、肿瘤或器官移植后长期应用免疫抑制剂的患者。常累及脑、肺和皮肤，其他内脏器官亦可受累。皮肤隐球菌病常属于播散性病变之一，见于 10%～15% 的患者。皮损常局限于头部，但也可累及躯干或四肢。皮损呈非特异性和多形性，包括丘疹、结节、斑块、水疱、紫癜、溃疡、瘘管、疣状或乳头瘤样增殖或似蜂窝织炎、树胶肿、雅司、卡波西水痘样疹、卡波西肉瘤、坏疽性脓皮病及红皮病等表现。皮肤黏膜隐球菌病主要有两种损害：①胶质性损害。组织反应小，局部有大量菌体聚集。②肉芽肿性损害。可有明显的组织反应，包括组织细胞、巨噬细胞、淋巴细胞以及成纤维细胞浸润，可有坏死区。局部所见的菌体远较胶质性损害中者为少。两性霉素 B 为中枢神经系统和播散性隐球菌病的首选药物之一。对于中枢神经系统隐球菌病的抗真菌治疗，目前提倡分急性期治疗、巩固期治疗和维持治疗三个阶段。急性期治疗为两性霉素 B 0.7～1.0 mg/（kg·d）和 5-FC 100～150 mg/（kg·d）联合治疗 2 周。巩固期治疗为继之氟康唑或伊曲康唑 400mg/d 治疗 8～10 周。维持治疗为口服氟康唑或伊曲康唑 200mg/d。本例患者平素体健，细胞和体液免疫功能正常。血液和皮损组织隐球菌培养均为阳性，提示患者为播散性隐球菌病。

由于正常人出现隐球菌感染极其少见，皮肤科或相关科室医师对本病的认识不足，缺乏经验，加上警惕性不够，皮肤科医师只注重皮损，而相关科室人员又容易忽视皮肤表现，并且对系统性真菌感染缺乏足够的认识，故临床容易误诊或漏诊，所以临床医师应加强对此病的认识，做到早发现、早诊断及早治疗，以便挽救患者的生命。皮肤隐球菌病应与马内菲青霉病、传染性软疣和皮肤结核等相鉴别，真菌学检查可明确诊断。

1. 马内菲青霉病 是由马内菲青霉菌引起的一种广泛性播散性感染，主要侵犯人的网状内皮系统，主要表现为发热、贫血、咳嗽、浅表淋巴结肿大、肝和脾大及全身多发性脓肿等。68%～71% 的患者有皮肤和皮下损害，如多发性丘疹、结节、痤疮样小脓疱、皮下脓肿及皮肤慢性溃疡等。在合并 HIV 阳性的患者中可见到传染性软疣样丘疹，中央有坏死和脐凹。马内菲青霉病与播散性隐球菌病在临床上有时很难区分，鉴别主要依靠真菌学检查。

2. 传染性软疣 由传染性软疣病毒感染所致，经常在与他人共用搓澡巾洗澡后被传染。好发生于儿童和妇女，皮损呈粟粒大至小豆大小的丘疹，半球形，具有蜡样光泽，中央有凹窝，可从凹窝中挤出白色乳酪样物质即软疣小体。皮疹数目不等，新老皮疹参差不齐，有大有小。皮疹好发于躯干、四肢和会阴部，有时发生于面部口唇或眼睑周围。结合组织病理和真菌学检查两者不难鉴别。

3. 丘疹性坏死结核疹 多见于机体免疫力良好的青年人，结核菌素试验绝大部分为强阳性。多在春秋季节发病，常伴有肺结核或其他体内结核病灶。皮损好发于四肢伸侧，尤其在关节部位多见，可延及肢端、面部和躯干，个别病例皮损局限于阴茎。皮损呈粟粒至绿豆大小的丘疹，质硬，呈红褐色或紫红色，中央可发生坏死形成小脓肿，很快干涸、结痂。去除痂皮后可见火山口状小溃疡。皮损常成批出现，一般无自觉症状。典型组织病理可见结核样结节。结合组织病理和真菌学检查两者不难鉴别。

4. 水痘 是一种由水痘-带状疱疹病毒引起的急性、传染性、发疹性皮肤病。皮疹为小水疱，分批出现，水疱周围有红晕为病毒感染的特征。皮疹以躯干为主，呈向心性分布，往往伴有明显的上呼吸道症状及全身发热等症状。本病多发于冬春季，与日晒无明显关系。结合临床和真菌学检查，两者不难鉴别。

（刘彤云 李 娜 黄云丽 刘爱民 何 黎）

病例 71　疣状皮肤结核

临床照片　见图 71-1。

一般情况　患者，女，45 岁，务农。

主诉　左下肢丘疹、结节及斑块 15 年。

现病史　15 年前患者的左膝关节附近无诱因地出现少许米粒大的红色丘疹，偶有瘙痒，未予诊治。后丘疹逐渐增大为蚕豆大结节，表面粗糙，缓慢向外围扩大形成斑块，且斑块中央逐渐出现破溃、坏死及结痂，形成瘢痕。新旧皮损相互融合，并继续扩大，蔓延至整个左大腿及小腿上段。原斑块周围逐渐出现同样的丘疹和结节。近 1 年来左膝关节伸缩受限。发病以来一般情况可，无发热、盗汗及乏力，无明显消瘦。

既往史及家族史　既往体健，否认外伤史。家族中无类似疾病史。

体格检查　左膝关节伸缩受限，全身系统检查未见明显异常。

皮肤科检查　左小腿上部至大腿上部见暗红色疣状斑块和结节，表面粗糙，皮损中央萎缩变平，可见坏死、结痂及瘢痕，皮损周边呈疣状隆起，边缘有暗红晕。

实验室检查　血、尿、大便常规及肝、肾功能检查均未见异常，胸部 DR 片未见异常，皮损分泌物真菌镜检及培养和细菌培养均为阴性。PPD 试验强阳性，T 细胞斑点试验阳性

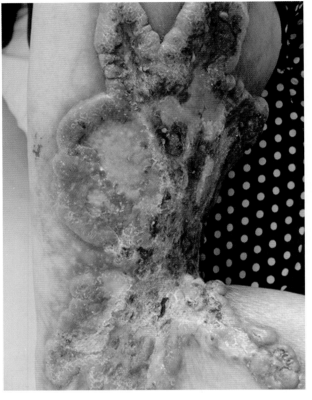

图 71-1　左下肢结节、斑块

思考

1. 你的初步诊断是什么？

2. 为了明确诊断，您认为还需要做什么关键检查？

提示　可能的诊断

1. 着色芽生菌病（chromoblastomycosis）？

2. 孢子丝菌病（sporotrichosis）？

3. 非典型分枝杆菌感染（atypical mycobacteria infection）？

4. 疣状皮肤结核（tuberculosis of verrucosa cutis）？

关键的辅助检查　组织病理示表皮假上皮瘤样增生，真皮内见大量上皮样细胞、淋巴细胞、组织细胞及少量多核巨细胞聚集，抗酸染色及 PAS 染色阴性（图 71-2、71-3）。病理诊断：上皮样肉芽肿改变，结合临床，符合疣状皮肤结核。

最终诊断　疣状皮肤结核。

诊断依据

1. 病程 15 年，自觉症状不明显。

2. 皮损为一米粒大小丘疹，不断发展为结节，扩大为斑块。斑块中央逐渐出现破溃、坏死及结痂，

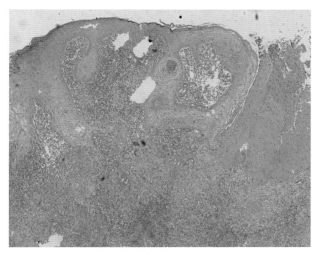

图71-2 表皮假上皮瘤样增生，真皮内见大量炎症细胞浸润，真皮内见大量上皮样细胞、淋巴细胞、组织细胞及少量多核巨细胞（HE×20）

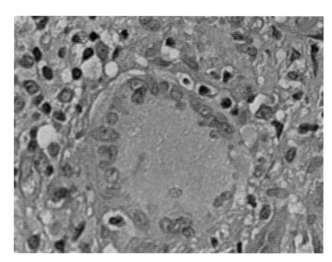

图71-3 前图高倍（HE×400）

形成瘢痕，并且出现新旧皮损相互融合。

3. 组织病理检查符合疣状皮肤结核。

4. PPD试验强阳性，T细胞斑点试验阳性。

治疗方法 每日口服利福平0.45g、异烟肼0.3g和乙胺丁醇0.75g，局部予高锰酸钾溶液湿敷，每日2次。1个月后皮疹明显变平，表面鳞屑减少。

易误诊原因分析及鉴别诊断 疣状皮肤结核是皮肤结核的一种罕见类型，常发生在对结核分枝杆菌有良好免疫力的机体，如接种卡介苗后或自然感染结核分枝杆菌后具有获得性免疫的个体。若患者局部感染少量外源性结核分枝杆菌，可发展为局限疣状皮肤结核。发生部位常有皮肤破损，故易发生在四肢暴露部位。本病进展极其缓慢，若不及时治疗，可数十年不愈。本病皮损起初可为单一或少许黄豆大小的坚实丘疹，后逐渐增大、增多，可互相融合为斑块。典型皮损特征称为"三廓症状"（中央网状瘢痕、疣状边缘及四周红晕），即皮损中央一边自行愈合形成萎缩性瘢痕，而另一边却新生疣状结节不断扩展，形成大片不规则损害。

患者一般无自觉症状，偶有轻度瘙痒。本病组织病理检查常见上皮细胞、巨细胞及淋巴细胞聚集形成肉芽肿，少部分可见典型的结核结节与干酪样坏死。该病有破溃、坏死、结痂以及瘢痕，很容易考虑感染性疾病，如果熟悉疣状皮肤结核的"三廓症状"表现，则可很容易进行诊断，组织病理检查以及PAS染色也能进行定性诊断。本病需要与以下疾病鉴别：

1. 着色芽生菌病 该病是一种常见的暗色或着色真菌感染引起的深部真菌病，表现为疣状皮炎。损害好发于身体暴露部位，最常见于小腿、足部和前臂。身体其他部位如手和面胸部有时也发生，多为单侧。潜伏期多在2个月左右，也有长达1年者，常有外伤史。接种部位开始为粉红色小丘疹，后逐渐扩大为突出的结节，融合成斑块，高出皮肤之上。表面疣状或乳头瘤样增生，呈污秽状，常有溃疡并结褐色的痂，压之有少量脓液溢出。皮损表面常有黑点，为重要的病理现象，称"通过表皮排除现象"。组织病理常可在真皮多核巨细胞内外见棕褐色硬壳小体结构。行组织病理检查、抗酸及PAS染色及相关病原学检查可鉴别。

2. 孢子丝菌病 本病是由申克孢子丝菌引起的皮肤、皮下组织及其附近淋巴管的慢性感染，可引起化脓、溃烂及渗出。潮湿环境和腐烂草木有利于本菌的生长，当皮肤破损时病菌侵入。根据患者对该菌的暴露史及免疫状态不同，患者有不同的表现。组织病理检查可见特征性的三层浸润：中央为"化脓层"，其外为"结核样层"，周围则为"梅毒样层"。在浸润的中性粒细胞内还可见星状小体。行组织病理检查、抗酸及 PAS 染色、银染及相关病原学检查可鉴别。

3. 非典型分枝杆菌感染　该病分类与表现很多，疾病的种类主要取决于分枝杆菌的种类、机体暴露程度和宿主的免疫状况。如果出现无痛性溃疡、结节及斑块，尤其在免疫抑制的患者中出现，应该警惕此病，需要行抗酸染色及相关的病原学检查结果进行诊断。

（王红兵　陶思铮　何　黎）

病例 72　局限性盘状红斑狼疮

临床照片　见图 72-1。

一般情况　患者，女，41 岁，职工。

主诉　左面部红色丘疹、斑块 2 个月余。

现病史　2 个月前患者无明显诱因面部突然发现绿豆大小的红色丘疹，无自觉症状。随后皮损缓慢增大形成斑块，未予治疗。因皮损逐渐扩大，遂来我院就诊。

既往史及家族史　否认高血压及糖尿病病史，其家族中无类似病史，否认近亲婚配史。

体格检查　一般情况良好，全身系统检查无特殊。

皮肤科情况　左面部见一 1 cm × 1.7 cm 大小的不规则红色轻度水肿性斑块。皮损上部上覆少许细碎鳞屑，有轻度浸润感。周围见一米粒大小的红色丘疹。

实验室检查　血常规、尿常规、肝和肾功能、甲状腺功能、免疫球蛋白 + 补体、结核 DNA 及 T-spot 均正常，HIV、TPPA 及 TRUST 均为阴性。抗核抗体、ENA 抗体谱以及抗 ds-DNA 抗体均为阴性。

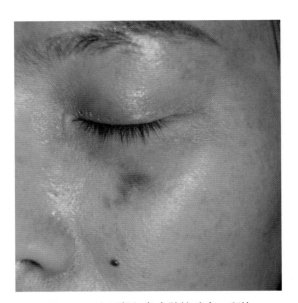

图 72-1　左面部红色水肿性丘疹、斑块

思考

1. 您的初步诊断是什么？

2. 为了明确诊断，您认为还需要做什么检查？

提示　可能的诊断

1. 肿胀性红斑狼疮（lupus erythmatosus tumidus，LET）？

2. 局限性盘状红斑狼疮（localized lupus erythmatosus tumidus）？

3. 结节病（sarcoidosis）？

4. 皮肤淋巴细胞浸润症（lymphocytic infiltration of skin）？

关键的辅助检查　皮损组织病理示表皮角化过度伴灶性角化不全，毛囊口角栓，棘层不规则轻度萎缩，表皮和部分毛囊上皮基底细胞灶性空泡变性，真皮毛细血管和附属器周围淋巴细胞、组织细胞灶性或团块状浸润。免疫组化示 CD3 以及 CD4 淋巴细胞（+），CD20 散在或灶性淋巴细胞（+），CD123 散在或簇状（+）。阿辛蓝染色示真皮胶原纤维间可见黏蛋白沉积。组织病理及免疫组化符合盘状红斑狼疮。

最终诊断　局限性盘状红斑狼疮。

诊断依据

1. 病史及病程　2个月。

2. 日晒后加重，有灼热感。

3. 左面部红色轻度水肿性丘疹和斑块，皮损上部上覆少许细碎鳞屑，有轻度浸润感。

4. 抗核抗体、ENA抗体谱以及抗ds-DNA抗体均为阴性。

5. 组织病理、阿辛蓝染色和CD123表达模式符合盘状红斑狼疮的组织学改变。

治疗方法　防晒，外用防晒霜。局部外用中弱效的糖皮质激素丁酸氢化可的松乳膏和1%吡美莫司乳膏，同时口服甲泼尼龙片8 mg，每天1次；羟氯喹0.2 g，每天2次。1周后皮损明显扁平，颜色变淡。3周后皮损消退，遗留轻微淡褐色色素沉着和不规则点状瘢痕。1个月后将甲泼尼龙渐减量停用，用羟氯喹维持治疗2个月后停用。随访未见复发。

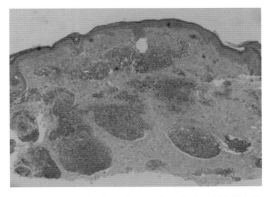

图72-2　灶性角化不全，毛囊口角栓，棘层轻度萎缩，表皮和部分毛囊上皮基底细胞灶性空泡变性，真皮毛细血管和附属器周围灶性或团块状炎症细胞浸润（HE×40）

易误诊原因分析及鉴别诊断　盘状红斑狼疮属于慢性皮肤红斑狼疮，与系统性红斑狼疮属于同一疾病谱。两者位于此疾病谱的两端。本病好发于头皮、面部、耳部、颈前V形区及上肢伸侧。皮损限于颈部以上者称为局限性盘状红斑狼疮，累及颈部以下者为播散性盘状红斑狼疮。局限性盘状红斑狼疮好发于面部，尤其是两侧颊部和鼻背部，常呈蝶形对称分布，其次发生于口唇、耳郭及头皮等处，发生于单侧面部者少见。皮损最初表现为境界清楚的红色丘疹和斑块，上附鳞屑。皮损逐渐扩大呈盘状红斑，界清，表面毛细血管扩张，附着鳞屑，其下为扩张的毛囊口。随着病情进展，皮损中央萎缩，出现瘢痕性凹陷、色素减退以及周围色素沉着。损害扩大，可融合成片。皮损组织病理改变主要表现为表皮角化过度，毛囊口角栓，颗粒层增厚，棘层萎缩，基底细胞液化变性，真皮浅层苔藓样浸润，附属器周围炎症细胞浸润。治疗上应注意防晒，局部治疗可使用外用糖皮质激素以及钙调磷酸酶抑制剂等，系统治疗可考虑抗疟药、沙利度胺和氨苯砜等，必要时可考虑糖皮质激素和免疫抑制剂。

由于发生于单侧面部者少见，故临床容易漏诊或误诊。临床需要与以下疾病鉴别。

1. **肿胀性红斑狼疮**　本病于1930年由Gougerol和Burnier首次报道，是慢性皮肤型红斑狼疮临床和组织病理上的一个异型。男女均可发病，但以男性多见。临床表现为肿胀浸润性红斑，表面光滑，无黏着性鳞屑及瘢痕，无表皮萎缩和毛囊角栓，可见色素减退和网状青斑，不伴系统性损害。与其他皮肤型红斑狼疮相比光敏感更明显，并且与抗Ro/SSA抗体无关。Kuhn等根据其报道的40例患者提出下列诊断标准：①曝光部位单个或多个水肿性荨麻疹样斑块，表面光滑，无瘢痕，不伴有系统改变。②组织病理表现为血管和附属器周围淋巴细胞浸润，真皮网状层黏蛋白沉积，无表皮受累或表皮基底层空泡变性，直接免疫荧光检测阴性，实验室检查多正常。③光敏感：UVA和（或）UVB照射可诱发皮损。④治疗：氯喹或羟氯喹治疗有效。本例患者组织病理检查显示有毛囊角栓和基底细胞液化变性等改变，故可基本除外肿胀性红斑狼疮。

2. **皮肤淋巴细胞浸润症**　好发于面、后背、前胸和上肢等曝光部位。临床表现为单发或多发的紫红色斑丘疹或浸润性斑块，无瘢痕形成，一般无自觉症状。组织病理示真皮水肿，血管附属器周围淋巴细胞和浆细胞浸润，无黏蛋白沉积。皮损直接免疫荧光检查阴性，抗疟药治疗无效。结合临床和组织病理等两者不难鉴别。

3. **结节病**　本病结节呈肤色、淡红色或红褐色等，压诊见淡黄色斑，表面可附细小鳞屑，皮疹消退后可遗留淡褐色色素沉着，常伴发眼、骨骼或其他内脏病变，Kveim试验阳性。组织病理示界限清楚的上皮样肉芽肿，周围无淋巴细胞浸润，即裸结节。结合临床、实验室检查和组织病理，两者可以鉴别。

4. Sweet 病　好发于面部、颈部、躯干上部和四肢，皮损单发或多发，临床表现为境界清楚的红色至紫红色疼痛性结节和斑块。组织病理表现为真皮乳头明显水肿，真皮浅、中层毛细血管扩张，真皮上部密集的以中性粒细胞为主的浸润。

5. 多形性日光疹　好发于青年女性，春夏季发病。皮疹呈多形态，有红斑、丘疹和水疱等，少有结节皮疹。皮损以皮肤暴露部位为主。光敏试验和光激发试验阳性。组织病理表现为真皮乳头层明显水肿，浅层和深层血管周淋巴细胞浸润，胶原纤维间无黏蛋白沉积。本例患者虽有光敏感，但仅有单一皮损，无明显季节性，结合临床和组织病理检查等，故可除外本病。

（刘彤云　杨正慧　布晓婧　李　艳　万　屏　何　黎）

病例 73　组织样麻风瘤

临床照片　见图 73-1、73-2。

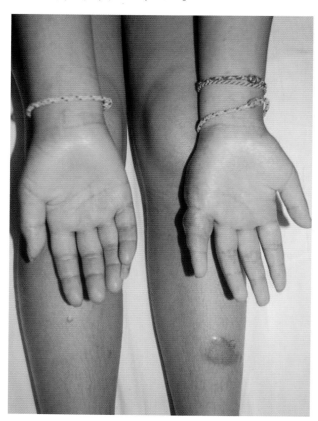 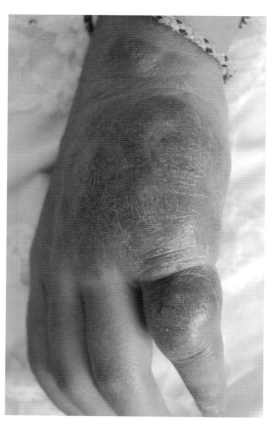

图 73-1　四肢皮损结节、斑块　　　　　　图 73-2　左手背、手指斑块

一般情况　患儿，女，12 岁。

主诉　四肢丘疹、结节及斑块半年。

现病史　患儿半年前无明显诱因四肢出现肤色粟米大小的丘疹，圆顶或扁平，渐增多、扩大，部分发展为小的结节、斑块。无明显自觉症状。在当地诊治，具体不详，病情无好转。皮疹增多并波及面部。患者自发病以来，饮食和睡眠可，大、小便正常，无进行性消瘦。

既往史及家族史　既往体健。否认外伤和输血史，否认肝炎、结核和伤寒等传染病史。家族中无类似病史。

体格检查　T 36.7℃，P 71 次 / 分，R18 次 / 分，BP 95/65 mmHg。一般情况可，精神可。全身浅表淋巴结无肿大。皮肤及巩膜无黄染，咽无充血，双侧扁桃体无肿大。心、肺检查无异常。腹平软，无压痛及反跳痛，肝、脾肋缘下未触及，肠鸣音正常。双肾区无叩击痛，双下肢无水肿。神经系统检查发现左侧尺神经粗大。

皮肤科检查　面部及四肢见粟米至绿豆大小的肤色或淡红褐色丘疹、小结节，左肘关节屈侧及左小腿分别见一 3 cm×4 cm、1 cm×2 cm 大小的红褐色斑块。左手背见多个黄豆至鹅蛋大小的红褐色不规则斑块，境界清楚。未见丘疱疹和水疱。眉毛无脱落。皮损处痛、温觉减退或消失。

实验室检查　血常规、尿常规、肝和肾功能、空腹血糖及血脂五项均正常。X 线胸部检查未见异常征象。B 超检查示肝、胆、脾、胰未见异常征象。

思考

1．您的初步诊断是什么？

2．为了明确诊断，您认为还需要做什么关键检查？

提示　可能的诊断

1．蕈样肉芽肿（granuloma fungoides）？

2．组织样麻风瘤（histoid leproma）？

3．结节病（sarcoidosis）？

关键的辅助检查　左上肢皮损组织病理示表皮大致正常，表皮下见一无浸润带。真皮见结节状或大片状梭形或多角形组织样细胞浸润，并见稀疏的淋巴细胞分布（图 73-3、73-4）。抗酸染色（++++）（图 73-5）。结合临床，符合组织样麻风瘤。

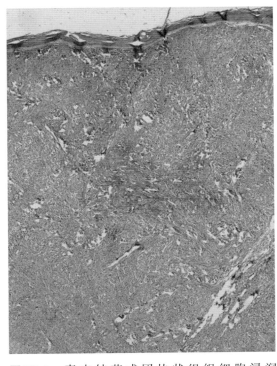

图 73-3　真皮结节或团块状组织细胞浸润（HE×40）

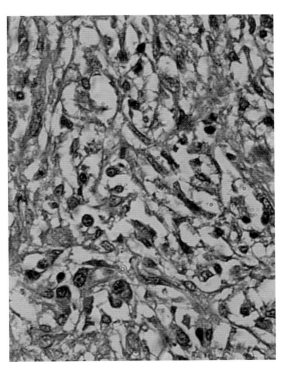

图 73-4　前图高倍（HE×400）

最终诊断　组织样麻风瘤。

诊断依据

1. 皮损表现为丘疹、结节和斑块，病程半年余。

2. 皮损处痛、温觉减退或消失，左侧尺神经粗大。

3. 组织病理检查符合组织样麻风瘤。

治疗方法　转云南省疾病控制中心治疗。

易误诊原因分析及鉴别诊断　组织样麻风瘤被认为是瘤型麻风（LL）和偏瘤型界线类麻风（BL）的一种特殊临床表现，1963年由Wade首次报道，可能与砜类药物耐药有关。通常发生在麻风复发以后，系由于中断治疗或耐药所致。偶尔亦可见于从未治疗过的LL或BL病例。本例患儿既往未曾诊断麻风并按麻风治疗，故为新发未治疗

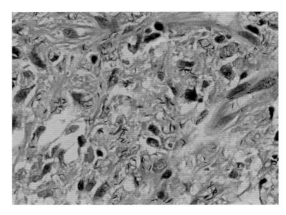

图73-5　抗酸染色呈阳性（HE×400）

患者。本病的临床表现以单发或多发结节损害为主，斑块次之。新的结节呈暗红色或棕褐色，顶端发亮，有蜡样光泽。陈旧性结节质地较硬。也可出现结节中央软化、破溃，形成溃疡及瘢痕。皮肤查菌阳性。真皮内病变主要由梭形或多角形组织细胞或细长的巨噬细胞密集构成。这些细胞往往排列成束，相互交织成涡纹状，也可见其纵横交错成螺旋状，甚似纤维瘤。在这些细胞内含有大量抗酸杆菌。所有的杆菌均处于大致相同的发育阶段，菌体较长，呈束状，染色完整菌的比例较高，菌球很少或无。浸润中有不同数量的淋巴细胞，但数目不是非常大。深部的浸润灶呈膨胀性生长，其浸润呈圆形或椭圆形。结节周围的结缔组织被挤压，可形成假包膜。治疗时可根据WHO/MDT中的MB方案进行联合化疗。由于麻风的临床表现多种多样，且目前麻风处于低流行状态，临床医生对麻风的认识有所下降，加之基层医院缺乏相关实验检查，诊断技术差，忽视了麻风分枝杆菌和病理检查，是导致误诊的重要原因。因此，临床上如发现皮损特殊、诊断不明确、久治不愈的原发性与继发性损害，且经抗组胺药物等常规治疗疗效不明显或无效者，临床要警惕麻风的可能。应详细询问病史，进行仔细的体格检查，检查是否存在感觉异常现象及神经粗大，并及时进行皮肤组织液涂片、病理检查和抗酸染色以尽快明确诊断，以免延误诊断和治疗。本病应与结节性痒疹、蕈样肉芽肿以及结节病等疾病。

1. 结节性痒疹　是一种慢性复发性结节性损害，伴剧烈瘙痒。临床表现为疣状结节性损害，常分布于四肢，以小腿伸侧为多，伴剧烈瘙痒。本病与精神因素、心理因素、感染因素及某些系统性疾病有关。结合临床与组织病理检查两者不难鉴别。

2. 蕈样肉芽肿　是一种少见的低度恶性皮肤T淋巴细胞瘤，临床可分为红斑期、斑块期及肿瘤期。临床表现多样，可以有丘疹、结节或斑块等多种损害，临床往往易误诊。皮损的皮肤组织病理表现在不同时期亦有不同，但组织病理有一定的特征性，结合组织病理检查，两者不难鉴别。

3. 结节病　结节病是一种病因未明的无干酪样坏死的上皮样细胞肉芽肿性疾病，可累及多系统，其临床表现多种多样。该病病因不明，除皮肤病变外，还可累及人体多个系统，以肺部常见。其临床表现亦可有丘疹、结节和斑块等多种损害。有些类型的皮损与其他皮肤病很相似，因此临床上常误诊。皮损组织病理检查示病变以类似结核结节而不发生中央干酪样坏死的"裸结节"为其特征。根据临床表现及病理检查两者可以鉴别。

（刘彤云　李凌佳　董天祥　万　屏　孙东杰　何　黎）

病例 74 HIV 感染合并结节性梅毒疹

临床照片 见图 74-1、74-2。

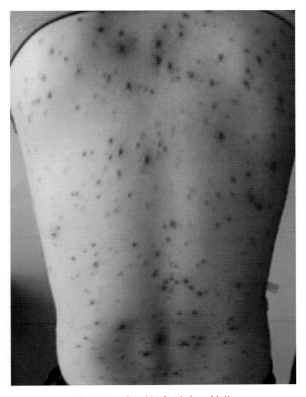

图 74-1 躯干红色丘疹、结节

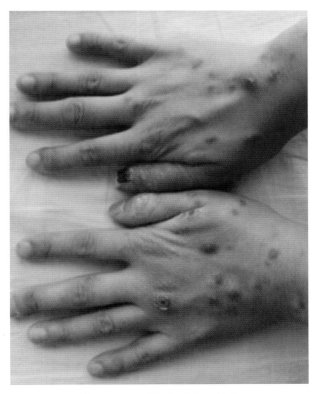

图 74-2 双手红色丘疹、结节

一般情况 患者，男，30 岁，工人。

主诉 躯干、四肢起红色丘疹、结节 3 周，累及颜面 1 周。

现病史 患者诉 4 周前无明显诱因出现咽炎及低热，仅感觉额头发烫，未测体温，不伴有乏力及全身疼痛等不适。自服治疗咽炎的药物后感觉体温恢复正常。3 周前躯干部出现红色皮疹，绿豆到黄豆大小，隆起皮面，并逐渐增多，无溃烂及痒痛。皮疹出现 1 周后到当地中医院皮科就诊，考虑"水痘"，给予抗病毒治疗 1 周无效。皮疹逐渐增多，面部出现新的皮疹，且表面覆盖厚的黄色鳞屑，揭掉后又有新的鳞屑长出。为求进一步诊治来我院就诊。初诊考虑"皮肤淋巴瘤""马拉色菌毛囊炎"及"急性痘疮样苔藓样糠疹"等。病程中患者精神、睡眠及饮食皆可。大、小便正常，体重无明显变化。

既往体健 病史中无外阴溃烂及身体其他部位皮疹，无虫蚀状脱发。2014 年之前有多年同性史。近 1 年多无性接触史。既往未进行过梅毒及获得性免疫缺陷综合征（acquired immunodeficiency syndrome，AIDS）的相关检查。

体格检查 一般情况可，于两侧颈部可触及数枚蚕豆大小的淋巴结，活动，无压痛。余系统检查未见异常。心电图及超声心动图检查未见异常改变。

皮肤科检查 面部、躯干、上肢、手掌及手背见较多黄豆或蚕豆大小的鲜红色结节。下肢结节少量，质地中等，呈散在分布，表面光滑，个别表面有少许鳞屑。面部结节表面可见蛎壳状痂。右手拇指背红色斑块伴甲沟炎及拇指甲板增厚且变成褐色。

实验室检查 血、尿及大便常规正常，肝、肾功能正常，肝炎病毒全套阴性。

思考

1. 您的初步诊断是什么？

2. 为了明确诊断，您认为还需要做什么关键检查？

提示　可能的诊断

1. 结节性梅毒疹（nodular syphilid）？

2. 结节病（sarcoidosis）？

3. 急性疱疹样苔藓样糠疹（pityriasis lichenoides et. varioliformis acuta）？

关键的辅助检查

1. 组织病理　角化过度，表皮不典型增生伴局部增生活跃。表皮内可见有丝分裂及坏死角质形成细胞。真皮内大量浆细胞、淋巴细胞及免疫母细胞样细胞呈片状、结节状浸润，部分浆细胞样细胞呈双核或多核，呈多形性，有亲表皮性及异型，以真皮浅层及浅中层血管及附属器周围为多，血管壁轻度肿胀（图 74-3、74-4）。

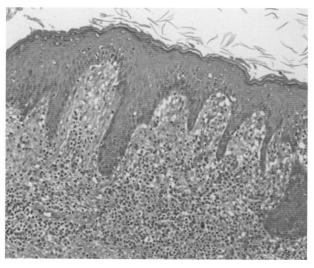 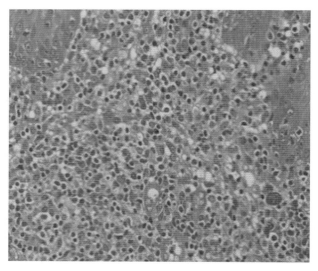

图 74-3　表皮不典型增生，可见有丝分裂及坏死角质形成细胞。真皮内大量浆细胞和淋巴细胞浸润（HE×100）

图 74-4　真皮内大量浆细胞和淋巴细胞浸润，部分细胞呈双核或多核（HE×200）

2. 梅毒血清学检查　梅毒螺旋体颗粒凝集试验（TPPA）（＋），快速血浆反应素环状卡片试验（RPR）1：1。

3. HIV 检查确诊阳性。

最终诊断　HIV 感染合并结节性梅毒疹。

诊断依据

1. 病程　4 周左右。

2. 皮损部位　主要位于颜面、躯干及上肢，下肢少量。

3. 皮损特点　表现为鲜红色结节，面部结节表面可见蛎壳状痂。

4. 伴随症状　低热，颈部浅表淋巴结肿大。

5. 梅毒全套　RPR1：1，TPPA（＋）。

6. HIV　检查确诊阳性。

7. 组织病理　符合梅毒。

治疗方法　苄星青霉素 240 万 U 治疗 1 次后，躯干、四肢及面部结节明显缩小、扁平，转变为暗红色。

易误诊原因分析及鉴别诊断 本例患者为男性同性恋，属于梅毒和 HIV 感染的高危的人群，结合临床表现、实验室检查及皮肤活检，"HIV 感染合并结节性梅毒疹"诊断成立。根据传播途径的不同，梅毒可分为先天性梅毒和后天性梅毒；根据病情的发展，可分为早期梅毒和晚期梅毒。病期在 2 年内者为早期梅毒，包括一期、二期和早期潜伏梅毒。病期在 2 年以上者为晚期梅毒，包括良性梅毒（皮肤黏膜、骨及眼等）、内脏梅毒（心血管和肝）、神经梅毒和晚期潜伏梅毒。一期梅毒主要表现为硬下疳；二期梅毒皮疹多种多样，常见的皮疹为斑疹，其次是丘疹、斑丘疹和丘疹鳞屑性损害，偶见结节样、银屑病样、脓疱型、环状及湿疹样等皮肤损害，可伴有虫蚀状脱发、甲病变和口腔黏膜斑等；三期梅毒以心血管梅毒和神经梅毒为主，皮肤损害主要表现为结节性皮损和树胶样肿。国内报道二期梅毒患者可出现结节性损害，但发生率低，泛发性结节性皮疹更为少见。结节性梅毒疹无明显自觉症状，持续时间短，经治疗后皮疹容易消退。结节性梅毒疹临床上容易与下列以结节为主要表现的一些皮肤病相混淆。

1. 结节病 是一种累及内脏的慢性系统性疾病，主要表现为肺门及纵隔淋巴结肿大，肺内有结节状或片状阴影。约 1/4 的患者可有皮肤损害，典型损害为半球形暗红色的皮肤结节，约绿豆、蚕豆或更大，质地硬，从不破溃，病程久，不易消退，无自觉症状。皮肤组织病理为结核样肉芽肿炎症。血管紧张素转换酶升高及 Kveim 试验阳性有助于鉴别。

2. 皮肤白血病 有白血病病史，外周血及骨髓像异常。典型皮疹表现为斑丘疹、结节及斑块。病理检查主要为真皮弥漫性白血病肿瘤细胞。

3. 播散型马尔尼菲青霉病 由马尔尼菲青霉菌引起，可侵犯皮肤及内脏。后者主要累及单核吞噬系统、肺及肝。发病急，皮损表现多样，可出现丘疹、斑丘疹、结节、坏死性丘疹、毛囊炎样皮疹及溃疡。皮肤组织真菌培养发现马尔尼菲青霉菌可确诊。

4. 急性痘疮样苔藓样糠疹 多急性发病，皮疹呈多形性，成批发生，主要表现为红色丘疹、丘疱疹和结节，中央常发生坏死和结痂，愈后留有瘢痕。皮疹不累及掌跖及黏膜。本病的组织病理特点为基底细胞液化变性，真皮内淋巴细胞性血管炎伴红细胞外溢，表皮可见坏死角质细胞及灶性坏死。

5. 麻风 是由麻风分枝杆菌引起的一种慢性传染病。皮损常伴有感觉障碍，周围神经干常粗大。瘤型麻风的主要皮疹有浸润性的黄红色、棕黄色斑片、结节及肿块，表面光亮多汁，损害中常检查出麻风分枝杆菌，而且常伴有脱眉毛、狮子面容和感觉障碍。组织病理为真皮围绕血管、神经及附属器的泡沫样组织或上皮样细胞，麻风分枝杆菌查菌阳性。

6. 皮肤淋巴瘤 主要包括 T 细胞和 B 细胞来源的肿瘤。其临床表现和组织病理表现多种多样，临床上大多表现为红斑、结节、斑块及肿瘤皮损，表现为结节型常见，可呈单个或多个。结节表面通常光滑，呈肉色或淡红色，可发生于身体任何部位。组织学上有单一核淋巴样细胞浸润，有异型，部分淋巴瘤混有炎症细胞，可有表皮或皮下脂肪不同程度累及。免疫组化及 TCR 基因重排可协助诊断。

7. 糠秕马拉色菌毛囊炎 是由球形糠秕马拉色菌感染所致的一种皮肤浅部真菌病。典型皮疹为毛囊性半球状红色丘疹，直径 2～4 mm，有光泽，周围可有红晕，多发于胸背、颈、肩、上臂和腰腹部，散在对称分布，数十至数百个，较密集但不融合。真菌镜检及培养真菌阳性。组织病理主要为毛囊炎。毛囊内及周边可见真菌孢子。

8. 皮肤转移癌 为内脏肿瘤通过血行或淋巴道转移至皮肤所致。皮肤转移性肿瘤最常见的临床表现为皮肤或皮下结节，其色泽可与正常皮肤颜色相同，也可为红色、淡红或紫红色，质地比较硬或韧。既往肿瘤病史、针吸细胞学检查或手术活检行组织病理及免疫组化可诊断。

目前 AIDS 患者合并梅毒的感染率逐年上升，特别是在性活跃人群、同性恋及吸毒者等易感人群中两者合并发生的概率更高。HIV 可促使梅毒的病程加快，一期进展到三期梅毒的速度加快，甚至出现恶性梅毒。由于目前国内各级医院皮肤科医生或相关科室医生水平参差不齐，很多医生对梅毒不常见的皮疹如结节性梅毒疹缺乏足够的认识，加之患者常隐瞒不洁性接触史，故临床容易误诊或漏诊，所以临床医生应仔细观察皮损，在总结皮损特点的同时也应详细了解其病史和生活史，必要时做相关检查，以明确诊断，做到早发现、早诊断及早治疗。

（张桂英　陈俭波　蔡良敏　陆前进）

病例 75　嗜毛囊性蕈样霉菌病

临床照片　见图 75-1、75-2。

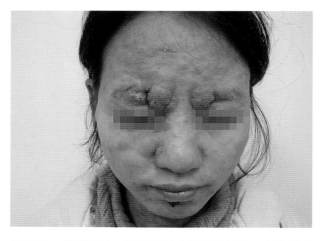

图 75-1　面部斑块，双侧眉弓内侧红色结节，部分眉毛脱落

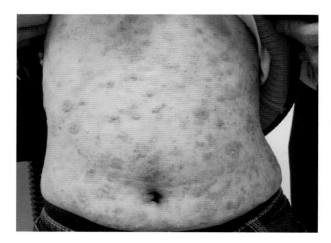

图 75-2　躯干群集性毛囊性丘疹和斑块，表面少许白色鳞屑

一般情况　患者，女，24 岁。

主诉　皮肤毛囊性丘疹伴剧烈瘙痒 5 年，面部结节斑块 4 个月。

现病史　5 年前患者于肩部及腹股沟出现散在的毛囊性丘疹，伴瘙痒，未予诊治。2 年前患者行"胆囊切除术"后上述皮损逐渐延至全身，同时伴有手足皮损明显渗液，于当地医院诊断为"泛发性湿疹"，给予抗过敏治疗后皮损未见好转。4 个月前患者的面部及眉毛处出现结节和斑块，伴有头发、眉毛及阴毛脱落，体重减轻 3 kg。于外院诊断为"嗜酸性粒细胞增多症、皮肤 T 细胞淋巴瘤"，经"强的松、干扰素、抗组胺药物及羟基脲"等治疗后均无好转，遂来我院就诊。患者病程中无发热或盗汗等不适。

既往史及家族史　无特殊。

体格检查　一般情况差，神志清，精神差。全身浅表淋巴结未扪及肿大。系统查体未见异常。

皮肤科检查　面部可见浸润性斑块，双侧眉毛可见 2 个红色结节。躯干及四肢可见红斑、斑块及群集的毛囊性丘疹。掌跖角化，有厚层鳞屑及皲裂。部分头发、眉毛及全部阴毛脱落。

实验室检查　血生化：乳酸脱氢酶 424 IU/L（参考值 110 ~ 220 IU/L），羟丁酸脱氢酶 351 IU/L（参考值 72 ~ 182 IU/L）。腹部及泌尿系彩超检查示左肾缺如。血、大小便常规及胸部 X 线片检查均未查见异常。骨髓涂片示有核细胞增生，未查见肿瘤细胞。

思考

1. 您的初步诊断是什么？

2. 为了明确诊断，您认为还需要做什么关键检查？

提示　可能的诊断

1. 泛发性湿疹（generalized eczema）？

2. 嗜酸性粒细胞增多症（eosinophilia）？

3. 嗜毛囊性蕈样肉芽肿（folliculotropic mycosis fungoides）？

4. 毛囊扁平苔藓（lichen planus follicularis）

关键的辅助检查

1. 组织病理（前额）　表皮大致正常，毛囊上皮内、毛囊及血管周围有密集的中等大小的核不典型的淋巴样细胞浸润，可见毛囊角栓（图75-3）。

2. 免疫组化染色示不典型淋巴细胞 CD3、CD3ε、CD4、CD30 及 TIA-1 均为阳性，CD8、CD56、CD20、CD79a 和 GrB 均为阴性。Ki-67 增殖指数约为 50%。

3. TCR-γ 基因重排可见克隆性重排条带。

最终诊断　嗜毛囊性蕈样霉菌病（Folliculotropic mycosis fungoides，FMF）。

诊断依据

1. 皮损位于全身毛囊分布部位，病程 5 年。

3. 皮损为群集性毛囊性丘疹、浸润性斑块和囊肿。

4. 伴随症状　毛发脱落及顽固性瘙痒。

5. 组织病理　不典型的淋巴样细胞主要浸润真皮和毛囊。

6. 免疫组化　不典型淋巴细胞 CD3、CD3ε、CD4、CD30 及 TIA-1 均为阳性。

7. TCR-γ 基因重排可见克隆性重排条带。

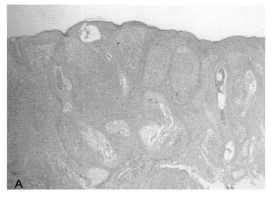
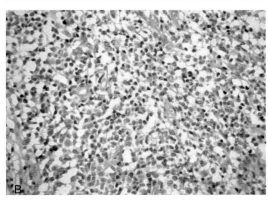

图75-3　表皮大致正常，毛囊上皮内、毛囊及血管周围密集的中等大小的核不典型的淋巴样细胞浸润（A. HE×40，B.HE×200）

治疗方法　于当地医院经 3 个周期化疗及短期干扰素治疗（具体方案不详），斑块较前缩小。此后患者放弃治疗，于诊断后 27 个月死亡，死因不详。

易误诊原因分析及鉴别诊断　蕈样霉菌病（mycosis fungoides，MF）为皮肤 T 细胞淋巴瘤中最常见的类型，FMF 是 MF 的一种罕见亚型，约占所有 MF 患者的 10%。本病的发病机制不明，毛囊上皮细胞周围细胞间黏附分子 1 的高表达可能与发病相关。FMF 主要累及成年男性，好发于头颈部，偶有全身泛发的病例报道。皮损主要表现为群集性、毛囊性的丘疹、浸润性斑块、痤疮样皮损、脱发、溃疡及肿块等，常伴有顽固性瘙痒。由于雌激素的保护作用，FMF 中男女发病比例为 3.2∶1，女性发病年龄较男性晚，多在绝经期后，平均 63.1 岁。FMF 组织学上表现为致密的、小到中等大小的淋巴样细胞围绕或侵入毛囊上皮，偶尔侵入表皮。半数病例伴有毛囊上皮的黏液沉积。背景中可有大量嗜酸性粒细胞和浆细胞浸润。FMF 肿瘤细胞表达 CD3 和 CD4，罕见表达 CD8，也常混有 CD30 阳性细胞。在大多数病例可检测出克隆性 T 细胞受体基因重排。目前认为比较有效的治疗方法包括放射治疗和贝沙罗汀等。近年来有文献报道 PUVA 联合贝沙罗汀治疗 FMF 可获得较好的疗效。本病预后较经典型 MF 差，从诊断至死亡的平均时间为 5.1 年。

需要强调的是，对于头颈部出现的粉刺样、囊肿或痤疮样皮损，同时伴有顽固性瘙痒，组织学上表现为淋巴样细胞主要累及毛囊上皮者，均应考虑到 FMF 的可能。对于早期病例应进行多部位的皮肤活检和定期随访，必要时反复、多次活检，以减少误诊或漏诊。本病需要与以下疾病相鉴别：

1. 泛发性湿疹　皮疹具有对称多形性的特点，以反复泛发的红斑、丘疹和水疱为主。皮损境界不清，瘙痒剧烈，不伴有其他系统症状，病程上呈慢性良性经过。组织学特征为表皮有不同程度的水肿，真皮浅中层小血管周围有淋巴细胞和嗜酸性粒细胞浸润，无异型淋巴细胞和毛囊病变。

2. 嗜酸性粒细胞增多症　多见于中年男性，累及多系统。患者的皮损主要表现为泛发的红斑、丘疹、水疱、溃疡和红皮病样等。皮损可持续存在，或缓解和复发交替出现。实验室检查可见外周血及骨髓嗜酸性粒细胞增多，血清 IgE 升高，C 反应蛋白及类风湿因子阳性。皮损组织学上可见真皮内较多的嗜酸性粒细胞浸润，无异型细胞。

3. 毛囊扁平苔藓　皮损主要发生于头皮、上肢和躯干。典型的毛囊扁平苔藓损害为进行性瘢痕性秃发和小的毛囊性角化过度性丘疹。除毛囊性丘疹外，还可见到紫红色扁平丘疹。组织病理学上表现为毛囊周围以淋巴细胞为主的炎症细胞浸润，毛囊上皮基底细胞液化变性，毛囊口扩张，可见毛囊角栓，无异型淋巴细胞。

（温蓬飞　王　琳）

病例 76　皮肤白血病

临床照片　见图 76-1。

一般情况　患儿，男，5 岁。

主诉　双下肢和臀部红斑 1 个多月，无自觉症状。

现病史　1 个多月前患者的双下肢屈侧和臀部无诱因出现绿豆大小的红斑，无瘙痒、疼痛、触痛或渗出等症状，患者未予诊治。此后红斑面积逐渐增大，数量增多，无发热、关节痛和疲乏等症状。患者自患病以来睡眠、饮食和精神好，大小便正常，体重无明显变化。

既往史　10 个月前因急性淋巴细胞白血病 L1 行骨髓移植术。

家族史　无特殊。

体格检查　未见异常。

皮肤科检查　双下肢屈侧和臀部可见直径 1～4 cm 的环形或椭圆形红斑、浸润性红色斑块，边界清楚，部分皮损上可见少量白色细薄鳞屑覆着。

实验室检查　暂缺。

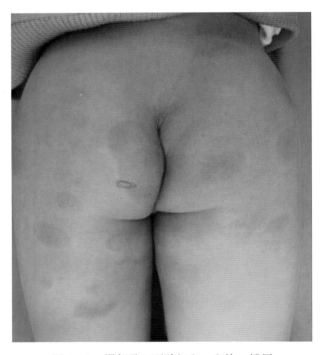

图 76-1　臀部及双下肢红斑、斑块、鳞屑

思考

1. 您的初步诊断是什么？

2. 为了明确诊断，您认为还需要做什么关键检查？

提示　可能的诊断

1. 蕈样肉芽肿（granuloma fungoides）？

2. 皮肤白血病（leukemia cutis）？

3. 药疹（drug eruption）？

4. 麻风（leprosy）？

关键的辅助检查　皮肤组织病理及免疫组化检查示真皮层内小血管及附件周围见中等大小的异型

细胞聚集性浸润（图76-2）；免疫组化标记示异型细胞 CD45（+），CD3ε（+），CD99（+），Ki-67约70%阳性，CD20（−），CD30（−），CD56（−），MPO（−），CD117（−），CD68~KP-1~（−），CD68~PGM~-1（−），TdT（−）。

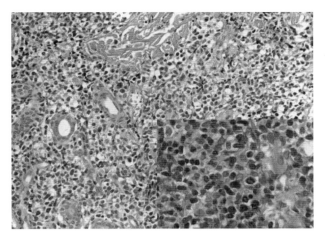

图76-2　真皮层内大量中等大小的异型细胞（大图 HE×200，小图 HE×400）

最终诊断 皮肤白血病。

诊断依据

1. 病程及临床症状为1个多月，皮损进展较快，患者无自觉症状。

2. 既往史　10个月前因急性淋巴细胞白血病L1行骨髓移植术。

3. 皮损部位　臀部和双下肢。

4. 皮损特点　皮损呈环形及椭圆形红斑、浸润性红色斑块，边界清楚，部分皮损上可见少量白色细薄鳞屑覆着，无自觉症状。

5. 皮肤组织病理及免疫组化检查　大量异型淋巴细胞在真皮内浸润，CD45（+），CD3ε（+），CD99（+），Ki-67约70%为阳性。

治疗方法 转患儿到儿科血液科行同种异体骨髓移植治疗，1年半后患者死亡。

易误诊原因及鉴别诊断 皮肤白血病指白血病肿瘤细胞或其前体细胞浸润表皮、真皮及皮下组织形成的皮肤疾病，可先于系统性白血病出现。临床上皮肤白血病发病率最高者为急性髓细胞性白血病（10%~15%）及先天性白血病（25%~30%），最少见的为急性淋巴细胞白血病（1%~3%），其中以急性B淋巴细胞白血病最少见。因其报道有限，尚无急性B淋巴细胞白血病皮肤浸润发病率的统计数据。皮损的好发部位依次为四肢、躯干和面部。皮损多样，以结节、丘疹和斑块多见，多无明显症状。病理表现主要为白血病肿瘤细胞或其前体细胞在皮肤血管、附属器周围或真皮及皮下组织呈密集或结节状浸润，真皮乳头层上部较少受累。本例皮肤白血病结合病理及免疫组化染色，考虑为急性T淋巴细胞白血病的皮肤浸润。临床表现为环形及椭圆形红斑，部分浸润呈斑块，上覆鳞屑，在皮肤白血病的表现中属于少见。有时皮肤白血病极易与原发性皮肤淋巴瘤相混淆，需结合临床表现、病史、实验室检查、病理及免疫组化检查等相鉴别。本例需与原发性皮肤淋巴瘤特别是蕈样肉芽肿、药疹及麻风相鉴别。

1. 蕈样肉芽肿　为原发性皮肤T细胞淋巴瘤中最常见者，临床分为三期：斑片期、斑块期及肿瘤期。本病进程缓慢，病程长。在早期斑片期皮损表现为红斑伴轻度脱屑，可出现皮肤萎缩及皮肤异色病样表现（色素沉着或减退、皮肤萎缩伴毛细血管扩张）。随着病情进展，皮损发展成环形、多环形或典型马蹄形浸润性红棕色鳞屑性斑块。肿瘤期皮损可同时出现斑片、斑块及肿瘤等表现。肿瘤表面可发生溃疡。儿童蕈样肉芽肿皮损倾向于出现皮肤异色病，特别是位于臀部的皮损。组织病理示斑片期蕈样肉芽肿表现为真皮浅层带状或苔藓样以淋巴细胞浸润为主的炎症细胞浸润，可见少量不典型淋巴细胞（呈小至中等大小，细胞核高度扭曲，多数具有亲表皮性），主要分布在表皮基底细胞层，排列成线状，周围有空泡化的晕。斑块期表现为表皮棘层肥厚，呈银屑病样增生。海绵水肿一般较轻微，皮损亲表皮现象更明显，Pautrier微脓肿具有特征性，但仅见于少数患者。肿瘤期蕈样肉芽肿表现为真皮全层及皮下脂肪组织内大量单一核细胞浸润，亲表皮现象轻微或无。肿瘤细胞由不同比例的小、中及大细胞构成，可见瘤巨细胞。

2. 药疹　最常见的为发疹型药疹。皮疹呈多形性，多为药物开始治疗后7~14天出现的躯干、四肢对称分布的红色斑疹或丘疹。皮疹逐渐融合，常伴瘙痒和发热，外周血嗜酸性粒细胞增多。发疹型药疹的病理检查无特异性，表现为血管周围轻度淋巴细胞和嗜酸性粒细胞浸润，表皮少量坏死角质形成细胞。

3. 麻风　麻风是由主要寄生于巨噬细胞及施万细胞细胞质的麻风分枝杆菌引起的慢性感染性疾病，以肉芽肿和亲神经性为特征，主要累及皮肤和外周神经。麻风主要分为三型：①瘤型。皮损最初多表现为对称分布的多发性界限不清的红斑、丘疹、结节及斑块，病变广泛，最常受累部位为面部、臀部及下肢。晚期后遗症包括眉毛脱落、鞍鼻、双侧耳垂浸润及双下肢鱼鳞病样改变。组织病理检查可见炎症细胞浸润真皮、皮下组织、淋巴结、睾丸及骨髓，浸润细胞主要由 Virchow 细胞（即细胞质内含有大量麻风分枝杆菌及脂滴的巨噬细胞，HE 染色中呈泡沫样改变）、浆细胞及淋巴细胞组成，受累皮神经的神经束膜呈洋葱皮样外观，在组织样麻风瘤中可见含大量细菌的梭形细胞增生，形成界限清楚的结节，麻风分枝杆菌多沿细胞长轴排列。②结核样型。皮损多仅为少数几块界限清楚的斑块，组织病理可见炎症细胞在真皮内呈肉芽肿性浸润，也可沿神经呈线性模式浸润，表现为上皮样细胞及朗格汉斯巨细胞周围包绕淋巴细胞。本病与其他表现类似的肉芽肿的区别在于本病可见到神经纤维炎症和断裂。③界线类（界线偏瘤型、中间界线型及界线偏结核样型）。临床表现介于前两者之间，通常不对称。组织病理表现包含瘤型及结核型的组织病理学特征。

（江　夏　张　敏　王伟霞　李　利　王　琳）

病例 77　成人皮肤型朗格汉斯细胞组织细胞增生症

临床照片　见图 77-1、77-2。

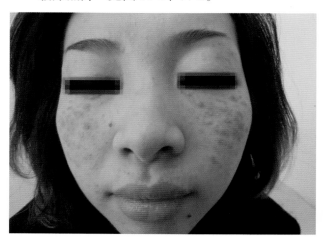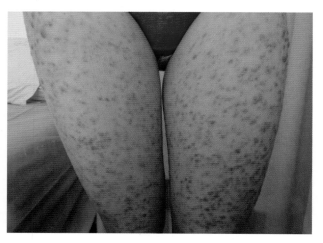

图 77-1　面部红色丘疹、结节　　　　　图 77-2　双大腿密集淡红色丘疹、结节

一般情况　患者，女，23 岁，销售人员。

主诉　四肢、头面部播散性丘疹、结节 2 年。

现病史　2 年前患者无明显诱因四肢、头面部相继出现粟粒至黄豆大小的肤色丘疹和结节，无自觉症状。皮损逐渐加重，部分融合，形成蚕豆至鸽蛋大的淡红色浸润性结节，无破溃及压痛。自发病以来，患者无发热、体重减轻及盗汗等，部分皮损可自行消退，留有大小不等的色素沉着斑。

既往史及家族史　患者既往体健，家族中无遗传性疾病及类似疾病者。

体格检查　系统检查未见异常。

皮肤科检查　头面部及四肢密集粟粒至黄豆大小的淡红色丘疹、结节，部分融合成蚕豆至鸽蛋大的浸润性结节，表面无破溃，质硬，其间可见散在大小不等的色素沉着斑。

实验室检查　血和尿常规、血生化检查、胸部 X 线检查、腹盆腔彩超检查及骨髓涂片等均未见异常。

思考

1. 您的初步诊断是什么？

2．为了明确诊断，您认为还需要做什么关键检查？

提示　可能的诊断

1．肥大细胞增生症（mastocytosis）？

2．Rosai-Dorfman病（Rosai-Dorfman disease）？

3．结节病（sarcoidosis）？

4．朗格汉斯细胞组织细胞增生症（Langerhans cell histiocytosis）？

5．未定类细胞组织细胞增生症（indeterminate cell histiocytosis）？

关键的辅助检查

1．组织病理　右上臂皮损组织病理部分表皮角化不全，部分棘细胞间轻度水肿，多灶性区域肿瘤细胞聚集，似Pautrier微脓肿。真皮全层片状、条索状单一核细胞浸润，细胞大，细胞质丰富、淡染，细胞核呈圆形、不规则或分叶状，部分细胞可见核沟，其间夹杂小灶性淋巴细胞浸润（图73-3）。左上臂皮损组织病理检查示表皮大致正常，真皮病变与右上臂皮损组织病理改变类似。

2．免疫组化标记示肿瘤细胞CD1a（＋），Langrin部分（＋），Ki-67增殖指数约为20%，CD3、CD3ε、CD20、CD79a及CD68$_{PGM}$-1均为（－）。

3．透射电镜　肿瘤细胞内查见不典型的Birbeck颗粒（图77-4）。

最终诊断　成人皮肤型朗格汉斯细胞组织细胞增生症。

诊断依据

1．青年女性，病程2年多，病情反复。

2．皮损为头面部及四肢密集粟粒至黄豆大小的淡红色丘疹、结节，部分融合成蚕豆至鸽蛋大的浸润性结节。表面无破溃，质硬，其间可见散在大小不等的色素沉着斑。

3．组织病理　真皮全层片状、条索状单一核细胞浸润，部分细胞可见核沟。免疫组化标记示肿瘤细胞CD1a（＋）。透射电镜检查示肿瘤细胞内查见不典型Birbeck颗粒。符合朗格汉斯细胞组织细胞增生症。

治疗方法　请肿瘤科医师会诊。鉴于患者一般情况好，无其他器官累及，建议暂不治疗，随访3个月，部分皮损变平、消退。

易误诊原因分析及鉴别诊断　朗格汉斯细胞组织细胞增生症（LCH）系指单核巨噬细胞系统和树突状细胞系统增生的一组疾病，其病因不明。LCH通常分为四型：先天性自愈性网状组织细胞增生症（congenital self-healing reticulohistiocytosis，Hashimoto-Pritzker disease，HPD）、嗜酸性肉芽

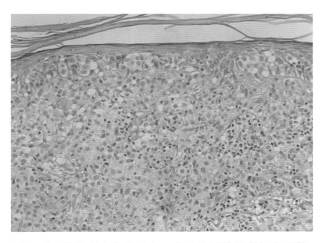

图77-3　灶性表皮角化不全，多灶性区域肿瘤细胞聚集，似Pautrier微脓肿。真皮全层可见片状、条索状单个核细胞浸润（HE×200）

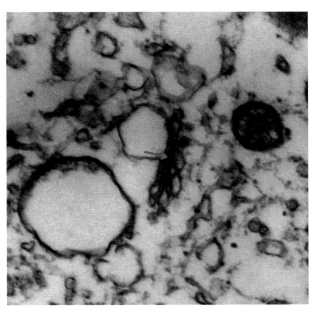

图77-4　透射电镜下查见不典型Birbeck颗粒（箭头）

肿（eosinophilic granuloma，EG）、汗 - 薛 - 科 病（Hand-Schuller-Christian disease，HSC）及 勒 - 雪 病（Letterer-Siwedisease，LSD）。这四种类型的病情由轻到重。部分学者根据病变部位及范围，将其分为三种基本类型：①单系统单病灶。好发于儿童和青少年，最常见于骨。②单系统多病灶，常累及骨骼，其次为淋巴结、皮肤和肺等，病灶可为 2 个或更多。③多系统多病灶，呈播散性或伴内脏累及。LCH 按系统受累分类，对治疗方案的选择和预后判断更有参考价值。

LCH 的皮肤损害多样，在婴幼儿多以瘀点、瘀斑及红褐色鳞屑性丘疹为主，特征性损害为脂溢性皮炎或红皮病样，好发于头皮、面颈部及褶皱部位。在儿童多以浸润性结节与斑块为主，可伴有溃疡形成，好发于腋窝、生殖器及口腔。在成人多以生殖器与间擦部位的广泛肉芽肿和溃疡为主要表现。

LCH 的典型肿瘤细胞为中等或中等偏大，细胞质淡染或嗜酸性，核呈圆形、卵圆形、肾形、咖啡豆样或不规则形，可见核沟和凹陷，可表达 S-100 蛋白、花生凝集素、黑色素聚集激素（MCH）Ⅱ、CD1a 和 Langerin（CD207）。其中 CD1a 是 LCH 的特异性标志物，阳性表达几乎为 100%。Langerin 的敏感性和特异性均同 CD1a。S-100 蛋白的阳性率高，特异性差。电镜下朗格汉斯细胞的细胞质内可见 Birbeck 颗粒，但检出率不高（为 2%～79%）。LCH 的诊断必须结合临床表现、影像学检查和组织病理检查综合判断。

目前本病尚无特效疗法，传统疗法包括手术、放疗、化疗、局部或系统使用糖皮质激素等。对于单纯累及皮肤黏膜的 LCH，目前国外有文献报道口服沙利度胺 200 mg/d，皮损基本消退后改用 100 mg/d 进行维持治疗和预防复发，并推荐将沙利度胺作为治疗皮肤型 LCH 的一线药物。沙利度胺的作用机制可能是调节多种细胞因子的分泌，例如肿瘤坏死因子（TNF-α）、干扰素（IFN-γ）和白介素（IL-10）等。

LCH 的预后与发病年龄、病变部位累及范围及有无器官功能障碍有关。儿童年龄愈小，则预后愈差。低危部位包括皮肤、骨、淋巴结及垂体。高危部位包括肺、肝、骨髓和脾。单一病灶 5 年总生存率＞95%，多器官受累者生存率明显下降，约 10% 的单灶性病变者可发展为多系统性病变，常伴发血液系统肿瘤、肺癌、乳腺癌和骨肉瘤等。

LCH 临床少见且表现复杂多样，其中以单纯累及成人皮肤者更为少见，易误诊和漏诊，需与下列疾病进行鉴别：

1. 结节病　皮损呈黄红色或紫红色结节或斑块，单发或多发，好发于四肢近端躯干和面部。组织病理特点为上皮样肉芽肿形成"裸结节"，浸润的炎症细胞少，免疫组化标记 S-100 及 CD1a 均为阴性。

2. 皮肤窦性组织细胞增生症　又称皮肤 Rosai-Dorfman 病。本病皮损多样，表现为孤立或多发、卫星状分布的丘疹结节，可融合成暗红硬结或浸润斑块。组织病理可见大量淋巴细胞、浆细胞和组织细胞浸润，组织细胞吞噬现象是其特点，免疫组化标记浸润的组织细胞 CD68 和 S-100 均为阳性，CD1a 呈阴性。

3. 肥大细胞增生症　临床表现多样，但成人发病少见。皮疹表现为散在的浅棕色、褐色小丘疹，无自觉症状。组织病理表现为大量的细胞质丰富的单一核细胞浸润，免疫组化标记肿瘤细胞 CD117 阳性，甲苯胺蓝染色可见异染颗粒。

（周沁田　王　琳）

病例 78 环状扁平苔藓

临床照片 见图 78-1。

一般情况 患者，男，35 岁，工人。

主诉 龟头、冠状沟紫红色斑块伴轻微瘙痒 4 个月余。

现病史 患者于 4 个月前无明显诱因发现龟头与冠状沟处出现一个指甲盖大小的浅红色斑块，偶有轻微瘙痒感，无明显疼痛，自用"三九皮炎平"等药物无明显好转。随后皮损面积逐渐扩大，颜色加深，呈紫红色。

既往史及家族史 既往体健，家族中无类似病史。无药物过敏史，无糖尿病、高血压等慢性病史。

体格检查 一般情况好，各系统检查未见异常，腹股沟及其他浅表淋巴结未触及肿大。

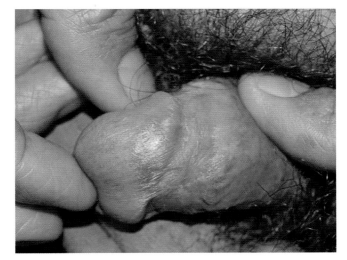

图 78-1 龟头、冠状沟紫红色斑块

皮肤科检查 龟头至冠状沟处有一钱币大小的浅紫红色斑块。皮损中央颜色稍浅，呈瓷白色，周围颜色稍深，呈环状。表面有少量鳞屑，无糜烂及萎缩，表面可见银白色网状条纹。甲、口腔黏膜未见异常。

实验室检查 血、尿常规，及肝、肾功能均正常。梅毒血清检查呈阴性。

思考

1. 您的初步诊断是什么？

2. 为了明确诊断，你认为还需要做什么关键检查？

提示 可能的诊断

1. 环状扁平苔藓（annular lichen planus）？

2. 环状肉芽肿（granuloma annulare）？

3. 硬化性苔藓（lichen sclerosus）？

关键的辅助检查 组织病理示表皮角化过度，颗粒层局灶性楔形增厚，棘细胞层增生肥厚，基底细胞液化变性，真皮上部可见以淋巴细胞为主的炎症细胞呈带状浸润（图 78-2）。

最终诊断 环状扁平苔藓。

诊断依据

1. 病史及病程 龟头及冠状沟紫红色斑块，仅有轻微瘙痒感，病程 4 个月余。

2. 皮损特点 龟头至冠状沟处钱币大小的浅紫红色斑块，皮损中央颜色稍浅，呈瓷白色，周围颜色稍深，呈环状，表面可见银白色网状条纹（Wickham 纹）。

3. 组织病理 表皮角化过度，颗粒层楔形

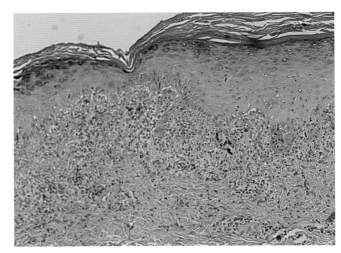

图 78-2 角化过度，颗粒层呈楔形增厚，棘层肥厚，基底细胞液化变性。真皮上部以淋巴细胞为主的炎症细胞呈带状浸润（HE×40）

增厚，棘细胞层增生肥厚，基底细胞液化变性，真皮上部可见以淋巴细胞为主的炎症细胞呈带状浸润。

治疗方法　可口服中小剂量糖皮质激素、羟氯喹及维 A 酸类药物，局部外用糖皮质激素乳膏。

易误诊原因分析及鉴别诊断　环状扁平苔藓是扁平苔藓的一种亚型，好发于男性生殖器，较为少见。临床上一般有两种皮损表现，一种是由许多紫红色丘疹排列成环形或多环形；另一种是由单个皮疹中央皮损消退或离心性扩展成环状，边缘较周边皮肤略隆起，中央轻度凹陷或萎缩，可有色素沉着。国外学者 HL. Reich 等观察了 20 例环状扁平苔藓患者，发现该病除了常涉及生殖器及皱褶部位外，还可累及躯干及肢端，但未见伴有甲及黏膜损害。大部分患者无明显自觉症状。国内学者彭军等观察了 16 例男性生殖器扁平苔藓，发现部分患者伴有口腔黏膜损害，但躯干和四肢未见明显皮损，说明生殖器部位的扁平苔藓可单独发生。同时，除了有环形 - 多环形及中央萎缩型两种类型外，还有斑块型的临床表现。主要特征为红色隆起性斑块，边缘颜色加深，中央皮损颜色较浅，呈离心性环状。中央皮损表面多为瓷白色，可见清晰的 Wickham 纹。本例患者的皮损特点符合斑块型临床表现，是一种少见的发生于男性外生殖器上的环状扁平苔藓。

发生于生殖器的环状扁平苔藓皮损多与环状肉芽肿和硬化性苔藓类似，容易误诊，因此，需与这两种疾病相鉴别。

1. **环状肉芽肿**　其发生可能与多种因素有关，如遗传、病毒感染、免疫以及系统性疾病等，多认为是免疫复合物性血管炎和细胞介导的迟发性超敏反应。临床主要有局限型、泛发型、穿通型及皮下型等类型。其中局限型环状肉芽肿最常见，也最易与扁平苔藓混淆。局限型环状肉芽肿的皮损多为小而光滑、硬质丘疹组成。皮损中央消退，周围排列紧密，呈环状，颜色呈正常肤色、淡红色或紫色，但表面无蜡样薄膜及 Wickham 纹。身体任何部位均可发生，但多发生于四肢远端伸侧，黏膜一般不受累。病程呈慢性，一般具有自限性。组织病理可见局灶性胶原纤维变性、炎症反应和纤维化，病变主要位于真皮上中部，表皮一般正常。

2. **硬化性苔藓**　又称硬化萎缩性苔藓、白色苔藓及硬斑病性扁平苔藓。本病是一种病因尚未明确的慢性炎症性皮肤黏膜疾病。皮损好发于男女生殖器部位，因此，可分为肛门生殖器外硬化性苔藓及肛门生殖器硬化性苔藓。成年男性龟头和包皮硬化性苔藓又称干燥性闭塞性龟头炎。其皮损为瓷白色扁平丘疹或白色萎缩性水肿性斑片，而非紫红色斑块，且表面干燥，没有蜡样薄膜及 Wickham 纹。组织病理可见早期呈界面性皮炎表现，发展期则表现为角化过度伴角栓，棘层萎缩，基底细胞液化变性，表皮突消失，紧贴表、真皮交界的真皮浅层胶原纤维水肿、均质化，真皮中层以淋巴细胞为主的炎症细胞呈带状浸润。

（涂颖　刘彤云　董天祥　柴燕杰　何　黎）

病例 79　肺部低分化鳞状细胞癌术后皮肤转移

临床照片　见图 79-1。

一般情况　女，48 岁，农民。

主诉　颈前部结节、斑块 8 个月。

现病史　患者于一年半前曾被诊断为"肺部低分化鳞状细胞癌"，并行手术治疗。术后给予 3 个疗程的化疗。8 个月前发现颈前部出现片状红斑，上有多个绿豆大小的结节。皮损逐渐增多，部分融合成片，遂来我科就诊。

既往史及家族史　家族中无类似病史。

体格检查　一般情况好，无发热、咳嗽、咳痰、头晕及头痛等症状。未触及浅表淋巴结肿大。

皮肤科检查　颈前部可见多个米粒至绿豆大小的丘疹、结节。部分融合成不规则斑块，呈暗红色。结节及斑块表面光滑，质硬、固定，有轻微压痛感。

实验室检查　血、尿常规以及肝、肾功能正常。

思考

1. 您的初步诊断是什么？

2. 为了明确诊断，你认为还需要做什么关键检查？

提示　可能的诊断

1. 皮肤转移癌（cutaneous metastatic carcinoma）？

2. 弹性假黄瘤（pseudoxanthoma elasticum，PXE）？

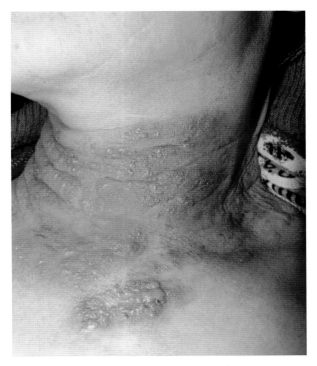

图 79-1　颈前部结节、斑块

关键的辅助检查　组织病理示真皮中下部胶原纤维间及血管内见散在、列队状或团块状上皮样细胞浸润。细胞异型，核深染，细胞质丰富（图 79-2）。免疫组化示 CK 和 TTF-1 均呈阳性；S-100、PR、ER、波形蛋白及 Cerbb-2 均为阴性。病理诊断：皮肤转移癌。结合病史和临床，多考虑肺部低分化鳞状细胞癌转移。

最终诊断　肺部低分化鳞状细胞癌术后皮肤转移。

诊断依据

1. 中年女性，肺部鳞状细胞癌术后 4 年多。

2. 颈前部可见多个米粒至绿豆大小的丘疹及结节，质硬、固定，有轻微压痛感。

3. 组织病理示真皮中下部胶原纤维间及

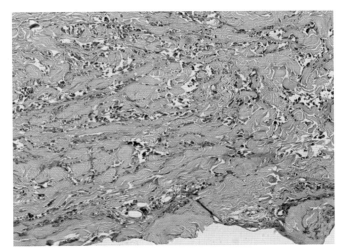

图 79-2　真皮中下部胶原纤维间及血管内见散在、列队状或团块状上皮样细胞浸润（HE×100）

血管内见散在、列队状或团块状上皮样细胞浸润。细胞异型，核深染，细胞质丰富。免疫组化示 CK 及 TTF-1 均为阳性；S-100、PR、ER、波形蛋白及 Cerbb-2 均为阴性。

治疗方法　转肿瘤科化疗，后失访。

易误诊原因分析及鉴别诊断　恶性肿瘤的皮肤转移是指恶性肿瘤通过血液循环或淋巴循环转移、组织间隙扩散或手术种植至皮肤而引起的病变。多为内脏肿瘤转移至皮肤，且多来源于乳腺癌，其次为肺癌、口腔癌、结肠癌、直肠癌、胃癌和食管癌。临床上常在原发肿瘤未发现前首先发现皮肤转移，或者在原发肿瘤术后多年出现皮肤转移。皮肤转移癌与原发皮肤恶性肿瘤类似，可能侵犯真皮甚至皮下组织，常表现为皮肤或皮下无痛性结节或肿块，多发或单发，呈红色、紫红色或正常皮肤色，质地较韧。由于患者无明显的自觉症状，未予重视，常延误病情，因此，如肿瘤患者突然出现多个皮肤结节、难愈性溃疡或持续性硬化性红斑，应给予足够重视，考虑有无转移性肿瘤的可能。该病需与以下疾病鉴别：

1. 弹性假黄瘤　是一种先天遗传性弹性纤维变性疾病，可累及皮肤、视网膜、胃肠、心及脑血管系统。多于儿童期或青春期发病，表现为浅黄色丘疹或斑丘疹，散在或群集，呈网状排列或铺鹅卵石路样。皮损好发于颈侧、腋窝和腹股沟等处。组织病理示真皮中部弹性纤维变性、肿胀及断裂，胶原纤维减少，网状纤维增多。病损组织中有巨噬细胞和巨细胞浸润，变性的弹性纤维中常有钙质沉积。结合病史、临床和组织病理，两者不难鉴别。

2. 单纯疱疹　好发于皮肤与黏膜交界处，如口角和唇缘等。初期局部可出现灼热、瘙痒和潮红，然后出现簇集性针头大小水疱。

（涂　颖　刘彤云　刘爱民　柴燕杰　何　黎）

病例 80　皮肤型 Rosai-Dorfman 病

临床照片　见图 80-1。

一般情况　女，45 岁，农民。

主诉　右下颌丘疹、结节 1 年余。

现病史　患者于 1 年前无明显诱因右下颌出现一暗红色米粒大小丘疹，有轻微瘙痒，未治疗。随后皮损逐渐增大，呈黄豆大小红色结节，并且周围也出现相同皮损。在外院以"过敏性皮炎"治疗，外用尤卓尔乳膏，未见好转，遂来我院就诊。

既往史及家族史　既往体健，家族中无类似病史。

体格检查　一般情况好，浅表淋巴结无肿大。

皮肤科检查　右下颌可见多个米粒至绿豆大小的丘疹和结节。皮损呈簇集分布，面积约 2.3 cm × 2.8 cm，呈暗红色，表面光滑，质稍硬，部分有轻微压痛感。

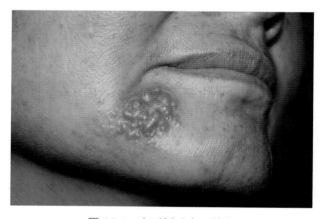

图 80-1　右下颌丘疹、结节

实验室检查　血、尿常规以及肝、肾功能正常。

思考

1. 您的初步诊断是什么？

2. 为了明确诊断，你认为还需要做什么关键检查？

提示　可能的诊断

1. 皮肤纤维瘤（dermatofibroma）？

2. 皮肤型 Rosai-Dorfman 病（cutaneous Rosai-Dorfman disease）？

3. 结节性黄瘤（nodular xanthoma）？

关键的辅助检查　组织病理示真皮内见弥漫性淋巴细胞和组织细胞浸润，并见多核巨细胞分布（图80-2）。组织细胞形成淡染的结节状区，低倍镜下呈"星空"样表现。组织细胞体积较大，呈多边形，细胞质内吞噬有数量不一、形态完整的淋巴细胞、浆细胞或中性粒细胞（伸入运动）。免疫组化示组织细胞CD 68及S-100均为阳性，CD1a呈阴性。符合皮肤型Rosai-Dorfman病。

最终诊断　皮肤型Rosai-Dorfman病。

诊断依据

1. 中年女性，右下颌出现丘疹、结节，病程缓慢。

2. 右下颌多个米粒至绿豆大小的丘疹及结节，簇集分布，质硬，有轻微压痛感。

3. 组织病理　符合皮肤型Rosai-Dorfman病。

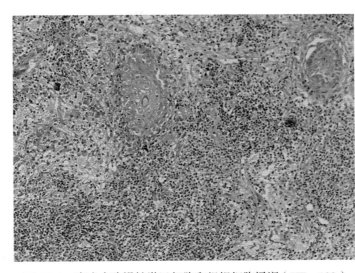

图80-2　真皮内弥漫性淋巴细胞和组织细胞浸润（HE×100）

治疗方法　手术切除皮损，并辅以沙利度胺片50 mg口服，每天2次。治疗2个月后停药。随访至今未见复发。

易误诊原因分析及鉴别诊断　窦组织细胞增生伴巨大淋巴结病（sinus histiocytosis with massive lymphodenopathy，SHML）是一种罕见的组织细胞增生性疾病。1969年由Rosal和Doffman首先报道，故又称Rosai-Dorfman病。该病多发于淋巴结，有时也可出现结外病变，以皮肤多发。单纯皮肤受累者称为皮肤窦性组织细胞增生症（cutaneous sinus histiocytosis，cutaneous Rosai-Dorfman diseases，CRDD），较为少见，好发于中年女性，受累部位以颜面为主，其次是躯干和四肢。CRDD依据皮损形态可分为丘疹结节型、浸润斑块型及肿瘤样型三种类型，其中丘疹结节型最多见。丘疹和结节的大小和数目多少不一，全身各处皮肤均可累及，色泽以暗红色及褐红色多见，表面多光滑圆钝，散在或呈簇状排列。依据皮损特点，该患者符合丘疹结节型CRDD。该病的诊断主要依靠组织病理检查以及免疫组化结果。主要病理特征为真皮内增生的组织细胞形成淡染的结节状区，组织细胞体积较大，呈多边形，细胞质中吞噬有数量不一、形态完整的淋巴细胞、浆细胞或中性粒细胞等（伸入运动），免疫组化中CD68（+），S-100蛋白（+）。本病需与以下疾病相鉴别：

1. 皮肤纤维瘤　主要由纤维组织组成，多见于20～50岁，男女均可发生，通常单发，少数多发，常发生于四肢伸侧，主要表现为硬的结节，直径为0.5～1.5 cm。颜色呈正常肤色、黄褐色或黑褐色。组织病理为真皮内结节，无包膜，由多少不等的成纤维细胞、幼稚或成熟胶原组成。

2. 结节性黄瘤　是黄瘤病中的一种，任何年龄均可发生，好发于关节伸侧，尤其是膝关节和肘关节。皮损形态和大小各不相同，多为扁平和隆起的结节，单发或多发，呈黄色、橘黄色或黄红色，常有红晕，质硬。组织病理为真皮内有大量泡沫细胞呈群或结节状排列在胶原束间，常见Touton多核巨细胞。

（涂　颖　刘彤云　柴燕杰　李兴　何　黎）

病例 81　慢性光线性皮炎

临床照片　见图 81-1、81-2。

一般情况　患者，男，68 岁，农民。

主诉　面颈部、手背红斑、斑块，伴瘙痒 3 年。

现病史　患者于 3 年前于面颈部和手背处出现红斑、丘疹，伴有明显瘙痒，皮损多于日晒后加重，曾在当地诊断为"日光性皮炎"，予糖皮质激素治疗后好转，但皮损仍反复发作，多见于曝光部位，局部皮损增厚融合呈大片斑块，瘙痒明显。

既往史　无系统性病史，家族中无类似病史。

体格检查　各系统检查无特殊。

皮肤科检查　面颈部及手背部曝光部位红斑、丘疹、融合性扁平斑块、苔藓样变，局部浅表抓痕破溃、结痂。

实验室检查　血常规示 WBC 11.9×10^9/L，中性粒细胞占 75%。尿常规、大便常规、血生化、补体及免疫球蛋白正常，ANA、ENA、抗 ds-DNA 抗体及抗心磷脂抗体阴性，HIV、TPPA、TRUST 及肝炎病毒学检查阴性。皮损光敏实验示 UVA 及 UVB 敏感。

思考

1. 您的初步诊断是什么？

2. 为了明确诊断，您认为还需要做什么关键检查？

提示　可能的诊断

1. 慢性光线性皮炎（chronic actinic dermatitis）？

2. 盘状红斑狼疮（discoid lupus erythematosus，DLE）？

3. 多形性日光疹（polymorphous sunlight eruption，PLE）？

4. 皮肤 T 细胞淋巴瘤（cutaneous T-cell lymphoma，CTCL）？

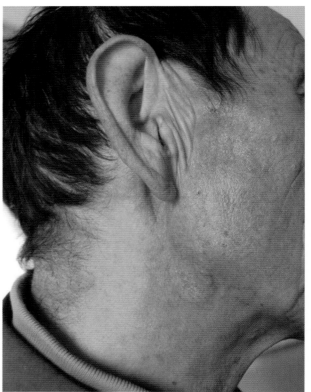

图 81-1　面颈部红色斑块

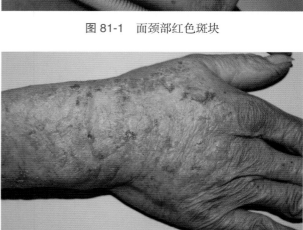

图 81-2　腕关节背侧和手背丘疹、斑块、苔藓样变、结痂

关键的辅助检查　组织病理示表皮角化过度伴灶性角化不全，棘层不规则增生、肥厚，真皮浅中层血管扩张，可见灶性或弥漫性淋巴细胞和组织细胞浸润，胶原纤维增生、增粗（图 81-3）。

最终诊断　慢性光线性皮炎。

诊断依据

1. 患者，男，68 岁，农民。

2. 面颈部及手背部曝光部位红斑、丘疹、融合性扁平斑块及苔藓样变，局部浅表抓痕破溃、结痂。

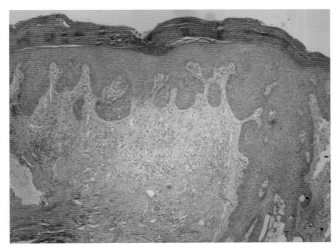

图 81-3 角化过度伴角化不全，棘层肥厚，真皮浅中层灶性
或弥漫性淋巴细胞、组织细胞浸润（HE×100）

3. 组织病理示真皮浅中层血管扩张，可见灶性或弥漫性淋巴细胞和组织细胞浸润。

治疗方法 严格防晒，静脉滴注复方甘草酸酐针和维生素 C 针；口服羟氯喹、小剂量泼尼松和沙利度胺；破溃处用 1/8000 高锰酸钾液湿敷，外用夫西地酸乳膏和卤米松乳膏，皮损肥厚处外用 5% 水杨酸乳膏封包。1 周后皮损好转，局部遗留色素沉着。

易误诊原因分析及鉴别诊断 慢性光线性皮炎可表现为一组光敏性慢性皮炎，包括持久性光反应（persistent light reactivity，PLR）、光敏感性湿疹（photosensitive eczema）、光敏性皮炎（photosensitivity-dermatitis，PD）及光线性类网织细胞增多症（actinic reticuloid，AR）。该病好发于中老年男性，皮损表现为曝光部位初始水肿性红斑、丘疹、丘疱疹及糜烂、渗出等急性或亚急性湿疹样改变。皮损反复迁延后呈假性淋巴瘤样或慢性湿疹斑块、苔藓样改变，其他非曝光部位很少累及是其临床特征。光试验是重要的辅助检查手段。病理组织学表现为慢性湿疹或假性淋巴瘤样改变，无明显的特异性。本病应与以下疾病进行鉴别。

1. 盘状红斑狼疮 该病是一种自身免疫性疾病，与紫外线照射密切相关。皮损主要累及面颈部曝光部位，表现为钱币状红斑，其上覆着鳞屑，可见毛细血管扩张及皮肤萎缩。皮疹可呈蝶形分布。本病约有 30% 的患者会发生口腔黏膜的损害，部分患者可出现免疫学检查阳性。组织病理检查可有红斑狼疮特异性皮损改变。

2. 多形性日光疹 该病是一种进展缓慢、病程持续的光敏性疾病，好发于青年女性，可在阳光暴晒 30min 或 1~3 天后发病。皮损好发于胸前 V 形区、上肢、面部、肩胛或下肢，可分为丘疱疹型、丘疹性、痒疹型、红斑水肿型及混合型。皮损可以某一种为主要表现。组织病理可表现为表皮内水疱、水肿或海绵水肿形成。真皮血管周围可见以淋巴细胞为主的炎症细胞浸润。其病理改变可根据临床表现有所区别。

3. 皮肤 T 细胞淋巴瘤 该病为原发于皮肤的以 T 细胞单克隆扩增为特征的一组非霍奇金淋巴瘤，由一组临床表现、组织学特征及病程预后各不相同的疾病组成。皮损可累及局部或泛发全身，表现类型多样，可累及面颈部、躯干和四肢，常表现为肉芽肿样斑块、皮下结节或溃疡性肿瘤。诊断需结合组织病理及免疫组化染色，其组织病理可见三种主要的组织学模式：亲表皮型、侵犯真皮和（或）皮下脂肪组织型。

（刘彤云　布晓婧　赵月婷　李　艳　陈凤娟　柴燕杰　何　黎）

病例 82　疣状皮肤结核

临床照片　见图 82-1。

一般情况　患者，男，48 岁。

主诉　臀部对称性暗红色斑块、丘疹 10 年余。

现病史　10 年前患者臀部无明显诱因出现数个绿豆至黄豆大的红色丘疹，质硬，无明显自觉症状。后逐渐增大且互相融合，伴少量脱屑，偶感瘙痒。患者曾多次在当地医院按"股癣"治疗后无好转。斑块逐渐增大，表面凹凸不平。患者发病以来无咳嗽、咳痰和咯血，无午后潮热和盗汗，无腹痛和腹泻，无体重减轻和乏力等症状。

既往史及家族史　既往有肠结核病史，其父亲有肠结核病史。

体格检查　体格及智力发育正常，系统检查未见异常。

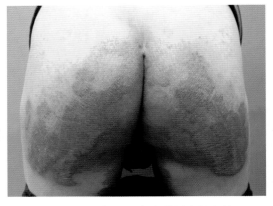

图 82-1　臀部红褐色疣状浸润性斑块

皮肤科检查　臀部可见对称性约 15 cm×30 cm 的形状不规则的红褐色疣状浸润性斑块，斑块中间可见萎缩性瘢痕，可见散在鳞屑，不易刮除，边缘有红晕。

实验室检查　血、尿、大便常规正常，肝和肾功能、血糖、电解质及 ESR 均正常。胸部 X 线检查未见异常。皮损处皮肤真菌检查（－）。血清结核抗体检查呈弱阳性。皮肤结核菌纯蛋白衍生物（PPD）试验：（++）。

思考

1. 您的初步诊断是什么？

2. 为了明确诊断，您认为还需要做什么关键检查？

提示　可能的诊断

1. 寻常狼疮（lupus vulgaris）？

2. 着色芽生菌病（chromoblastomycosis）？

3. 疣状皮肤结核（tuberculosis of verrucosa cutis）？

关键的辅助检查　组织病理示表皮假上皮瘤样增生，真皮内可见上皮样肉芽肿，周围淋巴细胞和浆细胞浸润（图 82-2）。

最终诊断　疣状皮肤结核。

诊断依据

1. 病程 10 年余。

2. 皮损位于臀部，双侧对称。

3. 臀部可见对称性约 15 cm×30 cm 形状不规则的红褐色疣状浸润性斑块。斑块中间可见萎缩性瘢痕，可见散在鳞屑，不易刮除，边缘有红晕。

4. 组织病理　示假上皮瘤样增生，真皮内可见上皮样肉芽肿，周围淋巴细胞和浆细胞浸润。

5. 结核抗体呈弱阳性，PPD 试验（++）。

治疗方法　口服利福平 600 mg（隔天早上空腹顿服）、异烟肼 600 mg（隔天 1 次）、吡嗪酰胺 500 mg（2 次 / 天）及乙胺丁醇 750 mg（1 次 / 天）。治疗 1 个月后浸润性斑块开始消退，2 个月后皮损明显好转，6 个月后皮损消退，仅见萎缩性网状瘢痕及少量痂皮。

易误诊原因分析及鉴别诊断　疣状皮肤结核是结核分枝杆菌外源性再感染有免疫力的机体，使其产

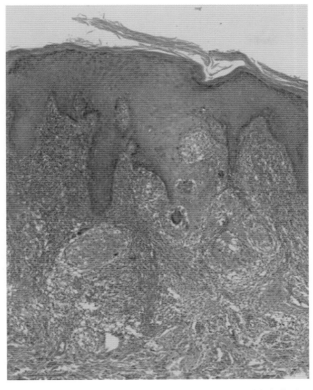

图 82-2 假上皮瘤样增生，真皮内可见上皮样肉芽肿，
周围淋巴细胞和浆细胞浸润（HE×100）

生局限性疣状皮肤结核。目前本病发病率已从 2% 下降到 0.15%。本病多发于成年男性且进展极其缓慢，
若不及时治疗可数十年不愈。医务人员为结核患者做手术或做尸体解剖，接触其痰液，或接触患有结核
病的动物的屠夫或兽医等人员后可在手指和手背等处发病。皮损常见于暴露部位，以手背及手指背部最
为多见，其次为足、臀和小腿等处。大多为单个损害。典型皮损称为"三廓症状"（中央网状瘢痕、疣状
边缘及四周红晕）。本病因结核分枝杆菌的含量少，因而在细菌培养及活检组织中很难找到细菌。组织病
理上表现为表皮假上皮瘤样增生，真皮内可见结核样肉芽肿，伴中央干酪样坏死。既往的诊断标准为抗
酸杆菌培养阳性。但由于结核分枝杆菌体外培养的时间较长且敏感性低，并且目前应用 PCR 技术检测皮
损内结核分枝杆菌快速且敏感性高，因此其已成为诊断皮肤结核的重要手段。治疗上 Raman 等建议以利
福平、异烟肼、乙胺丁醇和吡嗪酰胺四联抗结核药物连续服用 6 周。在临床上，本病主要需要与寻常狼
疮和着色芽生菌病相鉴别。

1. 寻常狼疮　是皮肤结核中较常见的一种，有特殊的狼疮结节，质软，有"探针贯通现象"。用玻
片压疹后呈苹果酱颜色，不规则扩展，形成瘢痕，病程持续多年。寻常狼疮是一种少杆菌型皮肤结核，
因此培养通常不能检出分枝杆菌。组织病理学检查显示在真皮上层具有散在的中央干酪样坏死的结核样
肉芽肿。根据皮疹、病史及病理特点可以鉴别。

2. 着色芽生菌病　是由多种暗色孢科真菌引起的皮肤及皮下组织感染，临床上表现为斑块疣状增
生。皮损表面常有黑点，组织病理学可发现硬核体，培养有暗色孢科真菌生长。根据培养结果和病理特
点可以鉴别。

（张　韡　孙建方）

病例 83   苏尔加分枝杆菌皮肤感染

临床照片   见图 83-1 至 83-3。

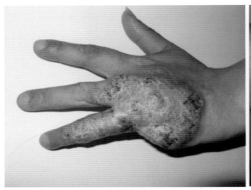 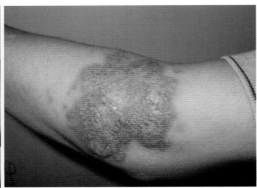 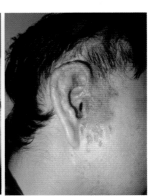

图 83-1   左手背疣状斑块   图 83-2   左肘关节伸侧丘疹、疣状斑块   图 83-3   右耳和耳前红斑、斑块

一般情况   患者，男，36 岁，农民。

主诉   左手背红斑、结节伴渗出 14 年就诊。

现病史   20 年前患者左小指因受镰刀外伤后出现红斑、丘疹、结节和糜烂，就诊于当地医院，考虑为细菌感染，予左小指截肢处理。14 年前患者截肢后于左手背出现红斑和结节，伴黄色液体渗出，无明显疼痛，并逐渐扩大。1 年前，患者左手肘及右耳部出现相同皮疹。

既往史及家族史   无特殊。有吸烟史，约 200 包 / 年。父母健康，非近亲结婚，家族中无类似疾病。

体格检查   体格及智力发育正常，系统检查未见异常。

皮肤科检查   左手背、左肘关节及右耳部散在片状不规则红斑、结节，融合成不规则斑块，上有少量黄色液体渗出。

实验室检查   血、尿、大便常规正常，肝和肾功能、血糖及电解质均正常。胸部 X 线检查未发现明显异常。

思考

1. 您的初步诊断是什么？

2. 为了明确诊断，您认为还需要做什么关键检查？

提示   可能的诊断

1. 孢子丝菌病（sporothrichosis）？

2. 疣状皮肤结核（tuberculosis of cutis verrucosa）？

3. 非典型分枝杆菌病皮肤病（atypical mycrobacteria dermatosis）？

关键的辅助检查

1. 组织病理   浅表结痂，棘层增厚明显，表皮突向下延伸不明显。真皮内有淋巴细胞、中性粒细胞、嗜酸性粒细胞、浆细胞和多核巨细胞浸润，有中性粒细胞脓肿形成（图 83-4）。

2. 组织培养   在 37℃培养 3～4 周后，可见黄色菌落缓慢生长，细菌学特性与苏尔加分枝杆菌相符。HSP65 及 16srna 基因测序结果及对比显示该菌为苏尔加分枝杆菌。

最终诊断   苏尔加分枝杆菌皮肤感染。

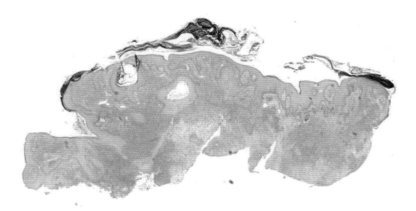

图 83-4 浅表结痂，棘层明显增厚，真皮内有淋巴细胞、中性粒细胞、嗜酸性粒细胞、浆细胞和多核巨细胞浸润（HE×40）

诊断依据

1. 病程 14 年。

2. 皮损位于左手背、左肘关节及右耳。

3. 左手背、左手肘及右耳部散在片状不规则的红斑、结节，有少量黄色液体渗出。

4. 组织病理 浅表结痂，棘层增厚明显，表皮突向下延伸不明显。真皮内有淋巴细胞、中性粒细胞、嗜酸性粒细胞、浆细胞和多核巨细胞浸润，有中性粒细胞脓肿形成。

5. 在 37℃ 培养 3～4 周后可见黄色菌落缓慢生长，细菌学特性与苏尔加分枝杆菌相符。HSP 65 及 16 srna 基因测序结果及对比示该菌为苏尔加分枝杆菌。

治疗方法 给予克拉霉素、利福平及乙胺丁醇系统治疗 6 个月。患者治疗 3 个月后红斑和结节等较前明显改善。随访患者 2 年余，其皮疹完全消失且未再复发。

易误诊原因分析及鉴别诊断 苏尔加分枝杆菌感染在人类罕见，占所有非结核分枝杆菌感染的 0.5%。肺部感染是最常见的临床表现，肺外和播散性感染也属罕见。诊断这种少见的感染时需要进行一系列的实验室检查，如通过培养和基因序列分析来排除可疑诊断。到目前为止，对于苏尔加分枝杆菌感染的治疗并没有标准方案，其对抗结核药物联合治疗的反应较好。在治疗经验的基础上，最值得推荐的治疗方案包括 3～4 种抗结核药治疗 3～6 个月或更长的时间。荷兰的一篇文章表明克拉霉素联合乙胺丁醇、利福平或利福布汀是最好的治疗方案。除了传统的药物外，大环内酯类和氟喹诺酮类也有一定的作用。在此病例中，患者的病情在克拉霉素联合利福平及乙胺丁醇的抗结核治疗 3 个月后有明显的改善。因此，传统的治疗方法对苏尔加分枝杆菌在一定程度上是有效的。在临床上，本病主要需要与孢子丝菌病和疣状皮肤结核相鉴别。

1. 孢子丝菌病 是由双相型真菌申克孢子丝菌引起的亚急性至慢性感染。感染通常累及皮肤和皮下组织，偶尔也累及其他部位，主要是在免疫功能受损的患者中。孢子丝菌病的发病与从事环境绿化、玫瑰相关园艺整修以及其他皮肤直接接触土壤的活动有关。通过临床表现、病史及组织培养结果可以与苏尔加分枝杆菌皮肤感染相鉴别。

2. 疣状皮肤结核 是在结核分枝杆菌直接感染具有中至高度抗杆菌免疫力的既往致敏宿主的皮肤后发生的。临床上表现为"三廓症状"（中央网状瘢痕、疣状边缘及四周红晕）。组织病理学改变有真皮中部结核浸润灶，由上皮细胞、淋巴细胞、巨细胞和干酪样坏死组成。根据皮损及病理特点可以鉴别。

（张 韡 孙建方）

第四章　水疱、大疱性皮肤病

　　水疱（vesicle）是指高出皮肤表面、直径 ≤ 1 cm 且空腔内含有液体的损害，直径 >1 cm 者称为大疱（bulla）。以水疱为原发性皮肤损害的一组皮肤病为水疱性疾病，以大疱为原发性皮肤损害的一组皮肤病为大疱性疾病。

　　水疱性疾病常见的病因主要有：①变态反应：如湿疹、接触性皮炎和汗疱疹等。②病毒感染：如单纯疱疹及带状疱疹。③理化因素：如种痘样水疱病等。病理上水疱大多在表皮内，可表现为表皮细胞水肿（即海绵水肿）及细胞内水肿（即气球变性或网状变性）。④自身免疫：如大疱性疾病。

　　大疱性疾病主要由自身免疫性的获得性大疱病及遗传性疾病等所致。前者如天疱疮、大疱性类天疱疮、线状 IgA 大疱性皮病及获得性大疱性表皮松解症；后者如先天性大疱性表皮松解症、鱼鳞病样红皮病、家族性良性慢性天疱疮及色素失禁症。病理上可表现为表皮内疱，也可表现为表皮下疱。大疱性皮肤病无论是先天性还是获得性，均属于重症疾病，可危及患者的生命，应予重视。这组疾病的病程大多呈慢性，早期正确诊治对其预后具有重要意义。

　　有些皮肤病在轻症时为水疱，在重症时则为大疱，如多形红斑、药疹及虫咬皮炎等。水疱、大疱性疾病还可由代谢性疾病如卟啉病及机械性疾病如摩擦性大疱等引起。本类疾病的临床表现以水疱和大疱为主，随着病情的发展，可出现糜烂或结痂等损害，不同的疾病可表现出相似的临床表现。特别是大疱性皮肤病，不同的疾病间容易相互混淆。这类疾病的主要特征表现在组织病理及免疫荧光方面。

　　因此，对这类疾病的诊断除了详细询问病史，对原发水疱进行认真的观察与描述外，重点应结合组织病理判定水疱所在的位置、浸润的炎症细胞类型及通过直接或间接免疫荧光检查进行综合分析，才能正确诊断。

（万　屏　何　黎）

病例 84　玫瑰痤疮继发卡波西水痘样疹

临床照片　见图 84-1。

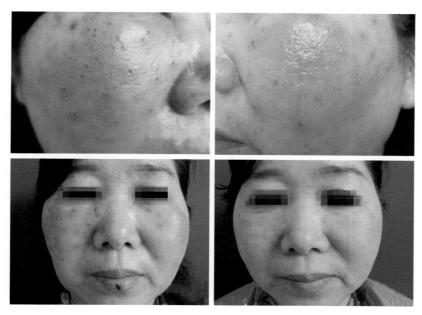

图 84-1　面部红斑、水疱

一般情况　患者，女，52 岁，家庭主妇。

主诉　面部水疱伴疼痛 3 天。

现病史　患者无明显诱因于 3 天前下唇出现红斑、水疱，自觉轻度疼痛，无明显渗液，无发热、咳嗽和流涕等不适，未予以重视。2 天前水疱迅速扩散至双侧面颊，并伴疼痛及烧灼感，部分水泡及丘疱疹破溃、糜烂，伴轻度红肿，少许渗液，无发热和头晕等不适。患者自行到当地医院就诊，采用输液及外用冰敷等处理后无明显缓解，遂来我科门诊就诊。病程中患者无发热等情况。精神、睡眠及饮食可。小便黄，大便正常，体重无明显变化。

既往史及家族史　患者 1 年前因面部反复潮红伴持续红斑就诊于我科门诊，门诊诊断为"玫瑰痤疮"，并给予患者外用 0.03% 他克莫司乳膏，每日 2 次，连续 1 个月，并间断口服盐酸米诺环素治疗。症状部分缓解后继续隔日一次连续使用 0.03% 他克莫司乳膏至今。患者下唇曾有反复红斑水疱史，皮损均能自行愈合。家族史无特殊。

体格检查　一般情况良好，各系统检查无明显异常，于双下颌可扪及数个黄豆大小的淋巴结，质中，活动可，有压痛。

皮肤科检查　双侧面颊可见片状淡红斑，其上可见密集分布的米粒大小的丘疱疹和水疱。水疱中央有脐窝，水疱周围有红晕。部分水疱呈簇集状分布，大部分水疱已破溃，并留下芝麻大小凹陷，表面湿润伴少许渗出，于下唇正中可见绿豆大小破溃、结痂。

实验室检查　血常规、尿常规、ESR、肝及肾功能均无明显异常，TPPA 及 HIV 均为阴性，心电图检查大致正常，胸部 X 线检查示心、肺及纵隔无异常。

思考

1. 您的初步诊断是什么？
2. 为了明确诊断，您认为还需要做什么关键检查？

提示　可能的诊断

1. 玫瑰痤疮（acne rosacea）？

2. 卡波西水痘样疹（Kaposi's varicelliform eruption）？

3. 接触性皮炎（contact dermatitis）？

关键的辅助检查　取患者面颊部水疱疱液进行 PCR 检测，示 HSV1 DNA 阳性，HSV2 DNA 阴性。血清中抗 HSV1 IgG 阳性。

最终诊断　玫瑰痤疮继发卡波西水痘样疹。

诊断依据

1. 病史及病程　起病急，病程短。

2. 皮损部位及特点　表现为双侧面颊红斑基础上密集分布的米粒大小的丘疱疹和水疱。水疱中央有脐窝，水疱周围有红晕。

3. 症状　有疼痛及烧灼感。

4. 既往史　患者有玫瑰痤疮病史，长期外用他克莫司乳膏长达 1 年。患者下唇曾反复发作红斑和水疱，并均能自行愈合。

5. 病原学检查　对水疱疱液进行 PCR 检测，示 HSV-1 DNA 阳性，HSV-2 DNA 阴性。血清中抗 HSV1 IgG 阳性。

治疗方法　给予盐酸伐昔洛韦每次 300mg，每天 2 次口服，局部外用硼酸及氧化锌交替湿敷。用药 2 周后水疱及破溃基本消退。

易误诊原因分析及鉴别诊断　卡波西水痘样疹又称疱疹性湿疹，是一种发生于特应性皮炎或者其他原有皮肤疾病损害基础上的突然发生的脐窝状水疱性皮疹。其病原体主要是 HSV1，少部分由 HSV2、水痘带状疱疹病毒和柯萨奇 A16 病毒等感染导致。本病发生在原有皮肤疾病的基础上，最常见的为特应性皮炎，特别是儿童特应性皮炎，也偶见于毛囊角化病、落叶型天疱疮、慢性家族性良性天疱疮、塞扎莱综合征、毛发红糠疹、蕈样肉芽肿和二度烧伤等，主要为丘疹鳞屑性和棘层松懈性皮肤病。在玫瑰痤疮基础上发生的卡波西水痘样疹目前国内外鲜有报道。诊断本例病例时需在充分了解本病的发病机制的基础上，认真查找病原学依据，并注意与经典的卡波西水痘样疹进行类比和区别。同时，本例患者既往有复发性单纯疱疹病史，又有长期外用他克莫司乳膏史，故应该除外他克莫司诱发的颜面疱疹。但颜面疱疹的皮损相对局限，水疱多簇集分布，且一般无脐凹状改变。此外，卡波西水痘样疹需要与面部水疱为主要症状的其他疾病鉴别。

1. 水痘　患者一般有高热和头痛等全身症状。成人不典型水痘可能全身症状不明显。皮疹累及面部，同样可以出现中央带脐窝、边缘绕以红晕的水疱。但水痘皮疹不只局限于面部，一般全身泛发，呈向心性分布，且常累及口腔黏膜，出现破溃、结痂、新水疱和愈合"四代同堂"的皮疹特点。水疱间常见正常皮肤。另外，病原学检查也可以明确地将两者区别。

2. 带状疱疹　患者一般有明显的疼痛，发生于面部三叉神经分布区域的带状疱疹同样可以出现红斑、水疱、破溃及结痂。但是该病的皮疹一般呈单侧分布，常沿三叉神经分布区域分布，眼部较易受累，且患者疼痛明显。该病的发病与原有面部皮肤疾病无明显的相关性，与全身抵抗力降低相关。病原学检查也可将两者明显区别。

3. 婴儿湿疹　该病皮损以头面部常见，可同时有丘疹、水疱和糜烂等多形损害。但本病的病程长，症状反复，结合病毒学检查可鉴别。

4. 丘疹脓疱型玫瑰痤疮　常表现为面部中央明显潮红，伴发红斑性丘疹。丘疹的顶端常有针尖样脓疱。大多数患者也有面部潮红的病史。该病的病程较长，且反复，结合病原学检查可与卡波西水痘样疹相鉴别。

（陈奇权　郝　飞）

病例 85 色素失禁症

临床照片 见图 85-1。

一般情况 患儿，女，27 天。

主诉 右下肢红斑、丘疹及水疱 3 周多。

现病史 患儿出生 4 天后于右下肢开始出现散在钱币大小的红斑。后红斑逐渐扩大至手掌大小，其上出现绿豆至黄豆大小水疱。患儿为 G1P 1，足月顺产儿，无宫内窘迫及窒息史。父母身体健康，非近亲结婚。家族中无类似患者。

既往史及家族史 无特殊。

体格检查 患儿一般情况良好，哭声响亮，发育正常，系统检查未见异常。

皮肤科检查 右下肢可见手掌大小的红斑。在红斑的基础上散在绿豆至黄豆大小的水疱。疱壁紧张，疱液清亮。水疱扪之质韧，破溃后可见黏液状物质渗出。

实验室检查 血常规未见异常。TORCH 检查阴性，梅毒抗体阴性，HIV 阴性。

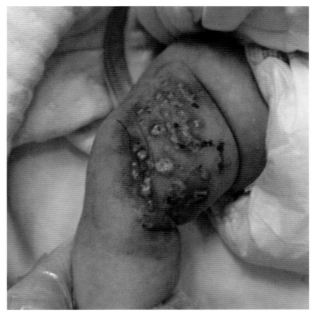

图 85-1 右下肢红斑、丘疹及水疱

思考

1. 您的初步诊断是什么？

2. 为了明确诊断，您认为还需要做什么关键检查？

提示 可能的诊断

1. 新生儿中毒性红斑（toxic erythema of newborn）？

2. 脓疱病（impetigo）？

3. 大疱性表皮松解症（epidermolysis bullosa，EB）？

4. 淋巴管瘤（lymphangioma）？

5. 色素失禁症（incontinentia pigmenti）？

6. 接种性单纯疱疹（inoculation herpes simplex）？

关键的辅助检查

1. 皮肤软组织彩超 右侧膝关节内下皮肤表面见多数大小不等的泡状结构。该处皮肤层增厚，厚度约为 9 mm。皮下软组织层次清晰，未见明显异常。血流信号未见明显异常。

2. 皮肤病理活检 结果示右腿表皮局限性区域肥厚，棘层内可见多发性大小不等的微水疱。表皮内有大量嗜酸性粒细胞浸润，在真皮乳头层有较多的淋巴细胞及嗜酸性粒细胞浸润（图 85-2）。

最终诊断 色素失禁症（一期）。

诊断依据

1. 皮损位于右下肢，出生后 20 余天发病。

2. 表现为丘疹和水疱。

3. 彩超检查示右侧膝关节内下皮肤表面见多数大小不等的泡状结构，血流信号未见明显异常。

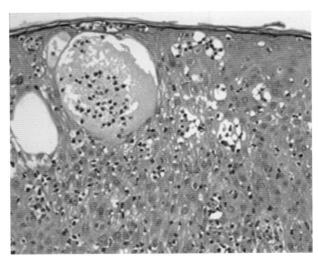

图 85-2　表皮内多发性大小不等的微水疱，表皮内有大量嗜酸性粒细胞浸润（HE 染色 ×200）

4. 组织病理显示棘层内可见水疱，并见大量嗜酸性粒细胞浸润。

治疗方法　对皮损破溃处予艾利克 1∶20 湿敷。余无特殊治疗。嘱患儿家属观察患儿的生长发育情况。

易误诊原因分析及鉴别诊断　色素失禁症的诊断依靠典型的临床表现。该患儿有大疱和线状结节，或大疱和疣状损害合并出现，如出现有特征性的色素沉着斑则容易诊断。同时，本病应与大疱性表皮松解症及儿童期大疱性类天疱疮等相鉴别。本例患儿无早产史，父母非近亲结婚，并具备色素失禁症一期典型表现，结合病理诊断结果可确诊。

本病是一种罕见的性连锁遗传性疾病，目前证实为由定位于 X 染色体长臂的 Xq11（IP1）和 Xq28 上的 NEMO 基因突变引起。最常见的突变是 NEMO 外显子 4～10 缺失。女性发病倾向显著，因为异常基因位于性染色体上，女性因存在于另一条 X 染色体上的正常基因可将其掩盖，故症状表现不甚严重；而男性仅有一条 X 染色体，因而病变表现严重，多于胎儿期死亡。

色素失禁症的临床表现分为三期：第一期有红斑及大疱，排列成行，于出生时或出生后 2 周内显著，常波及四肢与躯干，不侵犯面部。第二期是由角化过度的疣状丘疹和斑块组成的损害，见于 2/3 的患者，是继水疱后在相同部位出现的损害。疣状损害可类似线状表皮痣。这些损害可在 1 岁以内消失，也可持续多年。第三期损害表现为网状色素沉着，以躯干部损害最为显著。损害可逐渐减轻乃至完全消退，至成年期通常不易察觉。三期之间可相互重合。一期皮损与新生儿中毒性红斑和脓疱疹等疾病难以鉴别，易出现误诊或漏诊。部分患儿也可跳过一期和二期表现，直接出现三期皮损。应引起重视的是，70%～80% 的患者可出现皮肤外表现，多可累及牙齿、中枢神经系统、眼睛和骨骼等。牙齿可表现为出牙迟、牙变尖、畸形及脱落等。

对本病进行早期诊断、及时干预皮肤以外系统的损害是改善预后的关键，尤其是神经系统及眼部的损害。中枢神经系统的异常表现为癫痫、智力迟钝和行动迟缓等。在现有的文献中，男性和女性患者的中枢神经系统损害无明显差异。眼部损害中有半数较为严重，包括斜视、白内障、视网膜脱落、视神经萎缩及增生性视网膜病变等。故诊断明确的患儿应及早接受神经系统及眼的评估，并长期随访。

一期色素失禁症需要与新生儿中毒性红斑、脓疱病、大疱性表皮松解症及淋巴管瘤等疾病鉴别。

1. 新生儿中毒性红斑　又名新生儿红斑，病因不清，显著特点是皮损内及周围血中嗜酸性粒细胞增多。病变以红斑、丘疹及脓疱为特征，表现为新生儿出生后 24～48 h 出现全身性红斑。开始时为丘疹，逐渐加重成为弥漫性充血性红斑，重者者红斑中央可出现水疱或小脓疱。本病好发于胸背部、面部和四肢，组织病理表现为表皮角质层下脓疱，疱内主要为嗜酸性粒细胞。血管周围轻度炎症细胞浸润，主要为嗜酸性粒细胞和淋巴细胞。本病不需要抗生素治疗，可自行消退，预后较好。结合临床表现和血清学检查两者不难鉴别。

2. 脓疱病 本病是一种常见的化脓性链球菌或金黄色葡萄球菌感染引起的传染性皮肤病。其特征为发生丘疹、水疱或者脓疱，易破溃和结成脓痂。初起为散在水疱，在1～2天后迅速增大到指头大小或更大。水疱内初期呈黄色清亮液体，逐渐变为浑浊脓汁。脓汁沉积于疱底部，呈半月形，此为脓疱病的特征表现之一。本病好发于面部和四肢等暴露部位，自觉瘙痒，搔抓后常出现自体接种，在原有皮损周围或其他部位出现新的皮损。对疱液和脓痂可分离培养出致病菌。组织病理特点为角质层下大疱，疱液中含有较多的中性粒细胞和细菌，疱底棘层可有海绵形成和中性粒细胞渗入，真皮上部有炎症反应。结合临床表现和细菌学检查两者不难鉴别。

3. 大疱性表皮松解症 本病为遗传性疾病，常有家族史。表现为皮肤脆性增加，皮肤受到轻微的摩擦即可导致皮肤的分层，通常在出生或出生后皮肤出现紧张的水疱、糜烂和结痂，疱内容物澄清，皮损多发生于手、足和髂棘等外伤及易摩擦的部位，伴粟丘疹或丘疹形成。尼氏征阳性或阴性。组织病理检查可表现为表皮内或表皮下水疱、裂隙形成。结合家族史和组织病理两者不难鉴别。

4. 淋巴管瘤 本病是一种临床上较少见的发生在淋巴系统的良性肿瘤，为淋巴管的良性过度增生和扩张。多数为先天性淋巴管畸形或发育异常，少数由后天因素（如外伤、炎症、寄生虫感染和肿瘤等）引起淋巴液循环障碍造成淋巴液潴留，而导致淋巴管扩张和增生。按Wegner分类法，本病可分为单纯性淋巴管瘤、海绵状淋巴管瘤及囊状淋巴管瘤。彩色多普勒超声检查常表现为表面覆有增厚的强回声结构。组织病理表现为真皮内衬内皮细胞的腔隙，内含淋巴液。结合临床病史、影像学检查和组织病理，两者不难鉴别。

5. 接种性单纯疱疹 是由于HSV直接接种于擦伤或正常皮肤内所致。接种后，经过5～7天的潜伏期，先在接种处发生一硬性丘疹，而后形成大疱或不规则的散在性水疱。局部淋巴结肿大，但全身症状轻微。结合临床病史、组织病理及病原学检查，两者不难鉴别。

（郝 丹 蒋 献）

病例 86　大疱性系统性红斑狼疮

临床照片　见图 86-1、86-2。

一般情况　患者，女，37 岁，农民。

主诉　全身红斑、水疱伴痒痛 2 个月，关节疼痛 1 个月。

现病史　患者 2 个月前无明显诱因出现全身红斑。其上数日内长出大小不一的水疱。疱液清亮，不易破溃。小水疱可融合成大疱。自觉瘙痒，日晒后皮损加重，伴有弥漫脱发。于当地医院诊断为"大疱性类天疱疮"，予"甲泼尼龙 60 mg/d"治疗后红斑颜色部分变淡，仍有少量新发水疱。1 个月前患者出现双肘关节疼痛，不伴红肿。患病来患者睡眠和食欲好，大、小便无明显异常，体重无明显变化。

既往史及家族史　无特殊。

体格检查　一般情况好，全身未扪及肿大淋巴结，皮肤和巩膜无黄染，无肝掌及蜘蛛痣。心、肺无异常。腹平软，肝、脾未触及，肾区无压痛及叩击痛。

皮肤科检查　面部蝶形红斑，躯干和四肢泛发红斑。红斑部分为风团样，融合成片，其上可见大小不等的水疱。疱壁紧张，尼氏征阴性。可见糜烂、痂壳及色素减退斑。口腔黏膜可见点状糜烂。头发稀疏、枯黄。

实验室检查　血常规示 WBC 3.3×10^9/L，24 h 尿蛋白定量 0.13 g/24 h。血生化（肝和肾功能、血糖、电解质及血脂）无明显异常。

思考

1. 您的初步诊断是什么？

2. 为了明确诊断，您认为还需要做什么关键检查？

提示　可能的诊断

1. 大疱性类天疱疮（bullous pemphigoid，BP）？

2. 线状 IgA 大疱性皮病（linear IgA bullous dermatosis）？

3. 疱疹样皮炎（dermatitis herpetiformis）？

4. 大疱性系统性红斑狼疮（bullous systermic lupus erythematosus，BSLE）？

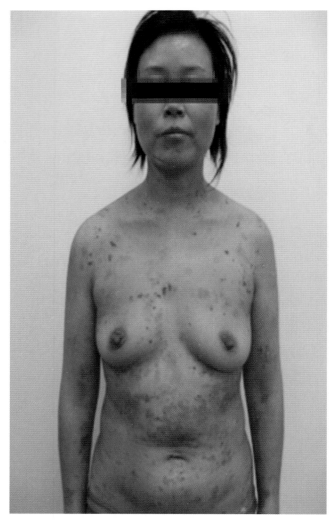

图 86-1　面部蝶形红斑，躯干、四肢泛发红斑、张力性水疱、糜烂

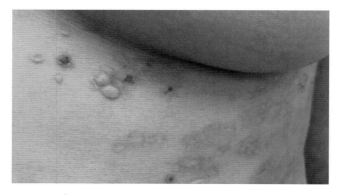

图 86-2　躯干红斑、张力性水疱、糜烂、结痂及色素减退斑

关键的辅助检查

1. 组织病理（躯干） 表皮下水疱形成，基底层液化变性（图86-3）。疱内及真皮浅层可见较多的中性粒细胞及核尘浸润（图86-4）。

2. 直接免疫荧光（direct immunofluorescence，DIF） IgG、C3、IgA、IgM和C1q在基底膜带呈线状沉积（图86-5）。

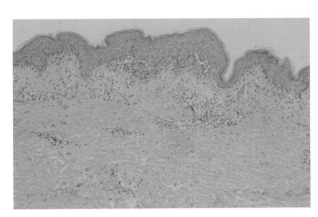

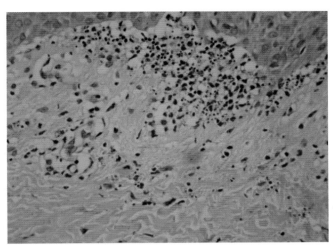

图86-3 表皮下水疱形成，基底细胞液化变性（HE×100）

图86-4 疱内较多中性粒细胞浸润，可见核尘（HE×40）

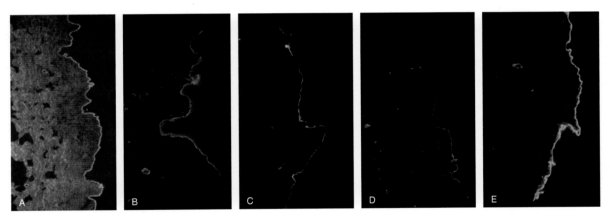

图86-5 IgG、C3、IgA、IgM、C1q在基底膜带呈线状沉积（×100）A. IgG；B. C3；C. IgA；D. IgM；E. C1q

3. 盐裂试验示IgG线状沉积在人工水疱真皮侧。

4. 免疫全套 ANA 1∶10 000（斑点胞质型），抗双链DNA抗体1∶10，抗SM抗体（+++），C3 0.0395 g/L（参考值0.785~1.52 g/L），C4 0.0324 g/L（参考值0.145~0.36 g/L）。

最终诊断 大疱性系统性红斑狼疮。

诊断依据

1. 女性，37岁。

2. 面部蝶形红斑，躯干和四肢泛发红斑及张力性水疱，尼氏征阴性。

3. 伴随症状 脱发和关节疼痛。

4. 实验室检查 血常规示WBC 3.3×10^9/L，24 h尿蛋白定量0.13 g/24 h。ANA 1∶10 000（斑点胞质型），抗双链DNA抗体1∶10，抗SM抗体（+++），C3 0.0395 g/L，C4 0.0324 g/L。

5. 组织病理　表皮下水疱形成，基底层液化变性，疱内及真皮浅层可见较多的中性粒细胞及核尘浸润。

6. 直接免疫荧光　IgG、C3、IgA、IgM 及 C1q 在基底膜带呈线状沉积。

7. 盐裂试验示　IgG 线状沉积在人工水疱真皮侧。

治疗方法　口服泼尼松 20 mg bid 治疗 2 周，水疱干涸、结痂，红斑基本消退。门诊随访。

易误诊原因分析及鉴别诊断　大疱性系统性红斑狼疮是一种罕见的自身抗体介导的大疱性皮肤病，通常与Ⅶ型胶原的自身免疫相关，属于系统性红斑狼疮的一个亚型。59%~85% 的系统性红斑狼疮患者具有皮肤表现，但只有不到 5% 的患者发展为大疱病。大疱性系统性红斑狼疮常表现为糜烂，一般愈后不留瘢痕，可能出现色素减退，较少出现色素沉着。在正常皮肤和红斑上均可出现大疱，通常好发于躯干上部、颈部、腋下及口腔和外阴黏膜，可表现为类似大疱性类天疱疮的紧张性大疱，也可表现为类似疱疹样皮炎的一组簇集性水疱。大疱性系统性红斑狼疮的诊断标准最初由 Camisa 和 Sharma 在 1983 年提出，并于 1988 修订，标准如下：①符合美国风湿病协会（ARA）对红斑狼疮的诊断标准。②水疱或大疱。③组织学特征与疱疹样皮炎类似。④ DIF 示 IgG 和（或）IgM 和 IgA 沉积在基底膜带。⑤间接免疫荧光通过盐裂技术可发现抗基底膜自身抗体阴性或阳性。根据Ⅶ型胶原的自身抗体及抗基底膜自身抗体的位置，大疱性系统性红斑狼疮可分为三型。Ⅰ型为最常见的类型，要求通过间接免疫荧光或直接免疫电镜发现Ⅶ型胶原自身抗体存在的证据。Ⅱ型缺乏Ⅶ型胶原蛋白的自身抗体。Ⅲ型是最近提出的亚型，即具有典型临床和组织学特征的 BSLE，患者直接免疫荧光显示表皮侧有免疫复合物沉积。大疱性系统性红斑狼疮的治疗常选用氨苯砜。起始剂量为 50～100 mg/d，维持剂量为 50～200 mg/d，可有效地防止大疱性病变的复发。全身单独应用糖皮质激素如泼尼松龙或甲泼尼龙在很大程度上是无效的。患者可能同时合并有 SLE 的全身症状，如狼疮肾炎。这时需要全身糖皮质激素和（或）免疫抑制剂治疗。利妥昔单抗（抗 CD 20 单克隆抗体）在存在氨苯砜、糖皮质激素或免疫抑制剂治疗抵抗的情况下可使用。该药可消耗成熟的 B 细胞，因此有可能减少Ⅶ型胶原蛋白抗体循环抗体的量。

本病的大疱性皮损无明显特异性，故临床容易漏诊及误诊，应与大疱性类天疱疮、线状 IgA 大疱性皮病、疱疹样皮炎和获得性大疱性表皮松解症等鉴别。

1. 大疱性类天疱疮　多见于 60 岁以上老年人，儿童也可发病，通常为红斑或正常皮肤上出现水疱或大疱，尼氏征阴性，黏膜较少受累。组织病理表现为表皮下水疱，以嗜酸性粒细胞浸润为主。DIF 是 IgG 及 C3 在基底膜带的线状沉积。间接免疫荧光示血清中有抗表皮基底膜带的循环自身抗体，主要为 IgG。盐裂试验可见荧光物质于表皮侧沉积。

2. 线状 IgA 大疱性皮病　紧张性水疱常发生于红斑之上。皮损瘙痒明显。水疱在愈合皮损的边缘呈环形排列。组织病理表现为表皮下水疱，以中性粒细胞及嗜酸性粒细胞浸润为主。DIF 示基底膜带线状 IgA 沉积。间接免疫荧光示表皮和（或）真皮侧 IgA 抗基底膜自身抗体阳性。

3. 疱疹样皮炎　多发生于 22～25 岁，瘙痒剧烈。水疱常聚集排列成环形或地图形。尼氏征阴性。皮损消退后常留下色素沉着或色素减退斑，偶有瘢痕。组织病理示表皮下水疱，中性粒细胞浸润，真皮乳头可见微脓肿。DIF 示 IgA 和 C3 在真皮乳头呈颗粒状沉积。

4. 获得性大疱性表皮松解症　是一种慢性自身免疫性疾病，通常是非炎性的，可瘢痕愈合。其与大疱性系统性红斑狼疮拥有共同的Ⅶ型胶原自身抗体，故为诊断增加了难度。本病常见于成年人，外伤后常遗留瘢痕或粟丘疹。皮损好发于肢体伸侧，黏膜常受累。组织病理为表皮下水疱，无炎症阶段细胞浸润不明显。炎症性皮损主要为中性粒细胞浸润。DIF 是基底膜带线状 IgG 及 C3 沉积，IgA 及 IgM 较少见。间接免疫荧在真皮可见 IgG 抗基底膜自身抗体。

（张　然　李　薇）

病例 87　种痘水疱病样皮肤 T 细胞淋巴瘤

临床照片　见图 87-1。

一般情况　患者，女，34 岁，公务员。

主诉　反复面部水疱 2 年，复发加重 1 周。

现病史　2 年前患者嘴角及鼻周出现粟粒大小透明水疱，伴肿胀。患者到某私人诊所就诊，诊断为"疱疹"，予"阿昔洛韦"等（具体不详）输液治疗，好转出院。期间病情反复发作，曾先后到"××市人民医院"及"××大学附属医院"，均诊断为"单纯疱疹"，予抗病毒对症治疗（具体不详），好转出院。1 周前患者病情再次复发加重，面部出现红斑、丘疹和水疱，以左侧面部为甚，可见少许黄色渗液及结痂。左眼胀痛明显，结膜充血水肿，双侧颌下淋巴结肿大，伴发热（具体不详）。到

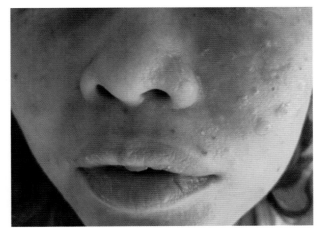

图 87-1　面部红斑、水疱

"××市人民医院"就诊，诊断为"单纯疱疹"，给予"阿昔洛韦、头孢替胺、替硝唑"等（具体不详）治疗，并予"丙种球蛋白"2.5 g 静脉滴注，症状无明显缓解，遂来我院诊治。门诊以"单纯疱疹"收入院。患者患病以来，精神和饮食可，睡眠欠佳，大、小便无异常，体重无明显变化。

既往史及家族史　均无特殊。

体格检查　T 36.5°C，P 120 次 / 分，R 20 次 / 分，BP 100/78 mmHg。双侧颌下淋巴结扪及肿大，界清、质中，活动度可。余系统查体无特殊。

皮肤科检查　面部红斑、丘疹及散在粟粒大小水疱，以左侧面颊为甚伴肿胀，疱壁紧张，疱液透明澄清，左侧面部两个黄豆大小水疱，伴少许黄色渗出物及结痂，胸前及左手臂处少许淡红色丘疹，皮损处可见少许抓痕、血痂。

实验室检查　血常规示白细胞计数 3.61×10^9/L，中性分叶核粒细胞百分率 47.6%，中性分叶核粒细胞绝对值 1.72×10^9/L。血生化示门冬氨酸氨基转移酶 50 IU/L，葡萄糖 6.81 mmol/L，三酰甘油 2.32 mmol/L，小便常规示隐血（++），红细胞 45 个 /HP，尿蛋白定性（+）。疱疹病毒荧光检测示疱疹病毒Ⅰ/Ⅱ型 DNA 实时荧光检测均为阴性。免疫全套示免疫球蛋白 A 9340.00 mg/L，免疫球蛋白 E > 3000.00 mg/L，类风湿因子 23.60 IU/ml，T 细胞亚群正常。心脏彩超检查示心脏结构及血流未见明显异常，左室收缩功能测值正常，心动过速。鼻部 CT 示各鼻旁窦未见异常。右侧咽隐窝未显示，鼻腔通畅，鼻中隔不偏。涂片查真菌阴性。动态心电图示窦性心动过速，最长 R-R 间期 0.76 s，ST-T 无异常改变，无症状记录，心率变异指标中度降低。尿微白蛋白 578 mg/L，尿转铁蛋白 44 mg/L，尿 α_1 微球蛋白 27.1 mg/L，尿免疫球蛋白 G 56.5 mg/L。尿细菌培养示肺炎克雷伯菌肺炎亚种。EBV-VCA-IgA（EB 病毒抗体）阳性，EBV-EAD-IgG（EB 病毒抗体）阳性。EB 病毒 DNA 实时荧光检测阴性。抗中性粒细胞胞质抗体、甲状腺功能及大便常规无异常。骨髓穿刺示目前骨髓粒系不低，占 52.5%。流式细胞术检查未见明显异常的表型淋巴细胞和克隆性浆细胞群，骨穿刺病理示骨髓造血细胞增生偏低下。

思考

1. 您的初步诊断是什么？

2. 为了明确诊断，您认为还需要做什么关键检查？

提示　可能的诊断

1．单纯疱疹（herpes simplex）？

2．种痘样水疱病（hydroa vacciniforme）？

3．淋巴瘤样丘疹病（lymphomatoid papulosis）？

4．种痘水疱病样皮肤 T 细胞淋巴瘤（hydroa vacciniforme-like cutaneous T cell lymphoma）？

关键的辅助检查　面部组织病理检查示表皮下水疱，真皮内见淋巴样细胞致密浸润，以中小细胞为主，异型性小（图 87-2）。免疫组化标记示淋巴样细胞表达 CD2、CD3、CD3ε、CD5、CD7、TIA-1 和 GrB，CD30 散在阳性，部分细胞表达 CD8，不表达 CD4、CD56、CD20、CD79a、CD117、S-100 及 Langerin。Ki-67 增殖指数为 40%~50%。EB 病毒原位杂交阳性，TCRγ 基因重排检出克隆性重排条带。

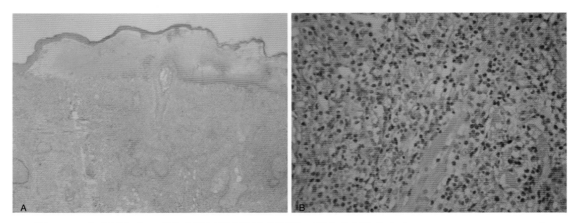

图 87-2　表皮下水疱，真皮内淋巴样细胞致密浸润，以中小细胞为主（A. HE×40，B. HE×200）

最终诊断　种痘水疱病样皮肤 T 细胞淋巴瘤。

诊断依据

1．病程 2 年。

2．面部红斑、丘疹和水疱，以左侧面颊为甚，伴肿胀。

3．组织病理示真皮内见淋巴样细胞致密浸润，以中小细胞为主，异型性小。免疫组化标记示淋巴样细胞表达 CD2、CD3、CD3ε、CD5、CD7、TIA-1 和 GrB，部分细胞表达 CD8，CD4、CD56、CD20、CD79a、CD117、S-100 及 Langerin 均为阴性。Ki-67 增殖指数为 40%~50%。EB 病毒原位杂交阳性，TCRγ 基因重排检出克隆性重排条带。免疫组化及基因重排符合种痘样水疱病样皮肤 T 细胞淋巴瘤。

治疗方法　诊断明确后患者在皮肤科、血液内科和肿瘤科治疗。治疗药物包括中小剂量泼尼松口服、α-干扰素肌内注射和西罗莫司口服等，但皮疹经常反复，并伴中低度发热，目前仍然在随访中。

易误诊原因分析及鉴别诊断　种痘水疱病样皮肤 T 细胞淋巴瘤于 1986 年由 Oono 等首次报告，是一种少见的 CD8[+] 细胞毒性 T 细胞淋巴瘤，与 EB 病毒关系密切。好发于拉丁美洲和亚洲的儿童，亦可见于成年人。目前本病的病因和发病机制仍不明确，可能与 EB 病毒慢性活动性感染或潜伏感染、蚊虫叮咬引起的超敏反应等有关。皮疹可累及光暴露部位（如面颊、鼻部、耳垂或整个面部）和非光暴露部位（如四肢及胸背部等），类似种痘样水疱病，如红斑、丘疹、水疱、坏死和结痂等，愈后留有萎缩性瘢痕。皮疹发作或加重时可伴发全身症状，如发热、淋巴结肿大以及肝、脾大等。

种痘水疱病样皮肤 T 细胞淋巴瘤的确诊主要依赖于皮肤组织病理、免疫组化标记和基因重排。组织病理示肿瘤细胞浸润较深，可达皮下脂肪层，可有亲血管现象。免疫组化标记示肿瘤细胞具有 CD8[+] T 细胞免疫表型，一般不表达 CD56 和 CD57。EB 病毒检测阳性，可检测出克隆性 TCR 基因重排。本病需与单纯疱疹、种痘样水疱病和淋巴瘤样丘疹病等鉴别。

1. 单纯疱疹　好发于皮肤与黏膜交界处。HSV-Ⅰ感染主要好发于口唇和鼻周围。HSV-Ⅱ感染好发于生殖器附近。典型损害为在红斑基础上的簇集小水疱，直径 2～3 mm。皮损几天后干涸、结痂，或形成浅表点状溃疡。发病时可有轻度瘙痒、灼热及疼痛感，一般无全身症状，但常复发。组织病理示表皮细胞间水肿并形成表皮内水疱。部分水肿细胞的细胞质丰富淡染，核呈钢灰色，边缘浓集。水疱内含有棘突松解细胞及多核上皮巨细胞。结合临床与病理，两者不难鉴别。

2. 种痘样水疱病　皮损与种痘样水疱病样皮肤 T 细胞淋巴瘤相似，多见于儿童。皮损局限于日光暴露部位，日晒后加重，表现为红斑、丘疹或水疱，中心可见脐凹。中心可坏死，形成溃疡及结痂，留有凹陷性瘢痕及色素沉着。春夏季皮损加重，冬季减轻或完全消退。多数患者青春期后可自愈，不合并全身症状，不继发血液系统恶性肿瘤。组织病理改变无肿瘤的证据。本例患者成年起病，发病过程与种痘样水疱病不符。

3. 淋巴瘤样丘疹病　典型的皮损是大量的直径在 2 cm 以内的丘疹和结节。皮损成批出现，数个至数百个，可出现坏死、破溃和结痂，可遗留浅表瘢痕。皮损反复发作及消退，可同时见到不同期的皮损。组织病理主要分为 A、B、C 型，近年来又提出 D、E 型等新亚型。肿瘤细胞表达 CD30 是本病的特点。在 A 型和 C 型可见 CD30$^+$ 细胞散在或成片分布，大部分肿瘤细胞表达 T 辅助细胞表型，即 CD3$^+$、CD4$^+$ 及 CD8$^-$，偶尔也可表达 CD8。一般来说，B 型肿瘤细胞仅表达 T 辅助细胞表型，不表达 CD30。60%～70% 的皮损有 T 细胞受体 β 或 γ 基因单克隆重排。结合临床与病理，两者不难鉴别。

（王婷婷　王　琳）

病例 88　水疱型毛母质瘤

临床照片　见图 88-1。

一般情况　患者，男，14 岁，学生。

主诉　左肩部红色结节半年、表面出现水疱 2 个月。

现病史　半年前患者无明显诱因于左肩部出现一黑点，逐渐发展为一红色结节，周围伴有红晕，无水疱，自觉疼痛，挤压有脓。5 个月前于当地医院诊断为疖，给予切开引流。2 个月前结节复发，呈水疱样外观。

既往史及家族史　患者既往体健，父母非近亲结婚，家族中无遗传病史及类似疾病患者。

体格检查　系统检查未见异常。

皮肤科检查　左肩部可见一 2.5 cm×2.0 cm 的暗红色水疱，疱壁松弛。基底可触及数个米粒至黄豆大小的质硬结节。

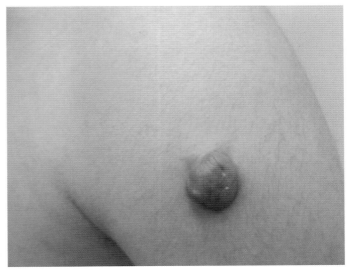

图 88-1　左肩部暗红色水疱，疱壁松弛

实验室检查　血及尿常规、血生化、腹和盆腔彩超及胸部 X 线检查等均无异常。

思考

1. 您的初步诊断是什么？

2. 为了明确诊断，您认为还需要做什么关键检查？

提示 可能的诊断

1. 表皮囊肿（epidermoid cyst）？
2. 毛根鞘囊肿（trichilemmal cyst）？
3. 水疱型毛母质瘤（bullous pilomatricoma）？
4. 淋巴管瘤（lymphangioma）？

关键的辅助检查 左肩部组织病理示真皮中下部由嗜碱性细胞、过渡细胞和影细胞构成边界清楚的肿瘤团块（图88-2）。部分瘤体内可见少量多核巨细胞。肿瘤团块上部真皮浅层可见淋巴水肿、增生扩张的淋巴管及毛细血管增生、充血（图88-3）。病理诊断：水疱型毛母质瘤。

最终诊断 水疱型毛母质瘤。

诊断依据

1. 发病年龄及病史 青少年；曾接受过皮损切开引流术。
2. 皮损部位 位于上肢。
3. 皮损特点 表现为暗红色厚壁半透明水疱，基底可触及数个米粒至黄豆大小的质硬结节。
4. 组织病理 符合水疱型毛母质瘤。

治疗方法 手术切除后伤口愈合良好，随访半年无复发。

易误诊原因分析及鉴别诊断 毛母质瘤系起源于向毛母质细胞分化的原始上皮胚芽细胞，其发病机制不明。有研究表明细胞质β链蛋白N末端区域的突变是造成毛基质病变的主要原因，机械刺激也可能是本病的诱因之一。本病好发于青年，女性较多。研究表明60～70岁是本病又一个高发年龄段。本病的临床表现多样，常表现为单发的无症状的肤色硬性结节。个别可穿通表皮排出内容物而呈穿通性，偶尔也可表现为外生性或囊性，甚至可与表皮囊肿或淋巴管瘤合并发生。水疱型毛母质瘤是主要发生于上肢及躯干部，

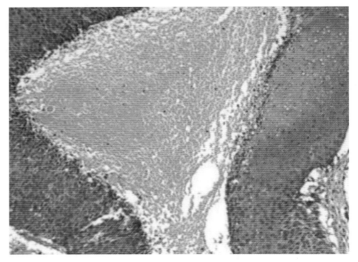

图88-2 由嗜碱性细胞、过渡细胞和影细胞构成的边界清楚的肿瘤团块（HE×100）

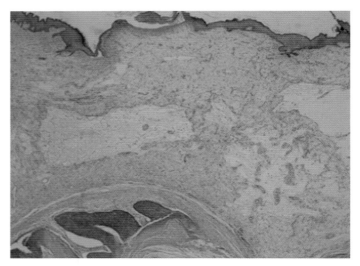

图88-3 肿瘤团块上部真皮浅层可见淋巴水肿、增生扩张的淋巴管及毛细血管增生、充血（HE×25）

特别是上肢和肩部。瘤体表面一般为淡红色或紫红色厚壁半透明水疱，在水疱下方可触及质硬结节。毛母质瘤的组织病理表现为表皮一般正常，但有时可见经表皮排出现象、皮肤松弛及水疱形成。特征性改变为真皮中下部由嗜碱性细胞、过渡细胞和影细胞形成边界清楚的肿瘤团块。而水疱型毛母质瘤除具有毛母质瘤特征性改变外，在肿瘤团块上部的真皮浅层可见淋巴水肿和增生扩张的淋巴管，真皮内胶原纤维稀疏分布，水疱的实质为扩张的淋巴管和淋巴液。

关于水疱型外观形成的具体机制目前尚不清楚：一种说法认为肿瘤细胞和（或）炎症细胞分泌弹性纤

维溶解酶，破坏淋巴管，造成淋巴管扩张；另一种说法认为瘤体压迫周围淋巴管或对硬结区某些机械性刺激而造成淋巴管阻塞，引起淋巴管扩张和淋巴液淤积和外渗，形成真皮层水肿，从而出现水疱样外观。鉴于毛母质瘤转变为毛母质癌的可能性较小，故对水疱型毛母质瘤施行手术切除即可。本病应与表皮囊肿和毛根鞘囊肿等进行鉴别。

1. 表皮囊肿　是一种含有角质物的表皮衬里囊肿，可能是由先天因素或创伤造成的，多见于儿童及青年。皮损单发或多发，常见于面、颈、胸和上背部。创伤所致的囊肿常位于掌、趾或臀部。皮损为圆顶形隆起的囊肿，皮色、淡黄色或白色，表面光滑。部分囊肿与表皮固定，触诊时囊肿有似面团样的柔韧感。组织学改变为囊肿位于真皮内，囊周有致密的结缔组织环绕，囊内充满角质。结合临床表现和组织病理学特征两者不难鉴别。

2. 毛根鞘囊肿　1969 年 Pinkus 证实该囊肿来源于毛囊峡部的毛根鞘。本病常在中年发病，女性多见。囊肿在临床上表现为表面光滑、质地较坚实的囊性结节。90% 好发于头皮，偶见于面部、颈部和躯干部，有家族史者常多发。毛根鞘囊肿的确诊主要依据组织病理学检查，表现为真皮内囊肿，囊壁周围为基底样细胞呈栅栏状排列，接近囊腔的细胞为苍白色的角质形成细胞。细胞质淡染，无颗粒层，突然转变成嗜伊红染色的角蛋白。约 25% 的患者囊内可见钙化。

3. 淋巴管瘤　本病是一种临床上较少见的发生在淋巴系统的良性肿瘤，为淋巴管的良性过度增生、扩张。多数为先天性淋巴管畸形或发育异常，少数由后天因素（如外伤、炎症、寄生虫感染和肿瘤等）引起淋巴液循环障碍，造成淋巴液潴留导致淋巴管扩张和增生。按 Wegner 分类法，本病可分为单纯性淋巴管瘤、海绵状淋巴管瘤及囊状淋巴管瘤。彩色多普勒超声检查常表现为表面覆有增厚的强回声结构。组织病理表现为内皮细胞排列的腔隙构成，内含淋巴液。结合临床病史、影像学检查、组织病理两者不难鉴别。

（周沁田　王　琳）

病例 89　角层下脓疱性皮病

临床照片　见图 89-1。

一般情况　患者，男，63 岁。

主诉　皮肤反复红斑、脓疱 2 年多，复发伴加重 1 个月。

现病史　2 年前患者无明显诱因左上肢内侧出现一黄豆大小红斑，伴瘙痒，自行外用药（具体不详）后皮损加重，颈部、腋窝、肘窝及腰腹部相继出现红斑和脓疱，伴瘙痒。当地医院诊断为"银屑病"，经治疗（具体不详）后，红斑及脓疱消退。1 年前患者的躯干及上肢出现大量红斑和脓疱。外院皮肤活检示"角层下脓疱性皮病"，予"阿维A"（剂量具体不详）等治疗，脓疱消退出院。其间皮损反复出现，1 个月前患者躯干及四肢红斑、脓疱增多，伴腰部疼痛。为进一步诊治来我院，门诊以"脓疱型银屑病？"收入院。

患者发现中度贫血及白细胞减少约 3 年，原因不明。

患病后精神可，睡眠及饮食差。大、小便正常，体重无明显变化。

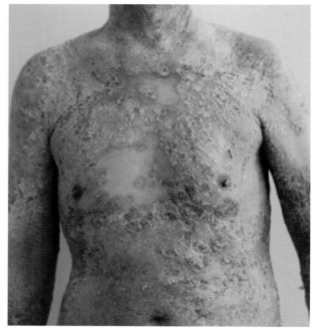

图 89-1　胸部红斑、脓疱及黄白色厚痂、鳞屑

既往史及家族史　否认药物过敏史、外伤史和手术史，家族中无类似患者。

体格检查　咽部充血，右侧咽扁桃体可见绿豆大小脓点。心、肺、腹查体无异常。双下肢无水肿。

皮肤科检查　全身大片状红斑，其间可见正常皮肤，红斑上可见针尖至粟粒大小的脓疱，部分融合成脓湖，可见黄白色厚痂及鳞屑，背部可见明显弦月状脓疱。

实验室检查　血常规示红细胞计数 2.71×10^{12}/L，血红蛋白 84 g/L。血生化示白蛋白 33.9 g/L（参考值 40～55g/L），球蛋白 78.7 g/L（参考值 20～40 g/L），尿酸 528.0 μmol/L（240～490 μmol/L）。

思考

1. 您的初步诊断是什么？

2. 为了明确诊断，您认为还需要做什么关键检查？

提示　可能的诊断

1. 脓疱型银屑病（psoriasis pustulosa）？

2. 角层下脓疱性皮病（subcorneal pustular dermatosis）？

3. IgA 天疱疮（IgA pemphigus）？

关键的辅助检查

1. 组织病理　表皮角质层下脓疱，疱内大量中性粒细胞（图 89-2）。表皮棘层轻度肥厚，真皮小血管周围有较多的淋巴细胞浸润。

2. 蛋白电泳　β_1 球蛋白 3.90%（参考值 4.7%～7.2%），β_2 球蛋白 2.70%（参考值 3.2%～6.5%），γ-球蛋白 46.00%（参考值 11.1%～18.8%），M 蛋白 43.90%。

3. 血清免疫固定电泳　一条 M 蛋白带，与抗 IgG 和抗 κ 形成特异性反应沉淀带。

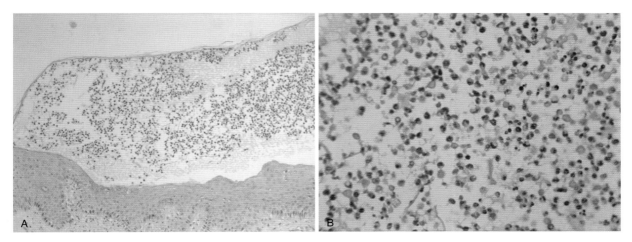

图 89-2　表皮角质层下脓疱，疱内大量中性粒细胞。A.HE×40；B.HE×100

4. 骨髓涂片　有核细胞增生极度活跃，红系占 12.5%，以晚幼红细胞为主。成熟红细胞呈缗钱状排列。浆细胞占 54%，以原浆细胞为主，占 51%，考虑为多发性骨髓瘤。

5. 骨髓活检见较多浆细胞成片、灶性或散在分布。免疫组化标记示浆细胞 CD138（+），PC（+），κ（+），CD20（-），λ（-）（图 89-3）。

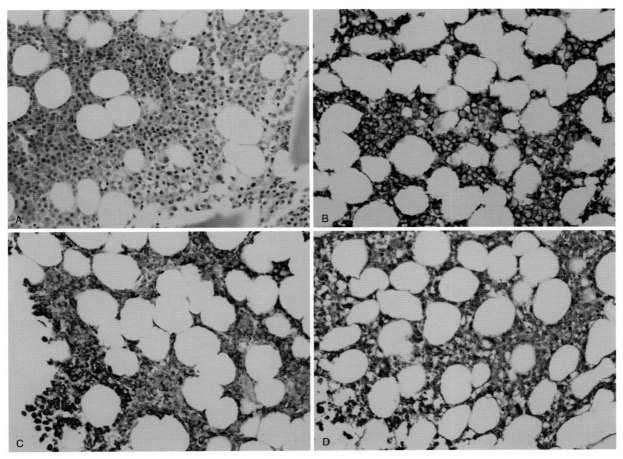

图 89-3　骨髓活检见较多浆细胞成片分布（图 A，HE×100）。免疫组化标记示浆细胞 CD138（+）（图 B），PC（+）（图 C），κ（+）（图 D）

6. 直接免疫荧光　IgA（－），IgG（－），IgM（－），C3（－）。

7. 胸部CT　扫描可见多个胸椎及肋骨骨质破坏（图89-4）。胸部X线检查示肋骨膨大性损害（图89-5）。

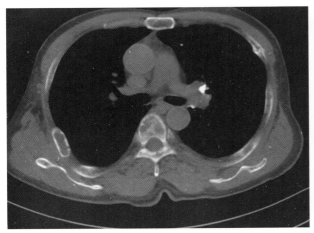

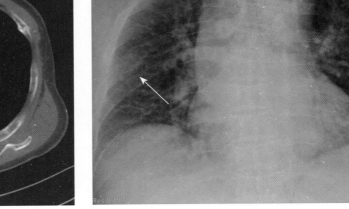

图89-4　胸部CT检查见多个肋骨及胸骨骨质破坏（箭头）

图89-5　胸部X线片可见多个肋骨及胸骨骨质破坏（箭头）

最终诊断　①角层下脓疱性皮病。②多发性骨髓瘤（multiple myeloma）IgG κ 型ⅢB期。

诊断依据

1. 病史及病程　2年。

2. 皮损特点　表现为反复全身红斑和脓疱。

3. 伴随症状　近1个月腰部疼痛明显。

4. 组织病理检查示角质层下脓疱，疱内大量中性粒细胞，符合角层下脓疱性皮病（与脓疱型银屑病在病理上不能区别）。

5. 骨髓涂片、骨髓活检及免疫组化符合多发性骨髓瘤。

6. 蛋白电泳示 γ 球蛋白46.00%，M蛋白43.90%。血清固定电泳示一条M蛋白带。

7. 胸部X线检查及胸部CT检查　见多个肋骨及胸骨骨质破坏。

8. 既往及家族中无银屑病病史。

治疗方法

1. 阿维A（60 mg/d）、黄连扑粉外用。半个月后患者躯干及四肢脓疱基本消退，遗留大量鳞屑。

2. 血液科予沙利度胺（50 mg/d）、长春新碱（0.4 mg/d）、阿霉素（10 mg/d）及地塞米松（20 mg/d）×4d（VAD方案）化疗。

易误诊原因分析及鉴别诊断　多发性骨髓瘤是骨髓内单一浆细胞株异常增生的一种恶性肿瘤，主要以血液中异常免疫蛋白增多及骨质浸润破坏引起的症状多见。患者常以骨骼疼痛及反复肺部感染为首发症状就诊。多发性骨髓瘤的皮肤表现为可以发生多发性骨髓瘤诊断的同时，少数皮损早于原发病数年，但大部分出现在病程晚期，提示多发性骨髓瘤病情进展且肿瘤负荷较高。其皮肤损害可分成特异性和非特异性，前者的皮损包括髓外皮肤和黏膜浆细胞瘤及多发性骨髓瘤皮肤浸润所致的皮肤肿瘤；后者的皮损包括由于异常的蛋白质水平、细胞减少及内脏器官受损而引起的皮肤异常改变，如皮肤淀粉样变、泛发性网状青斑、血管炎及Sweet综合征等。

角层下脓疱性皮病是一种少见的原因不明、慢性复发性和非感染性皮肤病，好发于中青年女性。它可能与良性或恶性IgA异常蛋白血症或多发性骨髓瘤有关，有时伴有坏疽性脓皮病。主要表现为躯体皱褶部位环状或蜿形性群集、片状分布的浅表松弛性脓疱。组织病理检查可见表皮角层下脓疱，疱内主要为中性粒细胞，偶见嗜酸性粒细胞。中性粒细胞在表皮的聚集表明其内存在趋化因子。在角层下脓疱性皮病的患者中肿瘤坏死因子-α、白介素-8 和补体 C5a 升高，以及在皮损周围表皮中沉积的 IgA 也可成为中性粒细胞的趋化因子。皮损对氨苯砜的反应好，部分对阿维 A 及光化学疗法有效。有人认为阿维 A 的作用机制可能是抑制中性粒细胞的趋化性。本病主要需要与以下疾病鉴别。

1. IgA 天疱疮 好发于中老年人，皮损常表现为脓疱。本病可分为两型：表皮内嗜中性皮病型及角层下脓疱性皮病型，直接免疫荧光检查显示 IgA 沉积在表皮细胞之间。

2. 脓疱型银屑病 该病患者常有银屑病病史或家族史，有典型的银屑病皮损，组织病理与寻常型银屑病相同，并于棘层上部出现 Kogoj 脓疡。

（易 勤 夏登梅）

病例 90 皮肤炭疽

临床照片 见图 90-1。

一般情况 患者，男，48 岁，屠宰工人。

主诉 右前臂红斑、丘疹、水疱及血疱 6 天，加重伴肿胀、大疱及发热 2 天。

现病史 患者诉 8 天前曾屠宰病牛。6 天前右前臂突然出现红斑，其上有粟米大小丘疹，自诉搔抓后很快出现粟米大小的小水疱和血疱。因无明显自觉症状而未在意。2 天前病情加重，皮损及其周围出现肿胀和胀痛，并出现多个水疱和大疱，伴有发热（具体不详）。在当地诊所予"头孢克肟"治疗（具体剂量不详）无效，遂于今日来我院就诊。病程中患者无咳嗽、咳痰、盗汗、恶心、呕吐和呕血等情况。精神、睡眠及饮食皆可。大、小便正常，体重无明显变化。其同伴有 1 人亦同时有相同的皮肤表现。

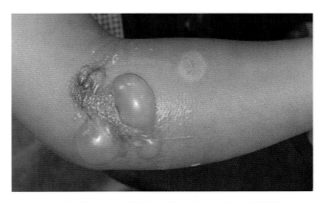

图 90-1 右前臂明显肿胀、紫红斑，其上及周围水疱、血疱及大疱

既往史及家族史 无特殊。

体格检查 T 38.2℃。一般情况可，精神可。皮肤、巩膜无黄染，于右侧腋窝及肘窝分别可触及蚕豆和花生米大小的肿大淋巴结，轻触痛、界清、可移动。心、肺无异常。腹平软，无压痛及反跳痛。肝、脾未触及。肠鸣音可。肾区无叩击痛，各输尿管点无压痛。神经系统检查示生理反射存在，病理反射未引出。

皮肤科检查 右上臂明显肿胀，于近肘关节端见片状红斑和紫红斑。其上可见密集的粟米至黄豆大小的水疱和血疱，并见鸽蛋大小的张力性大疱，其内可见淡黄色浆液，皮损无触痛。

实验室检查 血常规：WBC 15.26×10^9/L，中性粒细胞 1.12×10^9/L。尿及大便常规均正常。血生化（肝及肾功能、血糖、离子 7 项、血脂）、甲功能 7 项均正常。肝炎病毒学全套：抗 -HBs（＋），其余均（－）；EBV-DNA 及 CMV-DNV 在正常范围。ANA、ENAs、ds-DNA-Ab、TPPA、TRUST 及 HIV-Ab 均阴性。胸部 X 线检查示心、肺无异常。腹部 B 超检查示肝、胆、脾、胰、肾、膀胱及前列腺未发现异常声像。

思考

1. 您的初步诊断是什么？

2. 为了明确诊断，您认为还需要做什么关键检查？

提示　可能的诊断

1. 蜂窝织炎（cellulitis）？
2. 丹毒（erysipelas）？
3. 皮肤炭疽（cutaneous anthrax）？

关键的辅助检查

1. 分泌物细菌涂片可见革兰氏阳性棒状杆菌。
2. 转传染病医院后行分泌物细菌培养：阴性。

最终诊断　皮肤炭疽。

诊断依据

1. 病史及病程　有接触病牛史，同伴有相同症状，病程 6 天。
2. 皮损部位　位于右前臂。
3. 皮损特点　表现为红斑、紫红斑、丘疹、水疱及血疱，前臂肿胀。
4. 伴随症状　发热、右侧腋窝及肘窝淋巴结肿大。
5. 分泌物细菌涂片　革兰氏阳性杆菌。

治疗方法　患者转传染病医院后予青霉素 1200 万 U，每 8 h 1 次，10 天后皮损消退出院。后改为多西环素，每次 100 mg，每天 2 次，疗程 60 天。

易误诊原因分析及鉴别诊断　炭疽是由炭疽杆菌感染引起的一种严重的人畜共患的急性传染病，原为牛、羊及马等食草动物的传染病。本病多见于牧区，部分地区可有散发病例。人类炭疽感染可分为皮肤型、吸入型和胃肠型三型。其中皮肤型炭疽占炭疽病的 95%~98%。人类皮肤是主要的传染途径，可因接触患病的动物及受感染的皮毛、土壤和水源等引起。患者多为与畜类接触较多的牧民及屠宰工人。若不治疗，约 20% 的患者死亡。该病在我国较少发生，个别地区有散发报道。

本病潜伏期为 12 h 至 12 天，一般为 1~3 天。皮肤炭疽多见于面、颈、肩、手和脚等暴露部位的皮肤，特征性表现为迅速坏死的无痛性焦痂，伴局部化脓性淋巴结炎。皮损初起为无痛性炎性红色丘疹或斑疹，可有瘙痒或烧灼感。炎症迅速发展，出现水疱和大疱，偶有血性，周围有严重的水肿和浸润。随后大疱破裂，在红、热、肿、硬的部位出现深棕色或炭末样黑色焦痂，周围绕以水疱等卫星灶。皮损既不疼痛，也无触痛。局部淋巴肿大，并常常化脓。轻型病例全身症状较轻，常出现发热、头痛、呕吐、关节痛及全身不适等症状。严重病例可出现广泛的水肿性肿胀，形成大疱和坏死性损害，伴有高热和衰竭症状，最终可在数日或数周内死亡。在未经治疗的患者中 20% 可发生此种情况。组织病理可见溃疡处表皮缺失，周围海绵形成和表皮内水疱。表皮内可见大量白细胞浸润，真皮水肿并有大量红细胞和中性粒细胞浸润，血管明显扩张，可见大量病原体。局部取材涂片和培养找到致病菌即可诊断。

炭疽杆菌对青霉素最敏感，治疗的关键是尽早应用抗生素。对青霉素过敏者可选用环丙沙星或多西环素治疗。皮肤型炭疽的皮损严禁切开引流或切除，也不可挤压，以防病菌扩散而引起败血症。在未使用抗生素的情况下，皮肤型炭疽的病死率为 20%~30%。

炭疽杆菌在人体宿主之外的生存力差，但其芽孢的生存力强，可在干燥状态下存活 20~30 年。因此应对炭疽患者予以隔离，其排泄物和用过的敷料等均应焚烧。隔离或杀死病畜，对死畜应予焚烧或深埋于地面 2 米以下，同时应加强牲畜检疫工作，防止该病复燃和传出。

由于本病非常少见，国内大多为散发病例报道，不易被重视。临床医生对本病常缺乏警惕和认识，易于漏诊或误诊。因此，临床医生对于皮肤有损害、软组织肿胀明显并伴有全身症状的患者要注意本病的发生。临床上本病应与蜂窝织炎、痈、丹毒和恙虫病等相鉴别，病原学检查可明确诊断。

1. 皮肤蜂窝织炎　本病为广泛的皮肤和皮下组织弥漫性化脓性炎症。病原菌多为金黄色葡萄球菌，有时为溶血性链球菌，也可以由厌氧性或腐败性细菌引起。病变常发生于四肢，局部呈弥漫性红、肿、热、痛，有浸润感，境界不清，表面无多个脓头。有自发痛及压痛，中心可软化、波动及破溃。有局部淋巴管炎及淋巴结炎。但皮损处无焦痂及周围水肿，而皮肤炭疽局部为出血性溃疡坏死，表面焦痂，周围水肿明显，局部无明显疼痛。依靠病史、临床和病原学检查两者不难鉴别。

2．丹毒　本病为 A 族 B 型溶血性链球菌，偶由 C 型或 G 型链球菌所致。足癣和鼻炎常是引起小腿丹毒及面部丹毒的主要诱因。病变好发于小腿及头面部，在婴儿常好发于腹部。本病发病急骤，常先有恶寒、发热、头痛、恶心和呕吐等前驱症状，继而在患部出现境界清楚的水肿性红斑，表面紧张、灼热。红斑迅速向四周扩大。有时损害处可发生水疱。自觉灼热疼痛，局部淋巴结肿大，白细胞总数及中性粒细胞增多，常伴有畏寒和发热等全身症状。一般不出现无痛性坏死性焦痂，结合病史、临床和病原学检查两者不难鉴别。

3．恙虫病　是由恙虫立克次体所致的一种急性传染病。本病流行于东南亚一带，国内见于台湾省及东南沿海各省。主要发生于夏、秋两季，有叮咬史，潜伏期 6～21 天，平均 10 天。突然发病，有高热、头痛和眼结膜充血。在恙螨叮咬部位出现硬性丘疹，顶部有多房性水疱，之后水疱破后形成硬结性溃疡，边缘隆起，外周红晕，中央覆有焦痂。一般不痛、不痒。发病后 4～8 天皮肤可出现一过性红色斑疹或斑丘疹。可有局部或全身淋巴结肿大。血清学检查约 50% 的患者血清对变形杆菌抗原 OX 的外斐反应呈阳性。鉴别主要依靠病史、临床和病原学检查。

4．痈　本病是由金黄色葡萄球菌使多个邻近的毛囊发生深部感染，常发生于机体抵抗力低下者（如糖尿病、肾炎及营养不良等患者）。多见于成人，好发于颈部、背部、肩部、臀部及大腿等处，临床表现为紫红色炎性弥漫性浸润硬块，表面紧张、发亮，继而发生化脓及组织坏死，其上有多个脓点。脓液由多个毛囊口排出，形成蜂窝状脓头。局部淋巴结常肿大，常伴有发热、畏寒、头痛和食欲不振等全身表现。血像中白细胞总数常明显升高，分类中见中性粒细胞增加。结合病史、临床和病原学检查，两者不难鉴别。

（刘彤云　李　兴　刘爱民　何　黎）

病例 91　脓疱病

临床照片　见图 91-1。

一般情况　患儿，女，1 岁。

主诉　面部脓疱、脓痂 1 周。

现病史　患儿于 1 周前于面颊部出现红斑和丘疹，伴有明显瘙痒。患儿反复搔抓后局部出现松弛性脓疱，可见坠积性白色脓液，局部破溃流脓，周围不断出现新发皮损，伴有瘙痒和疼痛。

既往史　无系统性病史，家族中无类似病史。

体格检查　各系统检查无特殊。

皮肤科检查　面颊部、额头和鼻周可见散在浅表性脓疱、蜜黄色脓痂，周围可见红晕。

实验室检查　血常规示 WBC 12.9×10^9/L，中性粒细胞占 85%。尿、大便常规及血生化正常。

思考

1．您的初步诊断是什么？

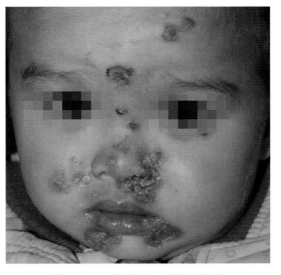

图 91-1　面部脓疱、蜜黄色脓痂

2. 为了明确诊断，您认为还需要做什么关键检查？

提示　可能的诊断

1. 脓疱病（impetigo）？

2. 水痘（varicella）？

3. 红斑型天疱疮（pemphigus erythematosus）？

关键的辅助检查

1. 组织病理　多数中性粒细胞移入表皮，角质层下和棘层中上部脓疱形成，疱内可见中性粒细胞，疱底可见棘层松解（图91-2）。真皮浅层毛细血管扩张，管周可见稀疏淋巴细胞及中性粒细胞浸润。

2. 面部皮损分泌物和鼻腔分泌物细菌培养结果均显示金黄色葡萄球菌。

最终诊断　脓疱病。

诊断依据

1. 患儿，女，1岁。

2. 面颊部、额头及鼻周可见散在浅表性脓疱、蜜黄色脓痂，周围可见红晕。

3. 血常规示 WBC 12.9×10^9/L，中性粒细胞占85%。

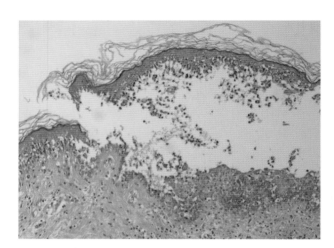

图 91-2　角质层下脓疱形成，疱内可见中性粒细胞，疱底可见棘层松解（HE×100）

4. 组织病理示角质层下脓疱形成，疱内可见中性粒细胞，疱底可见棘层松解。

5. 面部皮损分泌物和鼻腔分泌物细菌培养结果均显示金黄色葡萄球菌。

治疗方法　静脉滴注哌拉西林舒巴坦。破溃处用1/8000高锰酸钾液湿敷，外用夫西地酸乳膏，1周后皮损好转。

易误诊原因分析及鉴别诊断　脓疱病也称接触性传染性脓疱疮，是一种常见的化脓性皮肤病，损害主要为浅表性脓疱和脓痂，有接触传染及自家接种特征，好发于儿童。大部分致病菌为金黄色葡萄球菌，也可由链球菌、白色葡萄球菌或溶血性链球菌感染引起。本病可分为大疱性和非大疱性两种类型，可伴有发热和急性肾小球肾炎。病理特征为角质层下脓疱，疱内可见中性粒细胞。本病应与以下疾病进行鉴别。

1. 水痘　该病是由水痘-带状疱疹病毒感染引起。发疹时常伴发热等全身性症状。皮损呈向心性分布，表现为绿豆至黄豆大小水疱，可见脐凹，同时可见丘疹、水疱和结痂各时期皮损表现，口腔黏膜可累及。

2. 红斑型天疱疮　该病是一种自身免疫性皮病，皮损好发于头部、前额、鼻周、面颊、胸背部、腋窝和腹股沟等处，其中头面部皮损可类似脂溢性皮炎、盘状红斑狼疮或脓疱病表现。其水疱疱壁松弛易破，破溃后很快出现糜烂、渗出和结痂。病理表现为表皮角质层下方、颗粒层裂隙或浅表性大疱，可见角化不良细胞及棘层松解。

（布晓婧　刘彤云　李　艳　陈凤娟　何　黎）

病例 92　　儿童大疱性类天疱疮

临床图片　　见图 92-1、92-2。

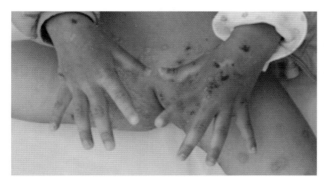

图 92-1　双手背、外阴红斑、水疱

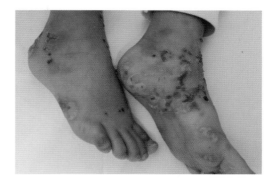

图 92-2　双足红斑、水疱、大疱

一般情况　　患儿，女，4 岁。

主诉　　全身反复红斑、水疱伴痒 6 个月。

现病史　　患儿于 6 个月前无明显诱因于外阴和双侧腹股沟部位皮肤出现散在红斑，上覆米粒至黄豆大小的张力性水疱，自觉瘙痒剧烈，搔抓破溃后渗出、糜烂、结痂。患儿曾至当地县医院治疗（具体不详）未见好转。随后皮损加重，蔓延至口周、颜面、臀部及四肢，累及全身部位，愈后遗留色素沉着斑及轻度萎缩瘢痕。

既往史及家族史　　出生后生长发育正常，既往无特殊病史。家族中无本病及其他遗传病史。

体格检查　　生命体征正常，一般情况可，浅表淋巴结无肿大。心、肺、腹检查无异常。

皮肤科检查　　全身皮肤见散在对称分布的红斑、暗红斑，其上有绿豆至蚕豆大小的张力性水疱，部分排列成环形，疱壁较厚，尼氏征阴性。并见糜烂、结痂、色素沉着斑及轻度萎缩瘢痕，以颜面、外阴、臀部及手足为主。口腔黏膜未见糜烂，指甲、趾甲及关节未见变形。

实验室检查　　血、尿、大便常规正常。血生化：白蛋白 37.4 g/L（↓），肾功能及电解质检查未见异常，总 IgE 387 IU/ml↑。肝炎病毒标志物检测示乙肝表面抗体 210.35 mIU/ml（↑），乙肝核心抗体 10.50 mIU/ml（↑），余为阴性。EB 病毒：血 EB-DNA（－），EB 病毒核抗原抗体 IgG（＋），衣壳抗原 IgG 抗体（＋）。免疫球蛋白及补体测定正常；皮损分泌物细菌培养阴性；ANA、dsDNA 及 ENA 抗体谱均为阴性。

思考

1. 您的初步诊断是什么？

2. 为了明确诊断，您认为还需要做什么关键检查？

提示　　可能的诊断

1. 大疱性表皮松解症（epidermolysis bullosa）？

2. 线状 IgA 大疱性皮病（liner IgA bullous dermatosis）？

3. 儿童大疱性类天疱疮（bullous pemphigoid of children）？

关键的辅助检查

1. 组织病理　　浅表渗出结痂，表皮下水疱形成（图 92-3）。真皮层内血管周围见淋巴细胞和组织细胞浸润。

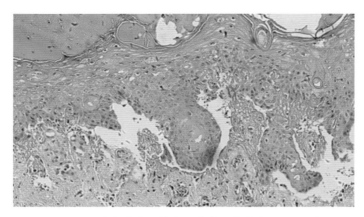

图 92-3　浅表渗出、结痂，表皮下水疱（HE×100）

2. 直接免疫荧光　IgG 及 C3 表皮基底膜带呈线性荧光沉积。IgA 及 FN 均为阴性。

最终诊断　儿童大疱性类天疱疮。

诊断依据

1. 患儿为儿童，慢性发病，反复发作。

2. 皮损特点　红斑及红斑上的张力性水疱，尼氏征阴性。

3. 组织病理示表皮下水疱。直接免疫荧光检查示 IgG 及 C3 表皮基底膜带呈线性荧光沉积。IgA 及 FN 均为阴性。

治疗　甲泼尼龙针 20 mg/d，治疗 6 天。病情稳定后将甲泼尼龙针减至 15 mg。治疗 4 天，病情逐渐好转后将甲泼尼龙改为口服 12 mg。治疗 7 天后病情明显好转，无新发皮损，将甲泼尼龙片减至 8 mg。

易误诊原因分析及鉴别诊断　大疱性类天疱疮是以表皮下水疱形成为特征的一种自身免疫性疾病。本病多见于老年男性，儿童少见。诊断儿童类天疱疮最可靠的标准是 IgG 和（或）C3 在基底膜带呈线状沉积及循环 IgG 抗基底膜带自身抗体的存在。对儿童类天疱疮的治疗以糖皮质激素为首选。该病病程缓慢，复发与缓解交替，预后良好。需与本病鉴别的疾病有：

1. 遗传性大疱性表皮松解症　临床发病年龄早，幼年期极易发病。皮损特点为皮肤在受到摩擦或碰撞后出现水疱及血疱，以肢端及四肢关节伸侧好发。透射电镜检查示单纯性大疱性表皮松解症水疱位于基底细胞层，交界性大疱性表皮松解症水疱发生于真、表皮交界处，营养不良性大疱性表皮松解症水疱在致密板下层裂隙。

2. 获得性大疱性表皮松解症　多于成人发病，皮疹位于易受外伤处，如手足、肘和膝，尼氏征阴性，可有瘢痕形成。组织病理为表皮下大疱，直接免疫荧光示基底膜带有 IgG 呈线状沉积。

3. 儿童线状 IgA 型大疱性皮病　好发于儿童，成人亦可发生。皮疹呈多形性，以环形或半环形排列的紧张性水疱和大疱最具特点，尼氏征阴性。组织病理示表皮下水疱。免疫荧光检查示 IgA 线状沉积于基底膜带最具有诊断价值。

（董天祥　徐丹　杨建婷　胡瑜霞）

第五章　色素障碍性皮肤病

色素障碍性皮肤病是指由于黑素细胞功能及数目改变引起的皮肤和黏膜颜色异常的一组疾病，包括色素沉着、色素脱失和色素减退。产生的原因较为复杂，多与遗传、内分泌、营养代谢障碍、化学物质、药物、炎症和感染有关。目前色素障碍性皮肤病的发病有增多的趋势，严重影响了人们的容貌和身心健康，故对色素障碍性皮肤病的正确诊断和治疗是皮肤科医师应关注和重视的问题。

色素障碍性皮肤病按病因可分为色素加深性疾病和色素减退性疾病。

一、色素加深性疾病

皮肤颜色可呈黑色或褐色（黑素沉着于表皮，如黄褐斑）、灰蓝色（黑素细胞或黑素沉积在真皮上层，如颧部褐青色痣和文身）和青色（黑素细胞或黑素沉积在真皮深层，如太田痣和文身）。可见于：

1.黑素细胞形成色素增多　由于酪氨酸酶活性及输送黑色素小体能力增强，使黑素沉着于皮肤所致。

（1）遗传性：如雀斑、种族性黑皮病、黑棘皮病及特发性多发性斑状色素沉着症。

（2）继发性

1）紫外线、X线、温热：如脂溢性角化病和放射性皮炎等。

2）内分泌改变：如妊娠性黄褐斑、艾狄生病及异位促肾上腺皮质激素（adrenocorticotropic hormone，ACTH）综合征等。

3）炎症后色素沉着：炎症后皮肤中疏基减少，对酪氨酸酶的抑制降低，从而促进色素生成增加，如色素性玫瑰疹、色素性荨麻疹以及皮肤磨削术后的色素沉着斑等。

4）接触重金属及化学制剂：如瑞尔黑变病和油彩皮炎等。

5）药物：如药物所致甲黑素沉着症。

2.黑素细胞数目增多　包括色素痣、咖啡斑、黑子、颧部褐青色痣及太田痣等。

二、色素减退性疾病

皮肤颜色可呈现淡白色（色素减少，如白色糠疹）或纯白色（色素脱失，如白癜风）。

1. 黑素转移异常　黑素小体转输障碍，如花斑癣病原体马拉色菌可产生壬二酸，抑制酪氨酸酶，干扰黑素形成。银屑病的角质形成细胞分裂及脱落加快，黑素小体没有充分时间进入角质形成细胞；在湿疹发生表皮细胞内水肿。这些因素均可使角质形成细胞吞噬黑素颗粒减少，使损害局部色素减少。此外，还有麻风、外阴白色病变、白色糠疹及炎症后色素减退斑等。

2. 酪氨酸及酪氨酸酶异常　往往是由遗传性疾病所致，如白化病和苯丙酮尿症等。

3. 黑素细胞数目减少　如白癜风及斑驳病。

对于色素障碍性皮肤病，临床医生可从以下思路进行诊断。临床上首先判断皮肤的颜色变化，如呈褐色、黑色、灰蓝色或青色，则考虑色素沉着性皮肤病。如皮肤颜色较正常皮肤变浅，呈浅白色或纯白色，则考虑色素减退性疾病。再结合询问病史，病程长短，为先天还是后天，有无家族遗传史，有无理化因素接触史，最后结合各种疾病的特点、组织病理检查以及必要的实验室检查，即可做出正确的诊断。

本章所涉及的由黑素细胞功能及黑素生成异常所造成的皮肤病除了具有一定的共性外，仍有不同个性以及特征，将在各个章节中详述。

（邹勇莉　何　黎）

病例 93 成人色素性荨麻疹

临床照片 见图 93-1、93-2。

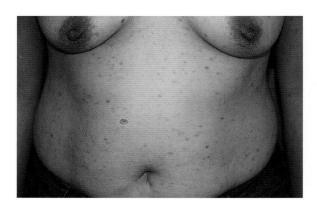

图 93-1 胸、腹部暗褐色斑

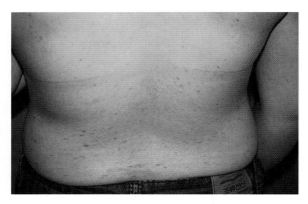

图 93-2 背部褐色斑

一般情况 患者，女，34 岁。

主诉 躯干及四肢褐色斑 8 年。

现病史 8 年前患者无明显诱因于躯干和四肢出现红色粟粒到黄豆大小的红色斑，有轻度瘙痒，消退后遗留褐色斑疹，持续存在，不能消退。患者曾就诊于当地医院，具体诊断及治疗不详，经治疗后无明显效果，并逐渐增多。患者诉遇冷即出现红色风团。

既往史及家族史 既往体健，否认其他病史，家族中无类似患者。

体格检查 一般情况良好，心、肺、腹未见异常，全身浅表淋巴结未扪及肿大。

皮肤科检查 躯干和四肢散在分布直径 0.2 ～ 0.5 cm 大小的暗褐色斑，无明显鳞屑。摩擦刺激褐色斑后可出现红色风团样损害（Darier 征阳性）。

实验室检查 患者拒绝做骨髓穿刺等进一步检查。

思考

1. 您的初步诊断是什么？

2. 为了明确诊断，您认为还需要做什么关键检查？

提示 可能的诊断

1. 色素性扁平苔癣（lichen planus pigmentousus）？

2. 持久性色素异常性红斑（erythema dyschromicum perstans，EDP）？

3. 幼年黄色肉芽肿（juvenile xanthogranuloma，JXG）？

4. 色素性玫瑰疹（roseola pigmentosa）？

5. 特发性多发性斑状色素沉着症（idiopathic pigmentation macularis multiplex idiopathia）？

关键的辅助检查

1. 组织病理 表皮角化过度，基底层色素颗粒增多，未见基底层液化。真皮浅层毛细血管周围有小片状的肥大细胞、淋巴细胞及组织细胞浸润，并见散在嗜酸性粒细胞（图 93-3）。

2. 甲苯胺蓝染色 血管周围可见较多的甲苯胺蓝染色阳性（呈紫红色）的肥大细胞，无异型性（图 93-4）。

最终诊断 成人色素性荨麻疹。

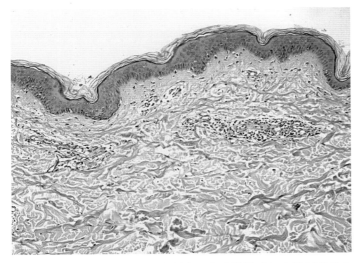

图 93-3　表皮基底层色素颗粒增多。真皮浅层毛细血管周围有小片状的肥大细胞、淋巴细胞及组织细胞浸润，并见散在嗜酸性粒细胞（HE×40）

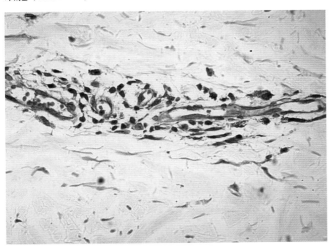

图 93-4　血管周围可见较多的紫红色细胞（甲苯胺蓝染色×400）

诊断依据

1. 皮损位于躯干和四肢，病程 8 年。

2. 皮损为直径 0.2～0.5 cm 大小的暗褐色斑疹，Darier 征阳性。

3. 伴有轻微瘙痒。

4. 组织病理显示血管周围可见较多异染的肥大细胞。

治疗方法　对症处理。

易误诊原因分析及鉴别诊断　肥大细胞增生症是一种肥大细胞在一个或多个器官异常聚集增多所导致的一组谱性疾病。WHO 将其分为皮肤性和系统性两类。其中皮肤性肥大细胞增生症包括色素性荨麻疹、肥大细胞瘤、弥漫性肥大细胞增生症及毛细血管扩张型肥大细胞增多症。系统性肥大细胞增生症在成人好发，常累及骨髓、淋巴结、肝和脾。色素性荨麻疹好发于儿童，成人亦可累及，儿童期发病者在青春期后可自行消退，其中成人色素性荨麻疹表现为深褐色小斑疹和丘疹，主要见于躯干和四肢，系统（尤其骨髓）累及常见。色素性荨麻疹的组织病理检查常表现为真皮上 1/3 接近表皮处肥大细胞浸润，细胞呈圆形或梭形，有大量嗜酸性细胞质，常正常或轻度升高。在系统性肥大细胞增生症类胰蛋白常高于 20 ng/L。需要做骨髓检查的有以下几种情况：成人组织病理检查肥大细胞非典型增多、聚集且超过 15 个及其以上，儿童肥大细胞增生症青春期后未缓解，类胰蛋白超过 100 ng/ml。肥大细胞增生症的临床表现多样，可表现为丘疹、斑丘疹、色素沉着斑、结节、毛细血管扩张、水疱及弥漫性红皮病。因此，诊断时应结合病史、临床表现及组织病理。对于本患者，临床结合病理，诊断为成人色素性荨麻疹。尽管无系统累及的临床表现，但因为病理上有较多肥大细胞浸润，且为成人患者，故应进一步排除系统累及，因患者拒绝而未能证实。

肥大细胞增生症无有效的治疗，主要是对症治疗，避免可引起肥大细胞释放介质的刺激因素。对于进展性的系统性肥大细胞增生症，可采用联合化疗。

临床上，本病需要与色素性扁平苔藓、持久性色素异常性红斑及幼年黄色肉芽肿等相鉴别。

1. **色素性扁平苔藓**　是扁平苔藓的一种亚型，病理上以真皮乳头层噬黑素细胞增多为特点，基底层细胞可见液化坏死。

2. **持久性色素异常性红斑**　皮疹好发于下肢，躯干和双上肢也可见。主要表现为淡红色至灰色的斑疹，皮疹边缘潮红。病理上可见基底细胞液化变性，真皮乳头有噬黑素细胞。

3. **幼年黄色肉芽肿**　是一种肉芽肿性疾病。皮疹好发于面部和躯干，典型损害为黄色、微隆起的圆形或椭圆形丘疹和结节，Darier 征阴性。成人型单发，幼年型多发。典型的病理表现为可见泡沫细胞和泡沫状多核细胞（Touton 巨细胞）。

4. 色素性玫瑰疹　又名色素性玫瑰糠疹，是一种原因不明的色素沉着性皮肤病，好发于青春期后。主要表现为躯干及四肢近端分布的粟粒至蚕豆大小的淡褐色至黑褐色色素沉着斑，分布与皮纹走向一致。初起为玫瑰色红斑，经 10 天左右变为淡褐色，最终演变为黑褐色，多年不消退，一般无自觉症状。病理变化为在色素沉着期可见真皮上层色素颗粒及载黑素细胞增多。

5. 特发性多发性斑状色素沉着症　又称特发性多发性斑状黑变病或特发性发疹性斑状色素沉着症，是一种比较少见且原因不明的色素障碍性皮肤病。本病多见于 10～30 岁，男女均可患病。皮损表现为多发性青灰色或棕灰色色素沉着斑，好发于躯干和四肢非暴露部位。皮损为甲盖大小，呈圆形或不规则形，表面光滑，无自觉症状。皮损组织病理检查可见表皮下层黑素颗粒轻度增加，真皮浅层噬黑素细胞增多。

（兰雪梅　杨希川）

病例 94　威尼克外瓶霉所致的掌黑癣

临床照片　见图 94-1。

一般情况　患者，男，42 岁。

主诉　左手掌黑斑 15 天。

现病史　15 天前患者无明显诱因于左手掌出现一黄豆大小的黑斑，无自觉症状，未予诊治。其后黑斑逐渐增大、增多，部分融合成片。

既往史及家族史　患者既往体健，否认发病前局部外伤史，否认家人中有类似患者。

体格检查　一般情况良好，全身浅表淋巴结不肿大，各系统检查无异常。

皮肤科检查　左手掌多个绿豆至黄豆大不规则黑斑，颜色不均，部分融合成片，边界较清楚，表面无鳞屑，不高出正常皮肤。

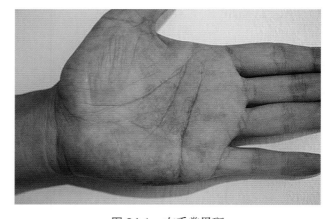

图 94-1　左手掌黑斑

实验室检查　无。

思考

1. 您的初步诊断是什么？

2. 为了明确诊断，您认为还需要做什么关键检查？

提示　可能的诊断

1. 掌黑癣（tinea nigra）？

2. 恶性黑素瘤（malignant melanoma）？

关键的辅助检查：

1. 直接镜检（左手掌）　取患处皮屑滴加 10% 氢氧化钾溶液涂片，镜下可见大量棕色菌丝，有分枝（图 94-2）。

2. 真菌培养　取患处皮屑接种于 PDA 斜面培养基上，在 27℃ 条件下培养 7 天后开始生长菌落，初为黑色有光泽的扁平酵母样菌落，呈柏油状。14 天时菌落中央高起，产生灰白色菌丝，外周仍可见酵母样菌生长，色黑，表面有褶皱（图 94-3）。

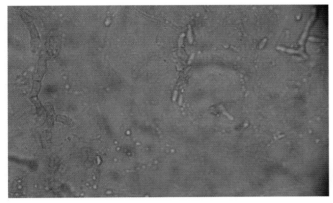

图 94-2　直接镜检示大量棕色菌丝，有分枝

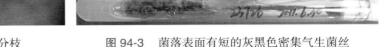

图 94-3　菌落表面有短的灰黑色密集气生菌丝

3. 菌落镜检　可见均匀一致的棕色分隔菌丝，成串厚壁孢子，未见典型的侧生及顶生芽孢（图 94-4）。

4. 温度试验　在 27℃下培养菌落生长得最好，于 37℃和 40℃时未见生长。

5. ITS区域DNA序列分析法　本文采用的引物为 ITS1 5'-TCCGTAGGTGAACCTGCGG-3' 和 ITS4 5'-TCCTCCGCTTATTGATATGC-3'，rDNA ITS区扩增出的产物长 522 bp，经Genbank查询结果示与 GQ 334383.1（Hortaea werneckii）有99%的同源性。

最终诊断　威尼克外瓶霉（Hortaea Ierneckii）所致的掌黑癣。

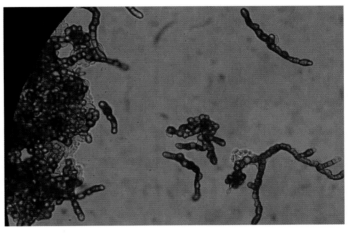

图 94-4　均匀一致的棕色分隔菌丝，大量厚壁孢子

诊断依据

1. 皮损位于左手掌，病程 15 天。

2. 皮损为左手掌多个绿豆至黄豆大的不规则黑斑，表面无鳞屑。

3. 真菌检查　考虑威尼克外瓶霉所致的掌黑癣，但温度试验不符合典型威尼克外瓶霉的生长特点。

4. ITS 区域 DNA 序列分析法　提示该菌株与 GQ334383.1 威尼克外瓶霉有 99% 的同源性。

治疗方法　局部外用 5% 水杨酸乙醇及盐酸特比萘芬乳膏治疗 15 天后黑斑消退，随访 1 年未见复发。

易误诊原因及鉴别诊断　掌黑癣散发于世界各地，主要分布于热带与亚热带。其病原菌包括威尼克外瓶霉和曼逊分枝孢霉，但后者已被证实为糠秕马拉色菌异名。威尼克外瓶霉是腐殖土污水或木材里的腐生菌，为条件致病菌，多通过外伤引起感染。掌黑癣的菌种鉴定主要通过真菌培养观察菌落的生长规律及形态特征，还可以采用分子生物学方法（如 ITS 区域 DNA 序列分析法）加以区分，但临床不常用。一般来讲，曼逊分枝孢霉直接镜检为不分枝菌丝，最适合的生长温度为 18～25℃，2～4 天开始生长，为黑色半球形菌落，边缘整齐，表面干燥，有细褶皱。镜下见棕色分隔菌丝及孢子，树枝形分生孢子及成串厚壁孢子。威尼克外瓶霉直接镜检见分枝的菌丝，最适合的生长温度为 30～32℃，5～6 天开始生长，呈黑色发亮的酵母样菌落，不久边缘产生羽毛状菌丝。在 37℃的培养中曼逊分枝孢霉生长不良，威尼克外瓶霉仍能生长。

结合典型的临床表现、真菌学检查及 ITS 区域 DNA 序列分析法鉴定结果，本例患者诊断由威尼克外瓶霉所致的掌黑癣明确。临床上掌黑癣需与恶性黑素瘤进行鉴别，因为这两种疾病的治疗方法及预后完全不同。真菌检查对鉴别简单实用。治疗主要是外用角质剥离剂及抗真菌药。

1. 恶性黑素瘤　恶性黑素瘤简称恶黑，是起源于黑素细胞核痣细胞的恶性肿瘤。皮损可表现为直径 > 1 cm、不对称、边缘不规则、色泽不均匀的黑斑，组织病理学有助于鉴别。

2. 外源性色素沉着　指长期接触某些药物或化学物质引起的皮肤颜色改变，原因不明。可能是化学物质的直接沉积或其代谢物的作用所致，亦可能在表皮中结合了巯基使酪氨酸酶活化，产生过多色素并与之结合，亦可能产生非黑素性色素。

（谭　欢　周村建　杨希川）

病例 95　发疹性黑子病

临床照片　见图 95-1。

一般情况　患者，男，13 岁，学生。

主诉　面部及躯干四肢出现褐色斑 4 年。

现病史　患者出生时全身皮肤未见明显皮疹。4 年前患者无明显诱因面部、躯干和四肢逐渐出现棕褐色斑疹，粟粒至绿豆大不等，对称分布，左前臂及右大腿内侧见黄褐色斑，表面散在分布斑点及丘疹。皮损以面部皮损较多，密集分布，无自觉症状。逐年增多，近年发疹加快，至今泛发全身。皮疹的发生增多和色泽的深浅与季节、日晒无关。

既往史及家族史　患者系足月顺产，生长及智力发育正常，无血便史。父母非近亲结婚，父母及妹妹体健，家族中无类似疾病史。无特殊遗传疾病病史。

体格检查　一般情况好，生长及智力发育正常，眼距正常，眼球外形正常，心脏各瓣膜听诊区未闻及杂音，肝、脾肋下未触及，四肢和脊柱无畸形，病理性反射未引出，其他系统检查未见异常。

皮肤科检查　面颈部可见较多的粟粒到绿豆大小不等的棕褐色斑疹，呈密集或散在分布。躯干和四肢见散在棕褐色斑疹、斑片，上唇见棕褐色斑疹。

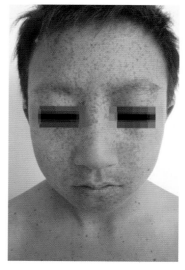

图 95-1　面颈部棕褐色斑疹

实验室检查　尿常规及肝、肾功能无异常，心电图检查示窦性心律。超声心动图示心脏各房室大小正常，各瓣膜开闭正常。

思考

1. 您的初步诊断是什么？

2. 为了明确诊断，您认为还需要做什么关键检查？

提示　可能的诊断

1. 发疹性黑子病（eruptive lentiginosis）？

2. 雀斑（ephelides）？

3. 面中部黑子（centrofacial lentiginosis）？

4. 色素沉着息肉综合征（pigmentation-polyposis syndrome，Peutz-Jeghers syndrome）？

关键的辅助检查　组织病理（取背部褐色斑点）示表皮角化过度，棘层肥厚，表皮突伸长、增宽，表皮突层可见色素细胞增多（图 95-2）。真皮浅层无明显炎症细胞浸润。

最终诊断 发疹性黑子病。

诊断依据

1. 皮损位于面部、躯干及四肢，病程 4 年。

2. 表现为面颈部较多粟粒到绿豆大小不等的棕褐色斑疹，呈密集或散在分布。躯干和四肢见散在棕褐色斑疹和斑片。

3. 组织病理 表皮角化过度，棘层肥厚，表皮突伸长、增宽，表皮突层可见色素细胞增多。

治疗方法 无特殊的治疗方法，可以采用激光治疗面部多发黑子。

易误诊原因分析及鉴别诊断 泛发性黑子病（generalized lentiginosis）一般从婴儿开始全身广泛出现黑褐色斑点或斑疹样皮损。目前发病机制不明。临床主要分为发疹性黑子病和多发性黑子综合征（multiple lentigines syndrome）两种情况。

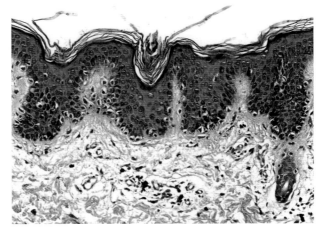

图 95-2 表皮角化过度，棘层肥厚，表皮突伸长、增宽，表皮突层可见色素细胞增多（HE×100）

前者又可称为多发性黑子病，常见于青少年。发疹突然，数周内面部和躯干出现大量黑子，不伴系统损害。后者是以多发性黑子伴多种先天缺陷为特征的显性遗传性疾病，又称豹斑综合征（LEOPARD syndrome，LS）。LEOPARD 代表黑子（lentigines，L）、心电图异常（ECG abnormalities，E）、眼距过宽（ocular hypertelorism，O）、肺动脉狭窄（pulmonic stenosis，P）、生殖器异常（abnormalities of the genitalia，A）、生长迟缓（retardation of growth，R）和耳聋（deafness，D）。常有家族史，临床较为罕见，属于常染色体显性遗传疾病。

婴儿期或儿童早期进行性的黑子增多可能是多发性黑子综合征的先兆。多发性黑子综合征的临床表现为心血管、骨骼、神经系统、智力及性腺发育等方面的异常，预后差。国外学者从基因方面研究 LS，认为该病是由于染色体 12q24.1 上的编码蛋白酪氨酸磷酸酶的基因 PTPN11 发生错义突变所致。对于怀疑 LS 患者，除重点检查心电图及超声心动图外，还应进行基因扫描，寻找 PTPN11 基因是否突变，以利于早期发现 LS，早期治疗伴发的系统疾病。由于黑子数量多，分布范围广，本病无特效治疗。Q 开关翠绿宝石激光的波长为 755 nm，可选择性地作用于表皮或真皮的色素颗粒，使色素颗粒受热碎裂，以便于体内细胞吸收，治疗色素增加性皮肤病安全有效，且治疗后不形成瘢痕。可以采用该激光治疗面部多发黑子，改善美容外观。

临床上，发疹性黑子病应与雀斑和伴有多发性黑子的疾病（如面中部黑子和色素沉着息肉综合征）相鉴别，可以行基因扫描，寻找突变基因，以进行鉴别诊断。

1. 雀斑 是一种褐色点状色素沉着斑，以女性居多，面部好发，但非暴露部位和黏膜无皮疹。皮疹夏季增多。冬季皮疹颜色变淡、变小及数目减少。根据临床发病部位可鉴别。

2. 面中部黑子 是一种罕见的常染色体显性异常综合征。皮疹主要位于鼻部和面颊，其次为前额、眼睑及唇，呈蝶形分布，常伴有多发性骨骼异常、神经系统及多种先天性缺陷如智力缺陷、癫痫及脊柱裂等。

3. 色素沉着息肉综合征 是以唇、口腔黏膜色素沉着伴胃肠道多发息肉为特征的常染色体显性遗传病。该病可有 STK11 基因突变，临床常有家族史和消化道多发息肉。结合临床表现及肠镜等检查两者不难鉴别。

（黄义森 翟志芳）

病例 96　灰皮病

临床照片　见图 96-1。

一般情况　患者，男，57 岁，普通农民。

主诉　腰腹部色素斑半年余。

现病史　患者 2009 年 1 月无明显诱因于腰腹部出现散在钱币大的红斑，其上未见水疱、脓疱及鳞屑等皮损，无明显瘙痒及疼痛等自觉症状，未予特殊处理。此后红斑范围逐渐扩大，融合成片，仍无明显瘙痒和疼痛等自觉症状。2009 年 8 月来我院就诊。

既往史及家族史　无特殊。

体格检查　心、肺、肝、胆、脾及神经系统检查均无异常。

皮肤科检查　腹部、腰部大片灰褐色色素沉着斑，边界尚清，斑片中散见绿豆大小正常皮岛，斑片周围可见淡红斑，呈"镶边"状。

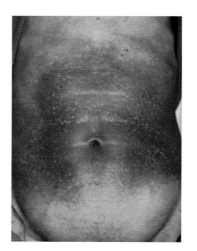

图 96-1　腰腹部黑褐色斑

思考

1. 您的初步诊断是什么？

2. 为了明确诊断，您认为还需要做什么关键检查？

提示　可能的诊断

1. 色素性扁平苔藓（lichen planus pigmentosus）？

2. 黑变病（melanosis）？

3. 特发性发疹性斑状色素沉着（idiopathic eruptive macular pigmentation，IEMP）？

4. 持久性色素异常性红斑（erythema dyschromicum perstans，EPD）？

5. 皮肤异色病样淀粉样变（poikiloderma like cutaneous amyloidosis）？

6. 色素性玫瑰糠疹（roseola pigmentosa）？

关键的辅助检查　组织病理（腹部）示表皮角化过度，颗粒层增厚，棘层萎缩变薄，基底层液化变性。真皮浅层可见稀疏的淋巴细胞及组织细胞浸润，以血管周围显著，可见大量噬黑素细胞（图 96-2）。

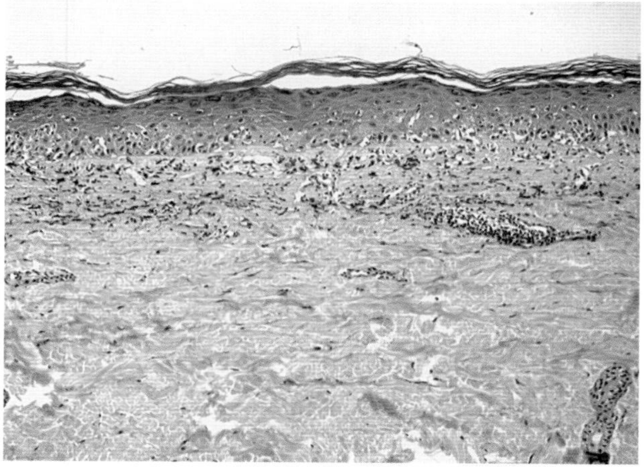

最终诊断　灰皮病。

诊断依据

1. 中年男性，起病缓，病程长。

2. 否认食物、药物及特殊物质接触史。

3. 皮损初起为腰腹部片状红斑，逐渐变成灰褐色色素沉着斑。

4. 色素沉着斑中央见正常皮岛，边缘见淡红色"镶边"。

5. 无自觉症状。

6. 组织病理　表皮角化过度，颗粒层增厚，棘层萎缩变薄，基底层液化变性。真皮浅层可见稀疏的淋巴细胞及组织细胞浸润，以血管周围显著，可见大量噬黑素细胞。

治疗方法　尚无特效疗法。

图 96-2　角化过度，颗粒层增厚，棘层萎缩变薄，基底层液化变性。真皮浅层可见稀疏的淋巴细胞及组织细胞浸润，可见大量噬黑素细胞（HE×100）

鉴别诊断

1. 色素性扁平苔藓　有人认为灰皮病是色素性扁平苔藓的一种变型，但另外一些作者则持不同观点。本病例主要是灰皮病有独特的临床表现，组织病理上有基底层液化变性，但真皮浅层血管周围仅有稀疏的淋巴细胞浸润。

2. 黑变病　特点为：①女性多见。②好发于前额、颧骨和耳后等区域。③病因较为明确。

3. 特发性发疹性斑状色素沉着　①好发于颈部、躯干及四肢近端的灰色不融合的斑片。②发病前无炎症性皮肤病。③发病前无用药史。④病理特点为基底细胞层见嗜黑素细胞，无扁平苔藓样炎性浸润。⑤有大量正常的肥大细胞。

（蒋　安　郝　飞　阎　衡　杨希川）

病例 97　线状和漩涡状痣样过度黑素沉着病

临床照片　见图 97-1。

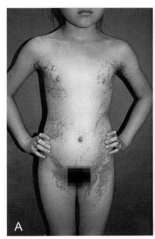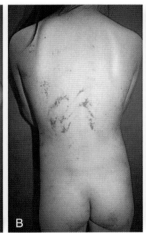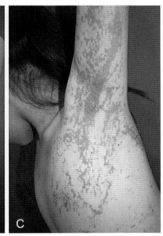

图 97-1　躯干及四肢屈侧条状、漩涡状、泼水状、网状褐色沉着斑，沿 Blaschko 线分布

一般情况　患者，女，9 岁，学生。

主诉　躯干、四肢网状褐色斑片 9 年。

现病史　患者出生后 3 个月躯干和四肢开始出现棕色或褐色斑片，并随年龄增长而扩大、增多，呈条状、漩涡状分布，无自觉症状，全程无红斑或水疱。患者自发病以来精神、饮食和睡眠好，大、小便正常，未曾进行治疗。

既往史及家族史　患者系家中独女，父母非近亲结婚，母亲妊娠期无用药史及特殊病史。患者为足月自然生产，发育正常，无特殊不良嗜好，否认家族中 3 代内亲属有类似病史。

体格检查　一般情况尚可，营养中等，智力正常，见多个龋齿和钉状齿，其他各系统检查未见异常。

皮肤科检查　躯干和四肢非暴露部位包括胸部、腹部、背部、臀部、腋窝下及下肢屈侧可见条状、漩涡状、泼水状、网状褐色沉着斑。皮损边界清楚，触之有轻微凹凸感。未见红斑、水疱及疣状增生，无消退迹象。

实验室检查　血、尿常规正常。

思考

1. 您的初步诊断是什么？

2．为了明确诊断，您认为还需要做什么关键检查？

提示 可能的诊断

1．线状和漩涡状痣样过度黑素沉着病（linear and whorled nevoid hypermelanosis，LWNH）？

2．色素失禁症（lncontinentia pigmenti）？

3．表皮痣（epidermal nevus）？

4．伊藤色素减少症（hypomelanosis of Ito）？

5．无色素痣（achromic nevus）？

关键的辅助检查

1．组织病理（背部皮肤） 表皮大致正常，基底层见较多黑素细胞，真皮浅层血管周围淋巴细胞及组织细胞浸润（图 97-2）。

2．免疫组化 HMB45：基底层噬黑素细胞显著增多，真皮浅层可见少量噬黑素细胞（图 97-3）。

最终诊断 线状和漩涡状痣样过度黑素沉着病。

诊断依据

1．病程 9 年，生后 3 个月即出现。

2．皮损位于躯干及四肢屈侧，沿 Blaschko 线分布，呈旋涡状、泼水状及网状褐色沉着斑。

3．未见红斑、水疱及疣状增生。

4．组织病理 示基底层噬黑素细胞显著增多，真皮浅层可见少量噬黑素细胞，真皮浅层血管周围淋巴细胞及组织细胞浸润。

治疗方法 无特殊治疗方法。

易误诊原因分析及鉴别诊断 线状和漩涡状痣样过度黑素沉着病（LWNH）是一种少见的散发性疾病，最初于 1988 年由 Kalter 等命名。本病的特征是：①出生后 1 年内出现条纹状和漩涡状棕色或褐色色素沉着。一般皮损初发时有扩展，2～3 岁时趋于稳定，并持续存在。②皮损沿 Blaschko 线分布，一般不累及眼睛、黏膜和掌跖，无自觉症状，色素斑出现前无红斑、水疱或疣状皮损出现。③通常为良性疾病，无皮肤外损害，但也有报道认为可伴有心血管、神经系统、骨骼和肌肉等缺陷。④病理组织特征是基底层角质形成细胞中黑素增多，真皮噬黑素细胞极少。

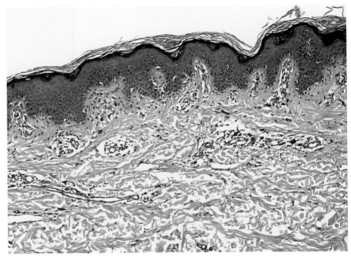

图 97-2 基底层见较多黑素细胞，真皮浅层血管周围淋巴细胞及组织细胞浸润（HE×100）

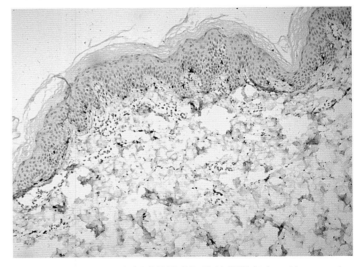

图 97-3 HMB45：基底层噬黑素细胞显著增多（SP 法 ×100）

该病的发病机制尚不清楚，研究认为可能与胚胎发育时体细胞的镶嵌有关。线性色素沉着带可能反映了克隆迁移及胚胎黑素细胞前体（成黑色细胞）的增殖。本病发病率无性别差异，通常为散发，但也有家族性 LWNH 的报道（1994 年 Akiyama）。一般在出生后 1 年内发病，但 1990 年 Schepis 等报告 1 例女性患者在 15 岁时才发病。皮损通常对称分布，但也可单侧或节段性分布。1978 年由 Rower 等首次报道的进行性线状和带状色素沉着（progressive cribriform and zosteriform hyperpigmentation，PCZH）的皮损特征和组织病理学与本病相同，但呈单侧或节段性分布，且发病相对较晚。1992 年 Di Lernia 等提出 PCZH 是 LWNH 的一个异型，两者属于同一种疾病。

临床上，LWNH 应注意与其他原因引起的色素沉着进行鉴别，结合发病年龄、皮损表现及组织病理学检查可明确诊断。

1. 色素失禁症　　LWNH 需要与色素失禁症的第三期即色素沉着期相鉴别。色素失禁症是一种少见的 X 连锁显性遗传性皮肤病，主要累及女性，皮疹常发生于出生时或出生后 2 周内。通常先经过红斑水疱期和疣状增生期后才出现色素沉着。2 岁后色素逐渐消退，愈后不留痕迹。色素失禁症三期皮损于真皮层可见大量噬黑素细胞。本例患者婴儿期即出现色素沉着，至 9 岁时仍无消退迹象，全程未出现红斑、水疱或疣状增生。结合组织病理检查基底层黑素细胞增多，真皮噬黑素细胞极少，故诊断为 LWNH。

2. 表皮痣（早期）　　表皮痣也沿 Blaschko 线分布。早期没有任何可触及的皮疹，随着时间发展表皮痣隆起呈疣状丘疹或斑块。组织学表现与 LWNH 不同，主要表现为角化过度伴角化不全，棘层肥厚，真皮上部炎症细胞浸润，无明显黑素细胞改变。

3. 伊藤色素减少症　　于出生或出生后不久出现，表现为躯干或四肢不对称分布的线状、涡旋状或斑状的色素减退性斑片。70% 以上的皮损沿 Blaschko 线分布，常伴有神经和骨骼等系统异常。

4. 无色素痣　　于出生时或出生后不久发病，多为单发的淡白色或苍白色斑或斑片，少数沿 Blaschko 线分布。皮损大小不等，边缘清或不清楚，无色素加深。皮损表面光滑，其中的毛发可有色素减退。组织学上与正常皮肤相比黑素染色强度降低，但黑素细胞数目通常无明显异常。

5. 局灶性真皮发育不良　　又称 Goltz 综合征，临床上该病累及皮肤黏膜、骨骼、心血管、胃肠道、肾、口腔、眼和神经等多系统，可能属于 X 连锁遗传。一些病例存在 PORCH 基因的变异。本病主要累及中胚层和外胚层来源的皮肤黏膜、骨骼和眼等异常。皮肤多见黄红色结节状、线状排列的皮下脂肪疝。臀、股、腋部表现为线状、涡纹状、网状萎缩的褐色斑，毛细血管扩张性红斑，呈皮肤异色改变。有些部位缺如，似皮肤再生不良。黏膜部位进行性发展的乳头状瘤易误诊为尖锐湿疣。骨骼发育异常，可有无指、缺指、并指（趾）、侧凸、后凸、脊柱裂、头颅不对称、三角形或小颅等、长骨干骺端 X 线片上条纹状改变及耻骨联合变宽等改变，还可出现眼球缺陷、牙齿发育不良、毛发稀疏、指（趾）缺甲、匙状及钩甲等异常或缺陷，也可引起生长发育迟缓等。皮肤组织病理特征为真皮变薄甚至消失，脂肪组织上移，甚至完全代替真皮结缔组织。

（张东梅　郝　飞）

病例 98　皮肤异色病样淀粉样变

临床照片　见图 98-1、98-2。

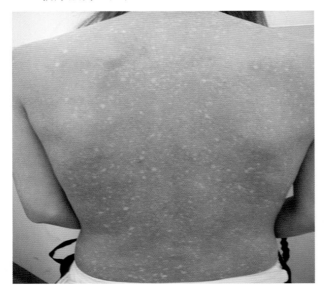

图 98-1　腰背部弥漫性褐色斑伴点状色素减退斑

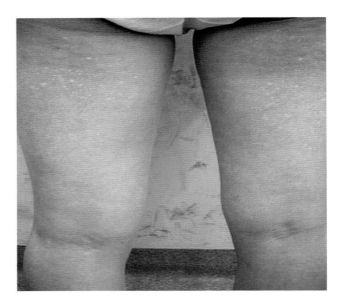

图 98-2　下肢弥漫性褐色斑伴色素减退斑

一般情况　患者，女，24 岁，汉族。

主诉　全身散在弥漫性褐色斑片伴小片状色素减退斑 16 年。

现病史　患者约 8 岁时无明显诱因颈部出现褐色斑，其间有圆形小片状色素减退斑，无瘙痒和疼痛等自觉症状，未予任何治疗。近 2 年来，皮损逐渐增多、加重，蔓延至四肢及胸背部皮肤。颈部及双下肢可出现部分淡红色丘疹，皮肤干燥并伴少许鳞屑，无明显自觉症状。患者智力及身体发育正常。精神、睡眠及饮食皆好。大、小便正常，体重无明显变化。

既往史及家族史　患者既往体健，否认慢性疾病病史、传染病病史、手术外伤史及食物和药物过敏史。父母双亲及 1 个弟弟均体健，无类似疾病病史。

体格检查　一般情况好，系统检查无异常。

皮肤科检查　颈部、躯干和四肢皮肤可见褐色色素沉着斑，其间可见散在、较多的绿豆至黄豆大小形状不规则的色素减退斑。颈部及双下肢可见苔藓样丘疹，呈淡红色。皮肤干燥，伴少许鳞屑。

实验室检查　血、尿、大便常规均正常。胸部 X 线检查及心电图检查均无特殊。

思考

1. 您的初步诊断是什么？

2. 为了明确诊断，您认为还需要做什么关键检查？

提示　可能的诊断

1. 西瓦特皮肤异色病（poikiloderma of Civatte）？

2. 皮肤异色病样淀粉样变（poikiloderma-like cutaneous amyloidosis）？

3. 苔藓样副银屑病（lichenoid parapsoriasis）？

4. 砷角化病（arsenical keratosis）？

5. 泛发性色素异常症（dyschromatosis universalis）？

关键的辅助检查　组织病理（背部皮损）示表皮角化过度伴角化不全，部分真皮乳头见可疑均一红染物质沉积（图98-3）。刚果红染色阳性（图98-4），病理诊断：结合临床、HE染色及刚果红染色，符合皮肤异色病样淀粉样变。

最终诊断　皮肤异色病样淀粉样变。

诊断依据

1. 皮损位于颈部、躯干及四肢，为异色病样损害，出现色素沉着伴色素减退斑。

2. 病程16年。

3. 组织病理显示皮损区可见真皮乳头内有淀粉样物质沉积。

4. 刚果红染色淀粉样物质阳性。

治疗方法　调节表皮正常角化治疗，使用口服阿维A胶囊联合复方乳酸乳膏治疗后有明显效果。

易误诊原因分析及鉴别诊断　皮肤异色病样淀粉样变属于原发性皮肤淀粉样变的一种，临床十分少见。1936年Marchionini等首先以"苔藓样皮肤异色病样淀粉样变病"报道1例，1959年Rockl将其正式命名为"皮肤异色病样淀粉样变"。临床表现包括：①皮肤异色病样损害，如色素沉着伴色素减退斑，毛细血管扩张及皮肤萎缩等。②可伴苔藓样丘疹。③色素沉着区及皮损区组织病理学检查可见真皮乳头内有淀粉样物质沉积。④具有光敏现象。⑤身材矮小。⑥有水疱形成及掌跖角化等其他特征。皮肤异色病样淀粉样变

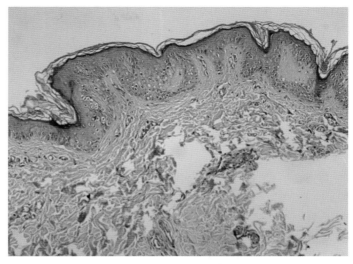

图98-3　真皮乳头见可疑均一红染物质沉积（HE×200）

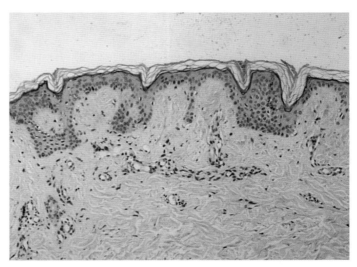

图98-4　刚果红染色阳性，刚果红染色有异染现象（刚果红染色×200）

属于常染色体隐性遗传病，发病机制尚未完全阐明，大多学者研究后认为其发病机制包括遗传、性别、种族、日光、病毒及皮肤遭受长期摩擦等因素。

皮肤病中会出现一些同时有色素增加又有色素减退的疾病，如西瓦特皮肤异色病、苔藓样副银屑病及皮肤异色病样淀粉样变等。这些疾病往往无明显的自觉症状，部分有家族及遗传病史，不易诊断，需要结合患者病史、皮肤CT、组织病理及病理特殊染色等明确诊断。本病常被误诊为西瓦特皮肤异色病或苔藓样副银屑病。

1. 西瓦特皮肤异色病（poikiloderma of Civatte）又称绝经期日光性皮炎（menopausal solar dermatitis）或萎缩性变性性色素性皮炎（pigmented atrophicans degenerican dermatitis），多见于中年以上妇女。皮损多对称性分布于面、颈和上胸部，为红褐色或青铜色大小不等的色素斑，多呈网状分布，间有表浅的白色萎缩斑点及毛细血管扩张。皮损表面光滑，无丘疹或鳞屑等。患者常无自觉症状，偶有瘙痒及灼痛感。组织病理检查可见基底层不规则色素沉着，偶有液化变性。真皮胶原纤维呈嗜碱性变性，血管周围可见少许淋巴细胞及噬黑素细胞浸润。刚果红染色无异染现象。所以可根据发病人群、皮损特点、病理特点及特殊染色进行鉴别。

2. 苔藓样副银屑病 该病极为少见，是一种类似扁平苔藓的扁平小丘疹，表面覆盖细薄鳞屑，丛集成网状斑片，可以有点状皮肤萎缩与异色病样改变。因表皮菲薄，可见真皮毛细血管，故呈淡红色或暗红色。皮损好发于颈部两侧、躯干、四肢及乳房处，极少见于颜面、掌跖及黏膜。无自觉症状或仅有轻度瘙痒，难自愈，时间较长时瘙痒加剧，并会形成蕈样肉芽肿改变。组织病理无角化不全，真皮细胞浸润轻，表皮萎缩，可见角化不全，真皮上部呈带状浸润，刚果红染色无异染现象。可根据发病部位、皮损特点、病理特点及特殊染色进行鉴别。

3. 砷角化病 本病是慢性砷中毒的皮肤症状之一。砷角化病患者接触砷的途径主要有职业性、生活用水和医源性三种。砷角化病患者的皮肤表现主要为掌跖角化、躯干角化及脱屑、色素沉着伴色素脱失斑、皮肤及口腔溃疡、继发鲍温病及鳞状细胞癌等。掌跖角化及躯干角化性斑片及脱屑较为常见，其间有点状及疣状增生物，具有一定的特征性。部分伴有色素沉着及色素脱失斑，但应与遗传性对称性色素异常症等色素性疾病区分。因此，病史采集、皮肤临床表现及血、尿砷水平的测定等更加重要。

4. 泛发性色素异常症 遗传性泛发性色素异常症是一种较为少见的遗传性皮肤色素异常症，80%以上的患者在6岁以前发病，少数出生时即有。皮损不随季节发生变化。遗传方式为常染色体显性或隐性遗传，在某些家庭中因近亲婚配而为半显性。但报道有多数病例呈散发，故有人提出对无家族遗传史的患者，可将"遗传性"略去，即称"泛发性色素异常症"。组织病理示表皮黑素颗粒增多和色素失禁。

（农　祥　刘彤云　柴燕杰　何　黎）

病例 99　色素异常性皮肤淀粉样变

临床照片　见图 99-1。

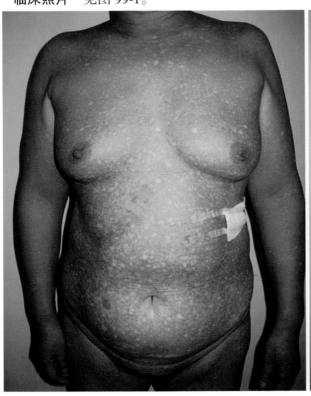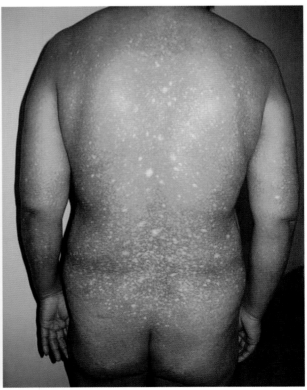

图 99-1　躯干及四肢弥漫性色素沉着和点状色素减退斑

一般情况 患者，女，56岁，工人。

主诉 全身皮肤色素沉着及色素减退斑28年。

现病史 患者于28年前首先于面部出现弥漫性色素沉着，无痒痛，未予特殊处理。皮损逐渐延及全身，在色素沉着基础上逐渐出现较多色素减退斑，无明显自觉症状。

既往史及家族史 患者既往体健，从事抽水工作。18年曾因肺结核行抗结核治疗2年。否认其他特殊用药，否认特殊接触史及长期日晒病史。否认家族成员中有类似病史。

体格检查 一般情况良好，发育正常。全身各系统检查无异常，全身未触及肿大的浅表淋巴结。

皮肤科检查 躯干和四肢皮肤弥漫性色素沉着，其上密集分布米粒至黄豆大小的色素减退斑，四肢皮肤干燥、粗糙，轻度脱屑。手足掌无异常。

实验室检查 血、尿常规正常；肝功能GGT 71 IU/L，ALP 122 IU/L。肾功能及血脂全套均正常。血铅、汞、砷及铬检测均正常。

思考

1. 您的初步诊断是什么？

2. 为了明确诊断，您认为还需要做什么关键检查？

提示 可能的诊断

1. 泛发性色素异常症（dyschromatosis universalis）？

2. 西瓦特皮肤异色病（poikiloderma of Civatte）？

3. 先天性皮肤异色病（congenital poikiloderma）？

4. 慢性砷中毒（chronic arsenic poisoning）？

5. 皮肤异色病样皮肤淀粉样变（poikiloderma-like amyloidosis cutis）？

6. 色素异常性皮肤淀粉样变（dyschromicum amyloidosis cutis）？

关键的辅助检查

1. 组织病理（右上腹包块） 表皮角化过度，棘层增生肥厚，表皮突向下延伸，真皮乳头内可见均质红染物质，部分上方有裂隙（图99-2），真皮浅层血管周围少量淋巴细胞及组织细胞浸润，可见噬黑素细胞。

2. 结晶紫染色 阳性。

最终诊断 色素异常性皮肤淀粉样变。

诊断依据

1. 皮损位于面部、躯干及四肢，手足掌不受累。

2. 病程28年。

3. 皮损为躯干及四肢皮肤弥漫性色素沉着，其上密集分布米粒至黄豆大小的色素减退斑。

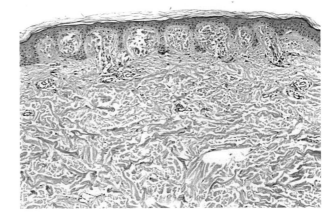

图99-2 真皮乳头内均质红染物质，部分上方有裂隙（HE，×40）

4. 组织病理 表皮角化过度，棘层增生肥厚，表皮突向下延伸，真皮乳头内可见结晶紫染色阳性的均质红染物质沉积，可见噬黑素细胞。

治疗方法 予以阿维A胶囊20 mg口服，每日一次，维A酸软膏及复方维生素E霜外用，随访半年，患者自觉面部皮损颜色稍变浅。

易误诊原因分析及鉴别诊断 色素异常性皮肤淀粉样变是原发性皮肤淀粉样变的一种少见亚型，也有人认为其可能为斑疹样型皮肤淀粉样变的变异型。该病于1936年首先被报道，临床比较少见。皮损主要表现为：①全身弥漫性分布网状色素沉着，伴色素减退斑点，无丘疹。②皮损主要位于四肢（以伸侧为主）和躯干，手足部位一般不累及。③皮肤萎缩和毛细血管扩张不明显。④无自觉症状或仅有轻度瘙痒。⑤常在青春期前发病。⑥病情缓慢进展。⑦组织病理检查可见真皮乳头处淀粉样物质沉积。认为其可能是由于DNA修复缺陷引起中波紫外线高度敏感所致。

临床上，对色素异常性皮肤淀粉样变应注意与其他表现为网状色素异常的皮肤病进行鉴别，结合临床病史、临床表现及组织病理学检查可明确诊断。

1. 泛发性色素异常症　是一种常染色体显性遗传性皮肤病，发病较早，从1~2岁开始出现大小不一的色素斑。色素沉着斑中可以杂有形状不规则的小片色素减退，可累及全身，但面部不受累。病理上主要表现为表皮基底层色素颗粒增加，真皮上部有色素失禁。色素异常性皮肤淀粉样变发病较晚，病理上于真皮乳头可见均质红染物质沉积，结晶紫染色或刚果红染色阳性可以鉴别。

2. 西瓦特皮肤异色病　多见于中年妇女，皮损对称分布于面颈和上胸部，为棕红色网状色素沉着，伴有毛细血管扩张和萎缩。病理表现为表皮萎缩，基底细胞层色素增多，偶有基底细胞液化变性，真皮上部血管周围有淋巴细胞及组织细胞浸润，可见噬黑素细胞。色素异常性皮肤淀粉样变临床上无毛细血管扩张和萎缩，病理上真皮乳头可见均质红染物质沉积，结晶紫染色或刚果红染色阳性可以鉴别。

3. 先天性血管萎缩性皮肤异色病　又称Rothmund-Thomson综合征。其主要临床表现为皮肤萎缩、棕红色色素沉着及毛细血管扩张，并伴有先天性白内障。一般于出生后3~6个月内开始发病，在面颊、耳前后、臀部两侧及四肢伸侧发生红色水肿性斑片，继而出现毛细血管扩张，点状或网状色素沉着，其间杂有皮肤萎缩和脱色斑等皮肤异色变化。患儿对光敏感。光照处易起大疱。3~6岁时有40%的患者出现白内障，部分患者有角膜变性。头发、眉毛和睫毛稀少。约25%的患者出现甲生长不良，甲表面粗糙、肥厚，有纵嵴。约半数患者有先天性骨发育缺陷或畸形，部分患者有生殖腺功能不全，以及内、外生殖器发育不良等表现。色素异常性皮肤淀粉样变的发病较晚，皮损无明显皮肤萎缩和毛细血管扩张，病理上在真皮乳头可见均质红染物质沉积，结晶紫染色或刚果红染色阳性可以鉴别。

4. 慢性砷中毒　砷中毒主要由砷化合物引起。三价砷化合物的毒性较五价砷为强，其中以毒性较大的三氧化二砷（俗称砒霜）中毒为多见。长期接触砷化物可引起慢性中毒。熔烧含砷矿石、制造合金、玻璃、陶瓷、印染、含砷医药和农药的生产工人以及长期服用含砷药物均可引起砷中毒。饮水中含砷过高，可引起地方性砷中毒。慢性砷中毒的突出表现为多样性皮肤损害，好发于胸背部皮肤皱褶和湿润处。皮肤干燥、粗糙，可见丘疹、疱疹和脓疱，少数人有剥脱性皮炎。皮肤表现为在色素沉着基础上点滴状色素减退，类似"布满灰尘道路上的雨滴"。此外，还可以有毛发脱落，手和脚掌有角化过度。典型的表现是手掌的尺侧缘和手指的根部有许多小的、角样或谷粒状角化隆起，可融合成疣状或坏死，继发感染，形成经久不愈的溃疡，可转变为皮肤原位癌。结合患者接触砷剂病史，以及皮肤色素异常以外的特殊表现，组织病理学上无结晶紫染色阳性物质出现，可以与色素异常性皮肤淀粉样变进行鉴别。

5. 皮肤异色病样皮肤淀粉样变　皮肤异色病样皮肤淀粉样变是一种常染色体隐性遗传性疾病，主要见于男性。临床表现主要有：①色素沉着伴色素减退斑。②好发于四肢。③可有苔藓样丘疹。④表皮萎缩，毛细血管扩张较明显。⑤可伴有光敏、身材矮小、水疱和掌跖角化。⑥可伴有瘙痒。⑦发病较早，这是其一个重要特征。⑧病程缓慢。⑨真皮乳头处有淀粉样物质沉积。因它们的部分临床特点相互重叠，大多数学者认为色素异常性皮肤淀粉样变和皮肤异色病样皮肤淀粉样变是皮肤异色性淀粉样变的两个不同类型。

（翟志芳）

病例 100 西瓦特皮肤异色病

临床照片 见图 100-1。

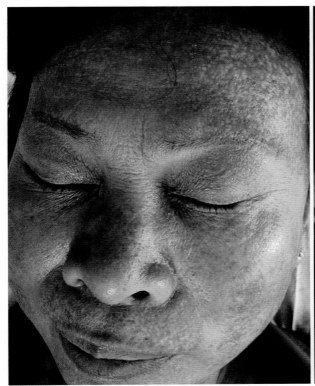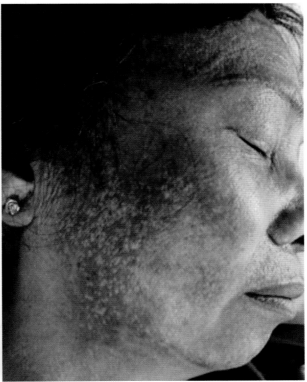

图 100-1 面颊、额及口周网状色素沉着，伴散在色素减退

一般情况 患者，女，52 岁，无业。

主诉 面颊、额及口周网状色素沉着，伴散在色素减退 2 年。

现病史 患者诉 2 年前外出游玩后面颊、额及口周出现红斑，略痒，于当地医院诊治，情况不详。否认长时间外用"糖皮质激素类"药物。此后皮损改善不明显。病程中患者无明显的全身性异常表现。

既往史及家族史 无特殊。

体格检查 一般情况可，体检无异常。

皮肤科检查 面颊、额及口周网状色素沉着，伴散在色素减退。色素沉着处可见毛细血管扩张。皮损无明显隆起或萎缩。

实验室检查 无。

思考

1. 您的初步诊断是什么？

2. 为了明确诊断，您认为还需要做什么关键检查？

提示 可能的诊断

1. 瑞尔黑变病（Riehl's melanosis）？

2. 西瓦特皮肤异色病（poikiloderma of Civatte）？

3. 血管萎缩性皮肤异色病（poikiloderma vasculare atrophicans）？

4. 网状红斑性扁平苔藓（lichen planus reticular erythematosus）？

5. 皮肤异色病样淀粉样变（poikiloderma-like cutaneous amyloidosis）？

关键的辅助检查

1. 反射式激光共聚焦显微镜（皮肤 CT） 表皮萎缩，色素环边界模糊，真皮上部大量噬色素细胞浸润。

2. 皮肤镜 于色素加深处可见网状色素沉着，散在血管扩张，其间散在点状真皮乳头。色素减退处有均一性色素减退，点状真皮乳头消失，表皮萎缩。

3. 组织病理学 表皮网篮状角化过度，表皮轻度海绵水肿，基底层色素增加，局灶性空泡变性，真皮上部少量噬色素细胞浸润（图 100-2）。

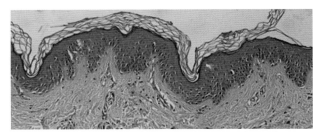

图 100-2 表皮萎缩，散在基底层液化，真皮上部噬色素细胞（HE×100）

最终诊断 西瓦特皮肤异色病。

诊断依据

1. 中老年女性。

2. 皮损部位 额、面颊及口周（曝光部位），病程 2 年。

3. 皮损为网状色素沉着，伴毛细血管扩张，其间散在色素减退。

4. 组织病理学 表皮萎缩，散在基底层液化，真皮上部大量噬色素细胞浸润。

治疗方法 防晒及外用抗炎药物可能有效。

易误诊原因分析及鉴别诊断 本病又称绝经期日光皮炎、萎缩性变性性色素性皮炎，系一种网状色素沉着斑，多见于绝经期妇女。皮损多对称性分布于面、颈和上胸部，为红褐色或青铜色大小不等的色素斑。色素斑多呈网状分布，间有表浅的白色萎缩斑点及毛细血管扩张。常无自觉症状，偶有瘙痒及灼痛感。化妆品中的光敏物质和日晒可能是主要致病因素，但发病性别和年龄（如绝经期妇女）提示发病可能与内分泌紊乱有关。病理检查示表皮萎缩，偶见基底细胞层液化，真皮上部血管周围淋巴细胞浸润，可见噬色素细胞、胶原嗜碱性变性及弹性纤维变性。本病例需与以下疾病鉴别：

1. 瑞尔黑变病 是一种光接触性皮炎，部分病例曾有用过焦油衍生物（如化妆品中的某些成分）及暴露于日光的病史。女性较多，任何年龄均可发生。皮损多分布于额、颞、颧、口周、耳后及颈部两侧。皮损为褐色斑片，呈网状，后融合成斑片，特征性改变为粉尘状外观。后期皮损可萎缩。根据发病年龄、皮损分布和皮损形态可鉴别。

2. 血管萎缩性皮肤异色病 本病是一些不同疾病某一阶段的临床表现，混杂的色素沉着和色素减退、毛细血管扩张和皮肤进行性萎缩是特征性皮损。一部分发生于淋巴瘤患者，尤其是蕈样肉芽肿，另一部分发生于皮肌炎。任何年龄均可发生，男性多见，皮损多位于乳房、臀部及皱褶部位，可泛发。结合患者病史可鉴别。

3. 网状红斑性扁平苔藓 本病为扁平苔藓的一个特殊类型。特征性皮损为面部毛细血管扩张明显，面部和四肢泛发性紫红色斑片，部分消退后可萎缩，可有口腔黏膜损害。组织病理学可见典型扁平苔藓改变，结合部位、年龄、皮损形态及组织病理学两者可鉴别。

4. 皮肤异色病样淀粉样变 为常染色体隐性遗传，男性多见，多见于四肢，皮损为血管扩张、皮肤萎缩、弥漫性灰褐色色素沉着及散在豆大的色素减退，可有苔藓样丘疹，青春期发病，根据组织病理学可鉴别。

（李 谦 孙东杰 刘彤云 何 黎）

病例 101　线状和漩涡状痣样过度黑素沉着病

临床照片　见图 101-1。

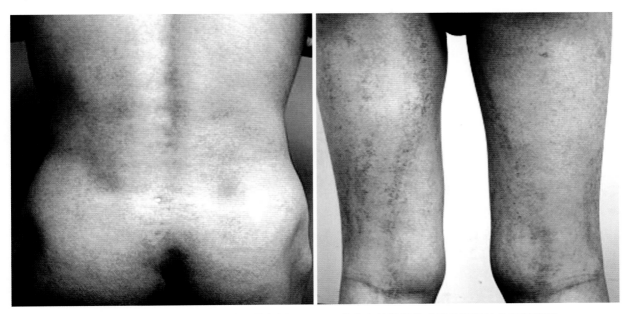

图 101-1　躯干及四肢淡褐色或深棕色沿 Blaschko 线分布的漩涡状或条状排列的色素沉着斑

一般情况　患者，男，20 岁，学生。

主诉　全身色素斑 20 年。

现病史　患者自出生后即出现全身大小不等的褐色斑点，以上肢明显。起初未关注，后皮损褐色斑随年龄增多、扩大，并排列成条纹状或漩涡状。患者无自觉症状。病程中掌跖及黏膜无皮疹，无红斑、水疱或疣状损害。

既往史及家族史　无特殊。父母健康，非近亲结婚，家族中无类似疾病患者。

体格检查　体格及智力发育正常，系统检查未见异常。

皮肤科检查　皮损分布广泛，躯干和四肢皆为淡褐色或深棕色条状或漩涡状排列的色素沉着斑纹，沿 Blaschko 线分布。斑纹较宽，在躯干部略呈漩涡状，弧形，在四肢呈条状。皮肤平坦光滑，无隆起。掌跖、黏膜和眼睛无受累。

实验室检查　血、尿、大便常规正常，肝及肾功能、血糖及电解质均正常。头颅 CT 扫描及心脏彩超检查无异常。

思考

1. 您的初步诊断是什么？
2. 为了明确诊断，您认为还需要做什么关键检查？

提示　可能的诊断

1. 色素失禁症（incontinentia pigmenti）？
2. 线状表皮痣（linear epidermal nevus）？
3. 线状和漩涡状痣样过度黑素沉着病（linear and whorled nevoid hypermelanosis）？

关键的辅助检查　组织病理示表皮突延长，部分呈棒状。基底层可见明显的色素增加。真皮可见血管周围少许炎症细胞浸润，真皮内无明显色素失禁（图 101-2 ）。

最终诊断 线状和漩涡状痣样过度黑素沉着病。

诊断依据

1. 皮损全身呈双侧对称分布。

2. 病程 20 年。

3. 皮损为淡褐色或深棕色条状或漩涡状排列的色素沉着斑纹，沿 Blaschko 线分布，在四肢呈条状。

4. 组织病理 表皮突延长，部分呈棒状，基底层可见明显的色素增加。

治疗方法 采用 Q 开关激光 Q532 nm 治疗 1 次，尚无明显效果，患者在随访中。

易误诊原因分析及鉴别诊断 本病少见。Kalter 等在 1988 年首报了 2 例先天性沿 Blaschko 线分布的线状和漩涡状色素沉着的婴儿，并命名为线状和漩涡状痣样过度黑素沉着病，阐述了本病的 10 个特点：①出生数周后出现。②无性别差异。③色素沉着斑出现前无炎症，无水疱和疣状皮损病史。④ 1 ~ 2 岁时皮损开始逐渐增多，其后趋于稳定。⑤部分患者随年龄增加色素沉着斑可以减轻。⑥线状或漩涡状色素沉着斑沿 Blaschko 线呈非对称性分布。⑦网状皮损由 1 ~ 5 mm 大小的色素沉着斑构成。⑧损害不累及黏膜、眼和掌跖。⑨组织病理特征为色素沉着皮损处基底层黑素增加，无真皮色素失禁现象及噬色素细胞增多。⑩部分患者可出现其他先天性异常。Ertam 等于 2009 年阐述了本病在皮肤镜下的特点：在不同的皮肤解剖区域，沿着 Blaschko 线表现出"平行模式"为特点的线状或环形色素沉着性条纹。在上腹部，表现为弧形、环形和（或）线条状棕色及棕黑色平行性色素沉着性条纹；在腿弯曲处，弧形和（或）线条状棕色色素沉着性条纹相互平行，而与皮纹垂直。色素性条纹与组织学上表皮的黑色沉积相对应。

德国皮肤科医生 A. Blaschko 通过长期对一些痣类及呈线状分布皮肤病的观察，以素描的形式描绘了皮损呈线状分布的一组疾病，显示皮损有沿着体表呈线状分布的规律性。该线被命名为 Blaschko 线。皮损的分布特点为：在颈前呈"V"形，在上胸、背、腰及臀部大致呈"M"形，在肩背部呈向双上肢伸侧延伸的大"M"形，在腹部正中线两侧大致呈"S"形。而在头枕部则呈旋涡状，四肢的 Blaschko 线大致沿肢体长轴分布。临床上本病主要需要与色素失禁症和线状表皮痣相鉴别。

1. 色素失禁症 临床上可分为红斑水疱期、疣状损害期和色素沉着期，是一种性联 X 连锁显性遗传病，就诊患者几乎为女性。根据皮损的分期及色素沉着出现之前有炎症期皮损可以鉴别。另外，在皮肤镜下此病可见蓝灰色小点，可以与线状和漩涡状痣样过度黑素沉着病相鉴别。

2. 线状表皮痣 临床表现为淡黄色或棕黑色疣状损害。组织病理学改变有疣状和乳头瘤样增生，颗粒层增厚，柱状角化不全，基底层黑素增多。根据皮损及病理特点可以鉴别。

（张 韡 孙建方）

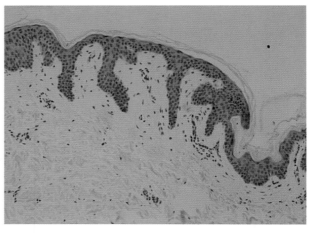

图 101-2 表皮突延长，部分呈棒状，基底层可见明显的色素增加，真皮血管周围少许炎症细胞浸润（HE×100 ）

病例 102　北村网状肢端色素沉着症

临床照片　见图 102-1。

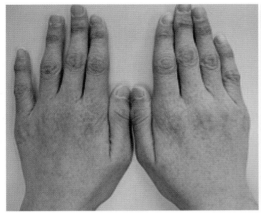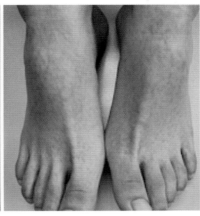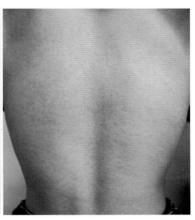

图 102-1　患者手背、足背及背部皮损，呈不规则有棱角的网状改变，色素斑伴有点状凹陷

一般情况　患者，男，14 岁。

主诉　手、足及背部发生点状色素沉着伴萎缩 3 年。

现病史　患者 3 年前先于手背及足背出现少量点状色素性斑点并伴轻度萎缩，无自觉症状，随年龄增长皮疹缓慢增多。6 个月前于背部出现少许类似皮损。皮损外观呈不规则有棱角的网格状改变，伴有点状凹陷。自觉夏季明显，而冬季减轻。

既往史及家族史　家中无类似病史。父母非近亲婚配，否认家族遗传病史。出生时无异常临床表现，出生后母乳喂养。

体格检查　一般情况良好，发育正常，智力正常，系统检查未见异常。

皮肤科检查　双侧手足背可见直径 1 ~ 2 mm 大小的褐青色斑点，连接成网状，中央有轻度萎缩凹陷，背部可见片状类似皮损。皮损对称分布。

实验室检查　血、尿、大便常规及血生化检查均未见异常。

思考

1. 您的初步诊断是什么？

2. 为了明确诊断，您认为还需要做什么关键检查？

提示　可能的诊断

1. 遗传性对称性色素异常症（hereditary symmetrical dyschromatosis）？

2. 网状色素性皮病（dermatopathia pigmentosa reticularis）？

3. 北村网状肢端色素沉着症（reticulate acropigmentation of kitamura，RAPK）？

关键的辅助检查　组织病理检查示表皮萎缩，基底层黑素细胞增多，真皮上部无色素失禁现象。

最终诊断　北村网状肢端色素沉着症。

诊断依据

1. 病史　患病 3 年。

2. 皮损部位　以双侧手足背为主，双侧对称，波及背部。

3. 皮损特点　双侧手足背可见直径 1 ~ 2 mm 大小的褐青色斑点，连接成网状，中央有轻度萎缩凹陷，背部可见片状类似皮损。

4. 组织病理　表皮萎缩，基底层黑素细胞增多，真皮上部无色素失禁现象（图 102-2）。

治疗方法　避免日晒，随访观察。

易误诊原因分析及鉴别诊断　网状色素沉着症是一组以网状分布、褐色色素沉着为主要表现的皮肤病。北村网状肢端色素沉着症是其中一种比较罕见的类型，临床上容易误诊。此病于 1943 年首先由日本学者北村报道。其病因尚不完全清楚，可能与不明原因导致活化黑素细胞增多和黑素体向角质形成细胞转运有关。多在儿童期至 20 岁前发病，见于任何种族，常有家族史。皮损初见于手足背，可累及掌跖和颈部甚至躯干。皮损呈粟粒至黄豆大小的雀斑样褐色斑，伴有微凹萎缩性小坑，直径

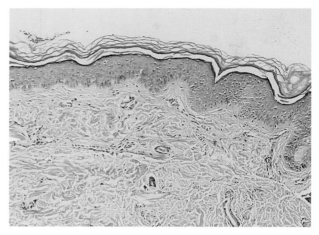

图 102-2　表皮萎缩，基底层黑素细胞增多（HE×100）

1~4 mm，常互相连接形成不规则的网状外观。通常夏重冬轻。该病的组织病理学改变为表皮萎缩，基底层黑素细胞增多，而真皮内无噬色素细胞。

该病应与以下疾病相鉴别：

1. 遗传性对称性色素异常症　皮损特点为雀斑样褐色斑间杂有色素减退斑，无微凹萎缩性小坑。组织病理学上无表皮萎缩，真皮上部可见噬色素细胞。色素减退斑处基底色素减少或消失。

2. 网状色素性皮病　色素沉着、甲病与脱发为其三联征。皮损为泛发性棕色斑点状色沉斑，以躯干部最明显，可波及颈部、肩部和下肢等，可伴有色素减退。组织病理学上有明显的噬色素细胞聚集，无表皮萎缩和表皮黑素异常。

3. 皱褶部网状色素异常（reticulate pigmented anomaly of the flexures）　又称 Dowling-Degos 病（Dowling-Degos disease）。皮损为深棕色网状斑，表面不增厚，也无黑棘皮病样皱纹。皮损见于屈侧皱褶部，以腋窝及腹股沟等皱褶部位明显；20~30 岁起病；组织病理学上表皮变薄，表皮突延长，基底层黑素增多，真皮内可见增多的噬色素细胞。

4. 弥漫性色素沉着伴点状色素减退（diffuse hyperpigmentation with guttate depigmented macules）　皮损为全身弥漫、均匀的色素沉着基础上发生密集点状白斑。皮损广泛分布于躯干和四肢，但不累及面部、掌跖和黏膜。幼年至儿童期起病，男女均可发病。白斑逐渐增多，不随季节变化。本病无家族史。组织病理学表现为基底层色素增加、灶性空泡变性和真皮浅层色素失禁。

5. 家族性进行性色素沉着症（familial progressive hyperpigmentation）　皮损为弥漫性褐色斑，间有点状正常皮肤。皮损于出生后即有，并逐渐增加。本病无系统改变。组织病理示表皮基底层黑素增多，真皮无色素失禁现象。

（张　韡　孙建方）

病例 103　色素减退型蕈样肉芽肿

临床照片　见图 103-1。

一般情况　患儿，男，7 岁。

主诉　躯干、臀部及四肢红斑、色素减退伴脱屑 3 个月

现病史　患儿 3 个月前无明显诱因臀部出现类圆形红斑及色素减退。皮损大小不等，边缘模糊，有少量糠状脱屑，未予处理。后皮损渐增多，多分布于躯干及四肢。部分色素减退斑扩大，偶伴瘙痒。

既往史及家族史　无特殊。父母健康，非近亲结婚，家族中无类似疾病患者。

体格检查　体格及智力发育正常，系统检查未见异常。

皮肤科检查　躯干、臀部及四肢可见多发圆形或类圆形色素减退斑，部分融合成片，边界模糊，部分轻度发红，表面干燥，可见少量白色糠状鳞屑，Auspitz 征阴性（图 103-1）。

实验室检查　血、尿及大便常规正常，肝和肾功能、血糖及电解质均正常。皮肤鳞屑真菌镜检阴性。Wood 灯示弱瓷白色荧光，余部位无特殊。

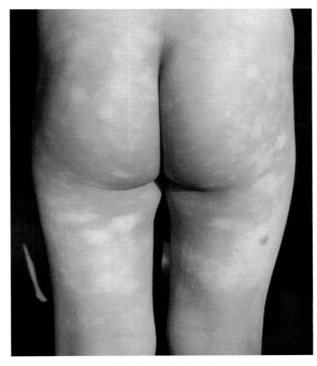

图 103-1　臀部及下肢色素减退伴少量脱屑

思考

1. 您的初步诊断是什么？
2. 为了明确诊断，您认为还需要做什么关键检查？

提示　可能的诊断

1. 白色糠疹（pityriasis alba）？
2. 白癜风（vitiligo）？
3. 色素减退型蕈样肉芽肿（hypopigmented granuloma fungoides）？

关键的辅助检查

1. 组织病理　表皮大致正常，真皮乳头及及浅层血管周围见簇集的淋巴细胞浸润，并见多数淋巴细胞亲表皮，淋巴细胞核周空晕，轻度异型，可见 Pautrier 微脓肿（图 103-2）。

2. 免疫组化　淋巴细胞 CD3 阳性，CD20 阴性，亲表皮淋巴细胞以 CD8 表达为主。

最终诊断　色素减退型蕈样肉芽肿。

诊断依据

1. 病史及病程　3 个月。
2. 皮损位于躯干、臀部及四肢。
3. 皮损特点　多发的大小不等、圆形或类圆形色素减退斑，部分融合成片，边界模糊，部分轻度发红，表面干燥，可见少量白色糠状鳞屑，Auspitz 征阴性。
4. 伴随症状　轻微瘙痒。

5. 组织病理　真皮乳头及浅层血管周围见簇集的淋巴细胞浸润，并见多数淋巴细胞亲表皮，淋巴细胞核周空晕，轻度异型，可见 Pautrier 微脓肿。免疫组化显示淋巴细胞表达 CD3（＋），不表达 CD20（－），亲表皮淋巴细胞以 CD8 表达为主。

治疗方法　外用 10% 氮芥 - 氢化可的松洗剂外用，皮损明显好转，患者在随访中。

易误诊原因分析及鉴别诊断　蕈样肉芽肿是一种最常见的低度恶性皮肤淋巴瘤，约占皮肤 T 细胞淋巴瘤的 50%，而色素减退型蕈样肉芽肿则常累及儿童。其临床表现多样，可类似花斑癣、

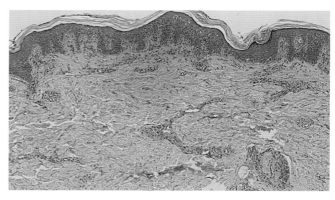

图 103-2　真皮乳头及浅层血管周围见簇集的淋巴细胞浸润，多数淋巴细胞亲表皮，可见 Pautrier 微脓肿（HE × 40）

白色糠疹、白癜风及炎症后色素减退等。其临床皮损特点为非曝光部位为主的色素减退性斑片，边界模糊，其上有面包渣样的糠状鳞屑。有时见浸润性红斑。病理上，此病符合经典的蕈样肉芽肿病理学表现，可见异型淋巴细胞亲表皮现象，并可形成典型的 Pautrier 微脓疡，而相对于经典蕈样肉芽肿的以 CD4$^+$ 的免疫表型，色素减退型蕈样肉芽肿通常表现为 CD8$^+$ 更高。临床上本病常需要同以下疾病鉴别：

1. 白色糠疹　又称单纯糠疹或面部干性糠疹，是一种局限性色素减退性疾病。其最常见的临床表现为边界模糊、带有细薄糠屑的色素减退斑。皮损好发于儿童及青少年的面部。根据发病部位及范围可以鉴别。

2. 白癜风　此病可以泛发，病因多样而复杂。临床上可出现多发的色素脱失斑，在进展期时皮损上也可出现红晕。病理学表现为表皮黑素细胞减少或完全消失，有时可见炎症细胞浸润。然而，此病通常边界清晰，且不出现脱屑，可以鉴别。

（张　韡　孙建方）

病例 104　手部后天性真皮黑素细胞增多症

临床照片　见图 104-1。

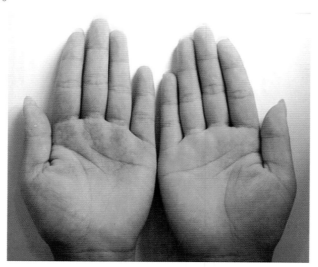

图 104-1　左手掌不规则的灰棕色色素沉着斑

一般情况　患者，女，20 岁。

主诉　左手掌灰棕色斑 3 年。

现病史　患者 3 年前于左手掌出现不明显的不规则色素沉着斑。色素斑迅速增多，无明显不适。患者既往无用药史，并且既往无炎症、创伤、辐射或长期日光暴晒史。眼睛或嘴部的黏膜处无色素沉着。

既往史及家族史　无特殊。父母健康，非近亲结婚，家族中无类似疾病患者。

体格检查　体格及智力发育正常，系统检查未见异常。

皮肤科检查　左手掌可见不规则的蓝棕色色素沉着斑。

实验室检查　血、尿常规正常，生化功能正常。

思考

1. 您的初步诊断是什么？

2. 为了明确诊断，您认为还需要做什么关键检查？

提示　可能的诊断

1. 咖啡牛奶斑（café-au-lait macules）？

2. Becker 痣（Becker nevus）？

3. 后天性真皮黑素细胞增多症（acquired dermal melanocytosis）？

关键的辅助检查　组织病理示真皮中上层散在色素沉着的梭形细胞，分布在胶原纤维束之间，在小神经和血管周围分布较多，在银染下更明显（图 104-2）。免疫组化示 HMB 45 表达阳性。

最终诊断　手部后天性真皮黑素细胞增多症。

诊断依据

1. 病史及病程　3 年。

2. 皮损部位　左手掌。

3. 皮损特点　左手掌不规则的蓝棕色色素沉着斑。

4. 伴随症状　无。

5. 组织病理示真皮中上层散在色素沉着的梭形细胞，分布在胶原纤维束之间，在小神经和血管周围分布较多，在银染下更为明显。免疫组化示 HMB 45 表达阳性。

治疗方法　未接受治疗，失访。

易误诊原因分析及鉴别诊断　真皮黑素细胞增多症最常见于亚洲人群，女性居多。本病包括蒙古斑、蓝痣及其变体、太田痣、伊藤痣、Hori 痣、Hidanos 痣和一些非常罕见的亚型。目前病因尚不清楚。病理特点为树枝状或梭形黑素细胞紧密分布在附件结构和神经血管束周围的胶原纤维之间。其临床特点为先天性或后天性蓝灰色斑块，临床分布部位较多，预后好。后天性真皮黑素细胞增多症最常发生在脸上（经典的六个部位为颧骨部、下眼睑、鼻根部、鼻翼部、颞部 - 上睑外侧及前额外侧），仅发生在手部是非常罕见的。

1977 年，Mevorah 等首次报道了一例 32 岁葡萄牙女性自 21 岁右手背和掌部逐渐出现浅蓝色斑点，组织活检提示符合后天性真皮黑素细胞增多症的特征，但皮损分布仅限于手部。迄今为止，在文献中有 11 例已发表的手部后天性真皮黑素细胞增多症病例。我们复习了这些病例并且总结了以下特点：①单侧

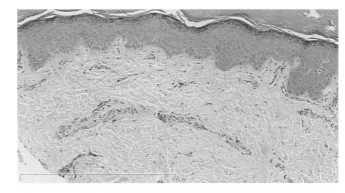

图 104-2　真皮中上层胶原纤维束之间散在色素沉着的梭形细胞（HE×40）

手分布。②最常见的是以女性为主的亚洲人口。③主要发生于 20 多岁。④大多发病时无相关疾病或明显原因。⑤组织病理与其他后天性真皮黑素细胞增多症相似。目前推测发生于手部的后天性真皮黑素细胞增多症可能与炎症、局部创伤及性激素等一些未知的刺激有关。对该病的治疗可予 Q 开关激光祛除真皮内的黑素。在临床上，本病需要与咖啡牛奶斑和 Becker 痣相鉴别。

1. 咖啡牛奶斑　咖啡牛奶斑是平坦、均匀的色素过度沉着斑，出现于出生后 1 年内，通常在儿童期早期数量增加。之后咖啡牛奶斑的数量随时间推移而稳定。高达 15% 的正常人群会出现 1~3 个咖啡牛奶斑。根据发病年龄和皮疹特点可以鉴别。

2. Becker 痣　Becker 痣可在出生时出现，但大多数都在围青春期首次发现。Becker 痣的典型表现为分布于一侧肩部和躯干上部，为棕褐色至棕色的斑片或薄斑块。较少情况下，皮损出现于躯干下部、大腿或其他部位。其边界通常不规则，外周呈岛屿状。Becker 痣的平均直径 > 10 cm。约一半的病例存在多毛症，还可能伴有平滑肌错构瘤。根据临床特征可以鉴别。

（张　犇　孙建方）

第六章 溃疡性皮肤病

溃疡性皮肤病是一类病因复杂而临床表现常常缺乏特征性的疾病。由于有的皮肤科医师对于其病因、发病机制、临床表现及组织病理认识不足，临床上常常容易出现误诊的情况。许多误诊病例在确诊前均反复使用过多种抗生素。这种不恰当的治疗不仅会延误病情，同时可能会造成一些疾病如真菌感染性疾病的扩散。因此，必须对这类疾病有一个全面、深入的认识。

溃疡（ulcer）为皮肤或黏膜深达真皮甚至皮下组织的局限性缺损，常由于组织的坏死或创伤所致。其发生原因较复杂，总体上分为感染性和非感染性两大类。

感染性皮肤溃疡通常是由细菌、真菌和病毒等病原体感染所致。过去，细菌感染（如链球菌感染）是感染性溃疡最常见的原因。感染性皮肤溃疡在临床上有一定的特点：起病急，病程短，溃疡周围有明显的红、肿、疼痛，伴有发热和白细胞升高，因此临床医师容易诊断。然而，近年来，随着广谱抗生素的应用，由常见细菌引起的溃疡性疾病逐渐减少，而由结核分枝杆菌、真菌、梅毒螺旋体及HIV等其他病原体引起的感染性皮肤溃疡正在不断增多。这类疾病临床上常常缺乏特征性，临床上很难立即做出正确诊断，并且这些疾病具有传染性，容易引起全身系统感染，因此，对这类疾病的正确诊治不容忽视。

非感染性皮肤溃疡的发生主要见于血管炎及皮肤肿瘤。血管炎有坏疽性脓皮病和糖尿病性类脂质渐进性坏死。皮肤肿瘤可以由皮肤肿瘤的破溃和侵袭性生长引起，如皮肤鳞癌等。非感染性溃疡的临床表现往往无特异性，且病程长，仅从溃疡外观很难确定诊断。

然而，对于不同原因引起的溃疡，只要详细询问病史，认真进行体格检查，并进行相关的实验室检查，仍可发现一些特点或鉴别点。对于由结核分枝杆菌、真菌、梅毒螺旋体和HIV等病原体引起的感染性皮肤溃疡和非感染性皮肤溃疡，首先必须进行相应的结核、真菌、梅毒和HIV等相关检查，再结合组织病理和其他一些必要的实验室检查，就可以做出正确的诊断。本章将以这样的诊断思路对近年来碰到的一部分易误诊的溃疡性皮肤病进行分析，希望读者能从中受益。

（李红宾　何　黎　王正文）

病例 105　坏疽性脓皮病合并角层下脓疱性皮病

临床照片　见图 105-1、105-2。

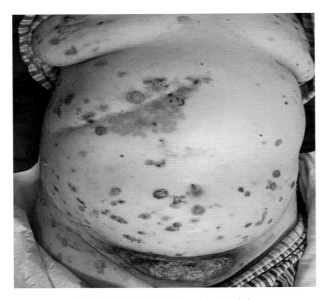

图 105-1　躯干红斑、水疱和脓疱

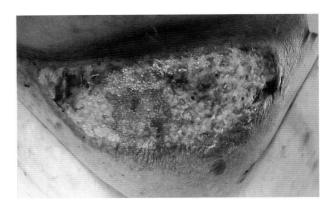

图 105-2　下腹部深在性溃疡，边缘呈暗紫红色，有黄白色分泌物

　　一般情况　患者，女，65 岁。

　　主诉　躯干及四肢起红斑、水疱、糜烂、渗液，伴痒痛 1 个月。

　　现病史　患者无明显诱因于躯干和四肢出现散在米粒至黄豆大小的红斑和水疱。疱液清亮，疱壁薄，无破溃、脓疱和渗液，口腔及外阴无溃疡和糜烂，伴瘙痒，不伴发热、关节疼痛、腹痛和腹泻等。自行外用"卤米松乳膏"治疗，自诉皮损及瘙痒有所好转。但随后上述皮损复发，并逐渐增多，出现绿豆至蚕豆大小的脓疱及破溃面，伴痒痛。患者遂到重庆某医院住院。输液针眼处有出现脓点，诊断为"白塞病"，给予"泼尼松 30 mg/d、沙利度胺 50 mg，每晚 1 次"口服等治疗。皮损及痒痛无明显好转，并逐渐增多，且腹部破溃面迅速增大，形成一手掌大小的溃疡面。边缘呈暗紫红色，基底较浑浊，有黄白色分泌物，局部触痛。

　　既往史及家族史　既往有高血压、冠心病及骨质疏松症 1 年余，长期口服"酒石酸美托洛尔 25 mg 每日 2 次、苯磺酸氨氯地平 5 mg 每日 1 次、阿司匹林肠溶片 100 mg 每日 1 次、阿托伐他汀钙 1 片每日 1 次、麝香保心丸 3 丸每日 1 次、骨化三醇 1 片每日 2 次"治疗。有因蚕食性角膜溃疡行角膜移植手术、胆囊结石取出术、浆细胞性乳腺增生手术史，有蜂窝织炎、升主动脉瘤、多发性动脉瘤及肺气肿病史。无特殊不良嗜好。父母非近亲结婚，家族中无类似疾病患者，无特殊遗传疾病病史。

　　体格检查　一般情况良好，发育正常，体型偏胖，智力正常。全身各系统检查无异常，全身未触及肿大的浅表淋巴结。

　　皮肤科检查　躯干和四肢可见密集分布的米粒至蚕豆大小的形状不规则的红斑，其上可见绿豆至豌豆大小的水疱、脓疱和糜烂面。部分脓疱疱壁松弛，呈半月形积脓。下腹部中央可见一带状分布的暗红斑，其上可见一约 18 cm×10 cm 大小的溃疡面。溃疡边缘不规则，边缘呈暗紫红色，基底较浑浊，表面可见少量黄白色分泌物及痂皮，局部触痛，口腔及外阴未见溃疡、糜烂。

　　实验室检查　血常规白细胞 13.71×10^9/L，中性粒细胞 10.17×10^9/L，单核细胞 1.04×10^9/L。皮肤间

接免疫荧光（抗天疱疮抗体）、Dsg1、Dsg3、Bp180、乙肝三对、结核抗体、结核感染T细胞检测、多肿瘤标志物、免疫球蛋白（IgG、IgA、IgM）、抗核抗体ANA、ANCA及抗心磷脂抗体均为阴性。血清蛋白电泳（P-ELE）：α_2球蛋白12.4%，β球蛋白14.3%。腹部溃疡处脓液细菌培养示金黄色葡萄球菌。溃疡处分泌物第二次培养及脓疱细菌培养呈阴性。

思考

1. 您的初步诊断是什么？

2. 为了明确诊断，您认为还需要做什么关键检查？

提示 可能的诊断

1. 坏疽性脓皮病（pyoderma gangrenosum）？

2. 角层下脓疱性皮肤病（subcorneal pustular dermatosis）？

3. 天疱疮（pemphigus）？

4. 白塞综合征（Behcet's snydrome）？

5. 皮肤淋巴瘤（skin lymphomas）？

关键的辅助检查

1. 组织病理（腹部溃疡处） 表皮角化不全，棘层增生、肥厚，表皮突伸长、增宽，部分表皮缺失。真皮内可见大片密集的中性粒细胞浸润，并见坏死组织，部分血管壁纤维素样坏死（图105-3）。符合坏疽性脓皮病。

2. 组织病理（腹部脓疱） 表皮角化过度，可见角层下脓疱。真皮内可见片状密集的中性粒细胞浸润，部分血管壁轻度纤维素样坏死（图105-4）。角层下脓疱性皮病伴真皮中性粒细胞浸润。

3. 皮肤直接免疫荧光 表皮及基底膜带IgG、IgA、IgM及C3均为阴性，真皮浅层和毛细血管壁可见荧光颗粒沉积C3（+）。

4. 心电图检查 窦性心动过缓，不完全右束支传导阻滞。

5. 胸片X线检查 双肺纹理增多，心影明显增大，主动脉迂曲、钙化。

最终诊断 坏疽性脓皮病合并角层下脓疱性皮病。

诊断依据

1. 病程1个月，进展迅速。

2. 皮损位于躯干和四肢，为密集分布的大小、形状不规则的红斑，其上可见水疱、脓疱和糜烂面。

3. 出现溃疡，溃疡边缘不规则，呈暗紫红色。

4. 皮肤病理诊断符合坏疽性脓皮病（腹部溃疡处）。

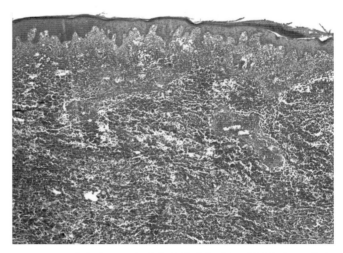

图105-3 真皮内可见大片密集的中性粒细胞浸润（HE染色×40）

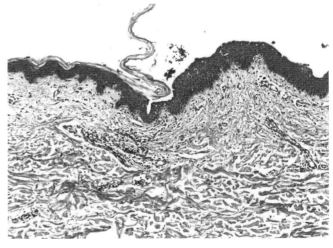

图105-4 角层下脓疱性皮病，真皮中性粒细胞浸润（HE×100）

治疗方法　给予糖皮质激素和免疫抑制剂治疗，并对溃疡局部进行换药处理等。

易误诊原因分析及鉴别诊断　坏疽性脓皮病是一种以皮肤潜行性溃疡为特征的皮肤病，其皮损形态有一定的特征。本病可发生在不同年龄，以40～60岁最常见，儿童少见。皮损进展迅速，起初可为红斑、水疱和脓疱，短期内迅速坏死形成溃疡。溃疡边缘皮肤呈暗紫红色，表面附有恶臭的黄绿色脓液，疼痛明显，病情严重，反复发作，溃疡不易愈合。本病临床上分为溃疡型、脓疱型、大疱型和增殖型，其中溃疡型最为常见。病理检查无特异性表现，病理下可见溃疡面及血管炎表现。直接、间接免疫荧光阴性。目前本病的发病原因尚不明确，大多数观点认为与系统性免疫性疾病有关，常合并红斑狼疮、类风湿性关节炎、溃疡性结肠炎、血液系统疾病及恶性肿瘤等。本病寻常型及增殖型需与天疱疮和白塞病等鉴别，溃疡型和脓疱型需与角层下脓疱性皮病以及与以皮肤溃疡为主的感染性疾病（如真菌感染）、非感染性疾病（如糖尿病类脂质渐进性坏死）和恶性肿瘤等相鉴别。全身治疗以糖皮质激素为主，必要时可加用免疫抑制剂如环孢素和环磷酰胺。免疫球蛋白冲击治疗对疾病的恢复有一定的帮助。也有使用生物制剂治疗的报道，局部创面的处理方法无统一标准。

角层下脓疱性皮肤病是一种慢性良性复发性脓疱性皮肤病，中年妇女多见，但也有儿童发病的报道。皮损为无菌浅表性脓疱，排列呈环形或匐行性，好发于皱褶部位，可见水疱，但常为脓疱。脓疱常呈卵圆形，疱壁松弛，呈半月形积脓。早期脓疱周围有红晕，数天后脓疱吸收或破裂，留下浅表的薄痂。鳞屑痊愈时留下棕褐色色素沉着。不发生萎缩，一般没有自觉症状，可有轻度瘙痒和发热等全身症状。黏膜损害罕见，脓液培养无细菌生长。发作与缓解交替，间隔数天或数周，呈慢性经过，一般不影响健康。角层下脓疱性皮肤病的早期皮损为无菌性小脓疱，呈环状、多环状排列，好发于皱褶部和屈侧。部分脓疱疱壁薄而松弛，疱液混浊，呈半月形积脓，有红晕，尼氏征阴性。部分脓疱破裂，有少量渗液和黄色结痂，无黏膜与甲的损害。病理表现主要为角层下脓疱。皮肤直接免疫荧光检查阴性可诊断此病。

本例患者为中老年女性，病程1个月，进展迅速，皮损表现为红斑、水疱、脓疱和溃疡。有的表现为进展迅速的渐进性溃疡，有的呈半月形积脓的脓疱。病理表现为溃疡符合坏疽性脓皮病的表现，脓疱病理下为角层下脓疱。直接及间接免疫荧光阴性。脓液细菌培养阴性。第一次溃疡处培养出金黄色葡萄球菌可能为继发性感染。因此诊断为坏疽性脓皮病合并角层下脓疱性皮病比较合适。结合两者疾病的特点，本病例使用糖皮质激素和雷公藤总苷片以及溃疡局部的清创、新型敷料换药等处理，2个多月后患者痊愈。

本例患者合并有坏疽性脓皮病及角层下脓疱性皮病的特点，因此，临床上应与天疱疮、白塞病、脓疱病和疱疹样脓疱病等鉴别。

1. 天疱疮　现被认为是一种自身免疫性疾病，病程慢性，易复发，是一种严重的表皮内棘层松解性大疱性皮肤病。临床主要表现为在正常皮肤或黏膜上出现松弛性水疱，尼氏征阳性。口腔和外阴等黏膜部位也易受累。平均发病年龄是50～60岁，男女发病率相近。根据棘层松解的部位主要分为四型：寻常型、增殖型、落叶型和红斑型。这四型的临床表现也略有差异。诊断要点为皮肤上有松弛性水疱和大疱，尼氏征阳性，常伴有黏膜损害。组织病理表现为表皮内有棘层松解。间接免疫荧光检查血清中有天疱疮抗体，水疱周围正常皮肤或新皮损直接免疫荧光检查示表皮细胞间有IgG和C3沉积。根据典型临床皮损特点及特征性病理特点、免疫荧光检测不难鉴别。

2. 白塞综合征　是一种全身性免疫系统疾病，属于血管炎的一种。其可侵害人体多个器官，包括口腔、皮肤、关节、肌肉、眼睛、血管、心脏、肺和神经系统等，主要表现为反复口腔和会阴部溃疡、皮疹、眼部虹膜炎、胃肠道溃疡及关节肿痛等。皮损的主要表现为毛囊炎、结节性红斑样表现及反复的口腔、外阴溃疡，针刺反应阳性。常用的诊断标准为在反复发作的口腔溃疡基础上加上以下任意两条：反复生殖器溃疡、皮肤损害、眼部受累及针刺反应阳性。根据其临床表现一般即可进行鉴别。

3. 脓疱病　是一种常见的、通过接触传染的浅表皮肤感染性疾病，以发生水疱、脓疱以及易破溃结脓痂为特征。其临床表现与角层下脓疱性皮病相似，都可表现为半月形积脓的脓疱，但脓疱疱为金黄色葡萄球菌感染的有菌性脓疱，而角层下脓疱性皮病的脓疱为无菌性脓疱。脓疱疮的好发群体为 2~7 岁儿童，角层下脓疱性皮病以中年妇女多见。实验室检查方面，脓疱疮为金黄色葡萄球菌感染，因此，在脓液和脓痂中可分离培养出金黄色葡萄球菌或溶血性链球菌；而角层下脓疱性皮病的脓疱为无菌性脓疱，因此脓液细菌培养阴性。皮损组织病理检查提示角质层与颗粒层之间有脓疱形成，疱内含大量中性粒细胞、纤维蛋白和球菌。因此，根据发病年龄和脓液细菌培养等较易鉴别。

4. 疱疹样脓疱病 是一种好发于孕妇的严重性皮肤病。通常认为疱疹样脓疱病、脓疱性银屑病和连续性肢端皮炎可能为同一无菌性脓疱性疾病。基本损害是在红斑基础上出现无菌性脓疱，常伴有严重的全身症状。本病多发生在妊娠后 3 个月，分娩后病情逐渐缓解，再孕时可复发。本病虽罕见，但较严重，甚至可危及生命。重症病例多有较明显的全身症状、低钙血症及手足抽搐。分娩后病情逐渐缓解，再次妊娠时本病还可以复发。妊娠可能是诱发因素。由于常伴有低钙血症引起的典型手足搐搦，推测其发病与内分泌紊乱如甲状旁腺功能减退可能有关。本病还见于较长时间服用复方炔诺酮片的非孕妇女，故并非是孕妇特有的病变。组织病理呈脓疱型银屑病组织像。外周血白细胞计数升高，ESR 加快，有低钙血症及低蛋白血症。根据孕妇在妊娠晚期于皮肤皱褶处红斑的基础上出现多数黄白色群集呈花环状排列的脓疱，并伴有较严重的全身症状，结合皮肤组织病理改变，诊断多无困难。

（王　娟）

病例 106　坏疽性脓皮病

临床照片　见图 106-1 至 106-4。

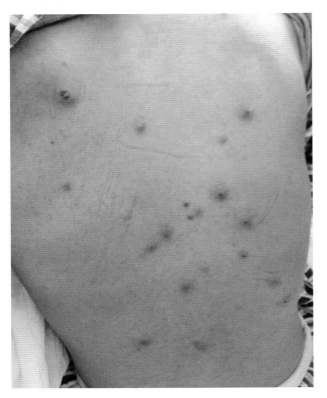

图 106-1　背部丘脓疱疹及坏死

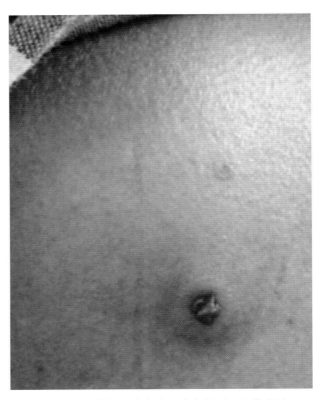

图 106-2　背部丘脓疱疹，中央坏死，边缘水肿

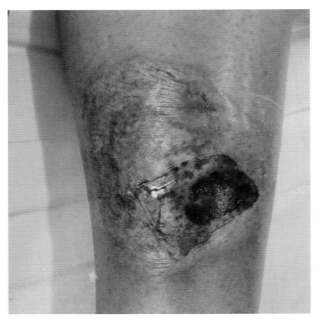

图 106-3　发病 2 周后左下肢溃疡

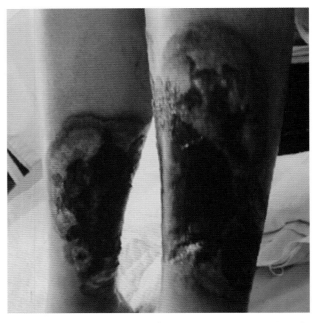

图 106-4　发病 3 周后双下肢大片溃疡，表面有黑色焦痂

一般情况　患者，女，22 岁，学生。

主诉　躯干及下肢红斑、水疱、坏死、溃疡伴痛 7 天，发热 4 天。

现病史　患者 10 天前打扫卫生时不慎被不锈钢划伤右手背，未予特殊处理。7 天前患者开始出现全身多处红斑，牙龈肿痛，咽痛。4 天前患者出现发热，体温最高 39.8℃，无畏寒、寒战，无头痛、头晕、恶心及呕吐，无视物模糊，无关节或肌肉疼痛等症状。患者到当地市人民医院就诊后（具体诊治不详）无明显好转，仍持续高热，且背部和臀部迅速出现红斑、水疱及脓疱疹伴坏死，双下肢出现大疱，坏死后呈现溃疡，皮疹伴有剧烈疼痛。1 天前患者开始出现咳嗽，无痰，为求进一步诊治，于 2015 年 2 月 26 日到我院就诊。门诊以"发热待查"收住我院感染科。病程中患者精神、睡眠可，饮食差，大便正常，当日小便未解，体重有下降。

既往史及家族史　无特殊。

体格检查　T 36.6℃，P 95 次 / 分，R 20 次 / 分，BP 94/50 mmHg。一般情况欠佳，神志清，精神差。唇无发绀，咽部充血，右侧扁桃体Ⅲ度肿大，可见白色脓苔附着。双侧牙龈可见大片破溃。颈软，锁骨上、腋窝及双侧腹股沟浅表淋巴结未触及肿大。甲状腺未触及肿大。气管居中。胸廓对称，双肺叩诊呈清音，双肺呼吸音清晰，未闻及干、湿啰音。心界无扩大，心率 95 次 / 分，律齐，各瓣膜听诊区未闻及病理性杂音。腹平软，无压痛，肝、脾未触及肿大。双下肢不肿，全身肌肉无压痛，无活动受限。生理反射存在，病理反射未引出，脑膜刺激征阴性。

皮肤科检查　右手手背见水疱和溃疡，背部及臀部红斑、水疱及丘脓疱疹伴坏死，双下肢见大片溃疡。皮疹触压痛明显。

实验室检查　血白细胞 19.22×10^9/L，中性粒细胞绝对值 16.87×10^9/L，单核细胞绝对值 1.17×10^9/L，嗜酸性粒细胞绝对值 0.01×10^9/L，中性粒细胞百分比 87.7%，淋巴细胞百分比 6.0%，嗜酸性粒细胞百分比 0.1%，血红蛋白 109 g/L，红细胞沉降率 64 mm/h。活化部分凝血活酶时间 54.5 s，凝血酶原时间 16.7 s，纤维蛋白原含量 7.92g/L，纤维蛋白原降解产物 5.9 μg/ml，D 二聚体 2.6 μg/ml，抗凝血酶 75.2%，胆碱酯酶 5364 U/L，直接胆红素 8.3 μmol/L，总蛋白 61 g/L，白蛋白 32 g/L，前白蛋白 71 mg/L，三酰甘油 0.32 mmol/L，高密度脂蛋白胆固醇 0.82 mmol/L，葡萄糖 6.4 mmol/L，乳酸 2.25 mmol/L，钾 3.3 mmol/L，淀粉酶 17 U/L，降钙素原检测（荧光定量法）11.31 ng/ml。

思考

1. 您的初步诊断是什么？

2. 为了明确诊断，您认为还需要做什么关键检查？

提示　可能的诊断

1. 急性发热性嗜中性皮病（acute febrile neutrophilic dermatosis）？

2. 皮肤软组织感染（skin and soft tissue infection）？

3. 坏疽性脓皮病（pyoderma gangrenosum）？

关键的辅助检查

1. 组织病理（左小腿皮肤）　真皮见大量坏死和溃疡，溃疡周围见大量中性粒细胞为主的炎症细胞浸润（图 106-5、106-6）。

2. 皮肤组织真菌培养　皮肤活检时切取少许皮损组织，共培养 5 支试管。在 26℃培养箱中培养 4 周，均为阴性。

3. 抗酸染色检查　多次取背部水疱表面和双下肢溃疡表面分泌物涂片，查抗酸杆菌阴性。皮肤活检时皮肤深部组织查抗酸杆菌阴性。病理片抗酸染色阴性。

4. 细菌学检查　多次做血培养、皮肤分泌物培养、咽拭子和痰培养均为阴性。骨髓培养一次阴性。

最终诊断　坏疽性脓皮病。

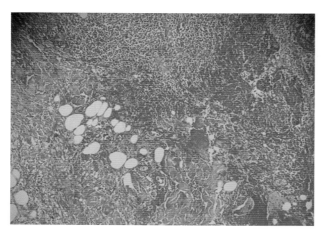

图 106-5　溃疡周围见大量炎症细胞浸润（HE×40）

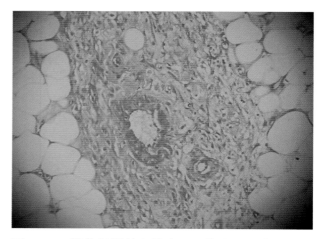

图 106-6　脂肪间隔见血管炎，血管壁纤维素样坏死（HE×100）

诊断依据

1. 发病前有外伤史，病程 7 天。
2. 皮损位于背部、臀部及双下肢，表现为坏死后溃疡，皮疹疼痛。
3. 伴有高热、咳嗽及体重下降。
4. 特殊病原学检查，包括真菌和细菌检查均为阴性。
5. 组织病理　符合坏疽性脓皮病。

治疗方法　本病例先后联合应用了多种广谱抗生素（包括美罗培南、万古霉素、利奈唑胺、头孢曲松、克林霉素、克拉霉素、米诺环素、伏立康唑片及两性霉素 B 脂质体等），但皮疹和发热不退。在基本排除细菌、分枝杆菌及真菌感染后，考虑为坏疽性脓皮病的可能，改用糖皮质激素治疗（甲泼尼龙 40 mg/d）。次日热退，丘疹、水疱和大疱迅速干涸，后来大部分愈合，双下肢溃疡不再进展。后转入骨科，逐次停用抗生素，继用糖皮质激素（甲泼尼龙 40 mg/d），27 天后停用，皮疹和发热均未再发。骨科行植皮术后好转出院。

易误诊原因分析及鉴别诊断　坏疽性脓皮病是一种少见的非感染性嗜中性皮病，病因尚未明了，可能是一种免疫性疾病。皮肤外伤常为本病的重要诱因之一。皮肤有复发性疼痛性坏死性溃疡，可发生于任何年龄段，女性略多于男性。诊断为排除性诊断，必须排除其他疾病后才能慎重做出诊断，如皮疹多样，初起可为丘疹、水疱、脓疱和结节等，很快中心坏死，形成大小不等的疼痛性溃疡。溃疡不断向四周离心性扩大。皮疹可单发或多发，散在或丛集，好发于躯干、臀部或下肢，也可发于其他部位。疾病活动期可伴有系统症状，包括发热、不适和肌痛等。皮疹一般有剧烈疼痛和压痛，有时疼痛是疾病发生的先兆，提示疾病即将加重。而疼痛消失又先于其他症状改善，表示治疗开始有效，如依据临床表现本病分为四种亚型：溃疡型、脓疱型、大疱型或"不典型"型、增殖型或浅表肉芽肿型。组织病理示随着皮疹的类型、位置、病程和治疗有不同表现，且无特异性。典型皮疹包括损害中央的坏死和溃疡，紧接着溃疡周围有炎症细胞浸润，溃疡底部可见血管炎。治疗方面，对病情较重的急性病例应用糖皮质激素，泼尼松 40~80 mg/d，症状控制后迅速减量。对于严重或顽固性病例，可联合应用免疫抑制剂如硫唑嘌呤、环磷酰胺、甲氨蝶呤和环孢素等。也有报道糖皮质激素联合应用磺胺吡啶和柳氮磺胺吡啶有效。

虽然在坏疽性脓皮病的皮损中存在淋巴细胞性或中性粒细胞性血管炎，但 PH. Mckee 等同意这样的观点：这种发现仅限于邻近溃疡的区域，并且很可能是一种"继发性"改变。继发性血管炎常出现在由许多不同病因引起的溃疡的边缘。这些患者缺乏真正意义上的潜在的"原发性"血管炎过程。PH. Mckee 等认为，要评价血管炎是否是溃疡的一个病因依赖于检查非溃疡部位真皮及皮下组织内的血管。作者也指出，准确的临床信息对于确诊至关重要，在病程早期不能做出诊断对患者而言是很不幸的。

应将坏疽性脓皮病与感染性溃疡、急性发热性嗜中性皮病及有血管炎表现的一些综合征（韦格纳肉芽肿病、白塞综合征和 SLE）等鉴别。

1. 感染性溃疡　针对细菌、分枝杆菌和真菌的特殊染色和培养有助于排除特殊感染。除了细菌感染进展较快外，分枝杆菌和真菌感染一般进展较慢，皮疹很少有疼痛，很少伴有全身症状。梅毒血清学试验和抗心磷脂抗体检查有助于排除梅毒肉芽肿性溃疡和抗磷脂抗体综合征。这两种病进展较慢，皮疹也很少有疼痛。

2. 急性发热性嗜中性皮病　此病发病突然，不发生溃疡，典型表现呈假水疱样皮疹，抗生素治疗无效，而糖皮质激素治疗有效。愈后无瘢痕。

3. 有血管炎表现的一些综合征　例如韦格纳肉芽肿、白塞病和 SLE。坏疽性脓皮病无白细胞碎裂性血管炎的特征。

4. 皮肤软组织感染　最常见的是坏死性筋膜炎，病因为细菌感染，损害至筋膜。本病常见于糖尿病、酗酒和高龄患者，外科清创及应用大量抗生素有效。

（高　飞　曹　萍）

病例 107　溃疡性扁平苔藓

临床照片　见图 107-1。

一般情况　患者，男，28 岁，职员。

主诉　左足跟淡紫红色斑块、糜烂、溃疡、结痂，伴疼痛并反复 2 年余。

现病史　患者诉 2 年前无明显诱因左足跟部突然出现花生米大小的淡紫红色斑块、糜烂、浅溃疡，伴少许出血，自以为是摩擦引起，自擦"红霉素软膏，每天 2 次"，皮损无明显好转。在当地医院就诊，考虑"湿疹"，予"氟轻松乳膏外搽，每天 2 次"。2 周后皮损好转，溃疡愈合结痂。但停药不久后皮损再次复发加重，继续自购"氟轻松乳膏外搽"皮损可好转，但不完全消退。皮损逐渐扩大，在多家医院就诊治疗（具体不详），使用"氯雷他定片 10 mg 口服，每天 1 次"及"卤米松

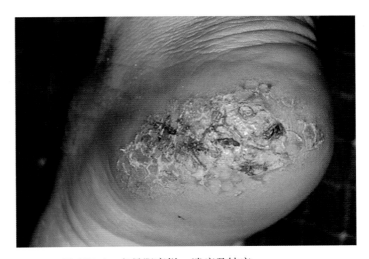

图 107-1　左足跟糜烂、溃疡及结痂

乳膏、曲安奈德益康唑乳膏"等外用。开始时有效，时间久或停药后则复发加重。为进一步诊治，遂来我院就诊。患者发病以来无发热、关节痛、口腔溃疡及光敏现象。病程中患者无消瘦、盗汗、口渴多饮及五心烦热等症。精神、睡眠及饮食均可。大、小便正常，体重无明显变化。

既往史及家族史　无特殊。

体格检查　一般情况可，精神可。全身浅表淋巴结无肿大。皮肤、巩膜无黄染，咽无充血，双侧扁桃体无肿大。心、肺检查无异常。腹平软，无压痛及反跳痛，肝、脾未触及。肠鸣音正常。神经系统检查生理反射存在，病理反射未引出。

皮肤科检查　左足跟见鸡蛋大小的糜烂、浅表溃疡，其上可见浆液痂或血痂，并见皲裂纹。皮损周

围有淡紫红斑块，轻度浸润，边界较清楚，但欠规则。

实验室检查 血、尿及大便常规均正常。血生化（肝及肾功能、血糖、电解质和血脂）示正常。HIV-Ab、TPPA 及 TRUST 均为阴性。ANA、ENAs 及 ds-DNA-Ab 均为阴性。胸部 X 线片未见异常征象。B 超检查示肝、胆、胰、脾、肾及膀胱未见异常。

思考

1. 您的初步诊断是什么？

2. 为了明确诊断，您认为还需要做什么关键检查？

提示 可能的诊断

1. 肢端黑素瘤（acral melanoma）？

2. 糖尿病周围神经病变继发溃疡（diabetic peripheral neuropathy secondary ulcer）？

3. 足部溃疡性扁平苔藓（ulcerative lichen planus of the feet）？

关键的辅助检查 组织病理（足跟皮损）示表皮角化过度，棘层萎缩，局部糜烂、溃疡形成，基底细胞液化变性，真皮浅层带状淋巴细胞和组织细胞浸润，符合足部溃疡性扁平苔藓（图 107-2）。

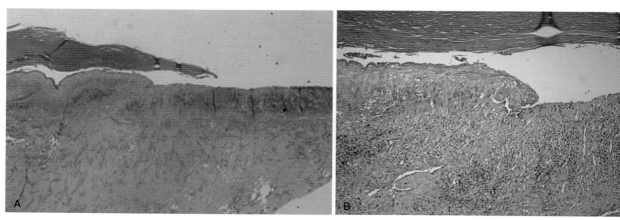

图 107-2　溃疡形成，基底细胞液化变性，真皮浅层带状淋巴细胞和组织细胞浸润 A. HE×25；B. HE×100

最终诊断 溃疡性扁平苔藓。

诊断依据

1. 足跟为糜烂、浅表溃疡，皮损周围有淡紫色红斑。

2. 皮损伴有疼痛，病程 2 年。

3. 组织病理显示基底细胞液化，真皮浅层带状淋巴组织细胞浸润。

治疗方法 患者使用沙利度胺 50 mg，每天 2 次。采用曲安奈德混悬剂局部封闭，每 2 周 1 次，局部每日外用重组人表皮生长因子凝胶，1 个月后足跟部皮损明显好转。半年后皮损消退，遗留轻度萎缩瘢痕。

易误诊原因分析及鉴别诊断 足部溃疡性扁平苔藓为掌跖扁平苔藓的一种特殊类型，临床少见。皮损好发于中老年，可对称发生于足跟、趾腹、踝部和足背等处，很少累及掌、指。皮损开始表现为浸润性红斑、水疱或大疱，破溃后形成边界清楚的溃疡。其基底红润，周围呈紫红色，易出血，可有萎缩、浸渍或领圈样剥脱。溃疡形成前或愈合后均有自发性疼痛。如治疗不及时溃疡可进一步加深、变大，并可伴有剧烈疼痛和癌变。甲改变常为初发损害，可出现甲纵嵴、甲纵沟、甲分离和脱甲，而后甲床萎缩、瘢痕形成，甚至永久性脱甲。甲周亦可出现红斑、糜烂、萎缩、溃疡及自发性疼痛等。口腔、躯干及四肢有扁平苔藓样损害。头皮可有毛囊性丘疹和继发的假性斑秃。组织病理显示表皮角化过度，粒层楔形增厚，棘层锯齿状增殖，基底细胞液化变性，真皮上部有以淋巴细胞为主的带状炎症细胞浸润。淋巴细胞浸润早期明显而晚期较轻，可有表皮萎缩、表皮下裂隙或形成大疱。本病病程长，无自愈倾向。

本病无特效治疗方法。皮肤移植被认为是一种治疗溃疡长期、有效的方法，并且可预防皮肤瘢痕和继发畸形。局部封闭治疗也可有较持久的疗效。近年来环孢素、雷公藤类、沙利度胺、胸腺素、他克莫司和维A酸等药物治疗取得了一定的疗效。

由于本病临床上少见，皮肤科医生对本病认识不足，缺乏经验，加上警惕性不够，故临床容易误诊或漏诊，所以临床医生应加强对此病的认识，做到早发现、早诊断及早治疗，以免误诊、误治而给患者带来痛苦。足部溃疡性扁平苔藓应与足部无色素性黑素瘤、糖尿病周围神经病变继发溃疡等相鉴别。

1. 足部无色素性黑素瘤　多由原位黑素瘤发展而来。皮损好发于掌跖部，其次是甲床及甲周，临床上罕见，其临床表现为三型：①曝光部位出现的红斑和斑片。②表皮无明显变化的真皮斑块或结节。③外生性的结节。但有极少数临床不典型者亦可出现溃疡性改变。诊断主要依靠临床表现、组织病理及免疫组化检查。结合病史、临床和组织病理及免疫组化两者不难鉴别。

2. 糖尿病周围神经病变继发溃疡　糖尿病周围神经病变是糖尿病神经病变最常见的临床表现，为糖尿病较为常见的慢性并发症之一。患者一般有明确、长期的糖尿病病史，可引起疼痛、感觉丧失、足部溃疡、坏疽甚至截肢等。神经系统检查常有震动觉、压力觉、痛觉、温度觉（小纤维和大纤维介导）的缺失以及跟腱反射消失。结合病史、临床表现、神经系统检查及组织病理检查两者不难鉴别。

（刘彤云　柴燕杰　李　兴　黄云丽　何　黎）

病例 108　类风湿性嗜中性皮炎

临床照片　见图 108-1、108-2。

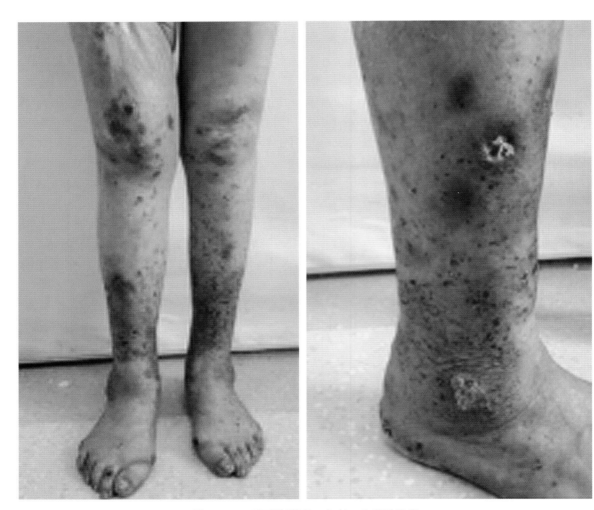

图 108-1　双下肢紫癜、水疱、血疱及溃疡

一般情况　患者，女，55 岁。

主诉　四肢紫癜、水疱、血疱伴瘙痒 4 年。

现病史　17 年前患者出现双侧肘关节红肿，伴疼痛，于当地医院诊断为"类风湿性关节炎"，予"泼尼松 30 mg/d"等治疗 1 个月后症状稍缓解。以后上述症状逐渐加重，并累及下颌关节、颈关节、双侧肩关节、腕关节、指关节、膝关节及踝关节等全身多处关节，现患者长期口服"泼尼松 20 mg/d"。

4 年前患者出现右手瘙痒，搔抓后出现针尖至蚕豆大小的紫癜、水疱和血疱，伴瘙痒，未给予任

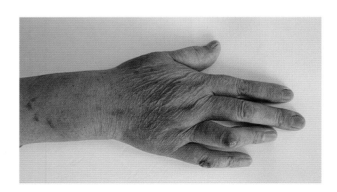

图 108-2　右手丘疹及血疱，指关节畸形

何处理。后皮疹逐渐加重，泛发四肢，部分破溃形成溃疡，伴瘙痒和疼痛，双下肢有轻度凹陷性水肿。无发热、关节痛、口腔和外阴溃疡，无腹痛、便血及血尿等症状。患者反复至当地医院就诊，检查示"类风湿因子 272 IU/ml，心脏彩超示左心室舒张功能低下"，诊断为"变应性血管炎"，予"葡萄糖酸钙、维生素 C、复方甘草酸苷、芦丁片、氯雷他定、溃疡气雾剂及黑光"等治疗，症状未见明显好转。

既往史及家族史　对磺胺、青霉素类药物及索米痛片（去痛片）过敏。家族史无特殊。

体格检查　一般情况好，右拇指关节、左拇指、无名指及小指关节畸形伴活动受限。

皮肤科查体　四肢散在针尖至蚕豆大小的紫癜、水疱及血疱。部分形成溃疡，上覆黄色脓性分泌物及血痂。皮损以双下肢为主。

实验室检查　胸部 CT 检查示双肺下叶胸膜下间质性改变，双肺散在少许慢性感染灶。腹部 B 超检查示脂肪肝。溃疡处分泌物培养示金黄色葡萄球菌生长。免疫全套示抗核抗体 +1:100 颗粒型。凝血常规、输血前全套、心电图及双下肢静脉彩超检查未见明显异常。

思考

1. 您的初步诊断是什么？

2. 为了明确诊断，您认为还需要做什么关键检查？

提示　可能的诊断

1. 坏疽性脓皮病（pyoderma gangremosum）？

2. 急性发热性嗜中性皮病（acute febrile neutrophilic dermatosis）？

3. 类风湿性嗜中性皮炎（rheumatoid neutrophilic dermatitis）？

4. 白塞综合征（Behcet syndlrome）？

关键的辅助检查

1. 类风湿关节炎检测　类风湿因子 114.00 IU/ml（正常值 <20 IU/ml）、抗环瓜氨酸肽（cyclic ciltrullinated peptide，CCP）抗体 >500.00 IU/ml（正常值 <17 U/ml）。冷球蛋白及抗中性粒细胞胞质抗体未见异常。

2. 组织病理　表皮下疱、疱内大量中性粒细胞及浆液，真皮全层局限性区域密集的中性粒细胞及核尘浸润，无血管炎表现（图 108-3）。

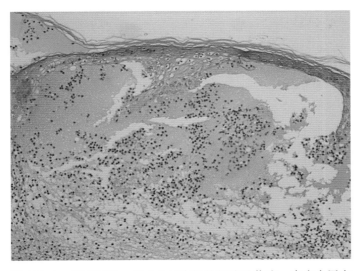

图 108-3　表皮下疱、疱内大量中性粒细胞及浆液，真皮全层密集的中性粒细胞及核尘浸润（HE×100）

最终诊断　类风湿性嗜中性皮炎。

诊断依据

1. 四肢散在针尖至蚕豆大小的紫癜、水疱及血疱，部分破溃形成溃疡。

2. 有长期类风湿关节炎病史。

3. 组织病理　表皮下疱疱内大量中性粒细胞及浆液，真皮全层局限性区域密集的中性粒细胞及核尘浸润，无血管炎表现。

治疗方法　患者维持泼尼松剂量，加用左氧氟沙星、香丹、复方甘草酸苷及葡萄糖酸钙等治疗 2 周，皮损好转后出院。

易误诊原因分析及鉴别诊断　类风湿性嗜中性皮炎于 1978 年由 Ackerman 首先报告，是一种严重的类风湿关节炎（rheumatoid arthritis，RA）的皮肤表现。皮损以中性粒细胞浸润为特征，类风湿因子（rheumatoid factor，RF）常为高滴度阳性，与类风湿关节炎病情平行。也有 RF 阴性的类风湿性嗜中性皮炎患者的报道。

皮损常对称发生于四肢伸侧、躯干、颈项、关节表面、肩部与臀部，尤以腕、手、指（趾）伸侧更明显，可为红色丘疹、斑块、结节、荨麻疹样或溃疡，也可表现为水疱、脓疱、结痂性或环状损害及可触及性紫癜。通常情况下类风湿关节炎于数年后出现类风湿性嗜中性皮炎，也有皮损发病先于关节症状的报道。类风湿性嗜中性皮炎的组织学特征为真皮内中性粒细胞浸润伴数量不等的核碎裂。本病没有血管炎表现。可见数量不定的组织细胞、浆细胞和嗜酸性粒细胞。类风湿性嗜中性皮炎在临床及病理上需与其他嗜中性皮病鉴别。

1. 急性发热性嗜中性皮病　又称 Sweet 综合征，主要以四肢、颈部及面部突然出现疼痛性红色结节或斑块伴发热为临床特征，组织病理表现为真皮内大量中性粒细胞浸润。本病可能伴发的疾病包括上呼吸道感染、炎症性肠病和肿瘤，或由药物诱发。

2. 持久性隆起性红斑　是一种罕见的皮肤小血管炎，临床表现以好发于肢体伸侧、持续存在的紫红色或棕红色丘疹、结节和斑块为特点。组织病理早期表现为白细胞碎裂性血管炎，陈旧皮损表现为真皮纤维化，常与很多系统性疾病伴发，如感染、自身免疫性疾病和血液系统疾病等。

3. 白塞综合征　又称眼 - 口 - 生殖器综合征（oculo-oral-genital syndrome），是一种以血管炎为病理基础的多系统疾病。口腔、眼、生殖器及皮肤为本病的好发部位，也可出现多系统改变。临床表现多为复发性口腔溃疡、眼炎、生殖器溃疡以及皮肤损害，如结节性红斑、毛囊炎和痤疮样皮疹等。基本病理病变为不同程度的白细胞碎裂性血管炎和淋巴细胞性血管炎。

4. 坏疽性脓皮病　是一种少见的非感染性嗜中性皮病。皮损表现多样，典型者为复发性疼痛性坏死性溃疡。溃疡边缘呈潜行性改变，常伴发炎症性肠病等潜在疾病。组织病理典型表现包括损害中央表皮和真皮的坏死和溃疡。溃疡周围密集的急性炎症细胞浸润，其外混合炎症细胞及慢性炎症细胞浸润。在溃疡型坏疽性脓皮病可见真、表皮大量中性粒细胞浸润，伴中性粒细胞脓肿形成。部分学者报道有中性粒细胞血管反应（白细胞碎裂性血管炎）和肉芽肿性血管炎等表现。

（薛　丽　张　敏）

病例 109 原发性皮肤 CD4⁺ 多形性中 / 小 T 细胞淋巴瘤

临床照片 见图 109-1、109-2。

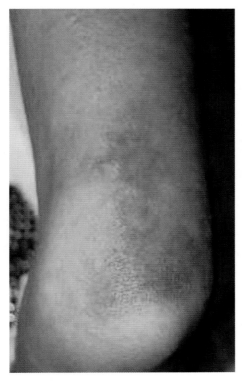

图 109-1 左上臂紫红色结节、斑块

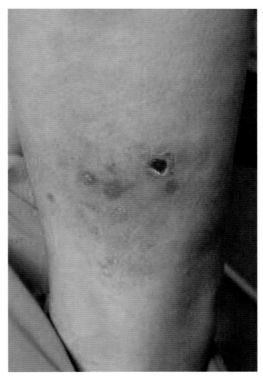

图 109-2 左大腿红色结节、溃疡、萎缩瘢痕

一般情况 患儿，女，12 岁，学生。

主诉 四肢皮下结节、萎缩 4 年余。

现病史 患者及家属诉 4 年前无明显诱因四肢伸侧突然出现皮损结节，为樱桃至鸽蛋大小，表面正常或呈淡紫红色，部分皮损中央坏死结痂，部分可自行消退，愈后遗留轻度萎缩。无明显自觉症状。无发热、关节痛、口腔溃疡及光敏现象。病程中患者无盗汗、恶心、呕吐及呕血等情况。精神、睡眠及饮食皆差。小便黄，大便正常，体重无明显变化。

既往史及家族史 无特殊。

体格检查 一般情况可，精神可。全身多处浅表淋巴结肿大，呈花生米至米粒大小，无粘连，活动可，质中等，无压痛。皮肤、巩膜中度黄染，无肝掌及蜘蛛痣。心、肺无异常。腹平软，无压痛及反跳痛，肝、脾未触及。肠鸣音正常。

皮肤科检查 四肢见花生至鸽蛋大小的皮下结节，少数溃破结痂，愈后遗留轻度萎缩。皮疹以四肢近端为主。

实验室检查 血、尿及大便常规均正常。血生化（肝和肾功能、血糖、电解质及血脂）示正常。HIV-Ab 阴性。T 细胞亚群检测示正常。ANA（−）。ENA：抗 SSB（＋），余阴性。胸部 X 线检查未见异常征象。B 超检查示浅表淋巴结未见肿大，肝、胆、脾、肾未见异常。

思考

1. 您的初步诊断是什么？

2. 为了明确诊断，您认为还需要做什么关键检查？

提示　可能的诊断

1. 狼疮性脂膜炎（lupus panniculitis）？
2. 蕈样肉芽肿（granuloma fungoides）
3. 外周皮肤 T 细胞淋巴瘤（peripheral cutaneous T cell lymphoma）？

　　关键的辅助检查　组织病理（上肢皮肤结节）示表皮萎缩，真皮及皮下见弥漫性分布的中等偏小的淋巴样细胞浸润（图 109-3），有轻微的嗜表皮性，累及附属器神经及血管。免疫组化示 CD3、CD4 及 TIA-1 阳性；CD8、CD20、CD79a、CD56、CD30、GrB、TdT 及 MPO 均阴性。Ki-67 增殖指数约 5% 为阳性。病理诊断：结合临床，符合原发性皮肤 CD4$^+$ 多形性中 / 小 T 细胞淋巴瘤。

　　最终诊断　原发性皮肤 CD4$^+$ 多形性中 / 小 T 细胞淋巴瘤（primary cutaneous CD4$^+$ small/medium-sized pleomorphic T-cell lymphoma）。

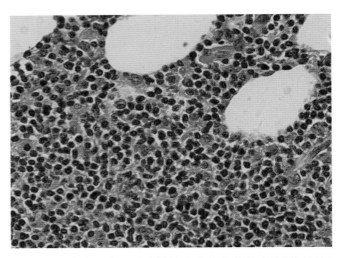

图 109-3　真皮及皮下见弥漫性分布的中等偏小的淋巴样细胞浸润（HE × 400）

　　诊断依据

1. 病史及病程　4 年余。
2. 皮损部位　四肢伸侧。
3. 皮损特点　表现为皮下结节，可有溃破结痂，愈后遗留轻度萎缩。
4. 伴随症状　无明显自觉症状。
5. 组织病理　符合原发性皮肤 CD4$^+$ 多形性中 / 小 T 细胞淋巴瘤。

　　治疗方法　患者使用沙利度胺 50 mg，每天 2 次。皮损大部分消退，2 个月后自行停用，后改为中药治疗，间断有少数新发皮损。

　　易误诊原因分析及鉴别诊断　原发性皮肤 CD4$^+$ 多形性中 / 小 T 细胞淋巴瘤是近几年新命名的一类皮肤 T 细胞淋巴瘤，是一种罕见的惰性外周 T 细胞淋巴瘤。由于对它的认识在不断地深入，其名称和归类也在修正中。以前有以"特发性假性 T 细胞淋巴瘤""假性淋巴瘤性毛囊炎""单发性蕈样肉芽肿""突发性蕈样肉芽肿"及"单克隆非典型 T 细胞增生"等为名，并且在 WHO 分类中与其他很多皮肤 T 细胞淋巴瘤统称为"原发性皮肤外周 T 细胞淋巴瘤，非特殊类型"。目前在 WHO- 欧洲癌症治疗研究组织（EORTC）淋巴瘤分类中暂称为"原发性皮肤 CD4$^+$ 多形性小 / 中 T 细胞淋巴瘤"。临床上本病多见于成年人或老年人，也可见于青少年，无性别差异。皮损多为孤立性的浸润性红斑、结节和肿块，好发于面部、颈部及躯干上部，很少破溃。皮损多发者少见。组织学上可见真皮全层甚至皮下组织致密结节性或弥漫性淋巴样细胞浸润。肿瘤细胞为小到中等大的淋巴样细胞，呈多形性，其间可混有较多的反应性炎症细胞，甚至有肉芽肿形成。若有大细胞，不应超过浸润细胞的 30%。亲表皮现象很少见。本病预后良好，5 年生存率为 60% ～ 80%。对单发者可手术切除，或予以局部放疗。采取局部放疗后皮损可完全消退，但容易复发。泛发者可用环磷酰胺和 α 干扰素治疗。最佳的治疗方案还有待于临床观察和研究。

　　原发性皮肤 CD4$^+$ 多形性中 / 小 T 细胞淋巴瘤应与狼疮性脂膜炎和蕈样肉芽肿等相鉴别。

　　1. **狼疮性脂膜炎**　又称深在性红斑狼疮，为介于 DLE 和 SLE 间的中间类型。男女都可发生，主要见于女性。多见于中年人（40 ～ 50 岁）。好发于颊、臀、臂，其次为股、胸部。皮损为单侧或两侧分布。皮损表现为深部皮下结节或斑块，一个或多个，坚硬。表面皮肤常为皮色或淡红色，或为典型 DLE。结节可吸收，皮面凹陷或坏死，发生溃疡，愈合后留有萎缩性瘢痕。可有贫血、白细胞减少、血小板减少和 ESR 加快。30％的病例 ANA（＋），类风湿因子阳性，免疫球蛋白升高。组织病理有一定特征。结合病史、临床及组织学检查，两者鉴别不难。

2. 蕈样肉芽肿 本病以浸润性斑块、结节和肿块发病，不经过蕈样肉芽肿的斑片期，而且多无瘙痒等自觉症状。组织病理上本病很少出现亲表皮现象，浸润部位可深达皮下，肿瘤细胞核呈多形而非脑回状。

（刘彤云 李 娜 何 黎）

病例 110 坏疽性脓皮病

临床照片 见图 110-1。

一般情况 患者，男，46 岁，一般居民。

主诉 左小腿伸侧溃疡伴疼痛 20 天。

现病史 患者于 20 天前无明显诱因发现左小腿伸侧皮肤红肿，上有红色丘疹、米粒大小水疱，疼痛明显，自用红霉素软膏外搽，皮损未好转，然后皮损破溃，形成溃疡，且疼痛加剧，遂来我院就诊。

既往史及家族史 既往体健，家族中无类似病史。无药物过敏史及糖尿病等慢性病史。

体格检查 一般情况好，T 36.7℃，各系统检查未见异常，腹股沟及其他浅表淋巴结未触及肿大，不能正常行走。

皮肤科检查 左小腿伸侧有一约 18 cm×22cm 不规则溃疡。溃疡境界清楚、边缘隆起，溃疡面较为干燥，仅有少许黄色脓性分泌物附着于表面，边缘呈浅青紫色，为潜行性，周围皮肤红肿，触痛明显。

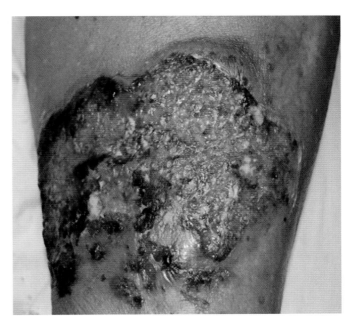

图 110-1 左小腿伸侧溃疡

实验室检查 血、尿常规正常，肝、肾功能正常，腹部 B 超及胸部 X 线检查正常，肿瘤标志物及抗核抗体测定未见异常，真菌镜检及培养阴性，分泌物抗酸染色未见异常。

思考

1. 您的初步诊断是什么？

2. 为了明确诊断，你认为还需要做什么关键检查？

提示 可能的诊断

1. 坏疽性脓皮病（pyoderma gangrenosum，PG）？

2. 原发性皮肤感染（primary cutaneous infection）？

3. 血管炎（vasculitis）？

关键的辅助检查 组织病理示棘细胞间及细胞内水肿，一侧溃疡形成，真皮浅层水肿，纤维素样渗出，血管周围淋巴细胞和中性粒细胞浸润（图 110-2）。部分血管壁可见纤维素样物质沉积。

最终诊断 坏疽性脓皮病。

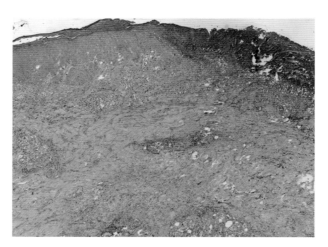

图 110-2 溃疡形成，真皮浅层水肿，纤维素样渗出，血管周围淋巴细胞和中性粒细胞浸润（HE×100）

诊断依据

1. 病史及病程 中年男性，左小腿伸侧出现溃疡伴疼痛 20 天。

2. 皮损特点 左小腿伸侧不规则溃疡，溃疡面有少许黄色脓性分泌物附着于表面。溃疡境界清楚，边缘隆起，呈浅青紫色，为潜行性，周围皮肤红肿，触痛明显。

3. 组织病理 溃疡形成，真皮水肿，血管周围以淋巴细胞和中性粒细胞浸润，部分血管壁可见纤维素样物质沉积。

治疗方法 以系统使用糖皮质激素、免疫抑制剂及皮损局部治疗为主。

易误诊原因分析及鉴别诊断 坏疽性脓皮病由 Beunsting 等于 1930 年首次报道，是一种以皮肤破坏性溃疡和疼痛为特征的非感染性皮肤病，好发于中青年，以 30～50 岁常见。本病的发病原因不明，但常合并有炎性肠病、白血病及多发性骨髓瘤等其他系统疾病，以炎性肠炎最常见。皮损表现多样，好发于下肢、臀部和躯干部，有时还可发生于创伤处。初期可见炎性丘疹和水疱，很快皮损破溃，形成疼痛性溃疡。溃疡境界清楚，边缘隆起，呈潜行性。疼痛剧烈，并有压痛。依照皮损特点分为四型：溃疡型、脓疱型、大疱型及增殖型。依据临床特点，该病例属于溃疡型。由于该病的临床表现与原发性皮肤感染以及某些伴有血管炎表现的综合征较为相似，因此，需与上述疾病鉴别。

1. 原发性皮肤感染 可因细菌和真菌等病原体引起，可通过分泌物细菌培养、真菌镜检及培养以及血清中梅毒螺旋体检测等进行鉴别。

2. 某些伴有血管炎表现的综合征 58.9%～97% 的白塞病可有皮肤损害，可出现结节性红斑、多形性红斑、血栓性静脉炎、溃疡、大疱性坏死性血管炎及坏疽性脓皮病样损害。其基本病变为血管炎，皮肤组织病理可见血管内皮细胞增生，内膜增厚，管腔变窄甚至闭塞，血管壁及其周围有炎症细胞浸润。而坏疽性脓皮病没有血管炎的表现，可通过组织病理进行鉴别。韦格纳肉芽肿也可出现坏疽性脓皮病样损害，但除皮肤外，在呼吸道可出现肉芽肿，还可表现为局灶性坏死性肾小球肾炎。其组织病理可表现为非特异性血管周围淋巴细胞浸润。

（涂　颖　刘彤云　李　娜　何　黎）

病例 111　青斑样血管炎

临床照片　见图 111-1。

一般情况　患者，女，55 岁，农民。

主诉　双足背及踝关节瘀斑、溃疡、瘢痕，伴疼痛 1 年。

现病史　患者 1 年前无明显诱因于双侧踝关节和小腿处出现散在瘀点、瘀斑，曾在当地诊断为"过敏性紫癜"，予糖皮质激素治疗后好转，但皮损仍反复发作。随后皮损局部出现浅表溃疡和结痂。部分表面感染，有脓性渗出，自觉疼痛，伴有踝关节疼痛。皮疹反复发作，皮损愈后留有萎缩性瘢痕及色素沉着斑。

既往史　无系统性病史，家族中无类似病史。

体格检查　各系统检查无特殊。

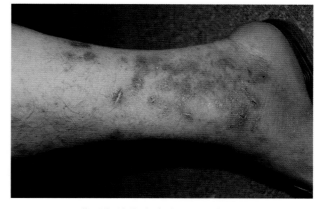

图 111-1　足背及踝关节皮肤暗红斑、瘀点、溃疡、结痂及点状萎缩

皮肤科检查　双足背及踝关节轻度肿胀。皮肤可见红褐色紫癜样瘀斑和瘀点。其上可见点状或不规则浅表溃疡结痂面，局部愈合处可见萎缩、色素沉着及毛细血管扩张，皮疹边缘不清。

实验室检查　血常规示 WBC 10.9×10^9/L，中性粒白细胞占 87.5%。尿及大便常规、血生化、补体及免疫球蛋白正常，ANA、ENA、抗 ds-DNA 抗体及抗心磷脂抗体阴性，HIV、TPPA、TRUST 及肝炎病毒学检查均为阴性。分泌物细菌培养阴性。

思考

1. 您的初步诊断是什么？

2. 为了明确诊断，您认为还需要做什么关键检查？

提示　可能的诊断

1. 青斑样血管炎（livedoid vasculitis）？

2. 变应性皮肤血管炎（allergic cutaneous vasculitis）？

3. 淤积性皮炎（stasis dermatitis）？

4. 色素性紫癜性皮病（pigmentary purpuric dermatosis）

关键的辅助检查　组织病理示真皮浅层小血管增生、扩张，血管壁纤维蛋白样物质沉积，管腔内血栓形成，血管周围有红细胞外逸（图 111-2）。管周可见淋巴细胞和中性粒细胞浸润。

最终诊断　青斑样血管炎。

诊断依据

1. 患者女，55 岁，病程 1 年，皮损自觉疼痛。

2. 皮损为红褐色紫癜样瘀斑和瘀点，其上可见点状或不规则浅表溃疡结痂面，局部愈合处可见萎缩、色素沉着及毛细血管扩张。

3. 组织病理示真皮浅层小血管增生、扩张，血管壁有纤维蛋白样物质沉积，管腔内血栓形成，血管周围有红细胞外逸，管周可见淋巴细胞和中性粒细胞浸润。

治疗方法　静脉滴注中小剂量的甲泼尼龙针和维生素 C 针。口服维生素 E 和沙利度胺。溃疡处用 1∶8000 高锰酸钾液湿敷，外用肝素钠软膏和夫西地酸乳膏，外照氦氖激光。2 周后皮损消退，局部遗留色素沉着及白色萎缩斑、浅表瘢痕。

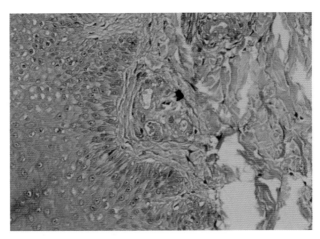

图 111-2　真皮浅层血管增生，伴血管壁纤维蛋白样物质
沉积、血栓形成（HE×200）

易误诊原因分析及鉴别诊断　青斑样血管炎又称白色萎缩，是一种慢性复发性疼痛性皮肤病，以小腿和踝部紫癜坏死、象牙色萎缩、毛细血管扩张及色素沉着为特征。该病可以为全身系统疾病的表现之一，可发生在系统性红斑狼疮、硬皮病、类风湿关节炎、抗磷脂抗体综合征、结节性多动脉炎和肿瘤等，也可发生于静脉淤滞区和静脉曲张区，因此，该病的诊断需完善系统性检查，以排查其他可能的相关疾病。本病的病理组织学表现为真皮浅层血管扩张增生，管壁纤维素渗出和血栓形成，管周可见单核细胞及淋巴细胞浸润。本病应与以下疾病进行鉴别。

1. 变应性皮肤血管炎　该病好发于中青年女性。皮损表现为双下肢可触及的紫癜、血疱和浅表溃疡等损害，可伴有发热和关节疼痛，可分为皮肤型和系统型。系统型除皮损以外，也可有肝、肾、肺和关节等损害，病理检查主要为白细胞碎裂性血管炎改变。

2. 淤积性皮炎　该病为静脉曲张性湿疹，好发于小腿下 1/3 及踝关节周围，可累及足背部。皮损主要表现为急性或亚急性湿疹样表现，同时可有明显的色素沉着，常可伴有溃疡发生，且溃疡不易愈合。体检可见双下肢明显静脉曲张表现及足背动脉波动减弱，肢端皮温降低。

3. 色素性紫癜性皮病　该病为一组紫癜样皮病，主要分为色素性紫癜性苔藓样皮病、毛细血管扩张环状紫癜、肉芽肿性色素性紫癜样皮病、家族性色素性紫癜性疹以及线状或象限性分布的色素性紫癜性皮病。皮损表现多样，可伴有瘙痒，较少出现溃疡。主要病理表现为真皮浅层毛细血管内皮细胞肿胀，管周以淋巴细胞为主的炎症细胞浸润。

（布晓婧　刘彤云　柴燕杰　陈凤娟）

病例 112　皮肤原发性 CD30 阳性间变性大细胞淋巴瘤

临床照片　见图 112-1。

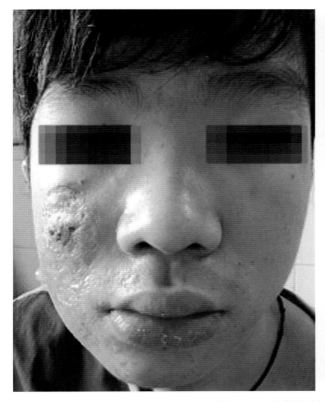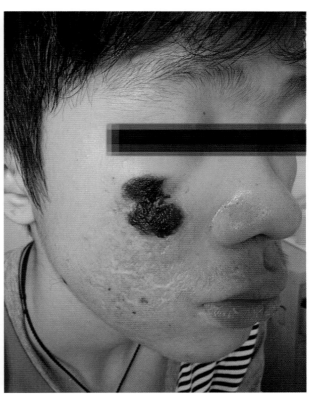

图 112-1　面部红斑、丘疹、结痂及瘢痕

一般情况　患者，男，16 岁，学生。

主诉　患者于 2 年前无明显诱因出现右侧面部红色丘疹，伴瘙痒，无破溃和流脓等不适。后丘疹处出现结痂，结痂脱落，形成瘢痕，逐渐扩散至右侧面颊部。患者于当地医院就诊，并给予外用药物等治疗（具体不详）。治疗期间红斑面积有缩小，后又扩大。反复结痂、脱落，有部分瘢痕形成。

既往史及家族史　无特殊。

体格检查　一般情况尚可，神志及精神可。心、肺、腹部查体未见特殊异常，全身浅表淋巴结未见肿大。

皮肤科检查　右侧面部红斑，颧骨处可见两个大小约为 1 cm×1cm 的结痂。部分脱落，未见脓性分泌物附着，可见萎缩瘢痕及局部毛细血管扩张，无破溃、溢脓和渗液等，皮温基本正常，无明显鳞屑附着。

实验室检查　血常规：WBC 3.84×10^9/L，NEU 1.52×10^9/L，EOS 0.57×10^9/L；血生化：Cys-C 1.90 mg/L，DBIL 3.5 μmol/L，TP 65.6g/L，余均正常。体液免疫六项示血清总补体（CH50）58.2 U/ml，余均正常。自身免疫十四项及血管炎两项未见异常。面部分泌物培养未查到抗酸杆菌，未查到细菌和真菌。当地医院病理检查示角化过度，角质层内见真菌孢子，棘层增生，细胞间水肿，中性粒细胞移入形成脓疱，真皮内淋巴细胞和中性粒细胞浸润，以毛囊和皮脂腺周围为著。

思考

1. 您的初步诊断是什么？

2．为了明确诊断，您认为还需要做什么关键检查？

提示 可能的诊断

1．孢子丝菌病（sporotrichosis）？

2．皮肤结核（tuberculosis of skin）？

3．淋巴瘤（lymphoma）？

关键的辅助检查

1．右面部皮损二次组织病理 真皮内及局部皮下组织可见灶性凝固性坏死。坏死周围组织可见异型细胞浸润，有明显核分裂象（图 112-2）。免疫组化示浸润异型细胞 CD3（+），CD20（−），CD4（+，部分），CD8（+），CD56（−），TIA-1（+），GZB（+，少数细胞），PFN（+，个别细胞），ALK（−），CD30（+），Ki-67 增殖指数（+），约为 80%。

2．PET-CT 检查 右侧颞部皮肤表面软组织增厚，代谢轻度升高。结合临床，考虑为淋巴瘤。

3．骨髓穿刺 未见异型细胞。

最终诊断 皮肤原发性 CD30 阳性间变性大细胞淋巴瘤（primary cutaneous CD30$^+$ anaplastic large cell lymphoma）。

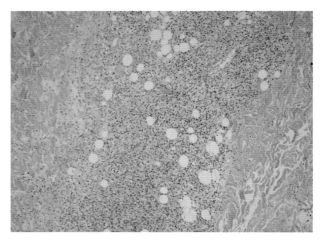

图 112-2 皮下组织可见灶性凝固性坏死，坏死周围组织可见异型细胞浸润（HE×100）

诊断依据

1．病程 2 年。

2．皮损位于面部，为红斑、丘疹、结痂和瘢痕。

3．皮肤病理检查见核大异型细胞。免疫组化示 CD30$^+$ 异型细胞＞75%，ALK（−）。

治疗方法 对患者使用 CHOP 方案化疗，并行面部皮损切除术和面部植皮术。术后恢复良好，复查 PET-CT 检查提示无高代谢灶。

易误诊原因分析及鉴别诊断 原发性 CD30$^+$ 间变性大细胞淋巴瘤原发于皮肤，且没有继发于淋巴瘤样丘疹病、蕈样肉芽肿或其他类皮肤 T 细胞淋巴瘤的依据。本病多发于成人，男性多见。皮损好发于肢端，常表现为局限性紫红色丘疹、结节斑块或肿瘤。表面常有浅溃疡，单发或多发。免疫组化表现为肿瘤细胞 CD30 抗原＞75%，大部分肿瘤细胞表达 T 辅助细胞表型（CD3$^+$、CD4$^+$），少数患者有 CD8$^+$，也可表达 TIA-1、颗粒酶 B 和穿孔素。大部分患者病情进展缓慢，预后良好。治疗上常首选观察，如 4～8 周皮损不能自行缓解，可采取手术、放疗和化疗。本病需与以下疾病鉴别：

1．淋巴瘤样丘疹病（lymphomatoid papulosis） 是一种慢性、复发性、自愈性丘疹结节或丘疹坏死的皮肤病。基本损害为丘疹和小结节，临床类似于急性痘疮样苔藓样糠疹。组织学上免疫表型 A 型（组织细胞型）和 C 型（间变大细胞淋巴瘤样型）的特点为肿瘤细胞表达 CD30 抗原，常呈大片状分布，也表达 CD3$^+$ 和 CD4$^+$。B 型（蕈样肉芽肿型）仅表达 T 辅助细胞表型，不表达 CD30 抗原。本例患者起病时丘疹单发，类似淋巴瘤样丘疹病，但组织学异型细胞浸润较深，CD30$^+$ 标记的肿瘤细胞＞75%，故符合皮肤原发性 CD3 阳性间变性大细胞淋巴瘤，需长期随访。

2．孢子丝菌病皮肤淋巴管型 原发皮损常在四肢远端，孢子由外伤处植入。经数日或数月后局部出现一皮下结节，进而表面皮肤呈紫红色，中心坏死形成溃疡，有稀薄脓液并覆盖厚痂。数天至数周后，沿淋巴管向心性出现新结节。结节排列成串，可延伸至腋下或腹股沟淋巴结，但引起淋巴结炎者甚少。本例患者虽首次病理检查提示角质层有孢子，但之后真菌培养并无阳性结果，且皮肤病理及免疫组化已明确诊断。

3. 皮肤结核 可累及面部，常有结核菌素试验（+）。病理检查可见结核样肉芽肿和干酪样坏死等特征性表现，部分人同时伴有肺结核、肠结核及脊柱结核等远处结核病变。本例患者皮损处抗酸染色（−），且皮肤病理及免疫组化已明确诊断。

（曹灿 王梦蕾 王茜 李莉 何 黎）

病例 113 老年人头面部血管肉瘤

临床照片 见图 113-1。

一般情况 患者，男，64 岁，退休。

主诉 左耳后、头皮斑块、溃疡伴疼痛 1 个月。

现病史 患者于 1 个月前无明显诱因于左耳后皮肤及头皮出现片状暗红斑和结节，相继在耳后下方结节及头皮暗红斑的基础上出现稍隆起的斑块。斑块中央溃破形成溃疡。溃疡逐渐增大，疼痛明显，夜间为甚。患者曾于当地医院就诊，考虑为皮肤感染并进行抗感染治疗（具体诊治不详），皮疹无好转，斑块及溃疡逐渐增大，皮损表面形成黑痂。患者为求进一步诊治，遂至我科就诊。门诊以"头皮感染原因待查？"收入院。患者自发病以来，精神和饮食可，睡眠欠佳，大、小便正常，体重无明显变化。

既往史及家族史 既往有冠心病史，余无特殊。

体格检查 各系统检查无异常。

皮肤科检查 左耳后皮肤及头皮见手掌大小的暗红色斑块，境界不清，质地与周围正常头皮相比较稍硬。耳后头皮斑块中部稍隆起。于隆起部位可见一

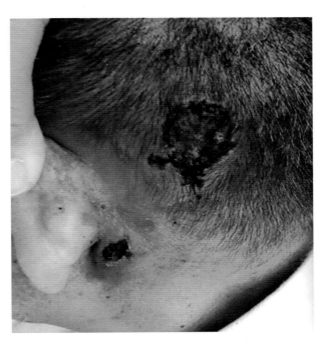

图 113-1 左耳后、头皮部斑块、溃疡

钱币大小的溃疡。耳根后下方见一甲盖大小的溃疡。溃疡边缘不整齐，有压痛，溃疡上覆有黑色痂皮。

实验室检查 血、尿、大便常规，肝和肾功能、电解质、血糖、血脂、免疫球蛋白及补体检查未见明显异常。梅毒血清学实验、抗核抗体及抗可溶性抗原抗体谱均为阴性。皮损分泌物细菌培养、真菌镜检＋培养均为阴性。胸部 X 线片示肺内未见明显的活动性病灶，主动脉增宽、迂曲，结壁钙化，心外形轻度增大，右膈膨升。心电图检查示窦性心律、陈旧性下壁心肌梗死。浅表肿物及淋巴结 B 超检查示左侧耳后皮下组织层内稍低回声区，性质待查（建议必要时活检）。双侧颈部多个淋巴结可见，左侧部分淋巴结肿大。

思考

1. 您的初步诊断是什么？

2. 为了明确诊断，您认为还需要做什么关键检查？

提示 可能的诊断

1. 化脓性肉芽肿（granuloma pyogenicum）？

2. 良性血管瘤（benign hemangioma）？

3．血管肉瘤（angiosarcoma）？

4．基底细胞癌（basal cell carcinoma）？

关键的辅助检查　组织病理（头皮部）示浅表溃疡形成，真皮内见多数不规则的裂隙状血管，部分内皮细胞突向血管腔，局部内皮细胞增生，细胞轻度异型（图 113-2、113-3）。免疫组织检查示 CD31 及 CD34（＋），F8（±），SMA 及 actin（－），Ki-67 增殖指数为 10%~20%（＋）。病理诊断符合血管肉瘤。

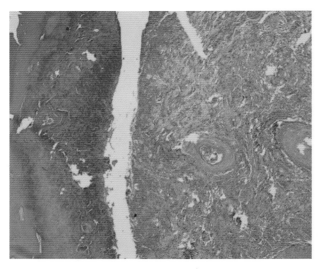

图 113-2　浅表溃疡形成，真皮内见多数不规则的裂隙状血管，部分内皮细胞突向管腔，局部内皮细胞增生，血管内皮细胞轻度异型（HE×40）

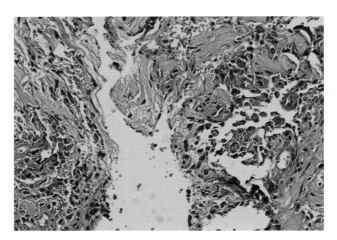

图 113-3　前图高倍（HE×200）

最终诊断　老年人头面部血管肉瘤。

诊断依据

1．老年人左耳后及头皮紫红色斑块和溃疡，边缘隆起。病程 1 个月。

2．组织病理检查显示真皮内见多数不规则的裂隙状血管。血管内皮细胞轻度异型，可见核分裂象。

治疗方法　建议将患者转至肿瘤科进行手术、放疗科行放射性治疗，后失访。

易误诊原因分析及鉴别诊断　血管肉瘤又名恶性血管内皮细胞瘤，为血管内皮或淋巴管内皮细胞的一种恶性肿瘤。本病好发于皮肤软组织，占软组织肉瘤的 2%。临床上分为四型：老年人头面部血管肉瘤、继发于慢性持续性淋巴水肿的血管肉瘤、大剂量放疗后所致的血管肉瘤以及恶性增生性血管内皮细胞瘤。其中以第一型较为常见。病因目前尚不明确，多考虑与外伤、电离辐射、化学物接触、长期慢性淋巴水肿、日晒及基因突变有关。大部分原发部位的皮损呈紫红、暗红或蓝黑色的斑片、斑块或结节。肿瘤周围有一个或多个卫星灶，可伴溃疡、出血及渗液。确诊主要依靠组织病理学检查以及免疫组织化学染色。组织病理学上显著的特点是组织学差异大，从分化较好到分化不好的改变可出现于不同患者甚至同一患者。在分化好的区域中可见到不规则的血管腔相互融合，内皮细胞大多为单层。在分化差的区域中血管腔由明显异型的立方形内皮细胞排列而成。内皮细胞皆成束条状。细胞之间界限不清，往往聚集在一起呈合胞现象，对本病的诊断有相当价值。免疫组化特点是 CD31、CD34 和 FⅧ均能标记内皮细胞。CD31 能与血管内皮细胞的黏附分子结合，敏感性和特异性较高，是目前常用的血管源性肿瘤的标志。CD34 不仅在内皮细胞表达，一些非血管源肿瘤也可表达，认为其是内皮细胞成熟的标志。FⅧ是一种糖蛋白，广泛表达于血管内皮、肝窦和脾窦内皮细胞，是特异性标志，但实际上只有少数血管肉瘤出现阳性反应。由于血管肉瘤的肿瘤细胞会出现不同程度的失标记现象，仅标记一种抗体可能会造成漏诊或误诊，因此推荐同时标记这三项。治疗主要以手术为主，辅以放、化疗。如病灶＜5 cm，可考虑外科手术广泛切除并植皮。对病灶较大或不能进行根治性手术的患者可考虑放疗或化疗。放疗能明显控制肿瘤生长，并减少渗出与破溃。化疗适用于肿瘤无法手术切除或治疗后复发或远处转移的患者。化疗药物包括阿霉素、环磷酰胺、长春新碱、13-顺维A酸及干扰素等。本病侵袭性较高，可复发和远处转移，病情进展快，预后差。局部复发率为74%，中位生存时间为3、4年，总体5年生存率约为43%，综合治疗的5年生存率大于非综合治疗者。其预后与肿瘤细胞的分化程度无显著相关性，而与肿瘤浸润、肿瘤显微镜下的垂直深度有关。一般认为直径＞5 cm，深度＞3 mm，切缘有浸润，有丝分裂速度＞3 mm，存在转移和复发者，均提示预后不良。

由于血管性肉瘤的早期特点并不是很明显，表现形式多样，加上警惕性不够，故临床易造成误诊或漏诊，所以临床医生应加强对此病的认识，做到早发现、早诊断及早治疗，以便于延长患者的生命。血管肉瘤应与化脓性肉芽肿、良性血管瘤及基底细胞癌等相鉴别。

1. 化脓性肉芽肿　是一种后天性、良性结节状增生，常发生于身体容易受到外伤的部位，如面部、头皮、手足和躯干上部等。早期损害为红色丘疹和结节，也可见坏死、溃疡和结痂，受到轻度外伤后即易出血。结合外伤史和组织病理学检查两者不难鉴别。

2. 良性血管瘤　多为血管在胚胎发育的过程中因故使血管的某一阶段发育障碍，使其形态停止在该阶段，故发病年龄较小。皮疹部分能自行消退，部分可持续存在，并可继续发展，表现为红斑、丘疹、结节、斑块或肿块等，压之褪色。本病与血管肉瘤的早期临床症状类似，通过组织病理学检查可鉴别。

3. 基底细胞癌　又名侵蚀性溃疡，主要发生在老年人，50岁以上多见，好发于头皮和面颈部等身体曝光部位。损害多为浅表性皮疹，早期为一表面光亮的具有珍珠样隆起边缘的圆形斑片，也可表现为淡红色珍珠样丘疹或斑块，或伴有糜烂、结痂和浅表溃疡。组织病理特点为不对称，可与表皮相连，肿瘤细胞在瘤团块周边排列成栅栏状，中央无一定的排列方式。根据组织病理学检查两者不难鉴别。

（胡瑜霞　农　祥　刘彤云　何　黎）

病例 114　人工性脂膜炎

临床照片　见图114-1。

一般情况　患者，女，41岁。

主诉　腰腹部斑块、结节疼痛4个月，伴破溃2个月。

现病史　患者于4个月前因腰腹部肥胖在私人美容院予腰腹部多处注射减肥消脂针（磷脂酰胆碱为主要成分），后腰腹部注射部位先后出现斑块和结节，疼痛明显，于外院就诊，建议活检，患者拒绝。遂于多家医院就诊，诊断不详。给予"甲泼尼龙16 mg qd、拜阿司匹林0.3 g qn"系统治疗，局部外用"多磺酸黏多糖乳膏"，治疗后好转，2个月后将糖皮质激素减至12 mg/d，患者因担心糖皮后激素的不良反应而自行停用糖皮质激素。停用后皮疹复发，结节增大并破溃，有黄色脓液流出，遂就诊于我院。

既往史及家族史　无特殊。父母健康，非近亲结婚，家族中无类似疾病患者。

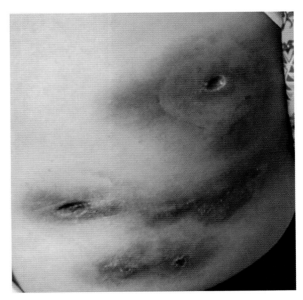

图 114-1　腰腹部斑块、结节及溃疡

体格检查　体格及智力发育正常，系统检查未见异常。

皮肤科检查　腰腹部散在分布的肿胀性紫红斑和结节，大小不等，部分红斑融合成片，部分结节破溃，压痛，溃疡面积大者约为 1.2 cm×0.5 cm，小者直径约为 0.4 cm。

实验室检查　血、尿及大便常规正常，肝和肾功能、血糖及电解质均正常。

思考

1. 您的初步诊断是什么？

2. 为了明确诊断，您认为还需要做什么关键检查？

提示　可能的诊断

1. α_1- 抗胰蛋白酶缺陷性脂膜炎（ α -antitrypsin-deficiency panniculitis ）？

2. 寒冷性脂膜炎（ cold Panniculitis ）？

3. 人工性脂膜炎（ factitious panniculitis ）？

关键的辅助检查　组织病理示表皮基底细胞空泡化，真皮浅层血管周围及附属器周围稀疏淋巴细胞浸润，皮下脂肪层大量脂肪液化溶解，囊性改变，伴有大量红细胞外渗（图 114-2 ）。

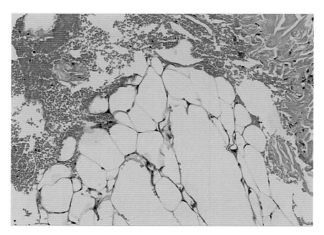

图 114-2　皮下脂肪层大量脂肪液化溶解，囊性改变，红细胞外渗（ HE×200 ）

最终诊断　人工性脂膜炎。

诊断依据

1. 病史及病程　病史 4 个月。曾经在私人美容院予腰腹部多处注射减肥消脂针。

2. 皮损部位　腰腹部注射部位先后出现斑块和结节。

3. 皮损特点　注射部位肿胀性紫红斑和结节，部分结节破溃，压痛，溃疡面积大者约为 1.2 cm×0.5 cm，小者直径约为 0.4 cm。

4. 伴随症状　疼痛明显。

5. 组织病理　真皮浅层血管周围及附属器周围稀疏淋巴细胞浸润，皮下脂肪层大量脂肪液化溶解，囊性改变，伴有大量红细胞外渗。

治疗方法　"甲泼尼龙 16 mg qd、拜阿司匹林 0.3g qn"系统治疗，局部外用"多磺酸黏多糖乳膏"，治疗后好转。

易误诊原因分析及鉴别诊断　注射物质引起人工性脂膜炎的发病机制主要是将外源性物质注射到皮下脂肪引发的炎症反应，具体机制尚不清楚，可能包括注射部位血管收缩导致组织缺血，或者组织对沉积药物的异物反应。最常见的注射后人工性脂膜炎是皮下注射油性物质如矿物油（石蜡）或植物油脂（棉籽和芝麻油）。这些物质引起的皮下异物反应称为"石蜡瘤"或"硬化性脂质肉芽肿"。免疫反应也会参与人工性脂膜炎的发病。有报道注射破伤风和肝炎疫苗后出现脂膜炎，一些注射细胞因子如干扰素、粒细胞集落刺激因子和白介素-2也可导致人工性脂膜炎。皮下注射胰岛素后，注射局部皮肤发生萎缩，皮下脂肪消失，局部皮肤凹陷，有时非注射部位亦可发生类似情况。这种情况可发生于糖尿病或非糖尿病患者，多数在应用胰岛素半年到2年后发生。

人工性脂膜炎的组织病理通常表现为急性小叶性脂膜炎、脂肪坏死和大量以中性粒细胞为主的炎症细胞浸润。在炎症过程中，逐渐向肉芽肿性炎症转变。晚期病变主要表现为泡沫细胞形成和纤维化。典型表现是真皮内大量炎症细胞浸润，其他类型的脂膜炎很少出现这种表现。然而，由胰岛素等物质引起的注射性脂膜炎病理上通常基本无炎症反应，同时出现皮下脂肪溶解和囊性变。溶脂针的主要成分是磷脂酰胆碱和其乳化剂脱氧胆酸。关于注射溶脂的作用机制尚无确定性的结论，多数人认为可能是脂肪细胞膜发生非特异性的溶解现象。

人工性脂膜炎的诊断主要依据局部注射物质的病史，注射部位出现脂膜炎样皮损，如皮下结节，组织病理示脂膜炎改变，真皮受累，并除外其他类型的脂膜炎。治疗上无特异性，病情严重者需用广谱抗生素或糖皮质激素，因美容植入体引起肉芽肿反应的脂膜炎通常需要皮损内糖皮质激素治疗，并尽可能去除植入物质。对继发于注射药物的脂膜炎通常给予对症支持治疗，但也应尽可能去除药物。本病应该与以下疾病鉴别：

1. 寒冷性脂膜炎 由寒冷损伤局部皮下脂肪组织可引起皮下脂膜炎。通常受冷2~3天后局部出现境界清楚的皮下结节和斑块，表面皮肤呈青红色或发绀色，局部温度降低，经数周后结节变软消退，偶见有溃疡形成。皮损好发于大腿、臀部、面颊和下腹部。

2. α_1-抗胰蛋白酶缺陷性脂膜炎 本病是一种遗传性代谢性疾病，临床上表现为大的、红色至紫色疼痛性结节或斑块，好发于身体的多个部位，尤其是躯干下段和肢体近端（髋部、臀部和大腿）。深部皮疹坏死后出现破溃，可排出油性物质。皮疹可呈游走性。病理上，早期表现为以中性粒细胞浸润为主的脂膜炎，随后迅速出现坏死和脂肪小叶破坏。真皮网状层胶原束间出现中性粒细胞散在浸润是疾病早期的诊断线索。后期出现真皮胶原纤维溶解，液化坏死，同时伴有脂肪小叶与间隔分离。另一个特征是在严重坏死性脂膜炎病灶周围散在正常的脂肪组织。

（张　韡　孙建方）

第七章 萎缩性皮肤病

萎缩（atrophy）是指发育正常的组织部分或全部减少或缩小。皮肤萎缩包括表皮、真皮或皮下组织萎缩：①表皮萎缩。临床上表现为局部皮肤变薄，呈半透明，微凹陷，正常皮肤的纹理可保持。病理表现为表皮细胞层数减少、变薄，表皮突变平甚至消失，皮肤萎缩或消失。②真皮萎缩。临床上常表现为皮肤的凹陷，如妊娠、库欣综合征中的萎缩纹，是由于乳头层或网状层真皮结缔组织减少所致。病理表现为真皮变薄，胶原纤维呈均一变性，弹性纤维碎裂、稀少。真皮萎缩而表皮不萎缩时，仅由真皮组织减少所致，故皮肤的颜色及纹理均正常。真皮与表皮同时发生萎缩时，皮纹消失，皮肤变薄、透明，可见到皮下血管。③皮下组织萎缩。临床表现为皮肤明显凹陷，如局部全层萎缩。病理改变为皮下脂肪减少或消失。表皮、真皮及皮下组织均发生萎缩者称为全萎缩，凹陷非常明显。皮肤萎缩常伴皮肤附属器（如毛囊、皮脂腺和汗腺等）萎缩，可表现为毛发变细或消失、皮肤干燥等。少数情况下萎缩可累及肌肉和骨骼。

多数萎缩性皮肤病的发病机制目前尚不清楚，其致病原因复杂，常见的有以下几类：①基础原发病：如盘状红斑狼疮、皮肌炎晚期、硬皮病后期、萎缩性扁平苔藓、硬化萎缩性苔藓、假阿洪病、结节性梅毒疹、寻常狼疮、麻风、黄瘤病、卟啉症及萎缩性慢性肢端皮炎等。②物理因素：如 X 线照射及放射性同位素照射之后引起的放射线皮炎。③化学因素：如临床上广泛使用的糖皮质激素及胰岛素局部注射引起的继发性局限性脂肪萎缩等。④先天性及遗传性因素：早老综合征、成人早老症、毛囊性皮肤萎缩、马方综合征及皮肤弹性过度等。⑤病因不明：原发性斑状萎缩、面部偏侧萎缩、进行性特发性皮肤萎缩、箍趾病（阿洪病）及局部全层萎缩等。

因此，对临床上见到"萎缩"的改变时，临床医生可从以下思路进行诊断。首先通过萎缩的程度及皮纹是否存在来大致判断萎缩所涉及的深度，再通过询问病史及体格检查来了解是否存在基础原发病、局部理化因素、接触史及相关家族遗传史，最后再结合各种疾病的临床个性特征、组织病理及一些必要的实验检查即可做出正确诊断。

（李玉叶 何 黎）

病例 115　　婴儿腹部远心性脂肪营养不良

临床照片　见图 115-1。

一般情况　患者，女，2 岁。

主诉　左侧腹股沟处皮肤凹陷斑片 1 年。

现病史　1 年前左侧腹股沟皮肤出现凹陷斑片，皮肤变薄，无瘙痒及疼痛等自觉症状。后凹陷斑片逐渐向腹部、会阴处扩大。

既往史及家族史　无特殊。

体格检查　患儿发育正常，系统检查未见异常。

皮肤科检查　左侧腹股沟区、下腹部及外阴皮肤凹陷萎缩斑，呈淡蓝色，边界清楚，表面无红斑、鳞屑。萎缩斑下血管清晰可见。

实验室检查　血常规、血生化、免疫球蛋白及抗核抗体等检查均未见异常。

思考

1. 您的初步诊断是什么？

2. 为了明确诊断，您认为还需要做什么关键检查？

提示　可能的诊断

1. 硬斑病（morphea）？

2. Pasini 和 Pierini 进行性特发性皮肤萎缩症（progressive idiopathic atrophoderma of Pasini and Pierni）？

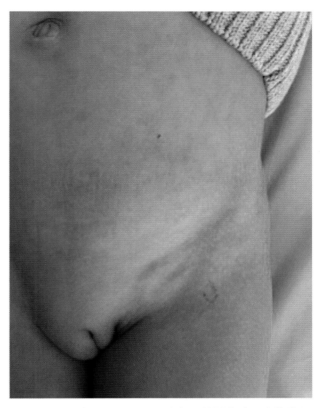

图 115-1　左侧腹股沟区、下腹部及外阴皮肤凹陷萎缩斑

3. 婴儿腹部远心性脂肪营养不良（lipodystrophia centrifugalis abdominalis infantilis）？

关键的辅助检查　组织病理示萎缩斑边缘处皮损表皮轻度萎缩，真皮浅层小血管周围稀疏淋巴细胞浸润（图 115-2）。部分皮下脂肪小叶内较多淋巴细胞浸润（图 115-3）。

最终诊断　婴儿腹部远心性脂肪营养不良。

诊断依据

1. 女性婴幼儿，1 岁发病，萎缩斑始发于腹股沟并呈离心性缓慢扩散至下腹部和外阴。

2. 皮损为淡蓝色凹陷萎缩斑，边界清楚，萎缩斑下血管清晰可见。

3. 组织病理显示皮下脂肪小叶内较多淋巴细胞浸润。

治疗方法　无有效的治疗方式。

易误诊原因分析及鉴别诊断　婴儿腹部远心性脂肪营养不良是一种局限性脂肪萎缩性疾病，非常少见，亚洲儿童相对常见，女性更容易发病。通常在 3 岁前发病，病程缓慢，13 岁左右停止进展，2/3 的患者可部分或完全自发缓解。大多数患者的皮损始发于腹股沟，少数始发于腋下，继而缓慢离心性扩展至邻近的腹部或胸部。偶有面部、腰骶部或颈部受累。皮损是脂肪萎缩部位形成的凹陷，与周围分界清楚，周围可有红斑和鳞屑。完全萎缩部位组织病理检查显示皮下脂肪减少，无明显炎症细胞浸润。皮损边缘组织病理皮下脂肪可见少量至明显的淋巴细胞浸润，还可以出现脂肪坏死等。目前还没有很好的治疗方法，因为多数可以自发缓解，故随访观察即可。本例患儿于 1 岁发病，始发于单侧腹股沟，逐渐扩

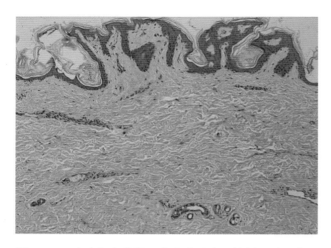

图 115-2　表皮轻度萎缩，真皮浅层小血管周围稀疏淋巴细胞浸润（HE×20）

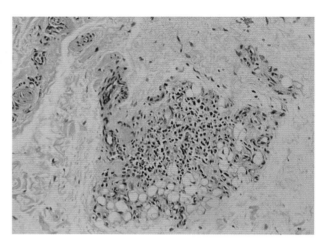

图 115-3　部分皮下脂肪小叶内较多淋巴细胞浸润（HE×100）

展至下腹部和外阴，临床表现典型。

　　婴儿腹部远心性脂肪营养不良需要与一些表现为局部萎缩的皮肤病相鉴别，如局部注射药物（胰岛素、糖皮质激素和抗生素等）引起的萎缩、深在性狼疮、硬斑病、Pasini 和 Pierini 特发性皮肤萎缩症及新生儿皮下脂肪坏死等。

　　1. 硬斑病　硬斑病的演变过程一般分为三期：水肿期、硬化期和萎缩期。①水肿期：呈淡红色或紫红色非凹陷性水肿性斑片。②硬化期：斑片中部逐渐变白或淡黄色，毳毛脱落，出汗减少，轻微高出或低于正常皮肤，质硬，与深部组织无粘连。③萎缩期：斑片变软，表面皮肤萎缩、菲薄，呈羊皮纸样，留下色素沉着，毛细血管扩张可见。硬斑一般为单个或多个，直径 1～30 cm，呈圆形或不规则形。硬斑好发于腹、背及四肢等处。皮肤组织的病理变化主要在真皮胶原纤维和小动脉，不同时期有不同的特点，可有血管壁增厚、纤维化、管腔狭窄或闭塞；胶原纤维均质化、增生肥厚；毛囊、皮脂腺和汗腺等附属器减少。

　　2. Pasini 和 Pierini 特发性皮肤萎缩症　好发于成人。皮损通常见于躯干尤其是背部和腰骶部，皮损为淡褐色凹陷性斑片，呈圆形或卵圆形。边缘清晰，呈"悬崖"状。皮损无硬化，患者无自觉症状。组织病理检查无特异性。

（吕小岩）

病例 116　萎缩型隆突性皮肤纤维肉瘤

临床照片　见图 116-1。

一般情况　患者，男，36 岁。

主诉　左胸部褐色斑块 7 年，无自觉症状。

现病史　7 年前患者无明显诱因于左胸部出现红褐色斑块。部分皮损中央萎缩，不伴瘙痒及疼痛等症状。患者先后于多家医院就诊，诊断为"斑状萎缩、皮下脂肪萎缩"等，具体治疗不详。此后上述皮损逐渐增大，遂于我院就诊。患者否认局部外伤史。

既往史及家族史　既往体健，家族史无特殊。

体格检查　一般情况可，全身浅表淋巴结未扪及肿大，系统检查未见异常。

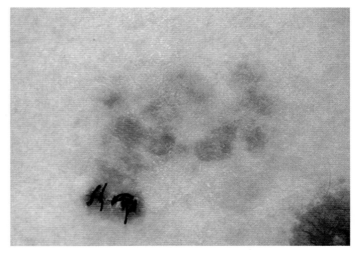

图 116-1　左胸部红褐色斑块，部分皮损中央萎缩，周边略隆起

皮肤科检查　左胸部 8 cm × 10 cm 大小的淡红褐色斑块，皮损中央部分萎缩，周边略隆起。

实验室检查　血常规、生化、凝血常规及腹部彩超检查均未见异常。

思考

1. 您的初步诊断是什么？

2. 为了明确诊断，您认为还需要做什么关键检查？

提示　可能的诊断

1. 硬斑病（morphea）？

2. 硬斑病样型基底细胞癌（morphea form basal cell carcinoma）？

3. 斑状萎缩（macular atrophy）？

4. 隆突性皮肤纤维肉瘤（dermatofibrosarcoma protuberans，DFSP）？

关键的辅助检查　组织病理（左胸）示表皮萎缩，真皮全层萎缩，真皮深层及皮下脂肪层可见密集的梭形细胞，呈席纹状排列（图 116-2、116-3）。梭形细胞沿脂肪小叶间隔呈蜂窝状浸润。免疫组化示肿瘤细胞 CD34 弥漫性强阳性，S-100 蛋白、ⅩⅢa 因子及 desmin 均为阴性。

最终诊断　萎缩型隆突性皮肤纤维肉瘤。

诊断依据

1. 皮损位于躯干，为萎缩性斑块，病程 7 年。

2. 组织病理　真皮萎缩，梭形细胞在真皮及皮下脂肪层增生，呈席纹状排列。

3. 免疫组化标记　肿瘤细胞 CD34 弥漫性强阳性。

治疗方法　行扩大切除术，术后至今 5 年未复发。

易误诊原因分析及鉴别诊断　隆突性皮肤纤维肉瘤为真皮及皮下脂肪组织间叶源性低度恶性肿瘤。萎缩型隆突性皮肤纤维肉瘤为其少见亚型。与经典的隆突性皮肤纤维肉瘤类似，本型也好发于躯干。临床表现不呈经典结节状或隆突状，常表现为萎缩性斑片或硬化斑，易于与萎缩性皮肤病、脂肪萎缩、硬斑病或硬斑病样型基底细胞癌相混淆。萎缩型隆突性皮肤纤维肉瘤具有显著的局部复发的风险，很少发生转移。组织学上表皮常常萎缩或正常，偶尔也可以轻度增生。与病变周围正常组织相比，真皮厚度常

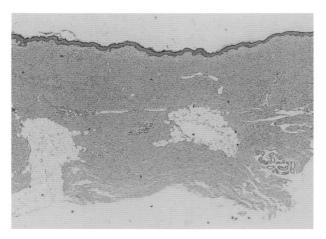

图 116-2　表皮萎缩。真皮全层萎缩变薄，肿瘤细胞侵及
真皮及皮下脂肪层（HE×40）

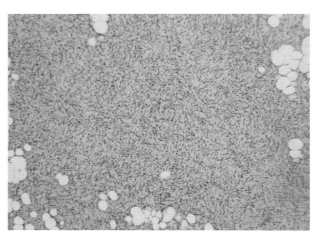

图 116-3　真皮深层及皮下脂肪层可见密集梭形细胞，呈
席纹状排列（HE×100）

常减少 50% 以上。本病真皮浅层肿瘤细胞较为稀疏，呈波浪状平行于表皮排列，不易见典型的车幅状或
席纹状排列结构。而在真皮深部及皮下脂肪，其改变与典型的隆突性皮肤纤维肉瘤一样，即肿瘤细胞密
集排列呈车幅状、席纹状或束状，并可见肿瘤细胞侵犯皮下脂肪后形成典型的花边状或蜂窝状改变。本
病的免疫组化特点与经典的隆突性皮肤纤维肉瘤相同。

　　由于萎缩型隆突性皮肤纤维肉瘤的临床表现和病理组织学表现不典型，疾病进展缓慢，早期常不易
引起患者和临床医师的重视，易被漏诊或误诊为良性疾病，从而延误治疗。因此，应提高对本病的认识，
从而早期正确诊断及治疗。本病需要与以下疾病相鉴别：

　　1. 硬斑病　好发于躯干，初为圆形、椭圆形或不规则形淡红色或紫红色水肿性斑片，后可转变为淡
黄色或象牙白色，表面干燥、光滑，触之似皮革样硬度。组织学表现为真皮胶原纤维均质化，与表皮平
行排列的胶原束增加，晚期出现表皮萎缩及皮脂腺、毛囊和毛发消失。汗腺明显萎缩，周围正常存在的
脂肪组织减少或消失，代之以新生胶原，还可见钙盐沉积。

　　2. 硬斑病样型基底细胞癌　多见于年轻人，常发生于外观正常或不恰当治疗的基础上，表现为单
发、大小不一的扁平或稍隆起的局限性硬化斑块，呈不规则形或匐行性浸润，呈灰白色至淡黄色，生长
缓慢，表面光滑，少有破溃。组织病理学表现为肿瘤团块由细条索状和巢状基底样细胞组成，周边栅栏
状排列不明显，周围的基质致密、硬化，肿瘤与周围结缔组织之间的间隙小或不明显。

　　3. 斑状萎缩　本病是由于正常弹性纤维丧失，在正常皮肤的基础上发生的局限性皮肤松弛、柔软、
略微凹陷或呈袋状隆起的皮肤萎缩。本病分为原发性及继发性两类，好发于青年及中年女性。皮损分布
对称，尤其是上肢伸侧及肩背部。本病病程缓慢，部分皮损可自行消退，遗留凹陷性瘢痕。组织学表现
为真皮弹性纤维断裂、破坏或消失，伴有真皮炎症细胞浸润。

（温蓬飞　王　琳）

病例 117　进行性骨发育异常

临床照片　见图 117-1。

一般情况　患者，女，1 岁多。

主诉　头皮、躯干及四肢皮疹 1 年多，无症状。

现病史　患儿出生 1 个月后其母亲发现患儿背部有几处散在的绿豆至蚕豆大小的萎缩性凹陷。皮损逐渐扩大、隆起，变为紫红色丘疹，并逐渐增多，累及头皮和四肢，无明显不适。患者既往体健，无局部外伤史，系足月顺产，母乳喂养。

既往史及家族史　无特殊。

体格检查　患儿一般情况良好，营养良好，智力发育正常，体表淋巴结未触及肿大，各系统检查无异常。

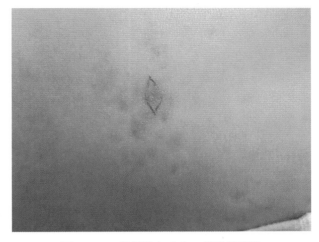

图 117-1　背部散在丘疹、萎缩性凹陷

皮肤科检查　躯干、四肢及头皮散在绿豆至蚕豆大小的紫红色扁平丘疹，表面光滑、质硬，基底可推动，无压痛。周围皮肤可见散在黄豆大小的肤色萎缩性凹陷。皮损间肤色正常。

实验室检查　血、尿常规及血生化检查均未见异常。

思考

1．您的初步诊断是什么？

2．为了明确诊断，您认为还需要做什么关键检查？

提示　可能的诊断

1．Albright 遗传性骨发育不良（Albright hereditary osteodystrophy）？

2．毛母质瘤（piloma trixoma）？

3．进行性骨发育异常（progressive osseous heteroplasia）？

4．皮肤骨瘤（osteoma cutis）？

关键的辅助检查　组织病理示表皮大致正常，真皮内有较多骨样结构形成（图 117-2）。组织病理学改变符合进行性骨发育异常。

最终诊断　进行性骨发育异常。

诊断依据

1．出生后即发病，并进行性加重。

2．皮损位于头皮、躯干及四肢。

3．皮损为散在扁平丘疹、结节和斑块，表面光滑、质硬，基底可推动，无压痛。周围皮肤可见散在的肤色萎缩性凹陷。

4．组织病理检查显示真皮内有较多的骨样结构形成。

治疗方法　本病属于皮肤良性肿瘤，既不侵犯周围组织，也不转移，嘱家长密切观察，如有必

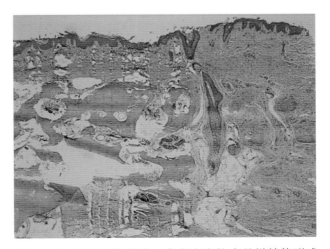

图 117-2　表皮大致正常，真皮内有较多骨样结构形成（HE×40）

要，可手术治疗。

误诊原因分析及鉴别诊断　进行性骨发育异常是皮肤骨化的一种罕见类型，以始发于真皮的膜内骨化为特征。其病因尚不明确。目前有研究表明存在 GNAS1 基因突变。该基因编码调控腺苷酸环化酶活性的刺激性 G 蛋白 α 亚基，而腺苷酸环化酶被认为是骨形成的负调节蛋白。常在生后 6 个月内发病，并多在 1 个月时发病，女性多于男性。皮损多为第一表现。初起为谷粒样小丘疹，有沙样硬度，以后可出现较大的丘疹和结节，可融合成大的斑块。皮疹广泛，随机分布，也可为单侧性或仅累及某个部位。皮损发生前无损伤或炎症。疾病呈进行性发展，无畸形。组织学上表现为真皮和皮下组织内有异位骨（网状骨甚至是成熟的膜内骨）。尚无有效的治疗方式来阻止骨化的进展。对异位骨可手术切除。本病罕见，临床上不易诊断，皮肤活检可明确诊断。本病需与以下疾病相鉴别。

1. Albright 遗传性骨发育不良　本病同样属于皮肤骨化。不同之处在于其存在假性甲状旁腺功能减退或假 - 假性甲状旁腺功能减退，常伴有皮肤色素沉着、性早熟及骨损害，尤其是长骨受累，易引起病理性骨折。

2. 毛母质瘤　好发于青年人，女性发病率较高，通常为单发。皮损为直径 0.5 ～ 3 cm 的结节，质硬，生长缓慢，常发生于头面部，其次为上肢、颈、躯干及下肢。皮损位于真皮或皮下，很少分叶，基底可以移动。组织学上呈界限清楚、无包膜的结节，位于整个真皮并可延伸至皮下组织。肿瘤由两种细胞组成，一种为嗜碱性细胞，另一种为影细胞，没有骨结构。

3. 皮肤骨瘤　是指真皮层和（或）皮下组织内出现骨组织的良性病变，非继发于其他皮肤病或局部皮肤异常的皮肤骨化称为原发性皮肤骨瘤。本病可发生于任何年龄，皮损直径一般为 0.1 ～ 5.0 cm，其表面皮肤正常，或有红斑、色素沉着、萎缩或破溃，可有疼痛及压痛。根据临床特点，皮肤骨瘤可分为泛发型骨瘤、单发大骨瘤、单发小骨瘤及颜面多发性粟粒性骨瘤。典型组织病理示在真皮或皮下组织的骨瘤中可见不规则的正常骨组织区域。在有些病例可见哈氏管，其周围有典型的板状骨结构，骨组织区域周围可见成骨细胞及破骨细胞。

（张筱雁）

病例 118　致残性全硬化性硬斑病

临床照片　见图 118-1、118-2。

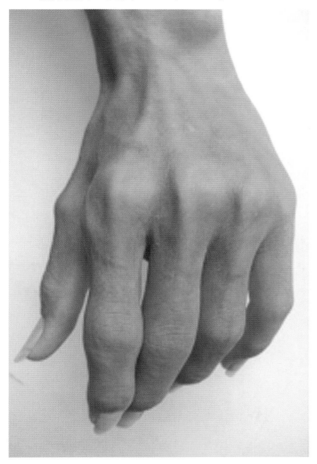 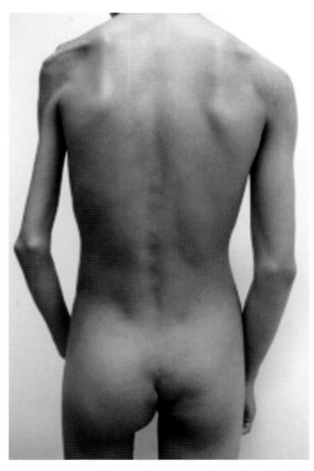

图 118-1　左手挛缩　　　　　　　　　　图 118-2　左上肢变细、变短，左上肢及三角肌肌肉萎缩

一般情况　患者，男，7 岁。

主诉　躯干及四肢皮肤局限性变硬并关节挛缩 4 年。

现病史　患者于 4 年前左手皮肤出现红斑、肿胀，逐渐皮肤发硬。皮损逐渐波及左上肢、躯干及左下肢，皮肤硬化加重，腕关节不能活动。左手指屈曲、挛缩。患者曾多次到骨科治疗，但效果不佳。无关节痛、吞咽困难及雷诺现象。

既往史及家族史　无特殊。父母健康，非近亲结婚，家族中无类似疾病患者。

体格检查　体格及智力发育正常，系统检查未见异常。

皮肤科检查　左上肢及左下肢肢体变细、变短，合并肌肉萎缩，左侧上、下肢及躯干部位散在色素沉着斑，皮肤萎缩、变薄及紧绷，局部可见深部粗大静脉显露。左手腕旋转及屈伸功能障碍，左手挛缩。

实验室检查　外周血常规检查未见嗜酸性粒细胞升高及高 γ 免疫球蛋白血症。肝及肾功能、血糖及电解质检查均正常。ANA 及 ENA 谱检查均未见异常。骨扫描未见异常。

思考

1. 您的初步诊断是什么？

2. 为了明确诊断，您认为还需要做什么关键检查？

提示 可能的诊断

1. 线状硬斑病（linear morphea）？
2. 泛发性硬斑病（generalized morphea）？
3. 致残性全硬化性硬斑病（disabling pansclerotic morphea）？

关键的辅助检查 组织病理示真皮中下部、皮下脂肪区域及深部组织胶原纤维明显增生、粗大、硬化，部分有均质化改变（图 118-3）。汗腺组织被真皮内增生的胶原纤维挤压及孤立。

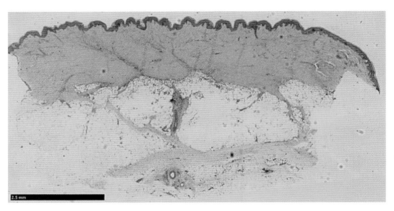

图 118-3 真皮中下部、皮下脂肪区域及深部组织胶原纤维明显增生、粗大、硬化，部分均质化（HE×25）

最终诊断 致残性全硬化性硬斑病。

诊断依据

1. 病史及病程 4 年。
2. 皮损部位 左侧上、下肢，躯干。
3. 皮损特点 左上肢及左下肢肢体变细、变短，合并肌肉萎缩，左侧上、下肢及躯干部位散在色素沉着斑，皮肤萎缩、变薄及紧绷，局部可见深部粗大静脉显露。左手腕旋转及屈伸功能障碍，左手挛缩。
4. 伴随症状 无。
5. 组织病理 真皮中下部、皮下脂肪区域及深部组织胶原纤维明显增生、粗大、硬化，部分有均质化改变。汗腺组织被真皮内增生的胶原纤维挤压及孤立。

治疗方法 予脉管复康片（4 片 / 次，每日 3 次）、复方丹参片（2 片 / 次，每日 3 次）及维生素 E 胶丸（0.2 g/ 次，每日 3 次）口服治疗，外用醋酸氟轻松擦剂及维生素 E 二甲基亚砜擦剂治疗。患者的皮损表皮轻度软化，但整体病变均呈进行性发展，无明显好转。随访 3～8 年，患者未出现雷诺现象及内脏受累情况，但受累肢体均明显挛缩、变细，并存在关节功能障碍。

易误诊原因分析及鉴别诊断 致残性全硬化性硬斑病是一种罕见的儿童期发病的硬斑病变异型，致残性强。此病常累及四肢，造成真皮、皮下脂肪组织、筋膜、肌肉甚至骨骼硬化、炎症和致残。本病最早由 Diaz-Perez 等于 1980 年报道。此病的主要特点应包括以下几点：①儿童期起病，发病年龄为 1～14 岁。②好发于四肢伸侧，初发表现为皮肤灰褐色斑，紧绷，触之韧。其后病变逐渐硬化、挛缩，并蔓延至整个肢体，可累及邻近关节。③很少侵犯内脏或不显著，无雷诺现象。④病情逐渐进展，早期可呈线状硬斑病或 Parry-Romberg 综合征改变，最终可致肢体萎缩，邻近关节功能障碍，但通常始终无内脏受累及雷诺现象。⑤实验室检查：免疫学中 ANA 及 ENA 谱通常无异常，可伴有高 γ 免疫球蛋白血症及外周血嗜酸性粒细胞升高。⑥病理学表现为真皮中下部、皮下脂肪区域甚至深部组织的胶原纤维明显增生、粗大、硬化，伴有淋巴细胞、浆细胞甚至嗜酸性粒细胞浸润。⑦常规治疗抵抗，甲氨蝶呤、吗替麦考酚酯及光疗等已被成功地用于治疗部分硬斑病。然而，目前尚缺乏对于本病大样本的治疗疗效观察。致残性全硬化性硬斑病的诊断主要依靠典型的临床特点，结合组织病理可以明确。在临床上，本病需与线状硬斑病和泛发性硬斑病相鉴别。

1. 线状硬斑病 皮肤硬化常沿肋间神经或一侧肢体呈带状分布，局部皮损显著凹陷，常开始时即呈萎缩性，皮肤菲薄、不发硬，在肘、腕及指等关节面越过时，可使关节活动受限。根据临床特点可鉴别。

2. 泛发性硬斑病 临床表现为存在4处及以上至少累及2个不同解剖部位的斑块。通常躯干和小腿会受累，而肢端（指、趾或耳）部分可能不会受累。硬化症常在几个月内迅速发病，并且炎症的程度比其他亚型更严重。泛发性硬斑病可蔓延，导致毁容、挛缩、残疾或溃疡。偶尔情况下，溃疡可能恶变。根据临床特点可鉴别。

（张 韡 孙建方）

病例 119 萎缩性花斑糠疹

临床照片 见图119-1。

一般情况 患者，男，22岁，学生。

主诉 腹部及双上肢萎缩性斑块1年。

现病史 患者于1年前无明显诱因腹部及双上肢出现散在的圆形暗红斑，有少量脱屑，偶感瘙痒，遂间断外用糖皮质激素药膏，症状无好转，皮疹逐渐增多，局部出现萎缩，遂至我院就诊。

既往史及家族史 无特殊。父母健康，非近亲结婚，家族中无类似疾病患者。

体格检查 体格及智力发育正常，系统检查未见异常。

皮肤科检查 腹部及上肢散在多个圆形萎缩性暗红斑，上覆少量脱屑。

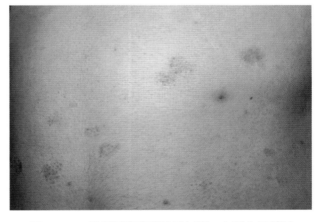

图119-1 腹部圆形萎缩性暗红斑，上覆少量脱屑

实验室检查 血、尿、大便常规正常，肝和肾功能、血糖及电解质均正常。

思考

1. 您的初步诊断是什么？

2. 为了明确诊断，您认为还需要做什么关键检查？

提示 可能的诊断

1. 玫瑰糠疹（pityriasis rosea）？

2. 萎缩性花斑糠疹（atrophying pityriasis versicolor）？

3. 硬斑病（morphea）？

关键的辅助检查

1. 真菌镜检 镜下可见弧形菌丝和孢子。

2. 组织病理 角质层内可见多个短菌丝和孢子，部分表皮萎缩（图119-2）。

最终诊断 萎缩性花斑糠疹。

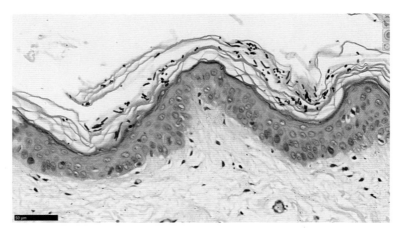

图 119-2　角质层内可见多个短菌丝和孢子（PAS 染色 ×200）

诊断依据

1. 病程 1 年。

2. 皮损位于腹部及上肢，双侧对称。

3. 皮损特点　腹部及上肢散在多个圆形萎缩性暗红斑，上覆少量脱屑。

4. 组织病理　角质层内有多个短菌丝和孢子，部分表皮萎缩。

5. 真菌镜检　镜下可见弧形菌丝和孢子。

治疗方法　伊曲康唑 200 mg/d 口服 2 周，酮康唑软膏局部外用。1 个月后复查真菌镜检，示检查结果为阴性，皮损萎缩较前改善。目前随访中，未复发。

易误诊原因分析及鉴别诊断　虽然花斑糠疹很常见，但是伴有萎缩很少见。第一例萎缩性花斑癣由 De Graciansky 和 Mery 于 1971 年报道。关于萎缩的机制，先前的研究表明它可能与长期局部使用糖皮质激素有关。马拉色菌在花斑糠疹中存在于角质层和毛囊，破坏皮肤屏障，促进糖皮质激素的吸收，从而导致皮肤萎缩。但这一机制不能解释未外用糖皮质激素而出现萎缩性花斑糠疹的病例。Crowson 和 Magro 对 12 例萎缩性花斑癣患者进行了临床和组织学研究，显示只有一人长期外用糖皮质激素。作者认为萎缩是迟发型超敏反应或由马拉色菌酵母直接诱导。炎症反应刺激组织细胞释放弹性蛋白酶，从而导致弹性组织离解。其中 2 例患者的组织病理已发现弹性纤维变性。

诊断上可行真菌学检查和组织病理。在萎缩性花斑糠疹的治疗中，如果患者过去曾使用过糖皮质激素，则应停用并予以常规抗真菌治疗。在大多数情况下，患者的病变广泛存在，因此与传统的花斑癣相比，疗程可能会更长。进行抗真菌治疗后，局部萎缩大多会消退。临床上本病需与玫瑰糠疹和硬斑病相鉴别。

1. 玫瑰糠疹　本病通常病程为急性，有自限性，主要发生于年龄较大的儿童及年轻成人。特征为在躯干和四肢近端出现椭圆形、轻微发红的鳞屑性斑疹。在大多数病例中，丘疹和斑块在 4~6 周内消退，偶尔病情会持续数月。根据临床表现和真菌学检查可以鉴别。

2. 硬斑病　常发生于腹、背、颈、四肢及面部，可多发。皮疹初发为水肿性淡红色斑片，触之有皮革样硬度。数年后硬度减轻，渐渐萎缩，中央色素脱失。很少出现脱屑，根据临床表现和真菌学检查可以鉴别。

（阚思玥　张　韡）

第八章 皮肤肿瘤

皮肤肿瘤在皮肤病中占有相当大的比例。特别是近些年来，恶性皮肤肿瘤的患者不断增多，应当引起皮肤科医生的高度重视。

皮肤肿瘤临床上主要表现为新生物，即以结节、斑块和肿瘤为基本皮损特征。一般皮损境界清楚，长期不消退，缓慢或较快生长。在考虑皮肤肿瘤时应当注意以下特点：

1. 病史　病史在皮肤肿瘤的诊断中十分重要。例如，表皮痣、皮脂腺痣及结缔组织痣等绝大多数是幼年发病，而基底细胞癌多数为老年发病。黑素细胞痣与脂溢性角化病在临床上相互混淆的概率很高，主要原因是医生并没有真正理解这两种疾病的流行病学差异。黑素细胞痣多数在少年或青年前发生，而脂溢性角化病多数在中老年后发病。另外，在臀部等非曝光部位诊断光线角化病也是逻辑上的错误。

2. 基本损害　皮肤肿瘤的基本损害因其来源或分化不同而各异。例如，上皮肿瘤主要为外生性隆起的结节性、斑块样或肉芽肿样增生物。表面经常有角化过度和鳞屑等，质地较硬。皮损境界清楚，周围没有明显的炎性表现。如果皮损发展很缓慢，则一般为良性肿瘤。如果皮损持续不断发展，有明显浸润，或自然发生破溃，则多为恶性肿瘤。间叶性肿瘤多发生于真皮或皮下组织内，主要表现为深在性的结节、斑块和肿瘤。早期表皮可正常。如果皮损表面光滑、境界清楚、活动性好，且生长缓慢，一般考虑良性肿瘤，如脂肪瘤等。如果肿瘤境界不清楚，与周围组织有粘连，持续发展，或发生破溃，则高度怀疑恶性肿瘤。

3. 组织病理检查　组织病理检查是确诊皮肤肿瘤的基本和必要指标。恶性皮肤肿瘤的诊断必须有组织病理检查结果的支持。组织病理检查的主要目的是区分良性和恶性肿瘤。如果是良胜肿瘤，一般采用相应的治疗方式即可，不要过分注重最终的分型，如向毛发分化的肿瘤很复杂，但在治疗原则上并没有很大区别。而对恶性肿瘤，则应尽快采取积极的治疗措施。值得强调的是，部分恶性肿瘤在初次活检病理检查时并没有发现肿瘤，这可能与活检部位或时机有关。此时，应当密切结合病史和基本皮损特征等综合考虑，切忌唯组织病理论，应当在不同的部位多次活检，才能获得客观的结果。

总之，皮肤肿瘤的诊断和鉴别诊断是一项综合性很强的技术，需要皮肤科医生有全面的专业素质。一个好的皮肤科医生是用眼睛和头脑进行判断，让所有的检查结果为自己服务，而不是被某些检查结果牵着鼻子走，这样才能不断提高我们的临床水平，更好地为患者服务。

（涂　平）

病例 120　多发性毛发皮肤平滑肌瘤

临床照片　见图 120-1。

一般情况　患者，男，35 岁。

主诉　右侧面部起皮疹 5 年。

现病史　患者于 5 年前无明显诱因在右侧面颊部出现数个粟粒大小的淡红色丘疹。此后皮疹逐渐增多、增大，部分融合，并逐渐累及下颌部。无明显自觉症状，寒冷刺激及摩擦时自觉患侧面部轻微针扎样疼痛。曾在当地诊断为"痤疮"，并以外用药物治疗（具体不详）。

既往史及家族史　患者平素体健。父母非近亲结婚，家族中无类似疾病患者。

体格检查　一般情况好，各系统检查无明显异常，全身浅表淋巴结未触及肿大。

皮肤科检查　右侧面颊部及下颌、颈部可见粟粒至黄豆大小的红色丘疹、结节，类圆形或梭形，呈鱼卵样簇集分布，部分融合，触之质韧，压痛不明显。以冰块刺激及轻微摩擦后患者诉针扎样疼痛，且皮肤表面呈轻微收缩现象。

实验室检查　各指标无明显异常。

思考

1. 您的初步诊断是什么？

2. 为了明确诊断，您认为还需要做什么关键检查？

提示　可能的诊断

1. 结节性硬化症（tuberous sclerosis）？

2. 皮肤纤维瘤（dermatofibroma）？

3. 多发性毛发皮肤平滑肌瘤（multiple hair cutaneous leiomyoma）？

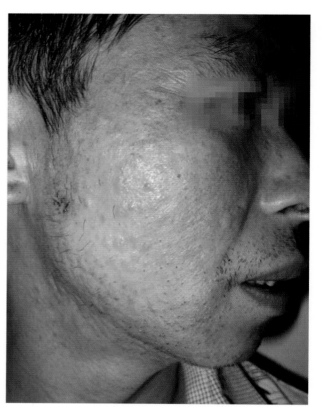

图 120-1　右侧面颊部及下颌、颈部丘疹、结节，呈鱼卵样簇集分布

关键的辅助检查

1. 组织病理（右面部）　示表皮大致正常，真皮全层可见较多的肿瘤细胞相互聚集成团，周围无包膜（图 120-2）。肿瘤细胞基本大小一致，大多呈梭形，平行排列，细胞质嗜伊红染，未见核分裂象（图 120-3）。肿瘤团块内可见散在的淋巴细胞及组织细胞浸润。

2. Masson 染色　肿瘤团块由红染的平滑肌细胞构成，平滑肌纤维间杂有蓝染的胶原纤维。

最终诊断　多发性毛发皮肤平滑肌瘤。

诊断依据

1. 病程 5 年。

2. 右侧面部单侧粟粒至黄豆大小的红色丘疹、结节，类圆形或梭形，呈鱼卵样簇集分布，触之质韧。

3. 以冰块刺激及轻微摩擦后患者诉针扎样疼痛，且皮肤表面呈现轻微收缩现象。

4. 组织病理显示真皮全层大小一致，大多呈梭形，肿瘤细胞平行排列。

5. Masson 染色示肿瘤团块由红染的平滑肌细胞构成。

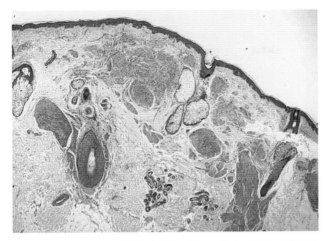

图 120-2 真皮全层较多肿瘤细胞相互聚集成团，周围无包膜（HE×40）

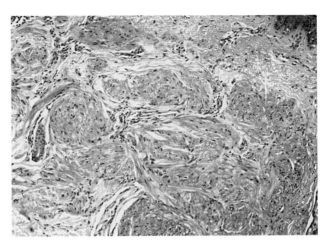

图 120-3 梭形细胞肿瘤块（HE×100）

治疗方法 对于该病既往常建议采取手术切除，但因较易复发，且常受累面积较广而使用保守治疗。保守治疗主要以止痛等对症治疗，如钙离子拮抗剂（硝苯地平等），因其作用于平滑肌细胞钙离子通道，抑制肌肉收缩从而缓解疼痛。也有报道 α_1 受体阻断剂多沙唑嗪成功治疗该病的病例。但该病例患者未接受过任何治疗方案。

易误诊原因分析及鉴别诊断 皮肤平滑肌瘤为平滑肌细胞增生形成的良性肿瘤，起源于皮肤立毛肌、血管壁平滑肌或肉膜。本病好发于 20～60 岁，以疼痛性丘疹或结节为主要临床表现，因平滑肌细胞在寒冷或刺激下收缩，可压迫神经所致。疼痛可为自发或在寒冷、摩擦刺激后出现。

皮肤平滑肌瘤根据组织来源不同一般分为三型：①单发性或多发性毛发平滑肌瘤，起源于立毛肌。②肉膜性平滑肌瘤，单发，起源于阴囊、乳头或大阴唇肉膜。③单发性血管平滑肌瘤，起源于血管平滑肌。国内马东来等于 2011 年首先报告 1 例多形性皮肤平滑肌瘤。该病也称不典型皮肤平滑肌瘤（cutaneous atypical leiomyoma）。该病例被认为是毛发平滑肌瘤的变异。组织病理中真皮肿瘤团块由具有明显核异形性的平滑肌细胞构成。其与不典型子宫平滑肌瘤有相似的病理特点，即平滑肌细胞有多形性、异形性核，但几乎无有丝分裂。而平滑肌肉瘤中平滑肌细胞核具有高度异形性，且有丝分裂明显。多数学者认为不典型皮肤平滑肌瘤是由于平滑肌变性所致，而非恶变。但近期国外报道了 1 例在不典型皮肤平滑肌瘤基础上形成的平滑肌肉瘤。

临床上，多发性皮肤平滑肌瘤多见于男性，病程缓慢进展，女性患者可并发子宫肌瘤。总结既往文献报道的多发性皮肤平滑肌瘤的患者，基本为单侧受累。本例患者为多发性单侧面部受累，需与结节性硬化症和皮肤纤维瘤等鉴别。确诊主要依靠组织病理。

1. 结节性硬化症 是一种常染色体显性遗传的神经皮肤综合征，多在 5 岁前发病。本病特征表现为皮肤损害、智力迟钝及癫痫。60%～70% 的患者有皮肤损害。其特征性损害有四种：①面部血管纤维瘤。双面颊、下颌、前额、眼睑及鼻部均可发生，对称分布，为针尖至蚕豆大小的淡红色或红褐色坚硬蜡状丘疹。②甲周纤维瘤，为从甲皱襞上长出的鲜红色赘生物。③鲛鱼皮斑，为不规则增厚的软斑块，多发生于腰骶部。④卵圆形或叶状色素脱失斑，可在其他皮肤症状出现之前出现。除了以上特征性皮损外，60%～70% 的患者有智力障碍及癫痫。也常合并其他脏器损害，如眼部损害。面部的血管纤维瘤的组织病理表现为增生的血管、皮脂腺或不成熟的毛囊并有胶原纤维增生。根据本例患者皮疹单侧发生，以冰块刺激及轻微摩擦后出现针扎样疼痛，且皮肤表面呈现轻微收缩现象，结合病理表现可以与结节性硬化症进行鉴别。

2. 皮肤纤维瘤 是一种由于成纤维细胞或组织细胞灶性增生所致的真皮良性肿瘤。本病的发生可能是反应性的，与皮肤局部轻微受损有关，如昆虫叮咬或钝器损伤，也有人认为与病毒感染有一定的关系。

本病可发生于任何年龄，多见于四肢伸侧，表现为圆形或类圆形黄褐色丘疹或结节，一般不超过2cm。皮损常持久存在，少数可数年后自行消退。通常无自觉症状，一般单发，偶尔多发。故多发性皮肤平滑肌瘤较易与之区别。

3．神经纤维瘤　是一种皮肤及皮下组织的良性肿瘤，起源于神经鞘细胞及间叶组织的神经内外衣的支持结缔组织，可单发，也可多发。组织病理示肿瘤细胞的排列有两种类型：①肿瘤细胞排列为旋涡状或彼此平行排列，细胞呈栅栏状，为 Antoni A 型。②组织结构疏松，很像黏液瘤，细胞无一定的排列形式，大小和形态亦不均匀，肿瘤细胞间常有水肿液，形成微小囊肿或小泡，为 Antoni B 型。神经纤维瘤无包膜。通过组织学检查两者鉴别不难。

4．神经鞘瘤　又称施万细胞瘤（Schwannoma tumor），是由周围神经的施万鞘（即神经鞘）所形成的肿瘤，亦有人称之为神经瘤，为良性肿瘤，多见于 30～40 岁的中年人。肿瘤通常为单发，有时多发。大小不等，大者可达数厘米。皮肤损害常发生于四肢，其他如颈、面、头皮、眼及眶部也可发生。肿瘤常引起疼痛，特别是阵发性疼痛。组织病理示真皮内由梭形细胞组成的结节，有包膜，梭形细胞核呈长形，细胞质呈嗜伊红性，可见典型的 Verocay 小体。结合临床表现及组织学特点两者不难鉴别。

（程茂杰　宋志强）

病例 121　波纹状毛母细胞瘤

临床照片　见图 121-1。

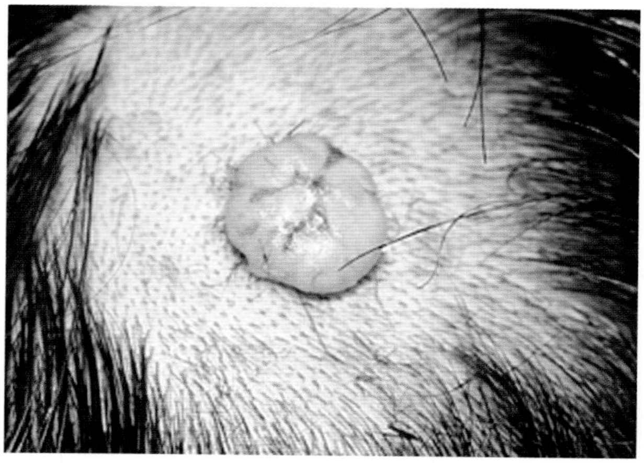

一般情况　患者，男，42 岁。

主诉　头顶部肿块 4 年余。

现病史　4 年前患者发现头顶部一颗蚕豆大小的结节，不伴痒痛，未予重视。近期患者发现结节表面轻度糜烂，遂于我科就诊。

既往史及家族史　患者既往体健，否认其他病史，家族中无类似病史。

体格检查　一般情况好，发育良好，全身浅表淋巴结未及肿大，各系统检查无异常。

皮肤科检查　头顶部可见一 1.5 cm × 1.5 cm 的淡红色结节，质中、有蒂，表面有点状糜烂和结痂。

实验室检查　血、尿及大便常规均正常，肝和肾功能及血脂全套正常。

图 121-1　头顶部淡红色结节，有蒂

思考

1．您的初步诊断是什么？

2．为了明确诊断，您认为还需要做什么关键检查？

提示　可能的诊断

1．结节性基底细胞癌（nodular basal cell carcinoma）？

2．毛发上皮瘤（trichoepithelioma）？

关键的辅助检查　组织病理示镜下为一隆起性损害，表皮萎缩、变薄，表面有痂形成。真皮可见大量大小不等的肿瘤细胞团，境界清楚，由嗜碱性细胞构成，无包膜（图 121-2）。部分细胞核呈杆状，并呈波纹状排列。肿瘤细胞内细膜呈梭形，细胞栅栏状排列或直线（图 121-3）。免疫组化：CEA、EMA 及 CD10 均为阴性。BCL-2 示肿瘤细胞弥漫性阳性。

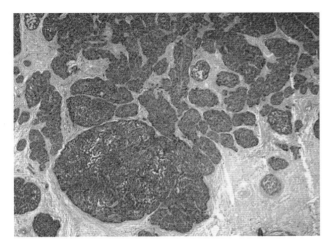

图 121-2 真皮内境界清楚的无包膜的嗜碱性上皮细胞结节（HE×25）

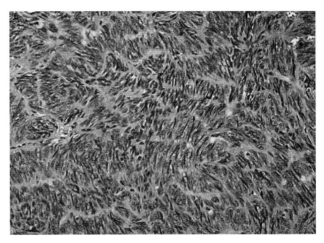

图 121-3 肿瘤小叶内细胞呈梭形，细胞栅栏状排列成直线（HE×200）

最终诊断 波纹状毛母细胞瘤（rippled-pattern trichoblastoma）。

诊断依据

1. 皮损位于头顶部，病程 4 年余。

2. 头顶部一 1.5 cm×1.5 cm 大小的淡红色结节，质中、有蒂。

3. 组织病理 真皮可见大量大小不等的肿瘤细胞团，由嗜碱性细胞构成，部分细胞核呈杆状，并呈波纹状排列。

治疗方法 手术治疗。

易误诊原因分析及鉴别诊断 毛母细胞瘤属于毛源性肿瘤，后者指有发育能力的毛球及其相关的间叶细胞形成的新生物。根据瘤体内的上皮和间叶成分，以及邻近的间质有无诱导基底样细胞向毛囊分化，可分为毛母细胞瘤（主要为上皮成分）、毛母细胞纤维瘤（上皮成分与间质成分大致相等）、毛源性黏液瘤（主要为间质成分，呈黏液瘤样）及毛源性毛母细胞瘤（除上皮成分与间质的成分大致相等外，还有由于间质诱导而向毛囊分化）。根据肿瘤细胞的排列，可分成大结节、小结节、筛孔状、葡萄串状及网状等型。根据毛母细胞瘤的特殊组织学特征，可分为巨大孤立性毛母细胞瘤、皮肤淋巴腺瘤、黑素性毛母细胞瘤、波纹状毛母细胞瘤及毛胚瘤。Ackerman 等建议将皮肤良性毛源性肿瘤统称为毛母细胞瘤。组织病理中上皮基底样细胞和乳头间质体常见。

毛母细胞瘤好发于头颈部，尤其是头皮，呈质地坚实的单个皮内或皮下结节。毛源性肿瘤通常为良性，但也有毛母细胞癌的报道。波纹状毛母细胞瘤首先由 Hashimoto 报道。波纹状毛母细胞瘤具有独特的组织学特点，肿瘤主要由大量的基底样上皮细胞小叶构成，肿瘤小叶内细胞呈梭形，细胞核呈栅栏状排列成直线，类似神经鞘瘤的 Verocay 小体，呈灶状或广泛分布。由于毛囊、皮脂腺和大汗腺的共同胚胎学起源，故毛母细胞瘤可出现皮脂腺及大汗腺分化。本例患者肿瘤细胞巢中未见明显的皮脂腺细胞及导管样结构，并且 EMA（－）、CEA（－），证实肿瘤未向皮脂腺及汗腺分化。对毛母细胞瘤一般采用手术切除、激光或冷冻治疗，其预后良好，很少发生恶变。

毛母细胞瘤应注意与结节性基底细胞癌和毛发上皮瘤进行鉴别，特别是在组织标本较小时。

1. 基底细胞癌 毛母细胞瘤缺乏收缩间隙，具有突出的乳头间质体。有文献报道 86% 的毛母细胞瘤表达 CD10，但主要是肿瘤的间质细胞表达，肿瘤细胞零散表达。80% 的基底细胞癌表达 CD10，主要是肿瘤细胞。基底细胞癌 BCL-2 呈弥漫强阳性，毛母细胞瘤 BCL-2 只表达于毛胚芽上皮巢周围，中央为阴性。

2. 毛发上皮瘤　毛母细胞瘤位于真皮深部及皮下组织，而毛发上皮瘤位于真皮中部，有角囊肿。

（杨希川）

病例 122　大汗腺汗囊瘤

临床照片　见图 122-1。

一般情况　患者，男，51 岁，居民。

主诉　发现右小腿囊肿 1 个月余。

现病史　患者于 1 个月前发现右小腿胫前一约绿豆大小的淡褐色半透明囊肿，无疼痛和瘙痒等不适，未予重视。随后囊肿逐渐增大至蚕豆大小而就诊。皮损表面光滑，无疼痛及瘙痒等不适。

既往史　患者发病前无外伤史。有 2 型糖尿病史（具体时间不详），长期服用二甲双胍治疗，血糖控制尚可。

家族史　家族中无类似疾病患者。

体格检查　系统检查未见异常。

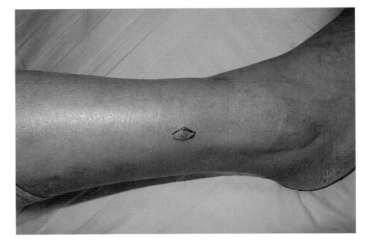

图 122-1　右下肢囊肿

皮肤科检查　右小腿伸侧中下 1/3 处可见一约蚕豆大小的淡褐色椭圆形半透明囊肿，表面光滑，质软，边界清楚，活动尚可，无压痛。

实验室检查：肝、肾功能及血常规检查未见明显异常。

思考

1. 您的初步诊断是什么？

2. 为了明确诊断，您认为还需要做什么关键检查？

提示　可能的诊断

1. 大汗腺囊腺瘤（apocrine cystadenoma）？

2. 小汗腺汗囊瘤（eccrine hidrocystoma）？

3. 表皮囊肿（epidermoid cyst）？

4. 大汗腺汗囊瘤（apocrine hidrocystoma）？

关键的辅助检查　组织病理示表皮大致正常。真皮内可见一囊腔。囊壁衬以两层上皮细胞，外层是扁平上皮细胞，内层是高柱状上皮细胞，可见顶浆分泌（图 122-2、122-3）。病理诊断：大汗腺汗囊瘤（顶泌汗腺汗囊瘤）。

最终诊断　大汗腺汗囊瘤。

诊断依据

1. 右小腿胫前蚕豆大小的淡褐色半透明囊肿，病程 1 个月余。

2. 组织病理显示真皮内囊腔的囊壁衬以两层上皮细胞，可见顶浆分泌。

治疗方法　手术切除。术后随访至今，皮损无复发。

易误诊原因分析及鉴别诊断　大汗腺汗囊瘤是来源于顶泌汗腺的一种良性腺瘤样囊性增生。本病常

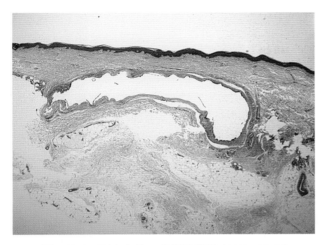

图 122-2 真皮内见一单房性囊腔（HE×12.5）

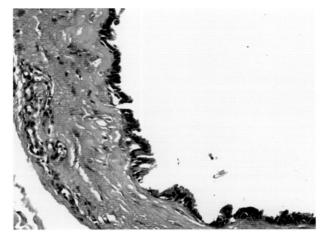

图 122-3 真皮内囊腔的囊壁衬以两层上皮细胞，可见顶浆分泌（HE×200）

于老年发病，皮疹通常为单发，偶有多发病例报道。皮损好发于面部，常见于眼部，也可见于鼻、颊、下颌角或头皮，偶见于耳部或包皮。皮损为半透明状的囊性结节。因其囊壁较厚，不易自行破裂。皮损多为圆形，表面紧张、光亮。囊肿表面多呈正常皮肤颜色，也可为棕色或蓝色，临床上称为色素性顶泌汗腺汗囊瘤，为廷德尔现象的结果。临床上，部分发生于头顶部的病例可表现为血肿样或创伤后脑脊液裂隙样表现，容易导致误诊。顶泌汗腺汗囊瘤生长缓慢，通常较小，呈针尖大到豆大不等，偶有巨大型。组织病理上表现为真皮内囊状结构，囊腔内有乳头状突起伸入，其中含透明液体。囊壁通常由单层立方上皮细胞组成，有时为双层，可见顶浆分泌。囊壁细胞内含有酸性黏多糖。该患者为中年男性，皮损位于右小腿伸侧。此部位非本病的好发部位。目前国内报道本病较少，且尚无发生于小腿的病例。因该病属于良性病变，故治疗上予以手术切除即可，复发率低。

临床上，由于其损害多为蓝色或棕色，故需与蓝痣、恶性黑素瘤、色素性基底细胞瘤及小汗腺囊腺瘤等相鉴别。

1. 蓝痣 是真皮黑素细胞局限性增生所形成的良性肿瘤，又称蓝神经痣和色素细胞瘤等，分为普通蓝痣与细胞蓝痣两种类型。普通蓝痣多表现为直径在 3～5 mm 的孤立的蓝色、灰蓝色或铁青色结节，圆顶、表面光滑、边界清楚，无明显自觉症状。大汗腺汗囊瘤切开后有半透明液体流出，结合组织病理检查不难鉴别。

2. 结节性恶性黑素瘤 多见于 50～60 岁的老年人，好发于躯干和四肢，开始为隆起的斑块、结节或深在结节，黑色或青褐色。大汗腺汗囊瘤切开后有半透明液体流出，结合组织病理检查不难鉴别。

3. 小汗腺囊腺瘤 好发于成人面部，尤以眼周及颊部多见，但躯干、腘窝、外耳和外阴也可发病。皮损常单发，也可多发，表现为紧张水疱或为囊性透明丘疹，直径 1～3 mm，呈棕褐色或淡蓝色，穿刺后有液体流出。在病理上因为大、小汗腺的导管部分结构是没有差别的，所以大汗腺囊腺瘤与小汗腺囊腺瘤需要鉴别。

（涂 李 杨希川 宋志强 阎 衡 翟志芳）

病例 123　线状脂囊瘤

临床照片　见图 123-1。

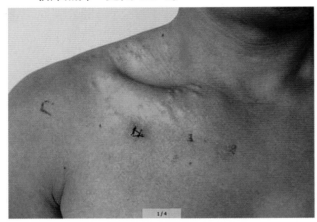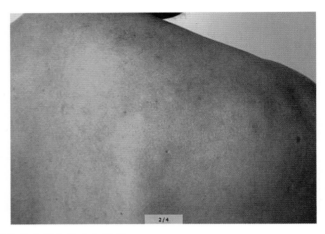

图 123-1　胸肩部和背部带状分布隆起性皮色囊肿

一般情况　患者，男，35 岁。

主诉　右侧胸肩部及背部起皮色囊肿并逐渐增多 4 年余。

现病史　患者于 4 年前右侧肩部出现三颗玉米粒大小的皮损。表面皮肤正常，无痛痒感，未予诊治。后皮损数量逐渐增多，呈带状分布于右侧胸肩部和背部。患者平素体健，否认局部外伤史，家族中无类似疾病患者。

既往史及家族史　无特殊。

体格检查　一般情况差，神志和精神差。全身多数浅表淋巴结肿大，呈花生米至米粒大小，部分粘连，活动差。质硬，无压痛。皮肤及巩膜中度黄染，无肝掌及蜘蛛痣。心、肺无异常。腹平软，肝于右肋下 5 cm、剑下 9 cm 可以触及，质硬，边缘锐，表面光滑，无压痛。脾未触及。

皮肤科检查　于患者右侧胸肩部和背部肩胛区可见呈带状分布的隆起性皮色或淡黄色囊肿，大小不一，直径为 2 mm 至 1 cm。皮损稍高出皮面，表面光滑，移动度可，有囊性感，无明显压痛，未扪及血管搏动感。余皮肤、指及趾甲无异常。

实验室检查　无。

思考

1. 您的初步诊断是什么？

2. 为了明确诊断，您认为还需要做什么关键检查？

提示　可能的诊断

1. 发疹性毳毛囊肿（eruptive vellus hair cysts）？

2. 表皮囊肿（epidermoid cyst）？

3. 多发性皮肤平滑肌瘤（multiple cutaneous leiomyoma）？

4. 发疹型汗管瘤（eruptive syringoma）？

5. 多发性脂囊瘤（steatocystoma multiplex，SM）？

关键的辅助检查　分别取肩部及背部皮损行组织病理检查，病理表现基本一致。在真皮浅层毛细血管周围可见稀疏的淋巴细胞及组织细胞浸润。真皮内可见囊腔，囊壁由复层鳞状细胞组成，无颗粒层，囊壁上可见皮脂腺小叶，囊腔内有少量红染物质，周围见稀疏的淋巴细胞及组织细胞浸润（图 123-2、

123-3）。

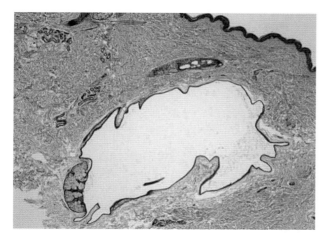

图 123-2　真皮内囊肿，囊壁菲薄、曲折，囊周见少量皮脂腺小叶（HE×25）

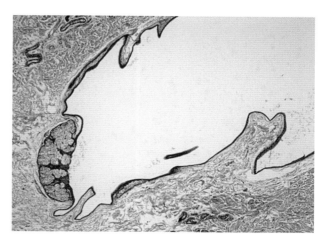

图 123-3　前图高倍（HE×40）

最终诊断　线状脂囊瘤（linear steatocystoma，LS）。

诊断依据

1. 皮损位于右侧胸肩部和背部肩胛区，病程4年余。
2. 表现为带状分布的隆起性皮色或淡黄色囊肿，大小不等，稍高出皮面，表面光滑。
3. 组织病理显示真皮内可见由复层鳞状上皮组成的囊肿，囊壁可见皮脂腺小叶相连。

治疗方法　本例患者无明显不适。将病情详细告知后，患者的治疗意愿不强烈，不打算接受任何治疗，故嘱其注意观察，随时来诊。

易误诊原因分析及鉴别诊断　脂囊瘤（steatocystoma）是一种少见的错构瘤，临床上常为散在多发、大小不一的囊性结节，称为多发性脂囊瘤（steatocystoma multiplex，SM）。多发性脂囊瘤好发于青年男性，通常无自觉症状，少数患者可同时出现鱼鳞病及先天性厚甲病等外胚叶发育异常疾病。皮疹好发于前胸中下部，偶可见脂囊瘤呈局限单发。而本病例呈胸背部的带状分布，称为带状脂囊瘤（banded steatocystoma）或线状脂囊瘤。本病临床罕见，目前国内尚未报道过，国外曾报道3例，其中一例是一名5岁女孩的鼻部左边先天性出现的线状脂囊瘤，另外几例皮损是后天出现在腹部区域，而本例患者的皮损部位是右侧胸肩部和背部肩胛区，尚未见有报道此部位出现的线状脂囊瘤。目前对脂囊瘤尚无特效疗法。对于炎症性损害，有报道可口服维A酸有效，对＜2cm的非炎症损害可考虑冷冻治疗，或考虑激光、抽吸术及手术切除等。目前患者及其家属仍在观察随访中。

有文献提出体内雄激素和环境因素可参与发病，这有助于解释部分患者非家族性发病的情况。目前国内外对于多发性脂囊瘤的研究处于基因诊断及早期诊断的探索阶段，先后有Smith及国内王秀英等学者对多个多发性脂囊瘤患者家系进行了相关的基因检测，发现了相关基因编码区的突变及多发性脂囊瘤可能具有遗传异质性。多发性脂囊瘤家系中患者K17的R94C突变为检测到的最多的突变点。而对于呈带状分布的脂囊瘤，是否存在家系中的相关热点突变区基因突变，该病是否也存在遗传异质性，或者存在其他潜在因素导致其呈线性分布，尚有待于深入的实验室探究证实。因本例患者拒绝，故未能进行遗传学检查。

脂囊瘤需与表皮囊肿、皮样囊肿、加德纳综合征（Gardneor syndrome）的多发性表皮囊肿、粟丘疹及发疹型汗管瘤等相互鉴别，通常临床结合组织病理可资鉴别。

（余南岚　游　弋　冯　林　杨希川）

病例 124　口周汗管瘤（限局型）

临床照片　见图 124-1、124-2。

一般情况　患者，男，13 岁，学生。

主诉　口周起皮色至黄褐色扁平丘疹 5 年，无自觉症状。

现病史　患者于 7 年前无明显诱因口周出现散在针尖大小的皮色及黄褐色扁平丘疹。随后皮疹逐渐增多、增大，无明显自觉症状，未予任何处理。于 2011 年 8 月 15 日来我科门诊就诊。

既往史及家族史　患者系足月顺产，发育正常，无特殊不良嗜好。父母非近亲结婚，家族中无类似疾病患者，无特殊遗传疾病病史。

体格检查　一般情况良好，发育正常，智力正常。全身各系统检查无异常，甲状腺无肿大，全身未触及肿大的浅表淋巴结。

皮肤科检查　口周密集分布的皮色至黄褐色扁平丘疹，针尖至粟粒大小，呈圆形或椭圆形，表面有蜡样光泽，部分融合，质硬。

实验室检查　血、尿及大便常规均正常。肝和肾功能及血脂全套正常。甲状腺功能五项正常。甲状腺超声检查示双侧甲状腺未见明显异常。

思考

1. 您的初步诊断是什么？

2. 为了明确诊断，您认为还需要做什么关键检查？

提示　可能的诊断

1. 扁平疣（verruca planae）？

2. 黄色瘤（xanthoma）？

3. 光泽苔藓（lichen nitidus）？

4. 发疹性毳毛囊肿（eruptive vellus hair cysts）？

5. 多发性脂囊瘤（steatocystoma multiplex，SM）？

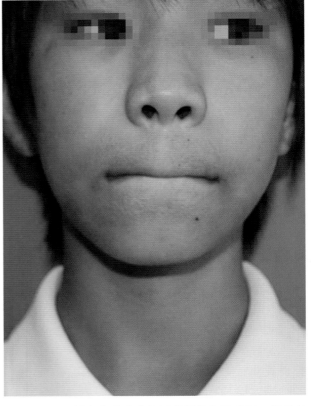

图 124-1　口周密集分布皮色至黄褐色扁平丘疹，表面有蜡样光泽，部分融合

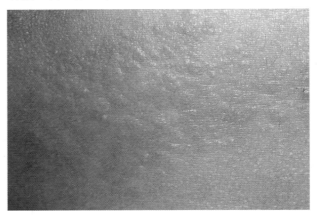

图 124-2　前图局部

关键的辅助检查　组织病理示表皮大致正常，真皮内可见条索状或小团块状由立方细胞组成的肿瘤细胞团。其内可见管腔样结构形成，细胞质淡染，间质纤维组织增生（图 124-3）。

最终诊断　口周汗管瘤（限局型）（localized perioral syringoma）。

诊断依据

1. 病程 5 年。

2. 口周密集的皮色至黄褐色扁平丘疹，针尖至粟粒大小，呈圆形或椭圆形，表面有蜡样光泽，部分

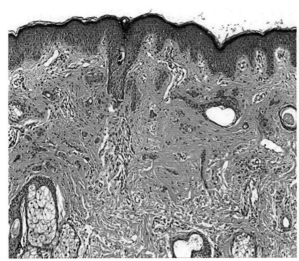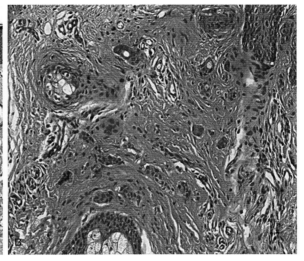

图 124-3　真皮内见条索状或小团块状由立方细胞组成的肿瘤细胞团。其内可见管腔样结构形成，细胞质淡染，间质纤维组织增生（A. HE×40，B. HE×100）

融合。

3. 组织病理　真皮内可见由立方细胞组成的条索状或小团块状，可见管腔样结构形成。

治疗方法　本病属于良性肿瘤，可不予治疗。有文献报道口服异维 A 酸或外用维 A 酸有一定的疗效，另外，可尝试超脉冲 CO_2 激光进行治疗。

易误诊原因分析及鉴别诊断　汗管瘤是一种良性的表皮内小汗腺导管肿瘤，病因尚不清楚。有研究表明可能与内分泌及遗传有关。皮损表现为皮色至黄褐色扁平丘疹，针尖至粟粒大小，呈圆形或椭圆形，表面有蜡样光泽，部分融合，质硬，患者常无自觉症状。根据临床表现将汗管瘤分为四型：局限型、家族型、伴唐氏综合征型及泛发型。根据皮疹分布将汗管瘤分为三型：①眼睑型：最为常见，多发生于妇女，在发育期或其后出现，尤以下眼睑多见。②发疹型：男性青少年多见，常发生于颈部、腋窝、前胸、腹部、外阴及上臂屈侧。③局限型：位于外阴及阴蒂者称为生殖器汗管瘤，常伴有瘙痒感，发生在手指伸面者称为肢端汗管瘤。本病例仅发生在口周，称为口周汗管瘤，目前仅有个别病例报道，所报道的患者均为中青年女性（年龄 18～53 岁）。而本例为青少年男性，8 岁发病。

本例汗管瘤发生在口周，属于汗管瘤的少见类型，容易误诊，临床上应注意与扁平疣、黄色瘤、光泽苔藓、发疹性毳毛囊肿及多发性脂囊瘤等相鉴别。

（王　月　游　弋　冯　林　郝　飞　杨希川）

病例 125　结缔组织增生性毛鞘瘤

临床照片　见图 125-1。

一般情况　患者，男，59 岁，工人。

主诉　左大腿丘疹、结节 4 年。

现病史　患者于 2008 年 7 月左大腿内侧无诱因出现一粟粒大小的红色丘疹，无鳞屑、水疱，无瘙痒、疼痛等不适症状。曾自用糖皮质激素类药物，治疗无效。后丘疹逐渐缓慢长大至蚕豆大小，1 个月前自行搔抓破溃，表面结痂，遂于 2011 年 5 月至我科就诊。患者皮损破溃以来饮食和睡眠可，大、小便正常，体重无明显变化。

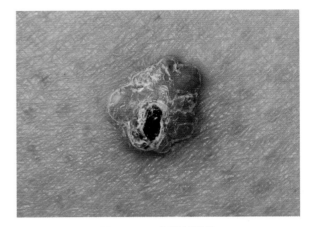

图 125-1　左腿部结节

既往史及家族史　患者系足月顺产，否认高血压、糖尿病等慢性病史，无特殊不良嗜好。父母非近亲结婚，家族中无类似疾病患者，无特殊遗传疾病病史。

体格检查　一般情况良好，发育正常，体型中等，智力正常。全身各系统检查无异常，全身未触及肿大的浅表淋巴结。

皮肤科检查　左侧大腿伸侧见一 1.5 cm×1.7 cm 大小的暗红色结节。结节高于皮面，境界清楚，边缘稍有隆起，表面可见脱屑，质韧，无压痛。

实验室检查　血、尿及大便常规均正常。

思考

1. 您的初步诊断是什么？

2. 为了明确诊断，您认为还需要做什么关键检查？

提示　可能的诊断

1. 基底细胞癌（basal cell carcinoma）？

2. 寻常疣（verruca vulgaris）？

3. 毛鞘癌（trichilemmal carcinoma）？

4. 鳞状细胞癌（squamous cell carcinoma）？

关键的辅助检查　组织病理（左大腿结节）示表皮角化过度伴角化不全，棘层肥厚。真皮可见增生的肿瘤团块，与表皮相连（图 125-2）。肿瘤由基底样细胞及细胞质淡染细胞组成（图 125-3）。部分肿瘤细胞团周边细胞呈栅状排列，肿瘤细胞未见异型性。可见鳞状漩涡及角珠，有外毛根鞘角化。部分肿瘤呈条索状生长，间质纤维细胞增生，有少量炎症细胞浸润（图 125-4）。免疫组化示 CD34 阳性，上皮膜抗原（EMA）（－），PAS 染色（－）。

最终诊断　结缔组织增生性毛鞘瘤（desmoplastic trichilemmoma）。

诊断依据

1. 病程 4 年。

2. 左大腿 1.5 cm×1.7 cm 大小的暗红色结节，高于皮面，境界清楚，边缘稍有隆起，表面可见脱屑，质韧，无压痛，无瘙痒。

3. 组织病理显示真皮可见由基底样细胞及细胞质淡染细胞组成的肿瘤团块，与表皮相连，有外毛根鞘角化。

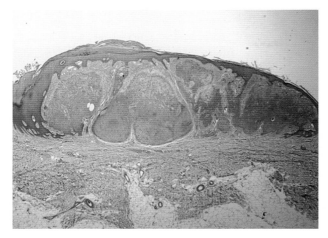

图125-2　角化过度伴角化不全，棘层肥厚。真皮见增生的肿瘤团块，与表皮相连（HE×20）

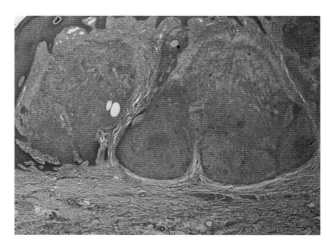

图125-3　真皮肿瘤由基底样细胞及细胞质淡染细胞组成（HE×100）

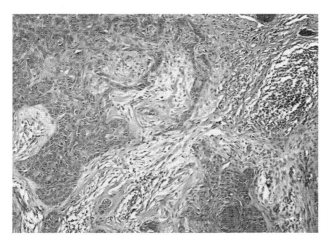

图125-4　肿瘤内见鳞状漩涡及角珠，有外毛根鞘角化。部分肿瘤边缘呈条索状生长，间质纤维细胞增生，有少量炎症细胞浸润（HE×200）

治疗方法　局麻后切除，随访至今无复发。

易误诊原因分析及鉴别诊断　结缔组织增生性毛鞘瘤为一种毛鞘瘤的少见变型，国内尚未见报道。本病好发于50岁之后男性，但也有儿童发病报道。常见于面部，可发病于唇部、鼻部、下颚、面颊、前额和眼睑处，亦可见于头皮、颈部、胸部及阴部。皮损常为生长缓慢的单个肤色或红色圆形丘疹，表面光滑或伴有溃疡，直径通常＜1 cm。皮损偶尔发生在皮脂腺痣的基础上或与基底细胞癌并发，与多发性错构瘤综合征（Cowden综合征）无明显关系。组织病理学检查示肿瘤团块通常为两种细胞构成，肿瘤周边可为毛鞘瘤的典型小叶结构，接近团块中央可见硬化或透明化的不规则假癌样增生。不规则的条索状上皮细胞嵌于致密的嗜伊红性的间质内，使其显微结构与侵袭性癌类似。多不伴有细胞核不规则和有丝分裂象，偶可见坏死。

临床上本病需要与硬斑病样型基底细胞癌、寻常疣、毛鞘癌和鳞状细胞癌等疾病鉴别，常需要通过组织病理学确诊。病理上需与鳞状细胞癌等恶性肿瘤鉴别。本病尽管有条索状增生，但境界清楚，细胞缺乏明显的异型性，可与鳞状细胞癌及毛囊癌等恶性肿瘤鉴别。本例患者的发病部位较特殊，皮损直径较大，易误诊。治疗时应将皮损完全手术切除。

1. **毛鞘癌**　主要发生于老年人曝光部位，偶尔累及眼睑和大腿。皮损为单个红色或皮色、直径0.5～2.0 cm的丘疹、结节和斑块。表面常发生溃疡及结痂，可发生于烧伤瘢痕和日光性角化的基础上。组织病理上肿瘤呈浸润性生长，有明显的毛鞘角化倾向。肿瘤细胞有异型，细胞核大，染色深，有病理性分裂象，特征为侵袭性损害中有部分含糖原的透明细胞。透明细胞周围有明显增厚的 PAS 阳性的基底膜，有很大的诊断意义。较大的肿瘤常有出血和坏死。肿瘤小叶周边细胞呈栅栏状排列，核内有空泡形成。病变常见淋巴细胞和浆细胞浸润。肿瘤表达高分子量的角蛋白，EMA 常为阴性。结合临床表现和组织病理学可以与本病鉴别。

2. 硬斑病型基底细胞癌　本型多见于青年人，好发于暴露部位，特别是头面部，主要是在颊部、前额、鼻部和眼睑等，也可发生于颈部和胸部。表现为单发、大小不一、呈扁平或稍隆起的局限性硬化斑块，边缘呈不规则或者匐行性浸润，为灰白色或者淡黄色，生长缓慢，少有破溃。癌细胞大部分组成显微条索，嵌于大量增殖的纤维间质中。肿瘤境界不清。两者的鉴别主要依靠组织病理学。

3. 寻常疣　是由 HPV 感染引起的疾病。皮损初为针尖大小的丘疹，逐渐扩大至豌豆大或者更大，呈圆形或者多角形，表面粗糙，角化明显，高出皮面，可发生于任何部位，好发于手指、手背和足缘。组织病理表现为表皮棘层肥厚，乳头瘤样增生伴角化过度，间有角化不全。棘层上部和颗粒层有大的空泡细胞。根据病原学和组织病理不难鉴别。

4. 鳞状细胞癌　好发于老年人，男性多于女性，好发部位为头皮、面、颈部和手等部位，多继发于原有皮损的基础上。可由浸润性硬板发展为斑块、结节或者疣状损害，质坚，迅速增大，表面呈菜花状增生。基底部有浸润，边界不清，有坚实感，可形成火山口样溃疡。组织病理可见到细胞嗜酸性角化以及核异型性细胞，癌细胞增生侵入真皮达网状层或者更深，形成癌巢。附属器常被侵犯。鳞状细胞癌与本病主要依靠临床和病理鉴别。

（张可洲　宋志强　阎　衡　杨希川）

病例 126　多发性毛根鞘囊肿

临床照片　见图 126-1。

一般情况　患者，女，50 岁，工人。

主诉　头皮多发结节和囊肿渐增大、增多 35 年。

现病史　患者于 1978 年 9 月起枕部出现一粟粒大小的肤色结节，无明显不适，未予重视及处理。此后结节逐渐增大至绿豆大小，且头顶部出现类似结节，无破溃、糜烂和渗出，无明显痒痛。于 1981 年曾至当地医院就诊，诊断为"皮下囊肿"，未予处理，嘱其观察。此后头皮结节缓慢增多、增大。于 1997 年起上述皮损生长较前加快，明显增大、增多，部分增大至鸽蛋大小，仍旧未予处理。期间患者发现部分结节表面破溃并有豆腐渣样物质流出，部分结节破溃后可逐渐消退。

既往史及家族史　无特殊。

体格检查　系统查体无明显异常。

皮肤科检查　头部可见十余个蚕豆至鸡蛋大小不一的近肤色结节，隆起于皮面，表面光滑，边界清楚，无糜烂、破溃、渗出，质硬，无明显触痛，部分结节可推动，无异常分泌物及波动感。全身浅表淋巴结未触及肿大。

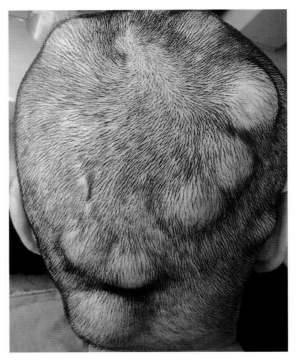

图 126-1　头部多数近肤色结节

实验室检查 血常规、肝功能、凝血及甲状腺功能均无明显异常，血钙 1.99 mmol/L，乙肝三对：HBsAb（ECLIA）114.6 IU/L，HBeAb（ECLIA）1.31 COI，HBcAb（ECLIA）0.004 COI，多肿瘤标志物阴性。头颅 CT 检查提示：①颅脑 CT 未见明显异常。②头皮下多发占位，有毛母质瘤的可能。胸部 X 线检查未见明显异常。甲状腺超声提示甲状腺回声不均质，血流信号丰富。

思考

1. 您的初步诊断是什么？

2. 为了明确诊断，您认为还需要做什么关键检查？

提示 可能的诊断

1. 表皮囊肿（epidermoid cyst）？

2. 多发性毛根鞘囊肿（multiple trichilemmal cyst）？

3. 增生性毛根鞘瘤（proliferating tricholemmoma）？

4. 圆柱瘤（cylindroma）？

关键的辅助检查 组织病理示表皮轻度肥厚。真皮内可见囊肿样结构，囊壁由鳞状上皮组成，未见颗粒层，有毛根鞘角化，囊内充满角质（图 126-2、126-3），部分有钙化，周围有淋巴细胞、组织细胞及多核巨细胞浸润。结合临床诊断为多发性毛根鞘囊肿。

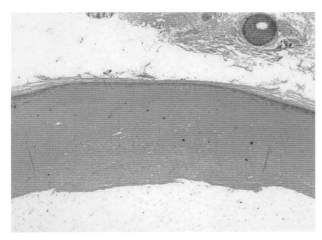

图 126-2 真皮内囊肿样结构，囊壁由鳞状上皮组成，毛根鞘角化，囊内充满角质（HE×25）

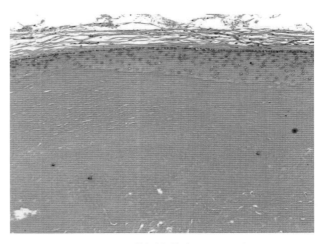

图 126-3 前图高倍（HE×100）

最终诊断 多发性毛根鞘囊肿。

诊断依据

1. 病程 35 年。

2. 头皮多发结节和囊肿，并逐渐增大、增多。

3. 组织病理显示真皮内由鳞状上皮组成的囊肿样结构，未见颗粒层，囊内充满均质物质。

治疗方法 手术剥离、切除部分皮损。

易误诊原因分析及鉴别诊断 毛根鞘囊肿为临床少见的皮肤肿瘤，具有家族遗传性，系常染色体显性遗传，女性多于男性。实际上，毛根鞘囊肿临床上并不少见，临床病例多为单发皮损。皮损进程缓慢，多分布于毛囊密集部位。90% 的皮损分布于头皮，为质硬、球形结节，表面光滑，活动度可，极少数呈恶性进展。本例患者病史较长，多发皮损，但经病理证实并未发生恶变，临床上相对少见。治疗主要为手术切除。由于囊壁与周围组织界限清楚，且囊肿质硬，易于分离，故可将囊肿完整剥离摘除。对本例患者予以大部分囊肿剥离切除，取得了较为满意的疗效。

　　临床上，该病需与发生于头皮的常见隆起性病变如表皮囊肿、增生性毛根鞘瘤及皮脂腺囊肿等相鉴别。通过组织病理学检查可明确诊断。

　　1. 表皮囊肿　又名角质囊肿（keratin cyst）。表皮囊肿常见，可发生于任何部位，常单发，很少多发，生长缓慢，为半球形隆起、柔软而有弹性的肤色结节，可以推动，无明显自觉症状。囊肿内容为角质。皮肤病理提示囊肿位于真皮，囊壁为表皮样结构，囊内充满角质，囊周有一层致密结缔组织，无皮肤附属器。

　　2. 毛根鞘囊肿　又称毛发囊肿（pilar cyst）。本病少见，为常染色体显性遗传，与表皮囊肿很难鉴别，多发于头皮。诊断有赖于皮肤病理检查。病理检查提示囊肿位于真皮，囊壁由不含颗粒层的角化上皮组织构成，周围基底细胞呈栅栏状排列，在基底层上方的棘细胞胞质淡染、肿胀，呈嗜酸性，边界不清，无透明角质颗粒。

　　3. 增生性毛根鞘瘤　毛根鞘瘤为实性肿瘤样增生，肿瘤细胞可有轻度异型，可见鳞状漩涡及个别角化不良。

　　4. 圆柱瘤　本病是较常见的真皮附属器肿瘤，好发于头、颈和头皮。女性好发。皮损为孤立的红色或粉红色皮下结节。平均直径约为 1 cm，位于头皮者可以长得很大。肿瘤生长缓慢，有时可有疼痛。结合组织病理两者不难鉴别。

（黄　慧　王　萍　邓　军　杨希川　钟白玉　翟志芳）

病例 127　鲍恩样丘疹病

临床照片　见图 127-1。

一般情况　患者，男，29 岁，工人。

主诉　发现左足第 4、5 趾间黑褐色斑 1 个月。

现病史　患者自诉 1 个月前无明显诱因左足第 4、5 趾间出现黑褐色斑，无疼痛或瘙痒等不适。患者未予以重视。后斑块逐渐增大，遂入我院治疗。

既往史及家族史　无特殊。

体格检查　一般情况良好，发育正常，体型偏瘦，智力正常。全身各系统检查无异常，甲状腺无肿大，全身未触及肿大的浅表淋巴结。

皮肤科检查　左足第 4、5 趾间可见一类圆形褐色斑疹，约 0.5 cm×0.3 cm，表面光滑，无鳞屑、糜烂，界限较清晰，边缘不整齐。

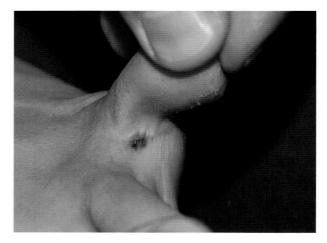

图 127-1　第 4、5 趾间褐色斑疹

实验室检查　血、尿及大便常规未见明显异常。肝及肾功能、血脂正常。

思考

1. 您的初步诊断是什么？

2. 为了明确诊断，您认为还需要做什么关键检查？

提示　可能的诊断

1. 扁平苔藓（lichen planus）？

2. 尖锐湿疣（condyloma acuminatum）？

3. 鲍恩病（Bowen disease）？

4. 肢端雀斑样黑素瘤（acral lentiginous melanoma，ALM）？

关键的辅助检查 组织病理（左足第4、5趾间皮损）示表皮角化过度伴角化不全，棘层肥厚，表皮突伸长、增宽，增生细胞排列紊乱，大小不等，可见较多核分裂象及核大而深染的细胞（图127-2）。真皮浅层有淋巴细胞及组织细胞浸润。

最终诊断 鲍恩样丘疹病（Bowenoid papulosis）。

诊断依据

1. 病程较短，发病隐匿。

2. 左足第4、5趾间可见一类圆形褐色斑疹，边缘不整齐。

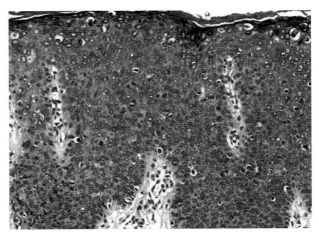

图127-2 表皮增生，细胞排列紊乱，多数核分裂象及核大而深染的细胞（HE×100）

3. 组织病理显示表皮增生，细胞排列紊乱，大小不等，可见较多核分裂象及核大而深染的细胞。

治疗方法 手术切除。

易误诊原因分析及鉴别诊断 鲍恩样丘疹病的典型皮损特点是扁平色素性丘疹，大小不等、形状多变，为肉色、红褐色或黑色。丘疹表面可光亮，为天鹅绒样外观或轻度角化而呈疣状，可散在分布或融合成片。患者一般无自觉症状，部分患者可伴瘙痒或烧灼感，病程慢性。病因未明，但与HPV（16、18）感染高度相关，主要好发于外生殖器及肛周黏膜。本例患者发病部位为第4、5趾间，非常罕见。治疗主要包括电灼、冷冻、微波、光动力及手术等去除皮损，其中以手术切除的效果最好。

临床上，鲍恩样丘疹病由于形态多变，需与其他原因引起的外生殖器部位扁平色素丘疹相鉴别，组织病理学可明确诊断。

1. **扁平苔藓** 通常表现为紫红色多角形瘙痒性扁平丘疹，是一种发生于皮肤、毛囊、黏膜和指（趾）甲的病因不明的慢性炎症性疾病，其中细胞免疫是主要的发病机制。皮损初发时为粉红色针尖大小样的丘疹，后逐渐扩大至直径0.5~1cm或更大。皮损成熟期多为紫红色或紫蓝色，表面附有一层光滑、发亮的蜡样薄膜状鳞屑，其上可见白色带有光泽的小斑点或细微的白色网状条纹（Wickham纹）。特征性病理表现为基底细胞液化变性及真皮上部以淋巴细胞为主的带状浸润。根据临床表现结合组织病理可进行鉴别。

2. **尖锐湿疣** 是由HPV感染所致的生殖器肛周增生性损害，主要通过性接触传染。皮损开始为小而淡红色的丘疹，逐渐增大、增多，表面凹凸不平，进一步增生可形成疣状突起并向外周蔓延。疣体形态各异，呈白色、红色或灰污色。棘层上方和颗粒层出现空泡化细胞（称凹空细胞）为其特征性病理改变。结合婚外性交史或性伴侣感染史、外生殖器部位异物增生及组织病理可鉴别。

3. **鲍恩病** 是一种表皮内鳞状细胞癌，又称为原位鳞状细胞癌、皮肤原位癌或表皮内鳞癌。本病可发生于全身任何部位的皮肤或黏膜。早期为淡红色或暗红色丘疹和小斑片，皮损发展，并逐渐形成表面有鳞屑和结痂、边缘清楚并略微隆起的暗红色持久性斑片。病理改变为表皮全层细胞排列紊乱，核大而深染，可形成瘤巨细胞。结合皮损表现及组织病理可鉴别。

4. **肢端雀斑样黑素瘤** 本病是深肤色人种中最常见的黑素瘤亚型，常发生于手掌、足跖、足跟及指（趾）端，是缓慢发展的不规则形状的色素斑，易破溃与出血。病理上可见不规则的棘层肥厚，黑素细胞表现为一致的异型性，常为树突状。结合临床与组织病理两者鉴别不难。

（张名望 郝 飞 杨希川 周村建 翟志芳）

病例128 皮脂腺痣伴乳头状汗管囊腺瘤及管状顶泌汗腺腺瘤

临床照片 见图128-1。

一般情况 患者，44岁，农民。

主诉 左额部皮疹伴痒44年。

现病史 患者，女，44岁，因左额部起皮疹并逐渐增大伴痒44年，于2014年10月22日于我科就诊。患者于1970年出生时即被发现左额部有一豌豆大小的黄褐色斑片，呈蜡样光泽，表面粗糙，表面无毛发生长，无明显自觉症状，未予处理。此后该皮疹随年龄增长逐渐缓慢增大且表面隆起。

既往史及家族史 无特殊。

体格检查 系统查体无明显异常。

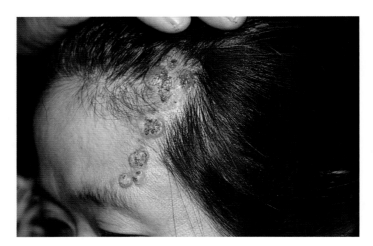

图128-1 左额部黄褐色斑块

皮肤科检查 左额部可见一面积约2.6 cm×6 cm大小的黄褐色斑块，边界清楚，部分呈蜡样光泽。斑块表面粗糙、破溃、糜烂，呈乳头状隆起，有少许血性分泌物，质地中等，无明显触痛。

实验室检查 血、大、小便常规以及肝和肾功能和凝血六项均无明显异常。

思考

1. 您的初步诊断是什么？

2. 为了明确诊断，您认为还需要做什么关键检查？

提示 可能的诊断

1. 线状表皮痣（linear epidermal nevus）？

2. 线状扁平苔藓（lichen planus linearis）？

3. 皮脂腺痣综合征（sebaceous nevus syndrome）？

关键的辅助检查 组织病理示表皮角化过度伴角化不全，一侧表皮呈疣状增生，真皮内可见增生的皮脂腺。另一侧部分表皮向下凹陷，形成囊腔或腺管样结构，可见乳头状凸起。囊壁由两层嗜碱性细胞组成，可见断头分泌（图128-2、128-3）。真皮下部可见大量大小不等的管状结构，管腔内层可见柱状上皮，并见断头分泌，间质内有多少不等

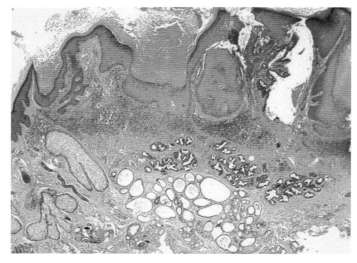

图128-2 一侧表皮疣状增生，真皮内可见增生的皮脂腺。另一侧部分表皮向下凹陷，形成囊腔或腺管样结构，其下方可见大小不等的管状结构（HE×25）

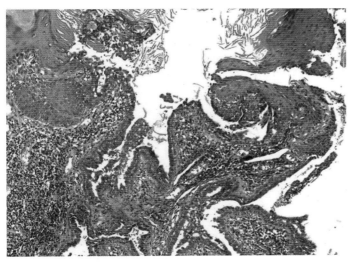

图128-3 表皮向下凹陷，形成囊腔或腺管样结构。囊壁由两层嗜碱性细胞组成，可见乳头状凸起和断头分泌（HE×100）

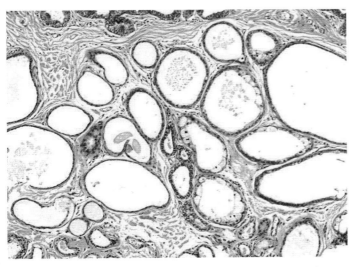

图128-4 真皮下部可见大量大小不等的管状结构，管腔内层可见柱状上皮，并见断头分泌（HE×100）

的炎症细胞浸润（图128-4）。诊断：皮脂腺痣伴乳头状汗管囊腺瘤及管状顶泌汗腺腺瘤。

最终诊断 皮脂腺痣伴乳头状汗管囊腺瘤及管状顶泌汗腺腺瘤（sebaceous nevus combined with syringocystadenoma papilliferum and tubulopapillary hidraderoma）。

诊断依据

1. 皮损于出生时发生。

2. 左侧额部黄褐色斑块，斑块表面粗糙、破溃及糜烂，呈乳头状隆起。

3. 组织病理 符合皮脂腺痣伴乳头状汗管囊腺瘤及管状顶泌汗腺腺瘤。

治疗方法 手术切除。

易误诊原因分析及鉴别诊断 皮脂腺痣（nevus sebaceus）又称器官样痣，其主要成分为皮脂腺，好发于头面部。皮损表现为边界清楚、表面光滑、无毛发且呈蜡样光泽的橘黄色或棕褐色斑块。发病年龄往往为出生不久或出生时，新生儿发病率大于0.3%，男女比例大致相同。临床上，10%～40%的皮脂腺痣患者可并发上皮瘤，最常见的为毛母细胞瘤，其次为乳头状汗管瘤。但同时并发两种或两种以上肿瘤的病例较为少见。该患者同时合并乳头状汗管囊腺瘤及管状顶泌汗腺腺瘤，较为少见。乳头状汗管囊腺瘤（syringocystadenoma papilliferum，SCAP）又称乳头状汗管囊腺瘤痣，通常发生于初生儿或儿童早期，逐渐增大，青春期进展显著，5%～19%的皮脂腺痣合并本病。管状顶泌汗腺腺瘤（tubulopapillary hidradenoma）罕见，女性发病多于男性。皮损好发于头皮，也有报道发生于面部、小腿和腋下等其他部位，位于头皮的损害常并发皮脂腺痣或乳头状汗管囊腺瘤。治疗上主要予以手术切除。

由于该病影响美观，同时可能发生恶变，治疗时应选择早期手术切除。临床上该病需与发生于头面部的常见病变如线状表皮痣和皮脂腺痣综合征等相鉴别，通过组织病理学检查可明确诊断。

1. 线状表皮痣 通常出生时即发生，男女比例相当，可位于任何部位，单侧分布，为淡黄色或棕褐色疣状损害，可为线状、带状或斑块。一般无明显自觉症状，皮肤病理为角化过度，角化不全，乳头瘤样增生，真皮上部淋巴细胞浸润。

2. 线状扁平苔藓 皮损表现为高出皮面的疣状斑块，边界清楚，呈暗红色或紫红色，表面有鳞屑，一般局限于四肢，伴瘙痒，皮肤病理检查提示真皮上层带状慢性炎症细胞浸润。

3. 皮脂腺痣综合征 又称皮肤神经综合征（神经外胚层综合征）或皮肤 - 眼 - 脑 - 心综合征，为先天性外胚叶发育异常的罕见疾病，典型的临床表现为头面部和颈部广泛分布的皮脂腺痣皮损，伴有中枢神经系统异常、眼部和骨骼的改变以及恶性肿瘤。

（黄　慧　王　萍　余　佳　邓　军　杨希川　钟白玉　翟志芳）

病例 129　单发型浅表脂肪瘤样痣

临床照片　见图 129-1。

一般情况　患者，男，37 岁，工人。

主诉　发现右前臂包块 3 个月余。

现病史　患者于 2008 年 6 个月发现右前臂一花生米大小的包块，3 个月内无明显增大，不伴痒、痛等症状，于 2008 年 10 月 7 日来我科就诊。

既往史及家族史　患者既往体健，无特殊不良嗜好，否认特殊接触史。家族中无类似疾病患者，无特殊遗传疾病病史。

体格检查　一般情况良好，发育正常。全身各系统检查无异常，全身未触及肿大的浅表淋巴结。

皮肤科检查　于右前臂屈侧可见一花生米大小的皮色包块，表面光滑，压之有囊性感，无压痛。

实验室检查　血、尿及大便常规均正常，肝和肾功能正常，心电图及胸部 X 线检查均正常。

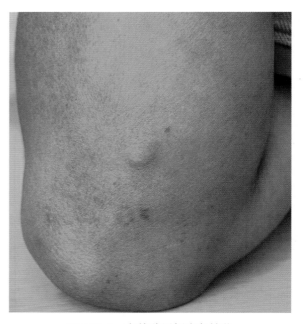

图 129-1　右前臂屈侧皮色结节

思考

1. 您的初步诊断是什么？

2. 为了明确诊断，您认为还需要做什么关键检查？

提示　可能的诊断

1. 表皮囊肿（epidermoid cyst）？

2. 脂肪瘤（lipoma）？

3. 单发性神经纤维瘤（solitary neurofibroma）？

4. 神经鞘瘤（neurilemmoma）？

5. 孤立性胶原瘤（isolated collagenoma）？

关键的辅助检查　组织病理示表皮轻度乳头瘤样增生，真皮胶原纤维疏松，真皮浅层有大量成熟的脂肪组织，沿胶原纤维间隙分布，毛细血管扩张、充血（图 129-2）。

最终诊断　单发型浅表脂肪瘤样痣（solitary nevus lipomatosus cutaneous supeficialis）。

诊断依据

1. 右前臂屈侧可见一花生米大小的皮色包块，表面光滑，压之有囊性感，无压痛。

2. 组织病理　真皮胶原纤维疏松，真皮浅层有大量成熟的脂肪组织，沿胶原纤维间隙分布。

治疗方法　对患者行手术切除治疗。

易误诊原因分析及鉴别诊断　浅表脂肪瘤样痣是一种以真皮内成熟脂肪细胞沉积为特征的少见病，诊断主要依赖组织病理学检查。临床上按皮疹群集或孤立分为多发型与单发型。多发型发病较早，皮损群集，最好发于腰臀部。单发型又称有蒂脂肪纤维瘤，表现为孤立的丘疹或结节。皮损并不都有蒂，可

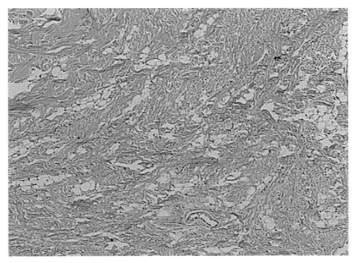

图 129-2 真皮胶原纤维疏松，真皮浅层有大量成熟的脂肪组织，
沿胶原纤维间隙分布，毛细血管扩张、充血（HE×20）

为皮下半球形肿物。本型多于 30 岁以后发病，较多发型更为少见，无特定的好发部位。本例患者皮损为单发结节，符合单发型浅表脂肪瘤样痣的皮损及病理特征，但我们认为单发型浅表脂肪瘤样痣与真皮型脂肪瘤在一定程度上很难鉴别。推测真皮内脂肪组织沉积可能是结缔组织退行性变的继发改变，也有理论认为是在胚胎发育期局部脂肪组织发育异常导致。本病属于良性肿瘤，未有恶变的报道，可采用手术治疗。

临床上，单发浅表脂肪瘤样痣应注意与表皮囊肿、单发性神经纤维瘤和孤立性胶原瘤进行鉴别，通过组织病理学检查可明确诊断。

1. 表皮囊肿　是一种良性皮肤附属器肿瘤，又名角质囊肿，系毛囊漏斗部的囊肿，囊腔的上皮与毛囊漏斗部上皮相似，囊壁由内向外依次由颗粒层、棘层和基底层所组成。囊内含有角化细胞和鳞屑。皮损呈半球形隆起的肿物，生长缓慢，正常皮色，质硬，有弹性，可移动，生长缓慢，一般无自觉症状。皮损可发生于任何部位，但常发生于头皮、面颈部、躯干及臀部。皮损常单发，但在 Gardner 综合征中头面部可多发。皮损组织病理显示真皮内囊肿形成，囊壁由数层鳞状上皮组成，囊内充满角质，呈环层状排列。根据皮损呈半球形隆起的肿物、生长缓慢、正常皮色、有囊性感、可移动、直径为 0.5 cm 至数厘米，以及皮损组织病理学典型改变可以确诊。

2. 单发性神经纤维瘤　单发的神经纤维瘤表现为突出于皮面，呈圆形、结节状或梭形的单发皮肤结节，有时皮下也可触及。皮损好发于头皮或四肢。结节直径为 1~3 cm，少数达 4 cm，与皮肤粘连。多数较软，触之有疝囊感。患者无自觉症状。本病少见，与多发性神经纤维瘤病不同，无家族史，成年发病较多，儿童较少发生。病理表现与神经纤维瘤相同。通过皮损组织病理学典型改变可以与单发浅表脂肪瘤样痣进行鉴别。

3. 孤立性胶原瘤　孤立性胶原瘤又名单发胶原瘤，是一种由胶原纤维组成的结缔组织痣。临床表现为无自觉症状的单发性结节或斑块。特征性组织病理表现为不规则分布的增厚胶原束，伴弹性纤维减少。

（钟　声）

病例 130　孤立性局限性神经瘤

临床照片　见图 130-1。

一般情况　患者，女，47 岁，职员。

主诉　额部淡红色结节 4 年，无痒痛。

现病史　患者于 4 年前无明显诱因于额部正中出现一米粒大小的淡红色丘疹。皮损缓慢增大，无糜烂、破溃，自觉无不适，未予治疗。

既往史及家族史　患者既往体健，否认家族成员中有类似病史。

体格检查　一般情况良好，发育正常。全身各系统检查无异常，全身未触及肿大的浅表淋巴结。

皮肤科检查　额部正中见一黄豆大小的淡红色结节，隆起于皮面，质地中等，无压痛，表面光滑，无糜烂、破溃。

实验室检查　无。

思考

1. 您的初步诊断是什么？

2. 为了明确诊断，您认为还需要做什么关键检查？

提示　可能的诊断

1. 皮内痣（intradermal nevus）？

2. 神经纤维瘤（neurofibroma）？

3. 神经鞘瘤（neurilemmoma）？

4. 孤立性局限性神经瘤（solitary circumscribed neuroma）？

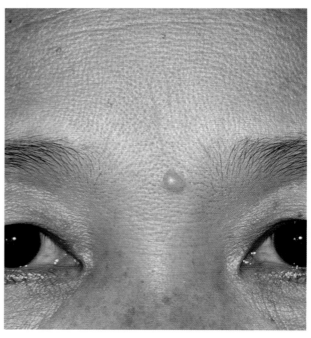

图 130-1　额部淡红色结节

关键的辅助检查　组织病理（额部结节）示真皮及皮下组织内大量圆形或椭圆形的肿瘤结节，境界清楚，有不完整包膜。肿瘤细胞细胞质嗜酸性，胞核呈波浪状或 S 形，细胞无异型性（图 130-2）。

最终诊断　孤立性局限性神经瘤。

诊断依据

1. 病程 4 年。

2. 皮损位于额部正中，表现为隆起于皮面的黄豆大小的淡红色结节，质地中等，表面光滑。

3. 组织病理　真皮及皮下组织内大量圆形或椭圆形的肿瘤结节，境界清楚，有不完整包膜。肿瘤细胞细胞质嗜酸性，细胞核呈波浪状或 S 形。

治疗方法　局麻下外科手术切除皮损。

易误诊原因分析及鉴别诊断　孤立性局限性神经瘤又称栅栏状包膜神经瘤，是一种临床上相对常见、但又易于误诊或漏诊的良性皮肤肿瘤。本病好发于中老年人，30 ~ 60 岁为高发年龄，无性别差异。临床

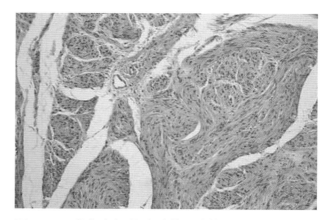

图 130-2　真皮及皮下组织内境界清楚的圆形或椭圆形的肿瘤结节。瘤体内可见不规则的神经束，肿瘤细胞细胞质嗜酸性（HE×100）

上皮损好发于面部，尤其多见于鼻子、鼻唇沟及双颊部位，表现为孤立性、肤色或紫红色、圆顶状的丘疹或结节，多无自觉症状。肿瘤生长缓慢，直径一般＜1 cm。皮损存在数月或数年后可有疼痛或感觉过敏，偶有阵发性剧痛。随着对本病认识的提高，不断有发生于眼睑、口腔、阴茎以及掌跖等特殊部位的病例报道。偶有多发皮损病例报道。目前认为本病的发生多由创伤或手术中切断神经致使受损神经增生所致。组织病理上，本病于低倍镜下表现为真皮内界限清楚的结节，有完整或不完整的包膜。肿瘤细胞被人工裂隙分割成短束状。细胞质嗜酸性，淡染。细胞核呈波浪形或 S 形，有时核呈栅栏状排列。因肿瘤细胞来源于施万细胞，所以免疫组化染色大多数细胞 S-100 蛋白呈阳性，包膜细胞与神经束膜细胞一致，EMA 染色阳性。

本病皮损不具有特征性，易于误诊，应注意与发生于头面部的皮内痣、神经纤维瘤、神经鞘瘤以及肉芽肿等相鉴别，确诊主要依靠组织病理检查。

1. 皮内痣 皮内痣是成年人最常见的一类色素痣，因其痣细胞位于表皮下方、真皮的浅层而得名。这种痣可发生于身体的任何部位，但以头颈部最为常见。痣的外观呈半球形，从数毫米到数厘米不等，一般不增大。表面光滑，边缘整齐，也有的呈乳头瘤样或基底有蒂。组织病理上在真皮内可见呈巢或条索状分布的痣细胞，上部痣细胞通常含有色素颗粒。根据组织学特点可以鉴别。

2. 神经纤维瘤 是一种皮肤及皮下组织的良性肿瘤，发源于神经鞘细胞及间叶组织的神经内外衣的支持结缔组织，神经干和神经末端的任何部位都可发生。既可单发，也可多发。与多发性神经纤维瘤病不同，单发损害临床上较少见，无家族史，常发生于成人，只见单个皮肤结节，好发于头皮或四肢。结节直径 1～3 cm，少数达 4 cm，与皮肤粘连。患者无自觉症状。组织病理与多发性神经纤维瘤相同。肿瘤细胞的排列有两种类型：①肿瘤细胞排列成旋涡状或彼此平行排列，细胞呈栅栏状，为 Antoni A 型。②组织结构疏松，很像黏液瘤。细胞无一定的排列形式，大小和形态亦不均匀，肿瘤细胞间常有水肿液，形成微小囊肿或小泡，为 Antoni B 型，无包膜。组织学上可以与孤立性局限性神经瘤相鉴别。

3. 神经鞘瘤 又称施万细胞瘤，是由周围神经的施万鞘（即神经鞘）所形成的肿瘤，亦有人称之为神经瘤，为良性肿瘤。发生于前庭神经或蜗神经时亦称为听神经瘤。患者多为 30～40 岁的中年人，无明显的性别差异。少数患者可伴发多发性神经纤维瘤病。皮损通常为单发，有时多发。大小不等，大者可达数厘米。皮肤损害常发生于四肢，其他如颈、面、头皮、眼及眶部也可发生。此外，尚可见于舌、骨及后纵隔。神经鞘瘤损害常可引起疼痛，特别是阵发性疼痛。组织病理上，真皮内由梭形细胞组成的结节，有包膜。梭形细胞核呈长形，细胞质嗜伊红性，可见典型的 Verocay 小体。结合临床表现及组织学特点可以进行鉴别。

（翟志芳）

病例 131　皮肤支气管源性囊肿

临床照片　见图 131-1。

一般情况　患者，女，2 岁。

主诉　右侧肩胛部反复脓血性溃疡 1 年余。

现病史　患者因右侧肩胛部反复脓血性溃疡于 2009 年 12 月就诊于我科。患儿在 4 个月大时发现右肩部一个直径约 1 cm 大小的溃疡，有脓血性分泌物流出，无搔抓及疼痛。当地医院采取对症治疗后溃疡面变浅，分泌物减少，但仍间断有脓血性分泌物流出。饮食、睡眠及大、小便均正常，体重无变化。

既往史及家族史　患者系足月顺产，发育正常。父母非近亲结婚，家族中无类似疾病患者，无特殊遗传疾病病史。

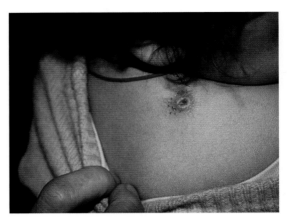

图 131-1　右侧肩胛部类圆形浅表溃疡

体格检查　一般情况良好，发育正常，体型中等，智力正常。全身各系统检查无异常，全身未触及肿大的浅表淋巴结。

皮肤科检查　右侧肩胛部可见一个直径约 1 cm 大小的类圆形浅表溃疡，界限清楚，边缘淡红并稍高出皮肤。溃疡表面有脓血性分泌物流出，质中，无明显触痛。

实验室检查　血、尿及大便常规均正常。

思考

1. 您的初步诊断是什么？

2. 为了明确诊断，您认为还需要做什么关键检查？

提示　可能的诊断

1. 皮肤支气管源性囊肿（cutaneous bronchogenic cyst）？

2. 甲状舌骨导管囊肿（thyroglossal duct cyst）？

3. 皮肤感染（skin infection）？

4. 鳃发性囊肿（gilous cyst）？

关键的辅助检查　组织病理示部分表皮缺失。表面有痂形成，两侧表皮角化过度，棘层增生、肥厚。真皮内见大量成团的管腔样结构，管腔由柱状上皮构成，细胞质淡染，未见断头分泌，另见软骨样结构。间质内有较多的淋巴细胞、组织细胞及嗜酸性粒细胞浸润（图 131-2、图 131-3）。免疫组化示 CK7 阳性，CK20 及 CEA 均为阴性。

最终诊断　皮肤支气管源性囊肿。

诊断依据

1. 病程 4 个月。

2. 右侧肩胛部一个直径约 1 cm 大小的溃疡，有脓血性分泌物。

3. 组织病理显示真皮内见大量成团的管腔样结构，管腔由柱状上皮构成，细胞质淡染，未见断头分泌，有软骨样结构。

治疗方法　手术治疗。

易误诊原因分析及鉴别诊断　支气管源性囊肿是一种先天发育异常的良性疾病，来源于气管及支气管的副芽，是在胚胎发育过程中组织细胞脱落或游走于肺外部位而发生的囊肿。皮肤支气管源性囊肿源

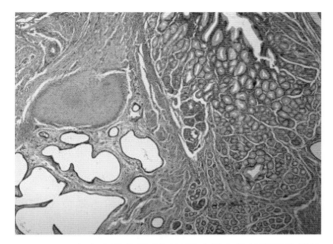

图 131-2　真皮内见大量成团的管腔样和软骨样结构结构（HE×20）

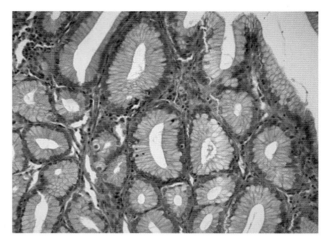

图 131-3　管腔样结构，管腔由柱状上皮构成，间质内较多的炎症细胞浸润（HE×40）

于间质股骨板结合后，在胸腔外的随后分离或是在融合前的主动移出。本病多发生于出生后不久或儿童期。Seybold 和 Clagett 首次报道本病，最常见的发病部位是胸骨上切迹，其次是胸骨柄、颈部和肩胛部。男性多见。临床表现各异，最常见的是窦道、囊状结节和乳头瘤状增生，偶尔囊肿或窦道处可有清晰或黏液性、脓性液体流出，可伴触痛、瘙痒及吞咽困难等症状。

支气管源性囊肿位于真皮内或皮下组织内，由假复层柱状上皮或复层鳞状上皮组成。有些上皮细胞的纤毛突向囊腔内，其间散在数目不等的杯状细胞，囊壁内含有平滑肌和黏膜腺。窦道由典型复层鳞状上皮细胞组成，可见皮肤附属器，软骨和淋巴样成分缺失。本病恶变罕见，但仍有少数成人先天性支气管源性囊肿发生黏液上皮癌、恶性腺癌和黑素瘤等恶变的报道。我们认为无论皮肤支气管源性囊肿的位置和症状如何，全部切除仍为首选方法。手术切除不仅可以缓解症状，防止继发感染，还可能起到防止恶变的作用。

临床上本病需要与以下疾病鉴别：

1. 甲状舌骨导管囊肿　本病多见于 1～10 岁儿童，亦可见于成人。囊肿可发生在盲孔（位于口腔内舌根部位）至胸骨颈切迹（胸骨柄部位）的任何部位。甲状腺舌骨囊肿绝大多数位于颈中线，少数可略偏向一侧，触诊质地软，直径可达 3 cm，边界清楚，与表面皮肤及周围组织无粘连，可随吞咽上下移动。组织学上囊壁多样，可以是立方上皮、柱状上皮或复层鳞状上皮，但囊壁无平滑肌，常伴有内衬上皮和导管。邻近组织可见黏液腺、甲状腺滤泡和明显的淋巴细胞浸润。

2. 腮裂囊肿　多见于青少年及婴儿时期，好发于颈侧和胸锁乳突肌前缘，尤以胸锁乳突肌前缘下1/3 常见。临床表现为球形无痛肿物，界清，大小不定，触之有囊性感，与皮肤无粘连。本病的组织学特点为囊壁内衬以复层鳞状上皮或假复层柱状上皮，纤维囊壁内有密集的淋巴细胞，并有淋巴滤泡形成。

3. 甲状舌骨导管囊肿　甲状腺舌骨囊肿是胚胎期的甲状舌管退化不全而形成的先天囊肿。通常位于颈部中线、舌骨下，呈圆形，直径 2～3 cm，表面光滑，无压痛。检查时囊肿固定，不能向上及左右推移，但吞咽或伸舌时肿块向上移动为其特征。在较小的囊肿可摸到一条索带连接舌骨。除位于颈前外，其他临床表现均与支气管源性囊肿难以区别。甲状腺舌骨导管囊肿的壁与支气管源性囊肿的壁相似，但不含平滑肌而常见甲状腺滤泡。结合组织病理两者鉴别不难。

（王　欢　钟　华　宋志强　阎　衡　郝　飞　邓　军）

病例 132   微囊肿附属器癌

临床照片   见图 132-1。

一般情况   患者，女，45 岁。

主诉   右下颌起皮疹并渐增大 2 个月余。

现病史   患者 2 个月前发现右下颌部位起一黄豆大小的淡白色斑块，无明显自觉症状，未引起重视，也未处理。后该皮损逐渐缓慢增大至豌豆大小，边缘稍有隆起，表面无破溃、糜烂和渗液，质地中等，无压痛。遂来我院就诊。

既往史及家族史   无特殊。

体格检查   一般情况好，各系统检查无明显异常。

皮肤科检查   右下颌可见一豌豆大小的淡白色斑块，边界清楚，边缘不规则且稍有隆起，质地中等。

实验室检查   无。

思考

1. 您的初步诊断是什么？

2. 为了明确诊断，您认为还需要做什么关键检查？

提示   可能的诊断

1. 结缔组织增生性毛发上皮瘤（desmoplastic trichoepithelioma）？

2. 毛发腺瘤（trichoadenoma）？

3. 微囊肿附属器癌（microcystic adnexal carcinoma）？

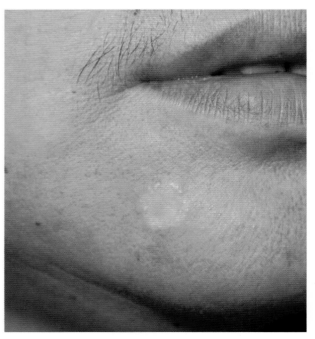

图 132-1   右下颌淡白色斑块

关键的辅助检查   组织病理示表皮大致正常。真皮内可见条索状及块状肿瘤细胞团。肿瘤细胞团由基底样细胞组成，并见管腔样结构形成，间质成纤维细胞增生，有多少不等的炎症细胞浸润（图 132-2、132-3）。病理诊断：微囊肿附属器癌。

最终诊断   微囊肿附属器癌。

诊断依据

1. 病程 2 个月余。

2. 皮损位于鼻唇部，为淡白色斑疹，皮损缓慢增大至豌豆大小，边缘不规则且稍有隆起，无明显自觉症状。

3. 组织病理显示真皮内可见由基底样细胞组成条索状及块状肿瘤细胞团，并见管腔样结构形成。

治疗方法   本病目前无特殊的治疗方法，手术切除肿瘤是较为有效的措施之一。

易误诊原因分析及鉴别诊断   微囊肿附属器癌又称硬化性汗腺导管癌，属于汗腺癌的一个亚型。本病临床上罕见，是一种生长缓慢、有向汗腺和毛囊方向分化倾向的局限性侵袭性皮肤恶性肿瘤。皮损好发于头面部，多见于鼻唇部及眶周，腋窝和乳房也可发生。肿瘤易向深部浸润，皮下脂肪和骨骼肌常受累，也可侵犯周围神经，引起局部疼痛、烧灼或感觉异常。微囊肿附属器癌的发病机制不明，但有研究显示，患者曾接受过放射线照射是引起本病的危险因素之一。微囊肿附属器癌临床表现为肉色、黄色或红色的坚实斑块，边界不清，偶可形成溃疡。结节生长缓慢，常没有自觉症状，并可局部侵袭肌肉、软

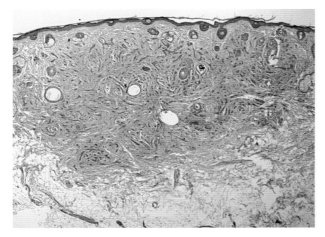

图 132-2　真皮内可见条索状及块状的肿瘤细胞团，肿瘤细胞团由基底样细胞组成，并见管腔样结构形成（HE×40）

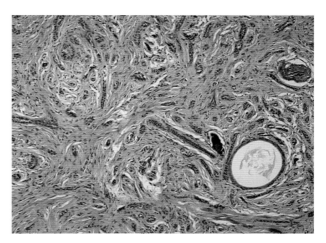

图 132-3　前图高倍（HE×100）

骨甚至眼眶。组织病理显示肿瘤浅部可见由基底样细胞组成的细胞巢状或条索状结构。肿瘤深部可出现小的实性细胞条索，呈浸润性生长，并可见管状及腺体样结构。肿瘤的异型性不明显，有丝分裂象少见。手术切除肿瘤是较为有效的措施之一。有研究显示，与常规手术切除相比，Mohs 显微图像手术切除肿瘤有较低的复发率。该患者于 2 个月前开始出现皮损，无明显的自觉症状，皮损缓慢增大至豌豆大小，边缘稍隆起，表面无破溃和糜烂。根据病史、体征及组织病理检查，患者诊断符合"微囊肿附属器癌"。

微囊肿附属器癌应与结缔组织增生性毛发上皮瘤、毛发腺瘤和硬化性基底细胞癌等相鉴别，通过病理学检查可明确诊断。

1. 结缔组织增生性毛发上皮瘤　是毛发上皮瘤的特殊类型。最常见于幼儿期，好发于颊、颏和额部，尤其是口周。皮损常单发，直径 3 ~ 8 mm，环形，基底有明显硬结，呈白色或黄色，边缘隆起，类似环状肉芽肿。皮损增长缓慢，无自觉症状。组织病理检查显示此瘤位于真皮内，界清，与表皮相连。本病有三种成分：①狭窄的肿瘤细胞束。肿瘤细胞排列成细束条状，由小基底样细胞组成，核卵圆形，细胞质少，无多形性，外周细胞无栅栏状排列。②角质囊肿。③结缔组织基质。间质结缔组织增生，含有大量的致密胶原，而肿瘤组织成分少。本病与微囊肿附属器癌在临床上有时很难区分，鉴别主要依靠组织病理学检查。

2. 毛发腺瘤　本病罕见，通常发生于成人面部和臀部。损害为单个、无症状的黄色或红色丘疹，质软或质硬。组织病理认为该肿瘤介于毛发上皮瘤和毛囊瘤之间，向毛囊漏斗部分化。肿瘤位于真皮内，界清，由嵌于纤维血管性间质的实性肿瘤细胞团和多数角囊肿组成。囊壁主要由鳞状上皮构成，有角化现象，可见颗粒层，囊内含有毳毛结构。角质囊肿破裂后可引起异物巨细胞反应。结合组织病理两者不难鉴别。

3. 硬化性基底细胞癌　本病是基底细胞癌的一种少见亚型，多见于青年人。皮损好发于头面部，尤其是颊部、前额、鼻部、眼睑和颧部等。本病常发生于外观正常的皮肤或不适当治疗的基础上，表现为单发、大小不一、数厘米至整个面额、呈扁平或稍隆起的局限性硬化斑块，边缘不清或清楚，呈不规则形或匐行状浸润，灰白色至淡黄色，生长缓慢。表面平滑且长期保持完整，似局限性硬皮病，少有破溃，最后才发生溃疡。结合组织病理两者不难鉴别。

4. 汗管瘤　本病是向末端汗管分化的一种汗腺瘤。皮损表现为小而硬固的丘疹。虽有时单发，但多发者更为常见，可为数个，也可多达数百个。通常直径约为数毫米。皮损呈正常皮色、红色或棕褐色，表面有蜡样光泽。本病可分为三型：①眼睑型，最为常见，多发生于妇女，在发育期或其后出现，尤其多见于下眼睑。②发疹型，男性青少年多见，成批发生于躯干前面及上臂屈侧。③局限型，位于外阴及阴蒂，称生殖器汗管瘤（genital syringoma），在手指伸面者称肢端汗管瘤（acrosyringoma）。皮损也可发生于其他部位，极少呈单侧或线状分布。患者通常无自觉症状。结合组织病理两者不难鉴别。

（李茗芳　罗　娜　钟白玉　阎　衡　杨希川　郝　飞）

病例 133　微囊肿附属器癌

临床照片　见图 133-1。

一般情况　患者，女，31 岁。

主诉　左侧面颊部黑色斑块 20 年余，伴出血及痒 2 年。

现病史　20 余年前患者发现左侧面颊部一处黄豆大小的黑色斑块，不伴痒痛，生长缓慢，未予重视。2 年前黑色斑块出血、破溃，自觉瘙痒。患者就诊于当地医院，具体诊断及治疗不详，经治疗无明显效果，为进一步诊治到我科就诊。

既往史及家族史　患者体健，无特殊不良嗜好。父母非近亲结婚，家族中无类似疾病患者，无特殊遗传疾病史，否认放射线和化学物质等接触史。

体格检查　一般情况好，发育良好，全身浅表淋巴结不肿大，各系统检查无异常。

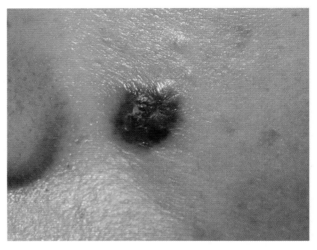

图 133-1　左侧面颊部 0.8～1 cm 大小的黑色斑块，表面糜烂、结痂，无渗出。边界清楚，呈"珍珠样"光泽

皮肤科检查　左侧颊部可见一 0.8 cm×1 cm 大小的黑色斑块，表面糜烂、结痂，无渗出。边界清楚，边缘隆起，呈"珍珠样"光泽。

实验室检查　血、尿及大便常规均正常。肝和肾功能及血脂全套正常。

思考

1. 您的初步诊断是什么？

2. 为了明确诊断，您认为还需要做什么关键检查？

提示　可能的诊断

1. 基底细胞癌（basal cell carcinoma）？

2. 结缔组织增生性鳞状细胞癌（desmoplastic squamous cell）？

3. 结缔组织增生性毛发上皮瘤（desmoplastic trichoepithelioma）？

4. 毛发腺瘤（trichoadenoma）？

关键的辅助检查　组织病理示表皮角化过度伴角化不全，棘层增生、肥厚，病变中央部分表皮缺失，表皮可见痂形成。真皮可见大量条索样肿瘤细胞团，浸润到真皮下部，部分与表皮相连，主要由基底样细胞构成，并见透明细胞，可见角囊肿及导管分化。周围散在片状淋巴细胞及组织细胞浸润，间质中纤维组织增生。肿瘤细胞无明显的异型性，有丝分裂少。表皮内、角囊肿及部分肿瘤团块中可见黑素颗粒，并在真皮浅层及深部的肿瘤团块周围有噬黑素细胞（图 133-2、133-3）。免疫组化示肿瘤细胞团块中导管结构 CEA 阳性，表皮及部分肿瘤团块中可见 S-100 阳性细胞，部分肿瘤团块中可见 HMB-45 阳性细胞。氧化脱色素后部分肿瘤团块中可见黑色颗粒。氧化脱色素后 S-100 染色在肿瘤团块中可见 S-100 阳性细

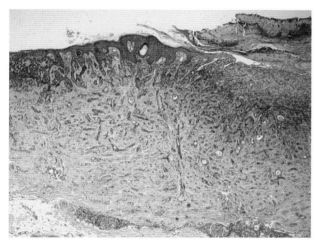

图 133-2　肿瘤由基底样细胞的巢状或条索状团块组成，可见角囊肿和导管分化（HE×25）

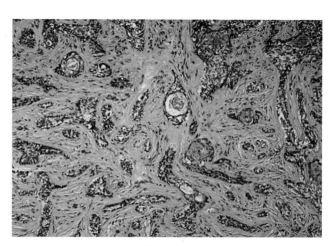

图 133-3　前图高倍（HE×100）

胞。普鲁士蓝染色呈阴性。

最终诊断　色素性微囊肿附属器癌（pigmented microcystic adnexal carcinoma）。

诊断依据

1. 左颊部一黄豆大小的黑色斑块，20 年余。

2. 组织病理　在肿块中可见基底样细胞组成的巢状或条索状团块，可见角囊肿及导管分化。

治疗方法　手术切除。

易误诊原因分析及鉴别诊断　微囊肿附属器癌是一种罕见的恶性附属器肿瘤，好发于面颈部，其中以面中部或者面部 T 区最常累及，也有发生在头皮、胸部、腋窝、背部、腹部、四肢、臀部、外阴、外耳道和肛周的报道。发病年龄为 11～95 岁，男女发病比例大致相同。临床表现为非称性结节、斑块或囊样结构，高出皮面，平均直径＜2 cm，边界清楚或不清楚。表面皮肤可正常、萎缩或有鳞屑。临床呈缓慢侵袭性生长，肿瘤细胞常侵犯神经周围，淋巴结转移少见。皮疹生长历时 1～17 年不等。患者常无自觉症状，由于侵犯神经周围，可出现局部瘙痒、疼痛、烧灼和感觉异常等症状。

微囊肿附属器癌在组织病理上具有毛囊和汗腺双向分化的特点。肿瘤侵犯常超过临床所见数厘米，可向皮下脂肪或更深部浸润。肿瘤浅部有小至中等大小的角囊肿，可见基底细胞组成的细胞巢状或条索。在肿瘤深部可见管状或腺体样结构，由一层或两层细胞构成。腔内含有嗜酸性物质。核分裂象和细胞异型性少见，但常见神经周围的侵犯，此特征有助于微囊肿附属器癌的诊断。免疫组织化学显示肿瘤细胞团块导管结构 CEA 表达阳性，肿瘤细胞索、角质囊肿和管状结构 AE1/AE3 和 EMA 均为阳性，而 S-100 为阴性。微囊肿附属器癌的治疗方法包括放疗、化疗、外科手术切除及 Mohs 显微外科手术等多种治疗方法。由于 Mohs 显微外科手术能够检测到肉眼难以确定的肿瘤边缘，其切除后复发率只有 5%，远低于其他的外科手术切除方法，故 Mohs 显微外科手术是目前理想的治疗方法。

该病例色素斑块的产生可能是由于表皮、角囊肿内、肿瘤条索及汗管样结构中黑素细胞增多及周围真皮中噬黑素细胞聚集所致。其机制尚不清楚，可能是由于肿瘤细胞分泌某种物质而使周围的黑素细胞向肿瘤团块迁移或使其增殖有关。本病应与以下疾病相鉴别。

1. 基底细胞癌　本病临床表现为面部"珍珠样"光泽的黑色斑块，表面糜烂、结痂，在临床上极易误诊为基底细胞癌。基底细胞癌的肿瘤团块由基底样细胞所组成。肿瘤细胞呈栅栏样排列，肿瘤细胞与周围间质常有裂隙，角囊肿少见，无导管分化。

2. 结缔组织增生性鳞状细胞癌　本病是鳞状细胞癌的罕见类型，好发于头颈部。结缔组织增生性鳞状细胞癌存在灶状的鳞状细胞分化，可见单个细胞角化和角珠。

3. 结缔组织增生性毛发上皮瘤　是一种毛发上皮瘤的管样变异型，好发于面部，多为圆形或椭圆形，呈白色或皮色，中央凹陷，边缘隆起。主要由肿瘤细胞束、结缔组织基质和角囊肿组成。肿瘤不会出现导管分化。CEA 阳性，有助于与结缔组织增生性毛发上皮瘤鉴别。

4. 毛发腺瘤　本病是一种良性肿瘤，好发于面部，表现为黄色或红色丘疹。组织病理上可见角囊肿，囊壁由鳞状上皮构成，无导管样结构形成。

5. 硬化性基底细胞癌　本病是基底细胞癌的一种少见亚型，多见于青年人。皮损好发于头面部，尤其是颊部、前额、鼻部、眼睑和颧部等。皮损常发生于外观正常皮肤或不适当治疗的基础上，表现为单发、大小不一、数厘米至整个面额、呈扁平或稍隆起的局限性硬化斑块，边缘不清或清楚，呈不规则形或匐形状浸润，灰白色至淡黄色，生长缓慢。表面平滑且长期保持完整，似局限性硬皮病，少有破溃，最后才发生溃疡。结合组织病理，两者不难鉴别。

（杨希川）

病例 134　肉芽肿性蕈样肉芽肿

临床照片　见图 134-1。

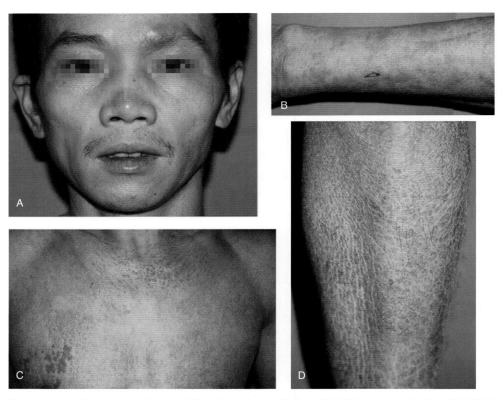

图 134-1　患者的皮肤表现。A. 面部红色结节，左侧眉毛部分脱落；B、C. 躯干及前臂密集的褐色丘疹、结节，局部融合成斑块；D. 下肢皮肤干燥，部分呈鱼鳞病样改变

一般情况　患者，男，41 岁，工人。

主诉　全身起红斑、丘疹、结节伴痒 6 年，左侧眉毛部分脱落 2 个月。

现病史 2006 年患者躯干及四肢无明显诱因陆续出现密集的米粒至黄豆大小的褐色丘疹和结节，部分融合成斑块，随后面部出现枣样大小的红色结节，自觉瘙痒，2012 年 8 月左侧眉毛部分脱落。曾在外院临床诊断为"鱼鳞病、红皮病"，具体治疗经过不详。为进一步诊治，于 2012 年 10 月 8 日到我院门诊就诊。

既往史及家族史 患者系足月顺产，发育正常，近年在外地打工，无特殊不良嗜好。父母非近亲结婚，家族中无类似疾病患者，无特殊遗传疾病病史。

体格检查 一般情况良好，发育正常，智力正常。全身各系统检查无异常，甲状腺无肿大，全身未触及肿大的浅表淋巴结。

皮肤科检查 可见面部数个枣样大小的红色结节，左侧眉毛部分脱落，躯干及四肢皮肤干燥，部分呈鱼鳞病样，可见密集的米粒至黄豆大小的褐色丘疹和结节，局部融合成斑块。

实验室检查 无明显异常。

思考

1. 您的初步诊断是什么？

2. 为了明确诊断，您认为还需要做什么关键检查？

提示 可能的诊断

1. 蕈样肉芽肿（granuloma fungoides）？

2. 湿疹（eczema）？

3. 麻风（leprosy）？

4. 多中心网状组织细胞增生症（multicentric reticulohistiocytosis）？

关键的辅助检查

1. 组织病理（右前臂伸侧丘疹） 表皮大致正常，真皮内可见大量淋巴细胞、组织细胞和多核巨细胞浸润，部分淋巴细胞有核异型（图 134-2）。正常一侧的真皮弹性纤维大致正常，病变一侧的真皮弹性纤维明显减少或缺失。

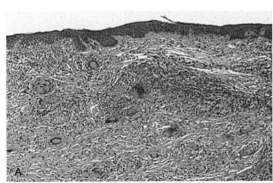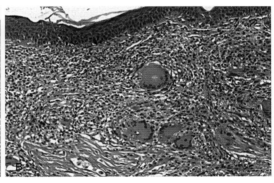

图 134-2 组织病理学表现。A. 表皮大致正常，真皮内可见大量淋巴细胞浸润（HE×100）。B. 真皮内大量淋巴细胞、组织细胞及多核巨细胞浸润，部分淋巴细胞有核异型（HE×200）

2. 免疫组化 CD3 阳性，CD20 阴性，证明浸润的淋巴细胞为 T 淋巴细胞。

最终诊断 肉芽肿性蕈样肉芽肿（granulomatous mycosis fungoides）。

诊断依据

1. 病程 6 年。

2. 可见面部枣样大小的红色结节，左侧眉毛部分脱落，躯干及前臂密集的米粒至黄豆大小的褐色丘疹和结节。下肢皮肤干燥，呈鱼鳞病样改变。

3. 组织病理 表皮大致正常，真皮内可见大量淋巴细胞、组织细胞和多核巨细胞浸润，部分淋巴细胞有核异型。

4. 免疫组化提示侵袭性淋巴细胞为单克隆 T 细胞。

治疗方法 治疗可照射长波紫外线（PUVA）、口服阿维 A 酯（依曲替酯）、注射干扰素 - γ 以及局部电子束照射。若发展至肿瘤期，则需要联合化疗及放疗，对常规治疗不敏感的肉芽肿性蕈样肉芽肿可试用吉西他滨进行治疗。

易误诊原因分析及鉴别诊断 肉芽肿性蕈样肉芽肿临床上不多见，在蕈样肉芽肿中占 5% 以下。根据其临床表现，可将肉芽肿性蕈样肉芽肿分为三期，即红斑期、丘疹期和肿瘤期。肉芽肿性蕈样肉芽肿的皮损无特征性，可表现为斑块、斑片、结节、肿瘤、溃疡、红皮病、皮肤异色病样和鱼鳞病样等。其中鱼鳞病样改变可继发于一些恶性疾病，如淋巴瘤、内脏肿瘤、平滑肌肉瘤及卡波西肉瘤等。这种表现在肉芽肿性蕈样肉芽肿中相对少见，其形成可能与蕈样肉芽肿肿瘤细胞的浸润有关。本病需与以下疾病相鉴别：

1. 结节病、环状肉芽肿和感染性肉芽肿 这几种疾病的共同点是均可形成肉芽肿。本病例的组织病理可见真皮内肉芽肿改变伴多核巨细胞，浸润以淋巴细胞和组织细胞为主。免疫组化染色 CD3 阳性，CD20 阴性，证明浸润的淋巴细胞为 T 淋巴细胞，可与上述疾病相鉴别。

2. 肉芽肿型皮肤松弛症（granulomatous cutis laxa，GSS） 本病与肉芽肿性蕈样肉芽肿在临床和病理上均有重叠。两者的不同之处在于肉芽肿性蕈样肉芽肿无明显的好发部位并且临床表现多样，皮肤不松弛或下垂，而肉芽肿型皮肤松弛症的皮损好发于腋窝及腹股沟，皮肤松弛、下垂。组织病理上肉芽肿性蕈样肉芽肿的巨细胞核较少，弹性纤维减少不明显，而肉芽肿型皮肤松弛症中的巨细胞核大，细胞核可达 30 ~ 40 个，广泛吞噬淋巴细胞和弹性纤维，以致弹性纤维几乎完全消失。

3. 麻风 麻风与肉芽肿性蕈样肉芽肿在临床表现上可有相似之处，特别是偏瘤型界线类麻风及瘤型麻风，临床表现为斑疹、斑块和结节，同时可伴有眉毛和睫毛等毛发脱落。但麻风常伴有周围神经的损害，而本病例并未出现明显的周围神经损害的表现，且抗酸染色阴性，故可排除麻风。

（王 月 兰雪梅 阎 衡 杨希川）

病例 135　色素性乳房佩吉特病

临床照片　见图 135-1。

一般情况　患者，女，26 岁，工人。

主诉　左乳头及乳晕黑色斑块 9 个月。

现病史　患者于 9 个月前无意发现左乳头及乳晕有甲盖大小的黑褐色斑块，表面略粗糙，无瘙痒或疼痛。此后皮疹无明显增大，患者未在院外行检查及治疗。

既往史及家族史　患者既往体健，无特殊不良嗜好。父母非近亲结婚，家族中无类似疾病患者，无特殊遗传疾病史。

体格检查　一般情况良好，发育正常，体型中等，智力正常。全身各系统检查无异常。乳头无凹陷，双侧乳腺未触及明显肿块，双侧腋窝及锁骨上未扪及明显肿大的淋巴结。

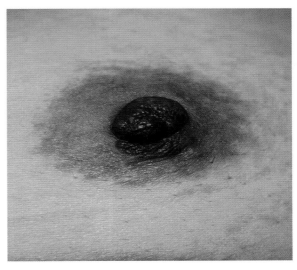

图 135-1　左乳头及乳晕黑色斑块

皮肤科检查　左乳头及下方乳晕可见约 1 cm×1 cm 大小的黑褐色斑块，表面粗糙，无红斑、糜烂或破溃。

实验室检查　血常规正常。乳腺超声示：①双侧乳腺体轻度增生。②左乳乳头的外下后方腺体层内见数个点状钙化。③双侧腋窝、锁骨上下及胸骨旁未探及明显异常的淋巴结。乳腺 MRI 检查示：①左乳乳腺外下象限异常密度影，考虑乳腺癌。②双侧乳腺轻度增生。

思考

1. 您的初步诊断是什么？

2. 为了明确诊断，您认为还需要做什么关键检查？

提示　可能的诊断

1. 乳房佩吉特病（mammary Paget's disease）？

2. 恶性黑素瘤（malignant melanoma）？

3. 脂溢性角化病（seborrhei keratosis）？

4. 浅表型基底细胞癌（superficial basal cell carcinoma）？

5. 鲍恩病（Bowen disease）？

6. 乳头糜烂性腺瘤病（erosive adenomatosis of the nipple）？

关键的辅助检查

1. 组织病理（皮损）　表皮内有散在分布的单个、成巢或成片的肿瘤细胞，细胞大，呈圆形、卵圆形或多边形，细胞质透亮，核大（图 135-2）。在肿瘤细胞巢内和周围有大量的树突状黑素细胞和黑素颗粒。

2. 免疫组化（皮损）　CEA（+），细胞角蛋白 7（CK7）（+），人类表皮细胞生长因子受体 2（Her-2）（+），细胞角蛋白 5.2（+），CK20（－），肿瘤细胞 S-100 蛋白（－），人黑素瘤相关抗原 45（－）。在肿瘤细胞巢内和其周围可见树突状黑素细胞 S-100 蛋白（+），HMB45（+）。

最终诊断　色素性乳房佩吉特病（pigmented mammary Paget's disease）。

诊断依据

1. 皮损为左乳头及乳晕甲盖大小的黑褐色斑块，表面略粗糙，病程 9 个月。

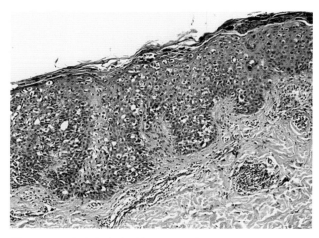

图 135-2 表皮内色素增加，可见单个、成巢或成片、细胞质透亮的肿瘤细胞（ HE × 100 ）

2. 乳腺超声 左乳乳腺外下象限异常密度影，考虑乳腺癌。

3. 组织病理 可见表皮内有散在分布的单个、成巢或成片的肿瘤细胞，细胞大而呈圆形。

4. 免疫组化 肿瘤细胞癌胚抗原、细胞角蛋白 7、人类表皮细胞生长因子受体 2 和细胞角蛋白均为阳性。

治疗方法 采取手术治疗。术前行左腋窝前哨淋巴结冰冻活检未见肿瘤细胞，故仅行左乳单纯乳房切除 + 背阔肌肌皮瓣转移乳房重建术。术后行组织病理检查：送检左乳乳头区取材，见局部鳞状上皮增生，周围乳腺腺体小叶腺泡显著增生改变。送检 10 枚前哨淋巴结，均未见癌组织。免疫组化示雌激素受体（ + ），孕酮受体（ + ），Her-2（ ++ ），Ki-67 阳性细胞数为 20%，癌胚抗原（ + ），细胞角蛋白（ + ），上皮膜抗原（ + ），CK20（ − ），P63（ − ）。术后给予他莫昔芬 10 mg 2 次 / 日，5 年内严格避孕，现门诊随访中。

易误诊原因分析及鉴别诊断 色素性乳房佩吉特病属于恶性程度不高的表皮内腺癌，临床上表现为乳房乳晕色素斑（块），伴或不伴乳腺导管癌。组织病理上，除可见佩吉特细胞外，肿瘤细胞的胞质内黑素颗粒明显增多或伴有表皮内树突状黑素细胞增多。借助皮肤镜、反射式共聚焦显微镜检查、钼靶、乳腺超声及乳腺 MRI 等有助于筛查并发现早期病例，尤其是乳腺 MRI 在判断是否伴发乳腺原位导管内癌和选择术式时有很大的优势。确诊依据组织病理及免疫组化。本例患者的发病年龄仅为 25 岁，皮损局限，且完全呈黑色，临床上很容易误诊。本病一经确诊，必须尽快手术切除。关于手术方式的选择目前尚未达成共识。国外学者倾向行保乳手术加术后放疗，而国内多数专家推荐全乳切除术或改良根治术，近来亦有提倡 Mohs 外科手术的趋势。所有患者术后均应定期随访，以便尽早发现早期复发灶。

临床上，色素性乳房佩吉特病需要与乳头乳晕过度角化病和脂溢性角化病等常见皮肤病进行鉴别，组织病理学检查可明确诊断。组织病理上，本病主要需与浅表扩散性恶性黑素瘤鉴别，两者的治疗和预后差别巨大。鉴别要点有：①组织学上黑素瘤细胞从表皮真皮连接处直接浸润到真皮乳头层，而乳房佩吉特病肿瘤细胞则弥散分布于表皮全层；免疫组化：佩吉特细胞通常表现为癌胚抗原（ + ），细胞角蛋白（ + ），Her-2（ + ），细胞角蛋白 5.2（ + ），S-100（ − ），人黑素瘤相关抗原 45（ − ），而黑素瘤细胞则相反。除了浅表扩散性恶性黑素瘤外，本病还需与腺样型脂溢性角化病、浅表型基底细胞癌、鲍恩病及乳头糜烂性腺瘤病等疾病相鉴别。组织病理检查有助于鉴别诊断。

（陈　艳　杨希川　钟白玉　阎　衡　郝　飞）

病例 136　多发性基底细胞癌

临床照片　见图 136-1。

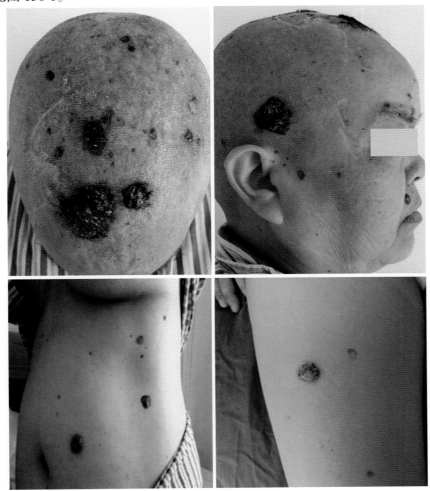

图 136-1　头皮、面部、躯干及左上臂丘疹及斑块

一般情况　患者，女，51 岁，普通工人。

主诉　全身反复起皮疹并渐增多 9 年余。

现病史　患者于 2005 年起发现头面部和躯干起大小不一的黑色、褐色皮疹。皮疹部分高出皮面，表面无破溃或糜烂，无明显自觉症状，未予处理。此后部分皮疹逐渐向周围缓慢扩大并表面隆起。患者于 2007 年 6 月 7 日、2008 年 8 月 6 日相继至我科门诊就诊并行手术切除部分皮损。术后皮肤病理检查均提示基底细胞癌。2013 年起上述皮疹明显增多、增大，且皮损表面逐渐隆起，凹凸不平，反复出现破溃、糜烂，并有黄色、血性分泌物溢出，可自行干涸、结痂，痂皮可自行脱落。此后不久再次形成痂皮，无明显痒痛等自觉症状。此后上述皮疹逐渐增大至鸽蛋至鸡蛋大小。为求诊治，患者于 2014 年 10 月 22 于我科住院治疗。患者系普通工人，家族中无皮肤肿瘤病史患者，无长期暴晒史，无放疗、化疗史及接触砷剂等病史。

既往史及家族史　无特殊。

体格检查　系统查体无明显异常。

皮肤科检查　头部可见散在分布的绿豆至鸡蛋大小的黑色丘疹和斑块，边界清，表面凹凸不平，无破溃、糜烂及渗出。躯干和双下肢可见散在胡豆至钱币大小的同样损害。全身浅表淋巴结未触及肿大。

实验室检查　血常规、尿常规、肝和肾功能及血脂均无明显异常；乙肝检查：乙肝表面抗原（ECLIA）1249 COI、乙肝核心抗体（ECLIA）0.004 COI，T细胞亚群：CD3 632个/µl、CD4 312个/µl。心电图检查大致正常。头颅CT检查提示①脑膜弥漫性钙化，双侧基底节钙化灶，考虑代谢性疾病。②双侧上颌窦炎症。

思考

1. 您的初步诊断是什么？

2. 为了明确诊断，您认为还需要做什么关键检查？

提示　可能的诊断

1. 基底细胞癌综合征（basal cell nevus syndrome）？

2. 脂溢性角化病（seborrheic keratosis）？

关键的辅助检查　组织病理（头皮、躯干、上臂皮损）示表皮轻度肥厚，部分表皮缺失。真皮内可见条索状及块状肿瘤细胞团。肿瘤细胞团由基底样细胞组成，部分边缘排列成栅栏状，间质成纤维细胞增生，有多少不等的炎症细胞浸润。部分肿瘤细胞团与表皮相连，可见较多的色素颗粒。左上臂皮损示表皮增生、肥厚，部分肿瘤细胞团呈结节状或条索状向下增生。诊断为多发性基底细胞癌（图136-2）。

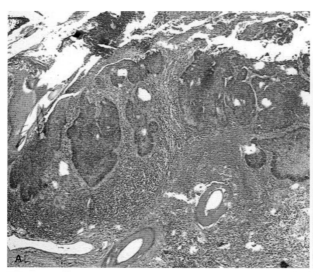
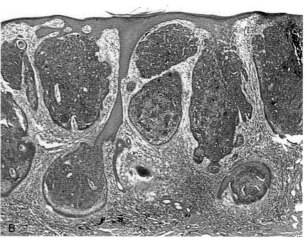
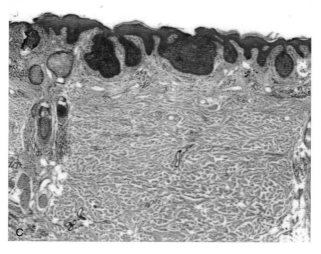

图136-2　患者的组织病理。A．头部皮损：表皮部分缺失，真皮内见条索状及块状肿瘤细胞团。肿瘤细胞团由基底样细胞组成，部分边缘排列成栅栏状（HE×40）B．躯干皮损：真皮内大小不等的基底样肿瘤细胞团，部分肿瘤细胞团与表皮相连，可见较多的色素颗粒（HE×40）C．左上臂皮损：表皮增生、肥厚，部分肿瘤细胞团呈结节状或条索状向下增生（HE×40）

最终诊断　多发性基底细胞癌（multiple basal cell carcinomas）。

诊断依据

1. 病程 9 年。

2. 皮损表现为绿豆至鸡蛋大小的黑色丘疹和斑块，边界清，表面凹凸不平，无破溃、糜烂或渗出。

3. 组织病理示真皮内由基底样细胞组成的条索状及块状肿瘤细胞团。肿瘤团边缘排列成栅栏状。

治疗方法　切除部分皮损。

易误诊原因分析及鉴别诊断　基底细胞癌是临床上最常见的皮肤恶性肿瘤，好发于老年人，男女比例相近，多单发，生长缓慢，面颈部等曝光部位常见。其发病的危险因素主要与长期日光暴晒、辐射、X 线接触或摄入砷剂等有关。在烧伤瘢痕及某些错构瘤的基础上也可继发基底细胞癌。皮损特点多表现为边缘呈串珠样的珍珠样小结节，缓慢增大，中央可形成溃疡，无明显自觉症状。临床上将基底细胞癌分为五种类型：结节溃疡型、浅表型、色素型、硬斑病样型和纤维上皮瘤型。其中结节溃疡型多发。基底细胞癌以局部浸润生长为主，较少出现远端脏器转移，故首选手术切除。病变部位较大者可考虑 Mohs 外科手术，对不能耐受手术或者部位特殊的患者可行局部放疗或者光动力治疗。

由于基底细胞癌早期无明显的自觉症状，容易被患者忽略，特别是靠近眼睛和鼻翼等特殊部位的基底细胞癌，后期手术具有一定的难度，不易切干净，同时影响到美观及相关器官功能。多发性基底细胞癌罕见，临床上主要应与以下疾病相鉴别：

1. 基底细胞癌综合征　基底细胞癌综合征是一种常染色体显性遗传性疾病，具有完全外显率和不同表现度，两性的发病率相等，表现为早年出现的多发性基底细胞癌、颌部牙源性角化囊肿、骨骼异常、异位钙化和手足点状凹陷。本例患者皮损多发，但未发现其他伴发的异常表现，也没有发现系统转移病灶，同时无家族史，因此不考虑痣样基底细胞癌综合征。

2. 脂溢性角化病　脂溢性角化病的皮损多发生于老年人，皮损多发，表现为表面油腻、结痂的疣状斑片或斑块。毛囊角栓为本病的重要特征，边缘无明显的珍珠样隆起，同时皮肤病理表现为表皮多增厚，肿瘤细胞为基底样细胞的鳞状细胞，而基底细胞癌的肿瘤细胞表现为基底样细胞，可资鉴别。

（黄　慧　王　萍　吴亚光　杨希川　邓　军　钟白玉　翟志芳）

病例 137　皮脂腺痣并发小汗腺汗孔癌

临床照片　见图 137-1。

一般情况　患者，男，65 岁，务农。

主诉　出现右侧头顶部包块并逐渐增大 50 年。

现病史　患者自出生不久于右侧头顶部出现一局限性无毛的斑块，表面有光泽，颜色淡黄。随年龄增长，斑块中央逐渐长出一结节状新生物。近期患者自觉新生物增长明显，于斑块中央可见一乒乓球大小的类圆形红色结节，表面粗糙，呈疣状，可见黄色或血性分泌物。

既往史及家族史　患者系足月顺产，发育正常，近年在外地打工，无特殊不良嗜好。既往有肺心病病史。父母非近亲结婚，家族中无类似疾病患者，无特殊遗传疾病病史。

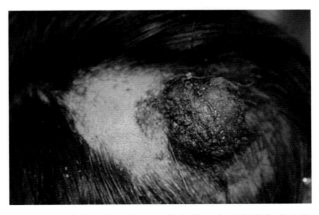

图 137-1　头皮粗糙斑块，基底有蒂，表面有黄色或血性分泌物，有黑褐色痂

体格检查　一般情况良好，发育正常，体型偏瘦，智力正常。双肺呼吸音粗，心、腹未见明显异常，全身未触及肿大的浅表淋巴结。

皮肤科检查　右侧头皮可见 2 cm×5 cm 大小的类椭圆形黄色粗糙斑块，其上无毛发生长。于斑块中央可见一乒乓球大小的类圆形红色结节，表面粗糙，呈疣状，基底有蒂，表面有黄色或血性分泌物，有黑褐色痂。

实验室检查　胸部 X 线检查示双侧肺纹理增粗。血、尿及大便常规未见明显异常。肝、肾功能及血脂正常。

思考

1. 您的初步诊断是什么？

2. 为了明确诊断，您认为还需要做什么关键检查？

提示　可能的诊断

1. 鳞状细胞癌　（squamous cell carcinoma）？

2. 脂溢性角化病　（seborrheic keratosis）？

3. 化脓性肉芽肿　（granuloma pyogenicum）？

4. 增生性毛根鞘瘤（proliferating tricholemmal tumor）？

关键的辅助检查

1. 组织病理（结节基底部与斑块交界处）　斑块一侧组织病理检查提示表皮角化过度，基底层色素增多，真皮层可见大量皮脂腺结构（图 137-2）。无皮脂腺导管，直接与毛囊漏斗相连（图 137-3）。结节一侧的组织病理检查提示表皮轻度肥厚，可见瘤细胞团向下生长，与表皮相连，由小的嗜碱性细胞组成。可见腺管样结构形成，周边无栅栏状排列，有少量透明细胞，部分细胞排列紊乱，明显异型，可见核分裂象（图 137-4）。真皮间质血管明显扩张、充血，有少量炎症细胞浸润。

最终诊断　皮脂腺痣并发小汗腺汗孔癌（nevus sebaceous combined with eccrine porocarcinoma）。

诊断依据

1. 病程 50 年。

2. 皮损位于右侧头顶部。

3. 皮损表现为结节，表面粗糙，呈疣状，基底有蒂，表面可见黄色和血性分泌物，有黑褐色痂。

4. 组织病理　符合皮脂腺癌并发小汗腺汗孔癌。

治疗方法　手术切除。

易误诊原因分析及鉴别诊断　皮脂腺痣是一种发生于头皮及面部的主要由皮脂腺构成的器官样痣。该病通常在出生时或出生后不久即发病。儿童时期一般表现为一局限性的表面无毛斑块，青春期以后由于皮脂腺的发育，皮损可发展成分瓣状、疣状或结节。病理检查可见大量成熟或近乎成熟的皮脂腺直接与毛囊漏斗相连，其上方的表皮往往呈疣状或乳头瘤样增生。皮脂腺痣可以并发多种皮肤肿瘤，其中以乳头状汗管囊腺瘤和毛母细胞瘤样增生最为常见。其他肿瘤包括毛根鞘瘤、皮脂腺瘤、基底细胞癌和鳞状细胞癌等。本例患者在皮脂腺痣的基础上并发小汗腺汗孔癌，较为少见。小汗腺汗孔癌又称恶性汗腺汗孔瘤，好发部位依次为下肢、躯干、头和上肢，表现为疣状斑块或息肉状。临床上易误诊为鳞状细胞癌或毛根鞘癌等。病理上主要表现为肿瘤团块由不典型嗜伊红鳞状细胞样细胞和基底样细胞组成。肿瘤细胞大而深染，病理分裂象多见。小汗腺汗孔癌可存在很长时间，甚至长达 50 年之久，表明可能是在良性小汗腺汗孔瘤的基础上发生恶性转化。该患者出现皮损 50 余年，近期增大明显，也可能属于这种情况。

临床上本病需与鳞状细胞癌、脂溢性角化病及化脓性肉芽肿等进行鉴别，通过组织病理学检查可明确诊断。

1. **鳞状细胞癌**　为起源于表皮或附属器角质形成细胞的一种恶性肿瘤。早期表现为浸润性硬斑，逐

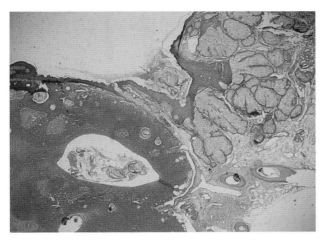

图 137-2 结节侧（左）可见嗜碱性肿瘤细胞团自表皮向下生长，斑块侧（右）真皮内可见大量皮脂腺结构（HE×25）

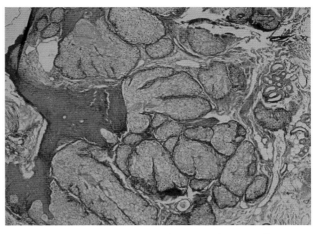

图 137-3 真皮层大量皮脂腺结构，无皮脂腺导管，与毛囊漏斗相连（HE×40）

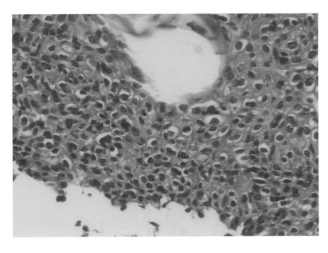

图 137-4 部分细胞排列紊乱，明显异型，可见核分裂象（HE×400）

渐发展成斑块、结节或疣状损害，表面呈菜花状增生，或中央破溃形成溃疡，基底部有浸润，边界不清，触之有坚实感。肿瘤周围组织充血，边缘呈污秽的暗黄红色。本病主要发生于老年男性，易发生淋巴道转移，晚期常有全身症状，如发热、消瘦和恶病质等。结合临床表现和组织病理检查可鉴别。

2.脂溢性角化病 是因角质形成细胞成熟迟缓所导致的一种良性表皮内肿瘤。早期损害为小而扁平、境界清楚的斑片，呈淡黄褐色或茶褐色。以后逐渐增大，为表面呈乳头瘤样的圆形或椭圆形皮损，常呈黄褐色至黑色，表面可有一层油脂性厚痂。毛囊角栓是重要特征之一。结合临床和病理检查两者不难鉴别。

3.化脓性肉芽肿 是一种后天性、良性结节状增生，多发生于皮肤穿通性外伤后。皮损早期为鲜红色或棕红色丘疹，后逐渐增大，形成表面光滑或疣状的结节。结节质软，不能压缩，易出血，可见坏死、溃疡和结痂。本病早期生长迅速，但到一定大小即停止增长。临床上诊断较困难，结合病理检查可鉴别。

4.增生性毛根鞘瘤 本病是来源于毛囊的良性肿瘤，常见于60岁以上的妇女，好发于头皮，也见于背部，通常单发。损害最初为皮下结节，逐渐增大，直径为0.4~1 cm，可形成斑块，高出皮面或呈分叶状，有时破溃而酷似鳞状细胞癌。结合组织病理检查两者可鉴别。

（张名望 郝 飞 杨希川 周村建 翟志芳）

病例 138　隆突性皮肤纤维肉瘤

临床照片　见图 138-1。

一般情况　患者，男，29岁，职员。

主诉　右上腹肋缘处暗红色包块10年，逐渐增大半年。

现病史　患者于10年前在右上腹肋缘处出现一紫红色包块。包块为蚕豆大小，质软，初起时与皮肤平齐。患者自觉无不适，未予治疗。近半年包块突出于皮肤表面，并逐渐增大至鸽蛋大小，无明显的自觉症状。

既往史及家族史　患者既往体健，否认家族成员有类似病史。

体格检查　一般情况良好，发育正常。全身各系统检查无异常，全身未触及肿大的浅表淋巴结。

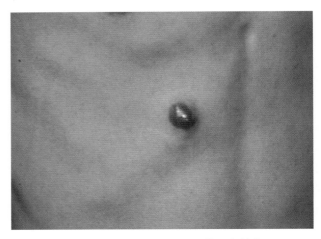

图 138-1　右上腹部半球形紫红色结节

皮肤科检查　于右上腹肋缘处可见一突出皮肤表面的半球形紫红色包块，约鸽蛋大小，表面光滑，表面可见毛细血管扩张，质地柔软，触之有囊性感，无压痛，无糜烂及渗出。

实验室检查　彩超检查示右侧腹部不均匀低回声区，内探及动静脉血流信号，考虑为血管瘤。

思考

1．您的初步诊断是什么？

2．为了明确诊断，您认为还需要做什么关键检查？

提示　可能的诊断

1．隆突性皮肤纤维肉瘤（dermatofibrosarcoma protuberans）？

2．血管瘤（hemangioma）？

3．表皮囊肿（epidermoid cyst）？

4．瘢痕疙瘩（keloid）？

5．神经鞘瘤（neurilemmoma）？

关键的辅助检查　组织病理（右上腹包块）示真皮内大量梭形细胞增生，交叉排列，呈漩涡状、车轮状，细胞无明显异型。其间毛细血管增生，并见黏液样物质沉积。免疫组化示肿瘤细胞细胞质内 CD34 阳性（图 138-2）。病理诊断：符合隆突性皮肤纤维肉瘤。

最终诊断　隆突性皮肤纤维肉瘤。

诊断依据

1．病史及病程10年。

2．皮损部位　位于右上腹肋缘下。

3．皮损特点　表现为突出皮肤表面的半球形紫红色包块，表面光滑，质地柔软，触之有囊性感。

4．组织病理　符合隆突性皮肤纤维肉瘤。

治疗方法　予以扩大范围（距原肿瘤边缘3 cm）手术切除肿瘤组织。

易误诊原因分析及鉴别诊断　隆突性皮肤纤维肉瘤是一类较为少见的低中度恶性肿瘤，可发生于任何年龄，以30~50岁中年居多。肿瘤好发于躯干，亦可见于近端肢体和颈项部，手术后复发率高，但较少转移。由于隆突性皮肤纤维肉瘤生长缓慢，自觉症状不明显，早期皮损特点与其他体表良性肿瘤较为类似，组织形态亦具有多样性。这种生物学特性导致该病在临床上容易被误诊为一些良性肿瘤，如血管瘤和表皮囊肿等。治疗上应予以扩大范围（距原肿瘤边缘 3 cm）手术切除肿瘤组织。

临床上，隆突性皮肤纤维肉瘤应注意与其他表现为结节包块的良性肿瘤进行鉴别，组织病理学检查可明确诊断。

1. 血管瘤 是由血管组织发生的良性肿瘤，其中 80% 属于先天性。大多生长缓慢，很少恶变。一般分为鲜红斑痣、毛细血管瘤、海绵状血管瘤及混合型血管瘤。隆突性皮肤纤维肉瘤应主要与部分海绵状血管瘤相鉴别。海绵状血管瘤表现为大而不规则、柔软的皮下肿块，可高出皮面，多呈淡紫色或紫蓝色。病理上在真皮深层和皮下组织内有大而不

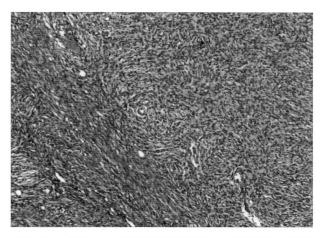

图 138-2 真皮内大量性梭形细胞增生，交叉排列，呈漩涡状、车轮状（HE×100）

规则的血管腔系，腔内壁衬以单层内皮细胞。根据其临床特点及组织病理学检查不难进行鉴别。部分隆突性皮肤纤维肉瘤的肿瘤质地偏软，易与血管瘤相混淆。在免疫组化染色中，隆突性皮肤纤维肉瘤 CD34 呈弥漫性阳性反应，波形蛋白亦呈强弥漫性阳性，有助于鉴别诊断。

2. 表皮囊肿 是一种良性皮肤附属器肿瘤，系毛囊漏斗部的囊肿。囊腔的上皮与毛囊漏斗部上皮相似，囊壁由内向外依次由颗粒层、棘层和基底层所组成。囊内含有角化细胞和鳞屑。皮损呈半球形隆起的肿物，生长缓慢，正常皮色，有囊性感，生长缓慢，一般无自觉症状。皮损可发生于任何部位，但常发生于头皮、面颈部、躯干及臀部。结合组织病理学检查两者不难鉴别。

3. 瘢痕疙瘩 是因皮肤伤口愈合或不明原因所致的皮肤损伤愈合后所形成的过度生长的异常瘢痕组织，皮损常超过原发损害的范围。组织学上表现为成纤维细胞呈结节状增生。根据有外伤或手术病史，结合组织学特点可以进行鉴别。

4. 神经鞘瘤 又称施万细胞瘤，是由周围神经的施万鞘（即神经鞘）所形成的良性肿瘤，多见于 30～40 岁的中年人。通常为单发，有时多发。肿瘤大小不等，大者可达数厘米。皮肤损害常发生于四肢，其他如颈、面、头皮、眼及眶部也可发生。常可引起疼痛，特别是阵发性疼痛。组织病理上，真皮内有由梭形细胞组成的结节，有包膜，梭形细胞核呈长形，细胞质嗜伊红性，可见典型的 Verocay 小体。结合临床表现及组织学特点两者不难鉴别。

5. 皮肤纤维瘤 是一种由成纤维细胞或组织细胞灶性增生所致的真皮良性肿瘤。本病的发生可能是反应性的，与皮肤局部轻微受损有关，如昆虫叮咬或钝器损伤，也有人认为与病毒感染有一定的关系。本病可发生于任何年龄，多见于四肢伸侧，表现为圆形或类圆形黄褐色丘疹或结节，直径一般不超过 2 cm。皮损常持久存在，少数可于数年后自行消退。通常无自觉症状，一般单发，偶尔多发。结合组织病理检查两者鉴别不难。

（翟志芳　翟　羽　杨希川）

病例 139　前列腺癌龟头转移

临床照片　见图 139-1。

一般情况　患者，男，71 岁。

主诉　阴茎龟头红色丘疹 3 个月。

现病史　3 个月前患者无明显诱因龟头出现数个直径约 1 mm 大小的红色硬化性丘疹，无明显自觉症状，患者未予重视及诊治。其后龟头部位皮损逐渐增多，部分融合成片。为了明确诊治，患者于 2010 年 3 月至我科就诊。

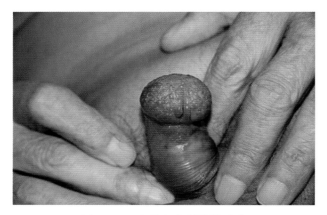

图 139-1　龟头红色硬化性丘疹

既往史及家族史　2009 年 5 月患者因前列腺癌行前列腺癌根治术。术后 3 个月复查 CT 检查，提示有广泛的骨转移及淋巴结转移，但腹膜后及盆腔淋巴结未见明显的转移灶。术后一直口服醋酸阿比特龙抗肿瘤治疗。父母非近亲结婚，家族中无类似疾病患者，无特殊遗传疾病病史，否认冶游史。

体格检查　一般情况好，心、肺、腹部检查未见异常，全身浅表淋巴结无肿大。双下肢无水肿。

皮肤科检查　阴茎龟头可见多个直径 1 mm 大小的红色硬化性丘疹，部分融合成片。

实验室检查　血常规、肝和肾功能及大、小便常规未见明显异常。HIV 抗体及梅毒螺旋体颗粒凝集实验阴性。

思考

1. 您的初步诊断是什么？

2. 为了明确诊断，您认为还需要做什么关键检查？

提示　可能的诊断

1. 前列腺癌龟头转移（glans penis metastases from prostate cancer）？

2. 阴茎海绵体硬结症（plastic induration of the penis）？

3. Queyrat 增殖性红斑（erythroplasia of Queyrat）？

4. 浆细胞性龟头炎（balanitis plasma cellularis）？

关键的辅助检查

1. 组织病理（阴茎丘疹）　表皮变薄，真皮内可见较多的低分化肿瘤细胞巢。肿瘤细胞细胞质淡染，异型性明显，伴腺体形成（图 139-2、139-3）。

2. 免疫组化　角蛋白（cytokeratin，CK）阳性，前列腺特异抗原（prostate specific antigen，PSA）散在阳性，P63、P504S、CD31 和 D2-40 均为阴性。

最终诊断　前列腺癌龟头转移。

诊断依据

1. 既往明确诊断为前列腺癌。

2. 龟头有多个直径 1mm 大小的红色硬化性丘疹，部分融合成片。

3. 组织病理　表皮变薄，真皮内可见较多的低分化肿瘤细胞巢。肿瘤细胞细胞质淡染，伴腺体形成。

4. 免疫组化　CK 阳性，PSA 散在阳性，P63、P504S、CD31 和 D2-40 均为阴性。

治疗方法　建议患者至泌尿外科就诊。

易误诊原因分析及鉴别诊断　尽管阴茎部位的血运非常丰富，但阴茎转移癌在临床上十分少见。其

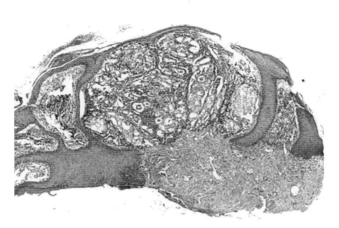

图 139-2　表皮变薄，真皮内见腺体样结构，由细胞质淡染细胞组成（HE×40）

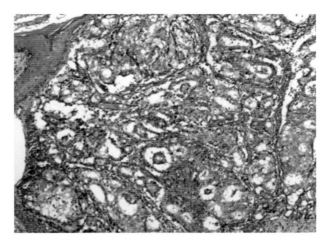

图 139-3　前图高倍。肿瘤细胞细胞质淡染，异型明显（HE×200）

原发肿瘤来源最常见于泌尿生殖系统，其次是胃肠道。前列腺癌最常见的转移部位为骨、淋巴结、肝和肺。虽然前列腺与阴茎位置毗邻，但前列腺癌转移至阴茎很少见。阴茎转移癌的转移途径是通过血行、淋巴或直接侵犯。本例患者可能主要是通过血行转移而来的，因为在其附近的腹股沟区未扪及明显的淋巴结转移病灶。临床上阴茎转移癌主要表现为阴茎海绵体多个无痛性的硬化性丘疹或结节，单发丘疹或结节少见。大多数患者有明确的恶性肿瘤病史，在发现阴茎转移的同时已有其他器官转移，仅少数患者以阴茎转移病灶为首发症状就诊。因肿瘤阴茎转移已属于肿瘤晚期，因而预后较差。如阴茎转移灶为单一病灶或局限于阴茎海绵体内，可行阴茎全切术或阴茎部分切除术。此外，还应根据原发肿瘤的病理类型，选择合适的化疗、放疗或内分泌等辅助治疗。

　　临床上阴茎转移癌需与阴茎海绵体硬结症及阴茎硬化性淋巴管炎进行鉴别，通过组织病理学检查可明确诊断。

　　1. 阴茎海绵体硬结症　又称 Peyronie 病。本病的病因尚不清楚，可能与先天因素有关。以 40～60 岁成人患者多见，临床主要表现为阴茎远端 1/3 的背侧单个或多个直径 0.6～6 cm 质硬的皮下硬节。本病呈慢性经过，早期可有阴茎勃起时疼痛，或阴茎勃起时呈弯曲形，晚期可造成阴茎畸形，也可自然消退。根据其临床特点，结合组织病理学检查可以进行鉴别。

　　2. 阴茎硬化性淋巴管炎　病因不明，创伤、局部刺激、病毒感染和结核等可能是其诱发因素，主要见于 30～40 岁的男性患者，好发于冠状沟，也可见于阴茎背侧。皮损主要表现为半透明的弯曲状或蚯蚓状软骨硬度样索状物，不与表皮相粘连，可在皮下滑动。病程具有自限性。结合组织病理学检查两者不难鉴别。

　　3. 浆细胞性龟头炎　是发生于龟头和包皮黏膜的炎症性疾病。中年患者多见。皮损为单个或多个经久不退的局限性暗红斑块，经过缓慢。表面光滑、脱屑或潮湿，浸润较为明显，边缘一般清楚，不形成溃疡。有时外形与龟头的增殖性红斑很相似。病理改变具有诊断价值。可见表皮细胞增生，表皮突扁平，真皮内有大量浆细胞浸润为其特征，毛细血管扩张，有含铁血黄素沉着。结合组织病理学检查两者不难鉴别。

（周村建　谭　欢　杨希川）

病例 140　原发性弥漫性大 B 细胞淋巴瘤（腿型）

临床照片　见图 140-1、140-2。

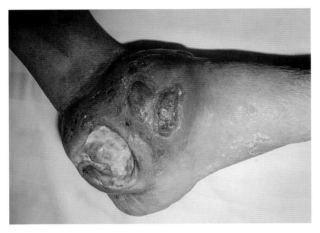 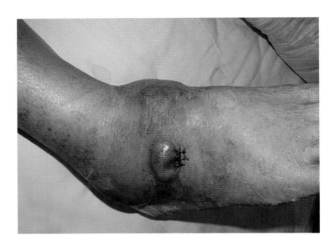

图 140-1　左踝内侧深在性溃疡，基底有少量脓性分泌物　　　　图 140-2　左足背暗红色结节

　　一般情况　患者，男，66 岁，农民。

　　主诉　左下肢肿胀、起结节、溃疡伴疼痛 3 个月余。

　　现病史　患者 3 个月前左下肢无明显诱因出现明显肿胀，以踝部为重，左踝内侧、足背及小腿胫前各出现 1 个蚕豆大小的红色结节，偶有疼痛感，未见明显水疱、糜烂及渗出，患者未予重视。后结节逐渐增大，皮温稍高，触之稍软。患者曾至某中医院住院治疗，诊断为"皮肤脓肿"，行"脓肿切开术"。当时创面大约为 2 cm×5 cm 深溃疡，有大量黄色渗液，予"抗感染静脉滴注及黄色纱条填塞溃疡"后出院。出院后患者左踝内侧、足背及小腿胫前结节继续增大至鸽蛋至鸡蛋大小的红色结节。至当地医院行溃疡面清创处理及抗感染治疗后，皮损逐渐形成一 6 cm×5 cm 大小的边缘不规则的深在性溃疡，其上可见大量脓性分泌物，伴有明显疼痛。

　　既往史及家族史　患者有糖尿病病史，家族中无类似疾病患者，无特殊遗传疾病病史。

　　体格检查　一般情况良好，发育正常，体型正常。全身各系统检查无异常，甲状腺无肿大，于左腹股沟可扪及一鸡蛋大小的肿大淋巴结。结节与周围组织粘连，移动度差，无压痛，余未触及肿大的浅表淋巴结。

　　皮肤科检查　左小腿胫前各可见一鸡蛋、鸽蛋大小的淡红色结节，质稍硬。左侧足背可见一个鸽蛋大小的暗红色结节，质软。左踝内侧可见一 6 cm×5 cm 的深在性溃疡，边缘不规则，基底有少量脓性分泌物。

　　实验室检查　血常规示 WBC $2.81×10^9$/L，中性粒细胞 $1.57×10^9$/L，嗜酸性粒细胞 $0.03×10^9$/L，尿常规：红细胞（+），白细胞（++），细菌 49 个 /μl。肝功能：总蛋白 57.4 g/L，白蛋白 29.8 g/L，肾功能及大便常规无明显异常。脓液真菌培养＋鉴定＋药敏结果示热带假丝酵母。脓液细菌培养＋鉴定结果两次分别为大肠埃希菌和铜绿假单胞菌。

　　思考

　　1. 您的初步诊断是什么？

　　2. 为了明确诊断，您认为还需要做什么关键检查？

　　提示　可能的诊断

　　1. 皮肤淋巴瘤（cutaneous lymphoma）？

2．皮肤非典型分枝杆菌感染（cutaneous infection caused by atypical mycobacteria）？

3．鳞状细胞癌（squamous cell carcinoma）？

4．卡波西肉瘤（Kaposi's sarcoma）？

关键的辅助检查

1．组织病理（左足外踝结节）　表皮角化过度，棘层增生、肥厚，表皮突伸长、增宽。真皮浅层毛细血管周围散在或小片状的淋巴组织细胞浸润，真皮下方及皮下脂肪可见大片密集的淋巴样细胞，部分核大、深染，异型明显，可见核分裂象，其间散在成片的上皮样细胞（图140-3、140-4）。

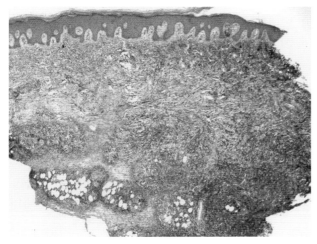

图140-3　表皮增生、肥厚，真皮及皮下组织内弥漫性淋巴样细胞浸润（HE×40）

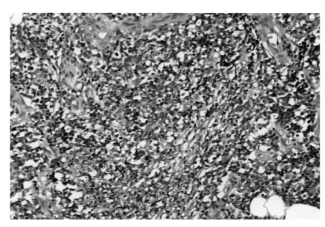

图140-4　肿瘤细胞核大、深染，异型明显，可见核分裂象（HE×200）

2．免疫病理示：CD79a、CD20 及 Ki-67 增殖指数均为阳性，CD3 及 CD68：部分细胞阳性，CD30、EMA 及 ALK 均为阴性。

最终诊断　原发性弥漫性大 B 细胞淋巴瘤（腿型）（primary cutaneous diffuse large B-cell lymphoma, leg type）。

诊断依据

1．病程 3 个月余。

2．左下肢散在分布鸡蛋至鸽蛋大小的结节，伴有深在性溃疡。

3．组织病理检查显示真皮浅层毛细血管周围散在或小片状的淋巴组织细胞浸润，真皮下方及皮下脂肪可见大片密集的淋巴样细胞，部分核大、深染，异型明显，可见核分裂象，其间散在成片的上皮样细胞。

4．免疫病理示 CD79a、CD20、BCl-2 及 Ki-67 均为阳性。

治疗方法　CHOP 方案化疗。

易误诊原因分析及鉴别诊断　原发性弥漫性大 B 细胞淋巴瘤（腿型）占原发性皮肤 B 细胞淋巴瘤的 5%～10%，主要发生在老年人，女性比男性多见。表现为单侧或双侧下肢（尤其是小腿）迅速增大的结节或肿瘤，单发或多发，散在或聚集分布，呈圆形，红蓝色，质硬，表面光亮，晚期可发生溃疡，易播散至皮肤外器官。少数发生在下肢以外的其他部位。组织病理示真皮及皮下单一的肿瘤细胞弥漫性浸润，表皮不受累，表皮下有一无浸润带。肿瘤细胞核大于或等于正常巨噬细胞核，或超过 2 倍正常淋巴细胞，常见核分裂象。免疫组化染色示：B 细胞相关抗原 CD 20、CD 19、CD 22 和 CD79a 均为阳性，CD 5、CD 10、CD 138 和 cyclin D1 均为阴性。大多有 bcl-6 表达。bcl-2 和 MUM-1/IRF-4 呈强阳性是本型重要的特点。可表达单克隆胞膜免疫球蛋白（sIg）和（或）胞质免疫球蛋白（cIg），同时也可存在免疫球蛋白基因的克隆重排。主要治疗为CHOP方案化疗，腿部单发肿瘤患者5年生存率为100%，多发皮损累及单侧下肢或双下肢患者5年生存率分别是45%和36%。

临床上，原发性弥漫性大B细胞淋巴瘤（腿型）应注意与其他原因引起的结节和溃疡进行鉴别，通过组织病理学和免疫病理检查可明确诊断。

1. 原发性皮肤滤泡中心细胞淋巴瘤　该病好发于成人，大多位于头、颈和躯干（90%），很少位于腿部。皮损表现为单发或群集性丘疹斑块、结节和肿瘤。肿瘤细胞以中心细胞为主，伴有数量不等的中心母细胞，可以形成滤泡型或呈弥漫性生长，肿瘤细胞Bcl-6（+）、Bcl-2（-/+）和CD10（-/+），不表达MUM-1蛋白。

2. 孢子丝菌病　该病多由外伤处植入，经过5~180天，平均21天左右，局部出现可推动的无痛性皮下结节。结节质硬，呈红色、紫色或黑色。有时初起即为溃疡，可沿其引流的淋巴管出现许多类似皮下结节。组织病理改变为肉芽肿性炎症，组织真菌培养见申克孢子丝菌生长。结合患者外伤史、组织病理学及组织真菌培养可鉴别。

3. 鳞状细胞癌　本病好发于老年人的头皮、面、颈和手背等暴露部位。皮损很少多发，常继发于瘢痕、慢性溃疡和角化病等皮疹的基础上，少数在外表正常的皮肤上发生质地较硬的结节或斑块。边缘似隆起并向四周扩展，增长迅速。通过组织病理学及免疫组化可鉴别。

4. 卡波西肉瘤　经典的卡波西肉瘤多见于50岁以上的男性，好发于四肢，尤其是下肢远端、手及前臂等处。肿瘤常多发，呈红色、淡红、淡蓝黑、青红或紫色斑或斑块，有些可呈环形或匐行性斑片，质如橡皮，可形成溃疡。组织病理可见大量增生的血管，管腔大小、形态不一，管周有梭形肿瘤细胞增生，常有红细胞外溢和含铁血黄素沉积。

（翟志芳　郝　飞　杨希川）

病例 141 疣状表皮发育不良伴鳞状细胞癌

临床照片 见图 141-1 ～ 141-3。

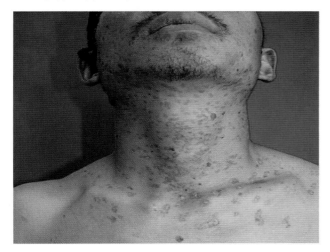

图 141-1 面颈部暗红色扁平丘疹

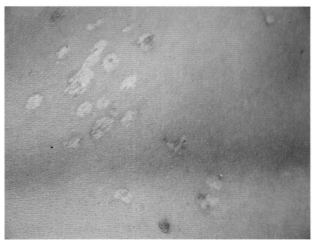

图 141-2 背部色素减退斑，轻度凹陷，有少许鳞屑，类似于花斑糠疹

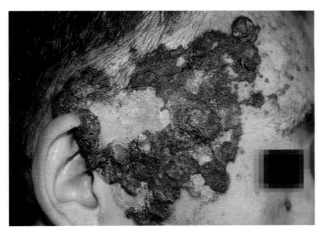

图 141-3 右侧颞部片状黑褐色角化性斑块，破溃、结痂

一般情况 患者，男，34 岁，农民。

主诉 全身起皮疹 30 年，伴额部斑块 1 年余。

现病史 患者于 30 年前无明显诱因全身出现散在的红色斑丘疹，并逐渐扩大，不能自行消退。近 1 年来额面部长结节，并逐渐增大，破溃、结痂，不能愈合。患者未正规就诊及治疗，外用各种药物（不详）治疗后效果不佳。患者的职业为农民，经常日晒。

既往史及家族史 患者系足月顺产，发育正常，无特殊不良嗜好。父母非近亲结婚，家族中无类似疾病患者，无特殊遗传疾病病史。

体格检查 一般情况良好，发育正常，智力正常。全身各系统检查无异常，甲状腺无肿大，全身未触及肿大的浅表淋巴结。

皮肤科检查 面颈部、双手背及躯干可见黄豆大小的暗红色扁平丘疹，呈圆形或多角形，部分融合，分布较对称。背部可见散在的色素减退斑，轻度凹陷，有少许鳞屑，类似于花斑糠疹。双侧颞部可见片状黑褐色角化性斑块。表面有明显的隆起性肿块，破溃、结痂，伴少许分泌物，边界较清。头皮、黏膜、指（趾）甲及毛发未见明显异常。

实验室检查　血、尿及大便常规均正常，HBsAg（+）。肾功能和血脂全套正常，甲状腺功能正常，甲状腺超声检查示未见明显异常。

思考

1．您的初步诊断是什么？

2．为了明确诊断，您认为还需要做什么关键检查？

提示　可能的诊断

1．疣状肢端角化病（acrokeratosis verruciformis）？

2．扁平苔藓（lichen planus，LP）？

3．扁平疣（verruca planae）？

关键的辅助检查　组织病理示表皮角化过度，棘层增生、肥厚。棘层上方可见较多的蓝灰色细胞及空泡细胞。细胞无明显异型，真皮浅层毛细血管周围有少量炎症细胞浸润。表皮角化过度伴角化不全，部分表皮缺损。真皮内可见大小不等的鳞状细胞肿瘤细胞团。细胞大小不等，核大、深染，核分裂象增多，有多核瘤巨细胞，并见片状坏死（图141-4）。部分肿瘤细胞团与表皮相连。肿瘤细胞团内有鳞状漩涡及角珠形成。

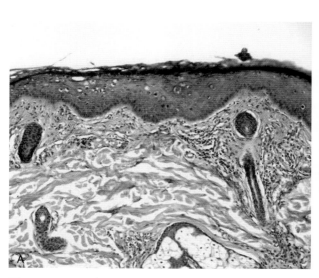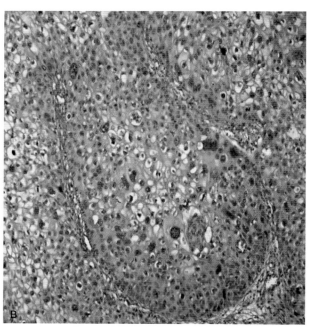

图141-4　组织病理学变化。A.角化过度，棘层增生、肥厚，棘层上方可见较多的蓝灰色细胞及空泡细胞。B.真皮内肿瘤细胞团，细胞核大、深染，核分裂象增多（HE×100）

最终诊断　疣状表皮发育不良伴鳞状细胞癌（epidermodysplasia verruciformis with squamous cell carcinoma）。

诊断依据

1．病程30年。

2．面颈部、双手背及躯干有黄豆大小的暗红色扁平丘疹。背部可见散在的色素减退斑，类似于花斑糠疹。双侧颞部可见片状黑褐色角化性斑块。

3. **组织病理** 表皮棘层上方可见较多的蓝灰色细胞及空泡细胞。真皮内可见大小不等的异型鳞状细胞团块。

治疗方法 本病无特效疗法，疣状表皮发育不良的治疗较困难。重点要早期诊断，采取严格避光及预防保护的措施，口服阿维A及外用5-FU软膏有一定的疗效。如继发癌前病变及鳞癌等，应积极采取手术或其他方法切除，已有疣状表皮发育不良伴鳞状细胞癌手术切除后复发的报道，禁止放射治疗。

易误诊原因分析及鉴别诊断 疣状表皮发育不良是一种少见的慢性遗传性疾病，其发病与HPV亚型存在遗传易感性相关，主要是与HPV3、HPV5及HPV8相关，也可能与角质形成细胞分泌的细胞因子IL-10、IL-23及CD86异常相关。IL-10可能参与免疫逃逸，而IL-23/CD86侧重于免疫炎症反应。本病自幼发病，持续终生，好发于手背、四肢和面颈部，特点是全身泛发性扁平疣及寻常疣样损害，可相互融合。其皮损分为四型：扁平疣型、花斑糠疹型、点状瘢痕型及肥厚斑块型。皮损常于曝光部位继发基底细胞癌和鳞状细胞癌。鳞状细胞癌较常出现于光线性角化病和鲍恩病损害的基础上。鲍恩病属于表皮内鳞状细胞癌，发病原因及机制尚不明确，可能与HPV-5蛋白不能结合p53或者pRb相关。目前，花斑糠疹样疣状表皮发育不良继发鳞状细胞癌较少见。本例患者可见暗红色扁平疣状皮损和色素减退性花斑糠疹样损害，在曝光部位继发了颞部的黑褐色斑块，病理诊断符合疣状表皮发育不良和鳞状细胞癌。

临床上，疣状表皮发育不良伴鳞状细胞癌应注意与疣状肢端角化病和扁平苔藓等疾病相鉴别。疣状肢端角化病表现为扁平疣状丘疹，组织病理有明显的角化增生，表皮上部无空泡细胞形成。扁平苔藓表现为紫红色丘疹，组织病理可见基底细胞液化变性，真皮上部淋巴细胞和组织细胞的带状浸润，胶样小体形成。

（罗 婕 向明明 阎 衡 杨希川 郝 飞）

病例 142 疣状痣伴毛母细胞瘤

临床照片 见图 142-1。

一般情况 患者，女，46岁，一般人员。

主诉 左耳后斑块 40 余年。

现病史 患者出生时头皮正常。40余年前患者家属偶然发现患者左耳后有一蚕豆大小的斑块。表面凹凸不平，当时未治疗。随年龄增长，皮损范围逐渐扩大，但局限于左耳后，无自觉症状，不伴有其他全身症状。

既往史及家族史 患者发育正常，无特殊不良嗜好。父母非近亲结婚，家族中无类似疾病患者，无特殊遗传疾病病史。

体格检查 一般情况良好，发育正常，体型中等，智力正常。全身各系统检查无异常，全身未触及肿大的浅表淋巴结。

皮肤科检查 左耳后可见一 2 cm×3 cm 大小的斑块，表面呈乳头状突起，其下方有 1.5 cm 大小的结节。

实验室检查 血、尿常规及肝、肾功能正常。

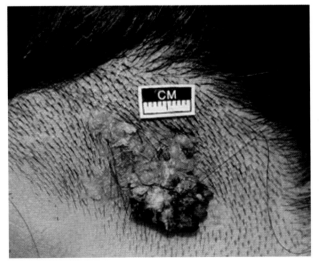

图 142-1 左耳后斑块，表面突起呈乳头状

思考

1. 您的初步诊断是什么？

2. 为了明确诊断，您认为还需要做什么关键检查？

提示 可能的诊断

1. 皮脂腺痣（sebaceous nevus）？

2. 鳞状细胞癌（squamous cell carcinoma）？

3. 疣状痣伴毛母细胞瘤（verrucous nevus and trichoblastoma）？

关键的辅助检查 组织病理（左耳病变皮肤）示表皮角化过度，表皮嵴伸长，可见乳头瘤样增生（图142-2）。真皮及皮下组织内有大小不一、界限清楚的无包膜结节。肿瘤细胞由嗜碱性基底样细胞组成（图142-3）。

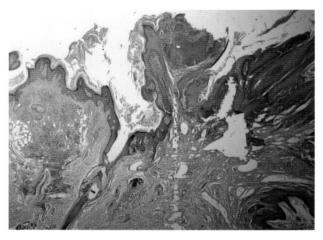

图 142-2 角化过度，乳头瘤样增生（HE×40）

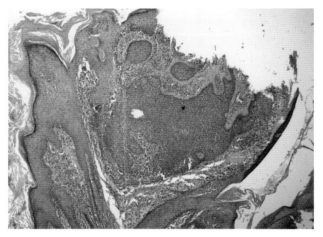

图 142-3 真皮内有界限清楚的无包膜结节，由嗜碱性基底样细胞组成（HE×100）

最终诊断 疣状痣伴毛母细胞瘤。

诊断依据

1. 病程 40 余年。

2. 皮损位于左耳后。

3. 皮损为一 2 cm×3 cm 大小的斑块，表面呈乳头状突起，其下方有 1.5 cm 大小的结节。

4. 组织病理 符合疣状痣伴毛母细胞瘤的组织病理学诊断。

治疗方法 手术完整切除整个病灶。

易误诊原因分析及鉴别诊断 疣状痣又称表皮痣，多于出生时或幼儿期发病，通常表现为淡黄色至棕黑色疣状损害。该病是由表皮细胞发育过度引起表皮局限性发育异常所致。临床常无自觉症状，发展缓慢。组织病理学特点为表皮角化过度，棘层肥厚，表皮嵴伸长，乳头瘤样增生，可见颗粒层增厚及柱状角化不全，基底层黑素增多。毛母细胞瘤好发于中老年人，常为单个皮内或皮下结节，女性患者可呈浸润性斑块样损害，通常为良性肿瘤。组织病理上可见整个真皮及皮下组织内界限清楚的无包膜的上皮细胞结节，周边细胞排列成栅栏状，收缩间隙不明显。因两者均是来源于表皮的肿瘤，且患者的皮损持续时间长，不排除后者继发于前者的可能。治疗上建议手术切除治疗。本例患者切除后皮疹未再复发。

临床上，疣状痣伴毛母细胞瘤应注意与头皮增生性病变进行鉴别，通过组织病理学检查可明确诊断。

1. **皮脂腺痣** 是一种由表皮、真皮及表皮附属器所构成的器官样痣。该病最常见于头皮及面部，多为单个损害，少数为多发斑块或结节样改变。其于患者儿童时期多为一局限性无毛光滑斑块，呈淡黄色，可见蜡样光泽。进入青春期后皮损可明显增生呈分叶状、疣状或结节状表现。该病容易并发上皮瘤，最常见的即为毛母细胞瘤。组织学特点为皮脂腺组织增多，或伴有表皮、真皮或表皮附属器的发育异常即可确诊。根据其临床特征性表现，结合组织病理学检查可以进行鉴别。

2. 鳞状细胞癌 是一种起源于表皮或附属器角质形成细胞的恶性肿瘤，常常发生于某些皮肤病的癌前病变基础上。本病主要好发于老年人，好发部位为头皮、面部、颈部和手背等。初期多表现为浸润性斑片，后逐渐进展为斑块、结节或疣状增生性损害，部分可破溃形成溃疡。初期临床症状轻微，如浸润较深，例如浸润至骨质，可引起剧烈疼痛。根据其癌前病变基础、临床表现及组织病理学检查两者不难鉴别。

3. 汗孔角化病 本病是一种少见的、慢性进行性角化不全性皮肤病，常由遗传所致。其临床特点为边缘堤状隆起、中央轻度萎缩的斑块样皮损。多不伴痒痛，发病时间长。该病好发于四肢、面部、颈部和肩部等。组织病理学上可见特征性的角质样板层。结合其临床表现及典型的组织病理学检查，与浅表型基底细胞癌不难鉴别。

4. 扁平苔藓 是一种常见的皮肤慢性炎症性疾病，通常表现为紫红色多角形瘙痒性扁平丘疹。该病的特征性组织病理学改变为表皮角化过度，局灶性呈楔形颗粒层增厚，棘细胞层不规则增厚，表皮突呈锯齿状，基底细胞液化变性及真皮上部以淋巴细胞为主的带状浸润。结合临床表现及组织病理，两者不难鉴别。

（余 佳 游 弋 翟志芳 杨希川）

病例 143 浅表型基底细胞癌

临床照片 见图 143-1。

一般情况 患者，女，61 岁，退休人员。

主诉 背部暗红斑 20 余年。

现病史 患者于 1990 年于背部出现一绿豆大小的红斑。后红斑逐渐扩展，无明显自觉症状，患者从未诊治。患者既往有银屑病病史 40 余年，自行予外用药物治疗（具体不详）。否认局部外伤史及治疗史。

既往史及家族史 患者否认高血压及糖尿病等系统疾病史，家族中无类似疾病患者，无特殊遗传疾病病史。

体格检查 一般情况良好，发育正常，体型中等，智力正常。全身各系统检查无异常，全身未触及肿大的浅表淋巴结。

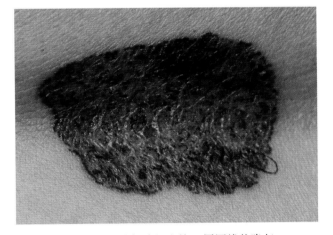

图 143-1 背部暗红斑块，周围线状隆起

皮肤科检查 背部可见一 7 cm×4 cm 大小的暗红斑，边界清，红斑周围可见线状隆起，中央可见针尖至粟粒大小的黑色丘疹。

实验室检查 血、尿常规及肝、肾功能正常。

思考

1. 您的初步诊断是什么？

2. 为了明确诊断，您认为还需要做什么关键检查？

提示 可能的诊断

1. 浅表扩散性黑素瘤（superficial spreading melanoma）？
2. 浅表型基底细胞癌（superficial basal cell carcinoma）？
3. 汗孔角化病（porokeratosis）？
4. 色素痣（pigmented nevus）？
5. 鲍恩病（Bowen's disease）？

关键的辅助检查　组织病理（背部皮损）示表皮轻度萎缩，基底样细胞团块呈蕾芽状由表皮向下突向真皮。周边肿瘤细胞呈栅栏状排列，并见收缩间隙。真皮见有噬黑素细胞及炎症细胞浸润（图143-2）。

最终诊断　浅表型基底细胞癌。

诊断依据

1. 病程20余年。
2. 皮损位于背部。
3. 皮损表现为一7 cm×4 cm大小的暗红斑，边界清，红斑周围可见线状隆起，中央可见针尖至粟粒大小的黑色丘疹。
4. 组织病理　基底样细胞团块呈蕾芽状由表皮向下突向真皮。周边肿瘤细胞呈栅栏状排列，并见收缩间隙。

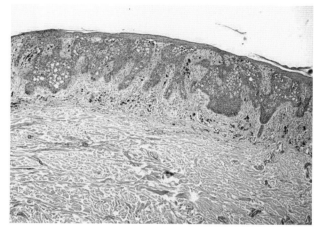

图143-2　表皮轻度萎缩，基底样细胞团块呈蕾芽状由表皮向下突向真皮。周边肿瘤细胞呈栅栏状排列，并见收缩间隙（HE×100）

治疗方法　手术切除所有病变。

易误诊原因分析及鉴别诊断　基底细胞癌又名基底细胞上皮瘤，好发于50岁以上的老年人，好发于身体的暴露部位，多见于长期日光暴晒者。皮疹可以分为以下几型：结节溃疡型、色素型、硬斑病样型、浅表型及其他类型。浅表型基底细胞癌较少见，好发于躯干等非曝光部位。皮损常呈浅表性扁平生长，表现为边界清楚的淡红色鳞屑性斑片，可以表现为单发或者多发，较少发生浸润和溃疡。斑片周围至少有一部分绕以细小珍珠链样边缘，或呈线性、匐行性蜡样堤状边缘。斑片表面通常可见小的浅表糜烂、溃疡和结痂。皮损可从一个到百个以上。对怀疑者做组织病理检查即可确诊。基底细胞癌的治疗可根据瘤体大小、部位及患者全身情况等进行选择。本病可采用手术切除、放射疗法及光动力学疗法等治疗。近年来用5%咪喹莫特乳膏外用对浅表型基底细胞癌有很好的治疗效果，故可用于治疗不能耐受手术的患者。

临床上，浅表型基底细胞癌应注意与色素性斑块样病变进行鉴别，组织病理学检查可明确诊断。

1. 浅表扩散性黑素瘤　黑素瘤是来源于真、表皮交界处黑素细胞异常增生的一种高度恶性肿瘤。浅表扩散性黑素瘤是其中最常见的类型之一，以中年患者为多，男女发病率相等，通过以上背部及女性患者的小腿为好发部位。通常皮损稍隆起，外形不规则或边缘呈锯齿状或弧形。其特点是色调多变而不一致，常可见到色素减退的自行消退区。该病典型的组织病理学表现为肿瘤细胞间变或异型性、恶性交界变化、不典型的痣细胞突破基底膜侵入真皮、真皮深层痣细胞的核有丝分裂象、肿瘤细胞散布表皮全层及缺乏成熟现象等。结合其皮疹特点及组织病理学检查可以进行鉴别。

2. 汗孔角化病　本病是一种少见的、慢性进行性角化不全性皮肤病，常由遗传所致。其临床特点为边缘堤状隆起、中央轻度萎缩的斑块样皮损。多不伴痒痛，发病时间长。该病好发于四肢、面部、颈部和肩部等。组织病理学上可见特征性的角质样板层。结合其临床表现及典型的组织病理学检查，与浅表型基底细胞癌不难鉴别。

3. 鳞状细胞癌　参见病例 142。

4. 色素痣　色素痣是由痣细胞形成的良性改变，几乎所有人均可见。其病因为是黑素细胞迁移过程中的局部异常聚集。色素痣常多年无明显变化，不伴有临床症状。一般损害较小的色素痣可不需要处理，部分较大的皮损可手术切除治疗。通过组织病理学检查可以鉴别。

（余　佳　游　弋　杨希川　郝　飞）

病例 144　Meyerson 痣

临床照片　见图 144-1。

一般情况　患者，女，46 岁。

主诉　右鼻侧鼻面沟褐色丘疹 30 余年，伴痒 20 余天。

现病史　患者自诉 30 余年前无明显诱因于右鼻侧鼻面沟出现米粒大小的褐色丘疹，无瘙痒和疼痛，表面光滑，逐渐增大。20 余天前出现轻度瘙痒，且自觉皮损增大明显。患者搔抓后皮损破溃，伴出血，自行外用"完美芦荟胶"后无好转，遂到我院就诊。病程中患者无特殊不适，精神、饮食和睡眠可，二便正常，体重无明显变化。

既往史及家族史　有"高血脂"病史。

皮肤科检查　右鼻侧鼻面沟见一约黄豆大小的褐色丘疹，突出皮面，边界不清，表面粗糙不平，呈菜花状。皮损上部破溃，有少量血痂，皮损周围无红晕。

实验室检查　血常规未见明显异常，凝血检查未见异常。

思考

1. 您的初步诊断是什么？

2. 为了明确诊断，您认为还需要做什么关键检查？

提示　可能的诊断

1. 色素痣（pigmented nevus）？

2. Meyerson 痣（Meyerson nevus）？

3. 基底细胞癌（basal cell carcinoma）？

4. 恶性黑素瘤（malignant malenoma）？

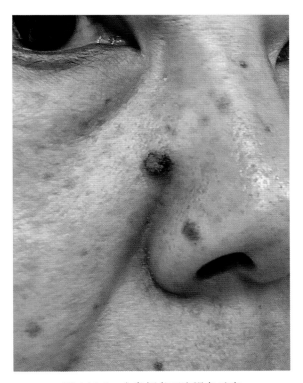

图 144-1　右鼻侧鼻面沟褐色丘疹

关键的辅助检查　组织病理检查示浅表渗出和结痂，棘层肥厚，棘细胞间水肿。真皮内见大小、形态不一的痣细胞巢，呈团块状及条索状分布，巢内痣细胞形态及排列均规整。痣细胞巢周围可见淋巴细胞和组织细胞浸润（图 144-2）。真皮上部痣细胞巢内可见黑素颗粒沉积。病理诊断：多考虑 Meyerson 痣。

最终诊断　Meyerson 痣。

诊断依据

1. 患者于 30 余年前右鼻侧鼻面沟出现褐色丘疹，瘙痒 20 余天。

2. 皮损为浅褐色丘疹，突出皮面，边界不清，表面粗糙不平，呈乳头状增生，皮损上部破溃并伴血痂。

3. 组织病理检查显示皮内痣合并亚急性皮炎改变。

治疗方法　手术切除

易误诊原因分析及鉴别诊断　Meyerson 痣又称晕湿疹或晕皮痣，最早由 Meyerson 于 1971 年提出，是一种在色素痣周围环绕红斑、脱屑、丘疹或干燥等湿疹样改变的色素性皮肤病变，好发于健康的青年人，男性好发，男女比例 3:1，好发部位为躯干部。本病约 2/3 的患者先后或同时出现多发性皮损，临床常见症状仅为瘙痒。中心痣或其他初始皮损持续不变，而周围的湿疹样改变常可自行消失，中央的色素痣可发生炎症后色素减退。皮损周围伴有环

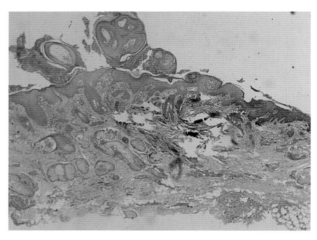

图 144-2　浅表结痂，棘细胞间水肿。真皮内多数团块和条索状的痣细胞巢。周围淋巴细胞、组织细胞浸润（HE×100）

状湿疹样改变的现象称为 Meyerson 现象。目前该现象出现的机制尚不明确，但切除中央的色素痣后皮损周围的湿疹样改变可自行消退，提示中央的色素痣可能是引起湿疹样改变的原因。如果中央色素痣直径较大，边缘不规则，着色不规则，或伴溃疡或渗血而预示恶变时，应该及时切除中央的色素痣，周围湿疹样皮损也很快消退。

本病例为中年女性，皮损位于面部，仅有瘙痒症状，色素痣周围没有典型的环状红晕、丘疹或脱屑等湿疹样改变。这与 Meyerson 痣一般的发病特点有所差异，是易被误诊的主要原因。Meyerson 痣应与晕痣、痣周斑秃及基底细胞癌等相鉴别。

1. 晕痣　为色素痣周围出现一圈色素脱失斑，与白癜风均为色素脱失性疾病。组织病理表现为痣细胞周围淋巴细胞浸润，白晕处基底层黑素细胞缺失。结合 Meyerson 痣伴瘙痒症状、环状湿疹样改变的临床表现及组织病理检查，不难与晕痣相鉴别。

2. 痣周斑秃　痣周斑秃表现为痣周斑片状脱发，患处皮肤光滑，无炎症、鳞屑及瘢痕，根据两者的临床表现和组织病理检查易鉴别。

3. 基底细胞癌　基底细胞癌是发生于皮肤基底层的皮肤肿瘤，好发于老年人的曝光部位。组织病理表现为与基底细胞相似的肿瘤细胞。肿瘤细胞核大、深染，细胞质相对较少，细胞境界不清，无细胞间桥，周边细胞呈栅栏状排列。肿瘤细胞团周围结缔组织增生，围绕肿瘤细胞团排列成平行束，其中有许多幼稚的成纤维细胞，并可见黏蛋白变性。根据两者的组织病理检查可鉴别。

4. 恶性黑素瘤　皮肤恶性黑素瘤的临床症状与年龄有关。年轻患者一般表现为瘙痒、皮损的颜色变化和界限扩大。老年患者一般表现为皮损出现溃疡。组织病理学表现为表皮和真皮内可见较多分散或巢状分布的黑素瘤细胞，沿水平和垂直方向扩展。黑素瘤细胞呈异型性，细胞大小和形态不一，细胞核大，可见到核分裂及明显的核仁。黑素瘤细胞的形态可呈多样性，以梭形细胞和上皮样细胞为主。根据两者的临床表现和组织病理可鉴别。

（崔　倩　费　猛　汤　諹）

病例 145　结缔组织增生性毛发上皮瘤

临床照片　见图 145-1。

一般情况　患者，女，19 岁，学生。

主诉　右侧面部丘疹、斑块 7 年余。

现病史　患者无明显诱因于 7 年前突然右侧面部出现一绿豆大小的丘疹，无自觉症状。未予治疗，皮疹缓慢增大，形成斑块。边缘稍隆起，并于斑块表面出现白色或肤色小丘疹。患者在外院多次就诊，诊断不明，给外用药（具体不详）治疗，无好转。病程中体重无明显改变。

体格检查　一般情况良好，浅表淋巴结无肿大。口腔黏膜未见糜烂及溃疡。心、肺检查未发现异常。肝、脾肋缘下未扪及。双肾区无叩击痛。脊柱和四肢无异常。双下肢无水肿。乳腺、妇科和耳鼻喉科检查未发现异常。

皮肤科检查　右侧面部见一 2.3 cm × 2.5 cm 大小的斑块，边缘呈堤状隆起。皮损表面可见多个粟米大小的肤色或白色丘疹。皮损界限清楚，质地中等。无触痛。

实验室检查　血和尿常规、肝和肾功能、血糖及凝血检查均正常。

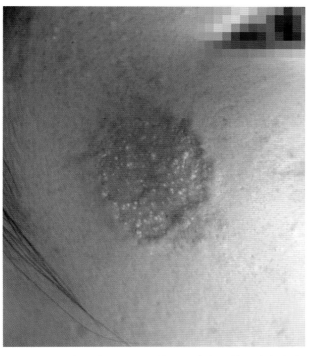

图 145-1　右侧面部斑块，边缘堤状隆起，其上肤色或白色丘疹

思考

1. 您的初步诊断是什么？

2. 为了明确诊断，您认为还需要做什么关键检查？

提示　可能的诊断

1. 汗管样小汗腺癌（syringoid eccrine carcinoma）？

2. 微囊肿附属器癌（microcystic adnexal carcinoma）？

3. 原发性腺样囊性癌（primary adenoid cystic carcinoma）？

4. 基底细胞癌（basal cell carcinoma）？

关键的辅助检查　组织病理（皮损）示真皮上中部见多个基底样肿瘤细胞团块嵌于致密的纤维性间质中。肿瘤细胞形成巢状或条索状肿瘤团块，周围细胞呈栅栏状，部分肿瘤块中央可见角囊肿形成（图 145-2）。符合结缔组织增生性毛发上皮瘤。

最终诊断　结缔组织增生性毛发上皮瘤（desmoplastic trichoepithelioma）。

诊断依据

1. 年轻女性。

2. 面部皮损病史 7 年余，初起时为丘疹，逐渐增大形成斑块，边缘堤状隆起，皮损表面见多个粟米大小的肤色或白色丘疹。

3. 无明显自觉症状。

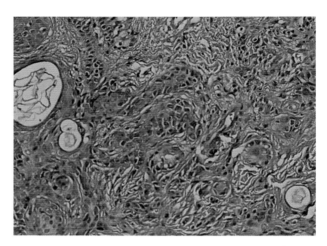

图145-2　在致密的纤维性间质中见多数基底样肿瘤细胞团块，部分中央可见角囊肿（HE×200）

4. **组织病理**　符合结缔组织增生性毛发上皮瘤。

易误诊原因分析及鉴别诊断　结缔组织增生性毛发上皮瘤又称硬化型上皮错构瘤，为良性毛源性肿瘤。临床最常见于幼儿期，但10多岁的患者也不少见，以女性为多见。临床上皮损的好发部位为颊和额部，尤其是口周。皮损常单发，偶有多发病例。肿瘤直径3~8 mm，环形，基部有明显硬结，呈白色或黄色，中央凹陷或萎缩，边缘隆起，类似环状肉芽肿。皮损生长缓慢，无自觉症状，一般不破溃。偶尔可见粟丘疹。病理组织上可见该肿瘤位于真皮内，边界清楚，与表皮相连。本病有三种成分：狭窄的肿瘤细胞束、角囊肿和结缔组织基质。该病偶尔并发皮内痣，目前尚不明确为偶然现象还是黑素细胞引起上皮增生。临床上本病与基底细胞癌鉴别时有一定的困难，因此仍以手术切除为好。术后可做病理检查，以进一步明确诊断。本病应与硬斑性基底细胞癌、汗管瘤、微囊肿性附属器癌或小汗腺上皮瘤等相鉴别，组织学检查可明确诊断。

1. **硬斑性基底细胞癌**　本病罕见，多见于青年人，好发于头面部，尤其是脸颊部、前额、鼻部和眼睑等。皮损常发生于外观正常皮肤或不适当治疗的基础上，表现为单发、大小不一的扁平或隆起的局限性硬化斑块，边缘不清或清楚。后期可形成结节或溃疡等。组织学上肿瘤细胞团块周边有收缩间隙。肿瘤内可见核分裂及异型细胞，并且通常无角囊肿，可资鉴别。

2. **汗管瘤**　系表皮内小汗腺导管的一种腺瘤，是一种向末端汗管分化的汗腺良性肿瘤。部分患者有家族史。病损好发于眼睑及颊部，以小丘疹为主要表现。皮损很少自行消退，但不恶变。组织病理上可见真皮内小导管，其壁由两层上皮细胞构成，大多扁平，但内层细胞偶尔呈空泡化，导管腔含无定形物质，可资鉴别。

3. **微囊肿附属器癌**　是一种具有局部侵袭性的恶性附属器肿瘤，既向汗管分化，又向毛囊分化。皮损好发于面部，尤其是鼻唇沟及眶周。皮损为肉色、黄色或红色的坚实斑块，有时中央可见明显的小凹。肿瘤界限不清，偶尔形成溃疡。组织病理上具有毛囊和汗腺双向分化的特点。肿瘤浅部有小至中等大小的角囊肿，可见由基底细胞组成的细胞巢状或条索。肿瘤深部可见管状或腺体样结构，由一层或两层细胞构成，腔内含有嗜酸性物质。

（刘彤云　谢玉燕　董天祥　何　黎）

病例 146　孤立性肥大细胞瘤

临床照片　见图 146-1。

一般情况　患儿，女，4 个月。

主诉　背部皮肤红色斑块、水疱 2 个月。

现病史　家长诉 2 个月前患儿无明显诱因突然发现背部蚕豆大小的红色斑块。皮损中央可见黄豆大小的水疱，患儿哭闹时颜色更红。在当地医院就诊，具体诊断不详，予"丁酸氢化可的松乳膏外搽皮损，每天 2 次"。用药后半个月左右后水疱消退，皮损变平，转为淡褐色。但不久又复发，皮损逐渐扩大，间断出现水疱和大疱。为求进一步诊治，遂来我院就诊。病程中患者无盗汗、恶心、呕吐或呕血等情况。精神、睡眠及饮食皆可。大、小便正常，体重无明显变化。

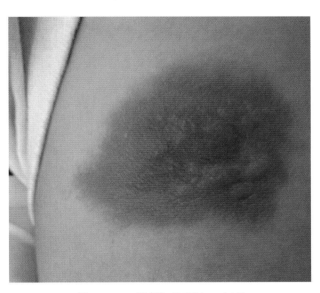

图 146-1　背部红色斑块、水疱

既往史及家族史　无特殊。

体格检查　一般情况可，精神可。皮肤和巩膜无黄染，全身浅表淋巴结未扪及肿大。心、肺无异常。腹平软，肝、脾未触及。肠鸣音可。肾区无叩击痛，各输尿管点无压痛。神经系统检查生理反射存在，病理反射未引出。

皮肤科检查　右背部见一鹅蛋大小的红褐色斑块，界限清楚，边缘不规则，其上可见绿豆至黄豆大小的水疱。个别水疱疱壁松弛，部分疱壁紧张，内容为浆液性。Darier 征（＋）。

实验室检查　血、尿及大便常规均正常。血生化（肝和肾功能、血糖及离子七项）均正常。肝炎病毒检查均为（－）；EBV-DNA 及 CMV-DNV 在正常范围。ANA、ENAs、ds-DNA-Ab、TPPA、TRUST 及 HIV-Ab 均为阴性。胸部 X 线片示心、肺无异常。腹部 B 超示肝、胆、脾、胰及肾未发现异常声像。

思考

1. 您的初步诊断是什么？

2. 为了明确诊断，您认为还需要做什么关键检查？

提示　可能的诊断

1. 传染性软疣（molluscum contagiosum）？

2. 幼年黄色肉芽肿（juvenile xanthogranuloma）？

3. 孤立性肥大细胞瘤（isolated mastocytoma）？

关键的辅助检查　组织病理（背部皮损）示陈旧性表皮下水疱，真皮内弥漫性单核样细胞浸润，其间见散在嗜酸性粒细胞（图 146-2）。甲苯胺蓝染色（＋）。免疫组化示 CD68 及 CD117（＋），CD3、CD4、CD8、CD20、CD138 和 CD79a、Ki-67（－）。病理诊断：符合肥大细胞瘤。

最终诊断　孤立性肥大细胞瘤。

诊断依据

1. 病程 2 个月。

2. 右背部红色斑块，中央可见水疱，Darier 征（＋）。

3. 组织病理、甲苯胺蓝染色和免疫组化证实真皮内肥大细胞浸润。

治疗方法　患者使用酮替芬片，1/4 片，每天 2 次，1 周后水疱消退，皮损较前变平，但仍时有复

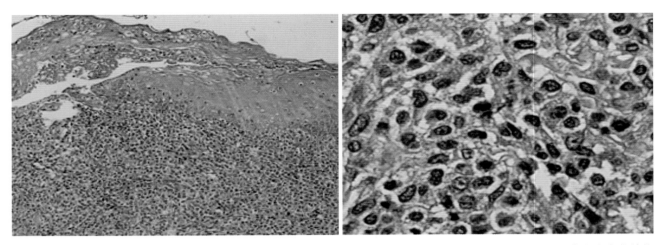

图 146-2　皮损组织病理表现 A.陈旧性表皮下水疱，真皮内弥漫性单核样细胞浸润（HE 染色 ×100）；B.真皮内密集单核样细胞、嗜酸性粒细胞浸润（HE×400）

发。1 年后失访。

易误诊原因分析及鉴别诊断　肥大细胞瘤属于皮肤肥大细胞增生性疾病。本病是一种少见的疾病，由肥大细胞在皮肤组织的局部聚集引起，表现为真皮内大量肥大细胞弥漫性浸润。既往肥大细胞增生症主要分为两类：①皮肤性。包括肥大细胞瘤、色素性荨麻疹及弥漫性肥大细胞增生病。②系统性。包括肥大细胞白血病和肥大细胞肉瘤等。

最近 WHO 血液病小组将肥大细胞疾病分为七类：①皮肤肥大细胞增生症。②惰性系统性肥大细胞增生症。③伴有非肥大细胞克隆性血液疾病的系统性肥大细胞增生症。④侵袭性系统性肥大细胞增生症。⑤肥大细胞白血病。⑥肥大细胞肉瘤。⑦皮肤外的肥大细胞瘤。

肥大细胞瘤占儿童皮肤肥大细胞增生症的 10%～30%，仅涉及单个皮肤损伤而没有系统性病变的肥大细胞瘤称为孤立性肥大细胞瘤。孤立性肥大细胞瘤是肥大细胞增生症中少见的一型，病因不明。主要发生于 <2 岁的婴幼儿，成人病例罕见。皮损主要见于儿童，常发生在新生儿期或出生后前 3 个月。1/3 的患儿出生时即有皮疹。皮损初为棕黄色斑片，后逐渐发展为结节或斑块，直径在 5 cm 以内，多呈褐色或橘黄色，也可呈粉红、棕红或黄白色。皮损边界清楚，稍隆起于皮面，表面光滑或呈橘皮样。皮损多单发，也可多发（通常 ≤5 个）。好发于四肢，也可见于躯干、面部和头皮，但不累及掌跖。皮损的一个重要特点是在受到机械刺激后会突然肿胀或呈风团样，呈鲜红色，甚至有水疱或大疱形成，偶为血疱。有时可引起面部或全身皮肤潮红或肠绞痛。皮损破溃后如无继发感染，可迅速愈合。

组织病理学显示表皮正常，真皮内见多数密集的肥大细胞，常累及皮下脂肪组织。肥大细胞较小，界限清楚，细胞大小和形态一致，呈短梭形或卵圆形。细胞质中等或较少，嗜酸性或略嗜碱性，呈不明显的细颗粒状。细胞核呈圆形或卵圆形，无核仁，尚可见嗜酸性粒细胞。吉姆萨染色显示细胞质内有大量紫红色异染颗粒。免疫组化 CD117、CD43、CD68 和 LCA 阳性。本病预后良好，一般无系统性损害，进展为系统性肥大细胞增生症者罕见。皮损大多数在 10 岁前可自行消退，偶有持续至成年而不退者。治疗分为药物治疗和手术治疗两种。药物治疗方面主要使用组织胺 H_1 及 H_2 受体拮抗剂、色甘酸钠和酮替芬等，以及避免使用造成肥大细胞脱颗粒的阿司匹林和放射性介质。对单发皮损也可手术切除。

由于本病罕见，皮肤科或相关科室医生对本病的认识不足，缺乏经验，故临床容易误诊或漏诊，所以临床医生应加强对此病的认识，做到早诊断，避免误诊、误治，影响患儿生活质量，加重患者的家庭经济负担。孤立性肥大细胞瘤应与幼年黄色肉芽肿、黄色瘤及瘢痕疙瘩等相鉴别，组织病理学检查可明确诊断。

1. 幼年黄色肉芽肿　本病为原因不明的反应性肉芽肿。婴幼年起病，好发于头、面、躯干和四肢。临床表现为圆形或卵圆形丘疹或结节，高出皮肤表面，境界清楚，直径 1～20 mm。颜色开始为红色，以后变成黄红色或棕色，也可发生于口腔。皮疹常于 1～2 岁内完全自然消退，遗留少许色素或轻微萎缩或不留痕迹。本病与孤立性肥大细胞瘤均可发生于幼儿，表现为单发性丘疹或结节，颜色为棕色、红色或黄红色，也均可自愈，但幼年黄色肉芽肿皮损摩擦后不出现风团或水疱，临床无症状，Darier 征阴性。组织病理检查可见泡沫细胞和 Touton 巨细胞，两者结合组织病理学改变不难鉴别。

2. 扁平黄瘤　本病是由含脂质的细胞浸润皮肤组织引起的。皮损常见于间擦部位（如指、蹼）、掌跖和指屈皱褶处。临床表现为扁平或稍隆起的境界清楚的斑块，呈褐色或橘黄色。组织病理检查示表皮正常或压迫性变薄，真皮中见泡沫细胞或黄瘤细胞呈群集浸润。常见 Touton 多核巨细胞和胆固醇裂隙。结合临床与组织病理检查两者不难鉴别。

3. 瘢痕疙瘩　本病系皮肤结缔组织对创伤的反应超过了正常范围的表现，是由大量结缔组织增殖和透明变性形成的。一般无明确的创伤史，发生于上胸或胸骨前区。临床表现为境界清楚的斑块，呈淡红色或红色，表面光亮而圆，可有细小毛细血管扩张。以后可持续或间断生长，形成不规则外观，有时如蟹足状，其损害范围超过原来创伤的区域，可伴有疼痛。组织病理检查呈浸润性生长模式，可见幼稚成纤维细胞增生，同时肿胀的透明变性纤维很明显而且有丰富的黏液基质。结合临床和组织病理两者不难鉴别。

（刘彤云　李　谦　柴燕杰　何　黎）

病例 147　汗管样小汗腺癌

临床照片　见图 147-1。

一般情况　患者，女，56 岁，农民。

主诉　右口角斑块 2 年余。

现病史　患者于 2 年前无明显诱因于右口角出现一坚实的黄豆大小的皮下结节，偶有痒痛感。后皮疹逐渐增大成为浸润性斑块，质硬，未曾破溃过。患者在外院多次就诊，诊断不明，给予外用药（具体不详）治疗，无好转。病程中体重无明显改变。

既往史及家族史　无特殊。

体格检查　一般情况良好，浅表淋巴结无肿大。口腔黏膜未见糜烂及溃疡。心、肺检查未发现异常。肝、脾肋缘下未扪及。双肾区无叩击痛。脊柱和四肢无异常。双下肢无水肿。乳腺、妇科和耳鼻喉科检查未发现异常。

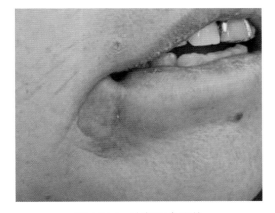

图 147-1　右侧口角斑块

皮肤科检查　右口角见一 2.2 cm×1.4 cm 大小的浸润性肤色斑块，中央偏淡红色，表面不平，无破溃，边界清楚，固定，与皮肤粘连，质硬，有浸润感，无压痛。

实验室检查　血、尿及大便常规检查正常，肝和肾功能、血脂、电解质、凝血、免疫球蛋白类和补体检查均正常；抗双链 DNA 抗体、抗可提取性核抗原抗体及抗核抗体均为阴性；肿瘤相关抗原基因芯片检查甲胎抗原、癌胚抗原（CEA）、糖链抗原（CA）125 及 CA199 均在正常范围。胸部 X 线片、心电图及腹部 B 超（肝、胆、脾、胰、双肾和膀胱）均未见异常。头颅 CT 扫描未见颅骨异常。

思考

1. 您的初步诊断是什么？

2. 为了明确诊断，您认为还需要做什么关键检查？

提示　可能的诊断

1. 汗管样小汗腺癌（syringoid eccrine carcinoma）？

2. 微囊肿附属器癌（microcystic adnexal carcinoma）？

3. 原发性腺样囊性癌（primary adenoid carcinoma）？

4. 基底细胞癌（basal cell carcinoma）？

关键的辅助检查　组织病理（皮损）示真皮中下部及皮下组织见多数基底样肿瘤细胞团块嵌于致密的纤维性间质中。肿瘤细胞较小，核深染，呈卵圆形，细胞淡染，细胞膜界限不清。肿瘤细胞形成巢状、条索状或蝌蚪样的肿瘤团块，伴有大量管腔及囊腔样结构形成，部分腔内可见嗜酸性均一物质。肿瘤与正常小汗腺相连，在神经周围可见肿瘤细胞浸润（图 147-2）。未见角质囊肿及筛状结构形成。间质明显增生，可见透明变性和黏液变性。特殊染色：PAS 染色显示囊腔内均一物质和管状结构呈阳性，阿新蓝染色显示基质和囊腔内物质呈阳性。免疫组化显示：S-100（－），CK20（－），CK10（－），GCDFP-15（－）。上皮膜抗原（EMA）及 CEA 均阳性表达于肿瘤细胞细胞质和胞膜，呈弥漫性棕黄色颗粒。病理诊断：符合汗管样小汗腺癌。

最终诊断　汗管样小汗腺癌。

诊断依据

1. 病程 2 年余。

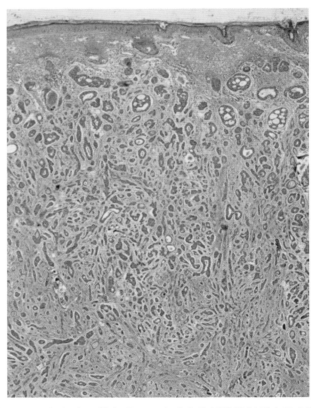
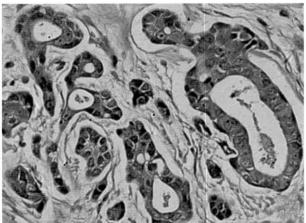

图 147-2　组织病理学表现。A. 在致密的纤维性间质中见多数基底样肿瘤细胞团块嵌于纤维性间质中，肿瘤细胞呈巢状、条索状或蝌蚪样肿瘤团块（HE 染色 ×40）。B. 管腔及囊腔样结构（HE×200）

2. 右口角浸润性肤色斑块，中央偏淡红色，表面不平。

3. 组织病理显示真皮中下部及皮下组织基底样肿瘤细胞团块，伴有大量管腔及囊腔形成。

治疗方法 转口腔颌面外科行 Mohs 手术切除，随访 4 年未见复发。1 个月前随访，未见复发。

易误诊原因分析及鉴别诊断 汗管样小汗腺癌又称汗管样癌、小汗腺上皮瘤或向小汗腺分化的基底细胞癌，临床极为罕见。1969 年由 Freeman 和 Winkelmann 最初报道。本病好发于中老年女性（42～74 岁，平均年龄 55 岁），男女比例为 1∶3。肿瘤最常见于头皮，其次为面、颈和肢端，其他部位少见。临床表现多样，从孤立坚实的结节、伴有斑秃的疼痛性浸润性斑块到类似基底细胞上皮瘤的经久不愈的溃疡均可见到，但以浸润性斑块最为常见。皮损直径 0.5～3 cm，生长缓慢，病史可长达数十年。治疗主要为手术切除。Mohs 显微手术是不错的选择。本病无转移者预后一般良好，但有局部侵袭性发展的趋势，切除后经常复发。本病有局部淋巴结和和骨骼转移的报道，但极少出现全身广泛转移。

本病罕见，应与微囊肿附属器癌、原发性腺样囊性癌和基底细胞癌等相鉴别，组织学检查可明确诊断。

1. 微囊肿附属器癌 是一种具有局部侵袭性的恶性附属器肿瘤，既向汗管分化，又向毛囊分化。皮损好发于面部，尤其是鼻唇沟及眶周。皮损为肉色、黄色或红色的坚实斑块，有时中央可见明显的小凹。肿瘤界限不清，偶尔形成溃疡。与本病临床有时很难区分，但组织学上汗管样小汗腺癌缺乏角囊肿，没有向毛囊分化，可供鉴别。

2. 原发性腺样囊性癌 是一种罕见的、原发于皮肤的肿瘤。本病好发于中老年女性，为表面结痂的斑块或结节，生长缓慢，病程很长。组织学上汗管样小汗腺癌缺乏多形性筛孔状结构可供鉴别。

3. 基底细胞癌 多见于老年人，50 岁以上多见。身体暴露部位好发，尤其是面部。早期为一表面光亮的具有珍珠样隆起边缘的原型斑片，或淡红色珍珠样苔藓丘疹或斑块，后期形成结节、溃疡或硬化性斑块等。但组织学上与汗管样小汗腺癌不同的是基底细胞癌的肿瘤块周边细胞呈栅栏状排列，有收缩间隙。

（刘彤云 柴燕杰 万 屏 何 黎 王正文）

病例 148 基底细胞癌（结节溃疡型）

临床照片 见图 148-1。

一般情况 患者，男，81 岁，退休员工。

主诉 左鼻翼红色斑块 10 余年，不疼不痒，渐突出皮肤表面。

现病史 患者诉 14 年前洗脸时摩擦患处后破皮出血，此后再未出过血。皮损初起为一小红斑，未突出皮肤表面。后突出皮肤表面，渐增大至黄豆大小，反复脱皮，中央处有一小黑点，周边发红，无特殊不适。此前未行任何治疗，门诊诊断为"基底细胞癌？角化棘皮瘤？鳞状细胞癌？"拟手术切除并术后病检。

既往史及家族史 既往窦性心动过缓、脑供血不足及甲肝后肝损伤，曾行胆囊切除术和颈部包块切除术。病理检查均为良性病变，家族中无类似疾病患者。

体格检查 生命体征平稳，全身浅表淋巴结不肿大。皮肤

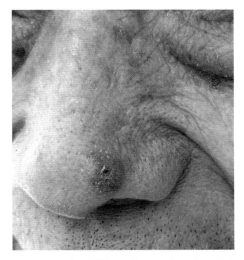

图 148-1 左鼻翼红斑块，中央溃破、结痂

和巩膜无黄染，无肝掌及蜘蛛痣。窦性心动过缓，心率 55 次 / 分。腹平软，无压痛。脾未触及。

皮肤科检查　左侧鼻翼见一红褐色斑块，约黄豆大小，界限不清，中央处有破溃、结痂，突出皮肤表面，略粗糙。

实验室检查　凝血四项示 PT 14.5s。血生化（肝、肾功能及空腹血糖）示 TB 17.8 μmol/L，DBIL 11.7 μmol/L，TBA 13.9 μmol/L，PA 92.2 mg/L，RBP 18.3 mg/L，PChE 3.5 KU/L，Glu 5.9 mmol/L。心电图示窦性心动过缓和房性期前收缩（成对出现）。心脏彩超示升主动脉瘤样扩张，主动脉瓣、肺动脉瓣、二尖瓣及三尖瓣钙化并少量反流。

思考

1. 您的初步诊断是什么？

2. 为了明确诊断，您认为还需要做什么关键检查？

提示　可能的诊断

1. 基底细胞癌（basal cell carcinoma，bcc）？

2. 角化棘皮瘤（keratoacanthoma，ka）？

3. 皮肤鳞状细胞癌（skin squamous cell carcinoma，SCC）？

4. 毛囊炎（folliculitis）？

关键的辅助检查　组织病理示浅表溃疡形成，真皮内见多数大小不一的由基底样细胞组成的肿瘤细胞团块。肿瘤细胞团块周边细胞呈栅栏状排列。瘤体与周边组织间有收缩裂隙，瘤体周围见胶原及成纤维细胞增生（图 148-2）。部分肿瘤细胞团块呈腺腔样筛孔状，中央见黏蛋白物质沉积。

最终诊断　基底细胞癌（结节溃疡型）（basal cell carcinoma，nodular ulcer type）。

诊断依据

1. 病程 6 个月余。鼻翼红褐色小结节，界限不清，中央处有破溃，上覆皮屑。

2. 病理检查显示真皮内见由基底样细胞组成的肿瘤细胞团块，肿瘤细胞团块周边细胞呈栅栏状排列。瘤体与周边组织间有收缩裂隙，表面溃疡形成。

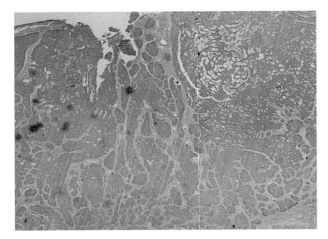

图 148-2　浅表溃疡，真皮内多数大小不一的基底样细胞组成的肿瘤细胞团块（HE×40）

治疗方法　局部麻醉下手术切除皮损。

易误诊原因分析及鉴别诊断　基底细胞癌是发生于上皮基底层或毛囊外根鞘最常见的皮肤癌，多发生于毛皮脂腺囊，与长期日晒有关。鼻部是基底细胞癌的好发部位，且近年来发病率有上升趋势，好发于 60 岁以上的老年人。基底细胞癌通常发展缓慢，很少发生远处转移，预后较好。手术彻底切除是最常用的有效方法之一。手术切除时要达到肿瘤切除的安全边界，一般为肿瘤边缘 0.5 ~ 1 cm 宽，深度常达皮下组织直至深筋膜，以创缘边界无瘤为原则。目前基底细胞癌主要有以下几种亚型：①结节型。最常见，皮损表现为圆形结节，逐渐增大，中央易凹陷甚至形成溃疡。②溃疡型。多发生于头皮和颜面，范围较大，易破坏颅骨、鼻窦和眼睛，甚至诱发致命性的感染。③硬斑病型或纤维化型：癌组织向深部浸润生长，甚至侵袭骨质，范围远远超过肉眼所见，边界难以估计。④浅表型：多发生于躯干和四肢，皮损往往边界清楚。⑤色素型：与结节型相似，但皮损呈褐色，边缘可有色素沉着。本病应与以下几种疾病相鉴别。

1. **角化棘皮瘤**　是一种可以自愈的皮肤良性肿瘤，具体病因不明，可能与日晒、外伤和致癌剂等有关，可并发于着色性干皮病、银屑病和神经性皮炎等。皮损初起为质硬红色丘疹，迅速增大为半球形或卵圆形结节，中央有火山口样凹陷，内有角质栓。初起皮损在形态上与"毛囊炎"或"基底细胞癌"难以区分，而发展速度类似于"鳞状细胞癌"，鉴别主要依靠组织病理。

2. 皮肤鳞状细胞癌　是起源于表皮或附属器角质形成细胞的一种恶性肿瘤，主要发生于老年人头皮、颜面和手背等曝光部位，长期紫外线照射是最基本的致病因素。鳞状细胞癌可以发生于慢性损伤处或过去所患皮肤病皮损处。临床可表现为一个无明显疼痛、质硬、红色或肤色的丘疹或斑片。表面可见毛细血管扩张，周边可见日光性损害迹象。鳞状细胞癌具有侵袭性，易破坏组织。随病情进展，皮损可变为大而质硬的结节或溃疡，散发特殊臭味。由于其好发部位及年龄与基底细胞癌相似，有时临床上难以区别，主要依靠组织病理鉴别。

3. 毛囊炎　为毛囊部发生的急性、亚急性或慢性化脓性或非化脓性炎症，可分为浅部和深部毛囊炎。初为与毛囊一致的炎性小丘疹，周围有红晕。迅速变为脓疱，中心常有毛发贯穿。脓疱如粟粒大小，不相融合。疱壁薄，破后有少量脓性分泌物，自觉瘙痒及微痛，好发于头皮、项部和背部等皮脂旺盛的部位。糠秕孢子菌性毛囊炎是由糠秕马拉色菌引起的毛囊性皮肤真菌病。马拉色菌是人体常见的条件致病菌，在宿主和某些环境条件下其在毛囊内大量繁殖，其脂肪分解酶，使毛囊内的三酰甘油变为游离脂肪酸，进而刺激毛囊导管而引起阻塞，从而产生炎症。与基底细胞癌的鉴别主要依靠病史、临床表现和真菌镜检。

4. 皮肤腺样囊性癌　皮肤腺样囊性癌是一种罕见的恶性肿瘤。也可见于唾液腺、呼吸道、泪腺、耵聍腺、巴氏腺（前庭大腺）、乳腺等部位。好发于中老年人（平均年龄约60岁），女性偏多。可发生于除掌跖外的任何部位，尤以头面部常见。通常表现为一个孤立性的结节，平均直径约3 cm，通常在明确诊断前已经持续存在数年。肿瘤生长缓慢，晚期可发生局部转移。组织病理上可见瘤团位于真皮，呈浸润性生长。瘤团大小不一，呈管状、长巢状或条索状，可见汗腺样分化，囊腔中常含有黏蛋白，形成特殊的筛状结构，瘤细胞间和小叶周围可见大量透明嗜酸性基底膜物质沉积。瘤团散布于稀疏纤维或黏液样间质之中。侵犯神经和神经周围是其常见特征。两者的鉴别主要依靠临床表现和组织病理。

5. 混合瘤　是来自腺体上皮的肿瘤，多发生于中年，主要发生于涎腺，好发于腮腺，较少发生在鼻部。鼻部以鼻中隔多见，其次为鼻腔外侧壁。鼻腔混合瘤来自鼻黏膜的黏液腺或异位唾液腺，主要症状为鼻塞、流涕、出血、头痛和嗅觉减退等。混合瘤多有包膜，进展缓慢，外界长久刺激有可能促使肿瘤迅速增长，向包膜外蔓延，有恶变倾向。大多数情况下两者依靠临床表现即可鉴别，但最终确诊依靠于组织病理。

（汤　諹　费　猛　刘彤云）

病例 149　粒细胞肉瘤并急性髓系白血病

临床照片　见图 149-1。

一般情况　患者，男，39 岁。

主诉　右颌下区包块 3 个月余。

现病史　患者于 3 个月前无明显诱因右颌下出现"豌豆"大小的包块，不可活动，无触痛，无特殊明显不适，未做特殊处理。半个月前发现包块长大，约核桃大小，遂至外院就诊。给予消炎药（具体不详）口服后无明显改变。近 2 周发现右侧锁骨上可触及 1～2 个蚕豆大小的类圆形包块，质硬，边界清，活动度差，有触痛，表皮无红肿。患者起病以来，小便正常，大便同前，便秘与腹泻交替，有里急后重，无便血或黏液。饮食尚可，体重无明显变化。

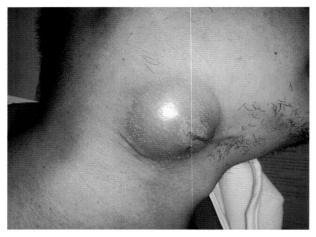

图 149-1　右下颌红色肿块

既往史及家族史　自诉有 15 年"肠炎"病史，有里急后重，腹泻与便秘交替，无便血或黏液。自服"肠炎灵"有所缓解（具体不详），未做过特殊诊治。

体格检查　生命体征平稳，右颌下区可触及 4.5 cm × 3.0 cm 大小的类圆形包块，质硬，边界不清，活动度差，无触痛。右侧锁骨上可触及 1～2 个蚕豆大小的类圆形包块，质硬，边界不清，活动度差，有触痛。

皮肤科检查　右下颌可见一核桃大小的包块，表面红肿，质韧，轻微触痛，边界不清，活动度差。

实验室检查　血常规：白细胞 1.19×10^9/L，中性粒细胞绝对值 0.08×10^9/L，血小板 79×10^9/L。大便常规示潜血阳性。血生化正常。

思考

1. 您的初步诊断是什么？

2. 为了明确诊断，您认为还需要做什么关键检查？

提示　可能的诊断

1. 粒细胞肉瘤（granulocytic sarcoma）？

2. 淋巴瘤（lymphoma）？

3. 转移癌（metastatic carcinoma）？

关键的辅助检查

1. 组织病理　真皮全层及皮下组织可见弥漫性淋巴细胞样细胞及组织细胞浸润，部分细胞异型，核大、深染，泡状核，核仁明显，可见核分裂象（图 149-2、149-3）。右颌下包块组织病理检查示低分化恶性肿瘤，符合粒细胞肉瘤（又称髓细胞肉瘤）。免疫组化：CD34（＋），CD43（＋），CD68（＋），CD99（＋），CALPONIN（＋），MPO（＋），FN（＋），Ki-67（＋），Vim（＋），S-100、CD1a、EMA、CD2、CD4、PAX-5、GFAP、CD3、CD20 及 CKL 阴性。

2. 骨髓穿刺　骨髓穿刺示：①粒细胞、红细胞及巨核细胞系三系增生降低。②检出分类不明的原始细胞，符合急性髓系白血病。

3. 肠镜　肠镜检查提示升结肠近肝曲癌，病理检查示管状腺瘤伴高级别上皮内瘤变。

4. PET-CT　①右颌下"恶性肿瘤"术后，右颈部和右锁骨上窝多发结节。PDE 摄取升高，考虑为

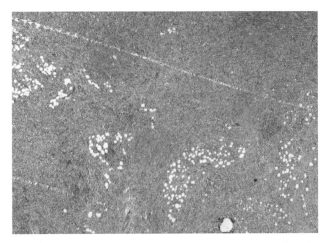

图 149-2 真皮内弥漫性淋巴细胞样细胞及组织细胞浸润（HE×40）

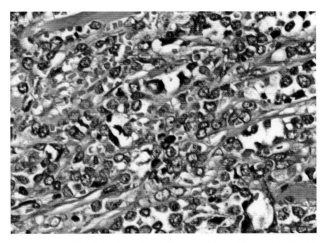

图 149-3 前图高倍。细胞异型，泡状核，核仁明显（HE×400）

复发并右锁骨上窝多发淋巴结转移。②结肠肝曲磷酸葡萄糖摄取升高灶，考虑存在炎症的可能，肠癌不排除。

5. 流式细胞免疫荧光分析 符合急性髓系白血病（AML，非 N3）。CD34（+），CD117（+），CD33（+）。

最终诊断 粒细胞肉瘤并急性髓系白血病（granulocytic sarcoma and acute myeloid leukemia）。

诊断依据

1. 患者为 39 岁青壮年男性。

2. 病程 3 个月余。

3. 皮损特点为右下颌核桃大小的包块，表面红肿，质韧，轻微触痛，边界不清，活动度差。右侧锁骨上可触及 1～2 个蚕豆大小的类圆形包块，质硬、边界不清，活动度差，有触痛。

4. 血常规示白细胞 1.19×10^9/L，中性粒细胞绝对值 0.08×10^9/L，血小板 79×10^9/L。

5. 骨髓检查 ①粒细胞、红细胞及巨核细胞系统三系增生降低。②检出分类不明的原始细胞。

6. PET-CT 检查 PET-CT 检查见右颈部和右锁骨上窝多发结节。PDE 摄取增升高，考虑为复发并右锁骨上窝多发淋巴结转移。

7. 流式细胞免疫荧光分析示符合急性髓系白血病（AML，非 N3）。CD34（+），CD117（+），CD33（+）。

8. 组织病理和免疫组化符合粒细胞肉瘤（又称髓细胞肉瘤）。

治疗方法 AA 化疗：吡柔比星 20 mg d1～3，阿糖胞苷 200 mgd1～5。经化疗一个疗程后颈部包块较前缩小。

易误诊原因分析及鉴别诊断 粒细胞肉瘤为原始粒细胞及其以下细胞在某一部位集结形成瘤块，可与白血病、骨髓增生异常综合征及骨髓组织增生性疾病同时、其前或其后出现，也可作为复发的首发表现，包括孤立性粒细胞肉瘤（非白血病性）和白血病髓外浸润。本例患者先出现下颌包块，后累及血液系统，且既往长期便血，容易误诊为淋巴瘤及转移瘤。

粒细胞肉瘤的正确诊断对于粒细胞肉瘤的治疗以及延长患者的生存时间非常重要。非白血病性粒细胞肉瘤在出现白血病症状前若不治疗几乎都会进展为急性髓性白血病，故医生应该提高警惕，及时进行相关检查，以延长患者的生存期，延缓白血病的发生。本病还应与以下疾病相鉴别：

1. 原发性皮肤间变性大细胞性淋巴瘤 常表现为发生在四肢、头皮或躯干等处的孤立或少量的直径

＞2 cm 的结节和肿块，有自行消退的趋势。组织病理上表现为 CD30 阳性的不典型间变性大肿瘤细胞呈大片状浸润，肿瘤细胞表达 T 淋巴细胞标记。

2. 纤维肉瘤　多见于中年男性，表现为深在单发局限性硬结节，表面光亮、发红，生长缓慢，组织病理为梭形成纤维细胞交织成漩涡状，并产生丰富的网状纤维。

3. 转移癌　最常见的表现为单发或群集性的无痛性结节，还可表现为丘疹或斑块等。通过病理检查可鉴别。

（赵维佳　郝家辉　何　黎）

病例 150　甲下内生软骨

临床照片　见图 150-1。

一般情况　患者，男，19 岁，学生。

主诉　左足蹈趾甲下疣状物伴阵发性疼痛 1 年余。

现病史　患者诉 1 年前无明显诱因于左足蹈趾甲下出现一突起疣状物，阵发性疼痛，触痛明显，缓慢增大，无明显破溃或出血。患者于当地医院以"甲周疣"治疗，病情无好转。病程中患者无明显的全身性不适表现。精神、睡眠及饮食尚可，体重无明显变化。

既往史及家族史　无特殊。

体格检查　一般情况可，体格检查无异常。

皮肤科检查　左足蹈趾甲板下疣状物，约绿豆大小，表面光滑、质硬，无破溃或坏死，有压痛，其上甲板翘起，轻度变形。

实验室检查　无。

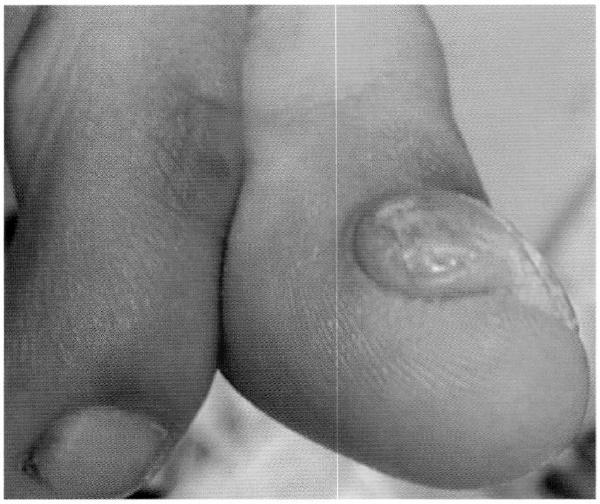

图 150-1　左足蹈趾甲下疣状物

思考

1. 您的初步诊断是什么？

2. 为了明确诊断，您认为还需要做什么关键检查？

提示　可能的诊断

1. 寻常疣（verruca vulgaris）？

2. 甲下外生骨疣（subungual exostosis）？

3. 甲下内生软骨瘤（subungual enchondromatosis）？

关键的辅助检查　X 线检查（左足蹈趾）示疣状增生处周边高密度影，中央低密度影，呈囊性改变（图 150-2）。

最终诊断　甲下内生软骨。

诊断依据

1. 病程 1 年余。

2. 左足蹈趾甲下绿豆大小的疣状物，表面光滑、质硬，无破溃或坏死。

3. 有压痛，阵发性疼痛。

4．X 线检查（左足蹞趾）示疣状增生处周边高密度影，中央低密度影，呈囊性改变。

治疗方法 手术切除。

易误诊原因分析及鉴别诊断 本病是一种常见疾病，常位于甲缘下，尤其是足部蹞趾。常为单个结节，直径为数厘米甚至更大，有压痛，可引起整个指（趾）末节肿胀。X 线检查是诊断的主要手段，主要表现为患处囊性射线缺损。本病虽然常见，但仍然容易误诊为寻常疣或甲下外生骨疣等疾病。

1．寻常疣 俗称"刺瘊"或"瘊子"等，是由 HPV 感染所致。青少年多发，偶有压痛，常见于手指和手背。初为针尖大的丘疹，呈圆形或多角形，表面粗糙，触之硬，高出皮面，呈灰黄色、污黄色或污褐色，进一步呈乳头样增殖，易出血。若发生于甲缘，其根部常位于甲廓内，为单纯性角化，侵及皮肤后出现典型疣状损害，表面粗糙。若向甲下蔓延，可使甲掀起，破坏甲板。病程呈慢性。寻常疣发生于甲下时皮损多具有角化过度、疣状增生和表面粗糙等特点。这些特点有助于鉴别。当然，X 线检查是鉴别两者的主要标准。

2．甲下外生骨疣 与甲下内生软骨瘤有时难以鉴别，因两者的发生部位、症状和皮损形态很类似，故主要依靠 X 线检查鉴别。

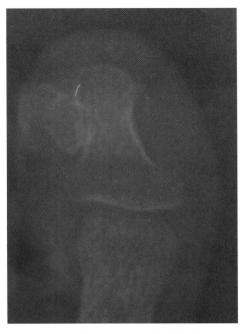

图 150-2 疣状增生处周边高密度影，中央低密度影，呈囊性改变

（孙东杰 李 谦 王奇飒）

病例 151 巨大先天性海绵状淋巴管瘤

临床照片 见图 151-1、151-2。

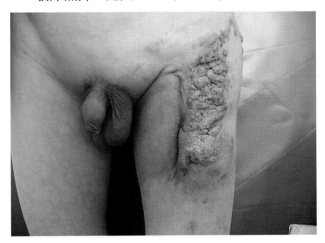

图 151-1 左大腿巨大疣状斑块

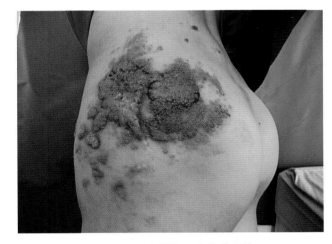

图 151-2 左臀部巨大疣状斑块

一般情况 患儿，男，14 岁，学生。

主诉 左大腿及左臀部巨大疣状斑块 14 年。

现病史 患者家长诉患儿于出生后 3 天即发现左大腿及左臀部均有肿物。初为鸡蛋大小，质稍硬，后渐变大。患者于 1 岁时至当地医院诊断为囊性水瘤，行手术切除治疗。术后手术切口处均出现散在的囊性结节状新生物，且逐渐增大、融合。患者无自觉症状。

既往史及家族史 既往体健，否认家族史。

体格检查 发育正常，系统检查未见异常。

皮肤科检查 左大腿上份及左臀部可见巨大疣状斑块，分别为 5 cm×12 cm 和 10 cm×6 cm。周边有散在皮损，部分破溃，可见少许液体溢出，有异味，斑块质硬，有触痛，皮温略高于周围正常皮肤。

实验室检查 血、尿常规及血生化未见明显异常。

思考

1. 您的初步诊断是什么？

2. 为了明确诊断，您认为还需要做什么关键检查？

提示 可能的诊断

1. 疣状血管瘤（verrucous hemangioma）？

2. 疣状皮肤结核（tuberculosis of verrucosa cutis）？

3. 淋巴管瘤（lymphangioma）？

4. 巨大寻常疣（huge verruca vulgaris）？

5. 浅表脂肪瘤样痣（nevus lipomatosus superficialis）？

6. 表皮痣（epidermal nevus）？

关键的辅助检查

1. 组织病理（左臀部） 表皮呈乳头瘤样增生，有较多角囊肿形成。真皮浅层淋巴管扩张，有大量淋巴细胞和浆细胞浸润。真皮中深层汗腺增多（图 151-3、151-4）。

2. 臀部及大腿 MRI 增强扫描示盆腔左侧、左侧腰大肌、髂腰肌周围、左侧腹股沟区、左臀部及左侧大腿中上段软组织内广泛异常的信号病变，考虑脉管瘤可能。

最终诊断 巨大先天性海绵状淋巴管瘤（giant congenital cavernous lymphangioma）。

诊断依据

1. 病程 14 年，出生后 3 天即出现。

2. 左大腿及左臀部巨大疣状斑块，可见少许液体溢出，有异味，皮温略高于周围正常皮肤。

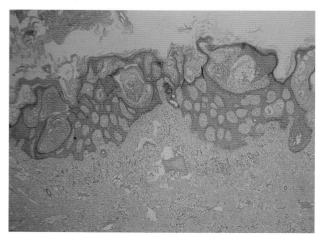

图 151-3 表皮乳头瘤样增生，有较多角囊肿形成（HE×40）

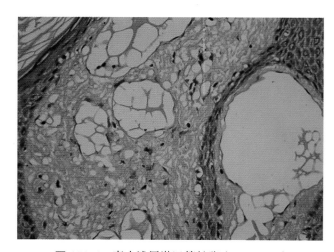

图 151-4 真皮浅层淋巴管扩张（HE×200）

3．病理检查示表皮呈乳头瘤样增生，真皮浅层淋巴管扩张。

4．MRI 检查考虑脉管瘤可能。

治疗方法　本例患者由于病变浸润深而广泛，故手术难以完全切除，最终患者放弃治疗。

易误诊原因分析及鉴别诊断　淋巴管瘤是淋巴管的良性过度增生，主要在婴儿期发病，10 岁以下儿童占 64.8%，且多数为先天性，也有迟发及老年发病者。目前国内外对淋巴管瘤的分类很多且比较混乱，较常用的是 Wegner 分类。该分类可分为以下几型：①单纯性淋巴管瘤。②海绵状淋巴管瘤。③囊性淋巴管瘤。近来有学者将其分为先天性畸形和后天获得性两类。先天性淋巴管瘤由于淋巴管先天性发育畸形，引起淋巴排泄障碍而造成淋巴潴溜导致淋巴管扩张、增生而形成。造成后天获得性淋巴管瘤的病因很多，感染、外伤、手术、放疗以及恶性肿瘤等都可以引起淋巴管的破坏，从而导致淋巴瘀滞和反流，皮下淋巴管扩张导致淋巴管瘤。淋巴管瘤的临床表现多种多样，我们检索中文及外文数据库中的皮肤性病科所报道的淋巴管瘤，临床资料显示在皮肤科诊断的淋巴管瘤中以单纯性为多。皮疹以丘疹或水疱为主，有时伴发结节或囊肿，皮损可呈疣状增生。患者多无自觉症状，少数可伴有轻度瘙痒和疼痛。虽然淋巴管瘤的治疗方法很多，有 CO_2 激光、电灼、冷冻、硬化治疗、放射治疗和手术切除等，但针对不同的患者，每种方法都有局限性。虽然手术切除仍然是首选的治疗方法，但由于淋巴管瘤的类型、皮损大小及浸润深度等的不同，往往切除不彻底，容易复发。迄今仍无统一有效的治疗方法。

根据病史、临床表现及组织病理学检查本病不难诊断，但一些不典型的皮损很容易导致误诊。本病应与疣状血管瘤、疣状皮肤结核及巨大寻常疣等进行鉴别，组织病理检查可明确诊断。

1．疣状血管瘤　是一种少见的由真皮和皮下毛细血管及静脉畸形增生形成的真性血管瘤，通常于出生时或儿童期发生，多见于单侧下肢。皮疹起初为柔软的紫红色丘疹，随身体发育增生、增大，沿肢体呈带状分布，并形成铠甲样的特征性外观，易发生出血和感染。皮损排列密集，周围可出现卫星状结节。组织病理表现为真皮乳头层大量扩张的毛细血管，偶见海绵状血管腔并且延及真皮深层和皮下组织，其上表皮出现显著的角化过度、棘层肥厚和乳头瘤样增生。血管造影检查示浅静脉畸形。

2．疣状皮肤结核　疣状皮肤结核的病程极为漫长，可为数年或数十年不等，多发于成年男性。临床上典型的皮损表现为"三廓征"，即皮损中央为网状瘢痕，周围为疣状边缘，外周为红晕。一般不发生溃疡。组织病理示真皮内有上皮样肉芽肿伴中性粒细胞和淋巴细胞密集浸润，可有干酪样坏死。表皮为疣状增生或假上皮瘤样增生。

3．巨大寻常疣　主要表现为灰黄色或污褐色圆形或多角形丘疹和斑块。表面粗糙，角化明显，触之硬固，高出皮面。组织病理表现为乳头瘤样增生，疣体边缘表皮突向内弯曲，棘层上部和颗粒层有大量的空泡化细胞。

4．浅表脂肪瘤样痣　本病是一种特殊的结缔组织痣，临床少见，好发于臀部及骨盆部位。多发于出生时或儿童期，皮损表现为群集的柔软扁平丘疹或结节。皮损为正常皮色或淡黄色。表面光滑或有皱褶。患者一般无自觉症状。结合组织病理两者不难鉴别。

5．表皮痣　本病是因表皮细胞发育过度引起表皮局限性发育异常所致。通常在初生时或幼儿期发病，但偶尔也有在 10～20 岁才出现，男女均可发生。皮损可发生于身体任何部位，表现为淡黄色至棕黑色的疣状损害，其大小、形态及分布各不相同。开始为小的角化性丘疹，后逐渐扩大，呈密集的角化过度性丘疹，灰白色或深黑色，触之粗糙、坚硬，皱襞处损害常因浸渍而较软。患者一般无自觉症状，发展缓慢，至一定阶段时即静止不变。结合组织病理鉴别不难。

（李萌萌　郭在培）

病例 152　单纯性并囊性淋巴管瘤

临床照片　见图 152-1。

一般情况　患者，男，24 岁。

主诉　右背部皮下肿块，丘疹、水疱 24 年。

现病史　患者于 24 年前（出生后）即发现右背部皮下肿块，表面皮肤出现粟粒至绿豆大小的丘疹和水疱，散在或群集分布，呈带状排列。皮损渐增多，肿块逐渐增大，无自觉症状，未予正规治疗。

既往史及家族史　既往体健，家族中无类似病史。

体格检查　患者的一般情况好，系统检查无异常。

皮肤科检查　右侧背部见皮下肿块突出皮面，可触及 20 cm×8 cm 的皮下肿块，呈多房性，质稍硬，无触痛，肿块表面及周围皮肤有粟粒至绿豆大小的肤色或淡黄色丘疹，部分呈疣状增生。水疱的疱壁较厚，呈散在或群集分布，呈带状排列。

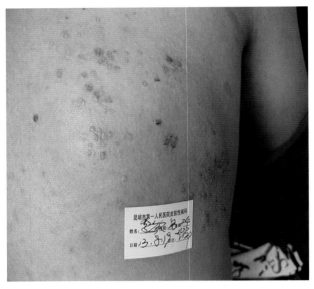

图 152-1　右背部皮下肿块，其上方丘疹和水疱

实验室检查　血常规和血生化示正常。B 超检查示右侧背部肩胛下方隆起处，在体表距皮下 0.46 cm 处探及不规则散在的、8.5 cm×2.2 cm 液性为主的包块，内见分隔及实性稍强回声，实性部分可见点状血流信号。

思考

1. 您的初步诊断是什么？

2. 为了明确诊断，您认为还需要做什么关键检查？

提示　可能的诊断

1. 线状表皮痣（linear epidermal nevus）？

2. 带状疱疹（herpes zoster）？

3. 淋巴管瘤（lymphangioma）？

关键的辅助检查　背部皮损组织病理示表皮角化过度，真皮乳头层内可见多数形状不规则、大小不等的管腔，管腔内壁衬以单层内皮细胞，在扩张管腔上方的棘层变薄（图 152-2）。皮下肿块的组织病理示皮下组织可见较大的淋巴管腔，壁较厚（图 152-3）。

最终诊断　单纯性并囊性淋巴管瘤（simple and cystic lymphangioma）。

诊断依据

1. 发病年龄早，皮损出生即有。

2. 右侧背部皮下肿块，呈多房性，肿块表面及周围皮肤有丘疹和水疱，疱壁较厚，散在或群集分布，呈带状排列。

3. B 超检查示右侧背部肩胛下方隆起处、体表距皮下 0.46 cm 处探及不规则散在的、8.5 cm×2.2 cm 液性为主的包块，内见分隔及实性稍强回声。

4. 组织病理　皮肤上皮损于真皮乳头层可见多数由单层内皮细胞组成的淋巴管腔。皮下肿块组织病理检查示在皮下组织可见较大的淋巴管腔，壁厚。

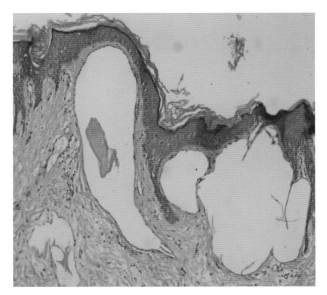

图 152-2 真皮乳头层内多数形状不规则、大小不等的管腔，管壁衬以单层内皮细胞（HE×40）

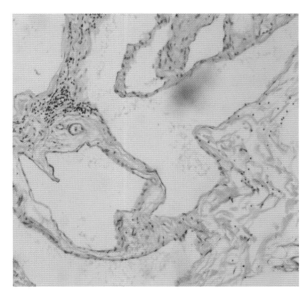

图 152-3 皮下组织较大的淋巴管腔，管壁较厚（HE×100）

治疗方法 因本例患者皮下肿块巨大，皮损面积较大，且位置较深，故转至胸外科，行根治性手术切除。术中见右背部一巨大囊性肿块，呈多房性，囊腔内有血性液体和黄豆大的淡黄色透明胶样物质，与周围组织未见粘连。目前术后 4 年随访无复发。

易误诊原因分析及鉴别诊断 淋巴管瘤是一种淋巴管的良性过度增生，系淋巴管畸形而非真性肿瘤。根据临床及病理可分为单纯性淋巴管瘤、海绵状淋巴管瘤及囊性淋巴管瘤三型。临床上较少有报道单纯性和囊性淋巴管瘤两型同时并存。对于该类型患者的诊治，我们常常仅关注患者皮肤上的皮损，而忽略了皮下肿块，没有把这两种类型的皮损一起综合考虑，从而造成误诊。因为本例患者的皮损表现为粟粒至绿豆大小的肤色或淡黄色丘疹，部分呈疣状增生，厚壁水疱，散在或群集分布，呈带状排列，故临床上易误诊为线状表皮痣或带状疱疹。

1. 线状表皮痣 该病多于出生时或幼年发病，随年龄逐渐发展。基本皮损为黄褐色疣状丘疹或斑块，表面角化、粗糙，一般为单侧分布，常呈线状。但该病不会出现水疱，皮损疣状增生更明显，组织病理检查有助于鉴别。

2. 带状疱疹 典型皮损为簇集性水疱成群沿周围神经呈带状分布，其病程相对较短，常伴有明显的神经痛，可与其鉴别。

（王 媛 付 兰 余江云）

病例 153　良性头部组织细胞增生症

临床照片　见图 153-1。

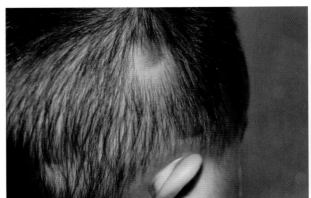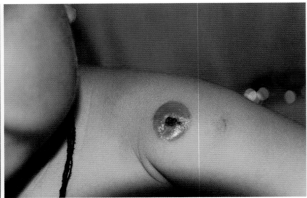

图 153-1　头皮和肩部丘疹、斑块

一般情况　患儿，男，10 个月。

主诉　全身丘疹、斑块 7 个月。

现病史　患儿于 3 个月时无明显诱因出现头部红色丘疹，为绿豆大小，未诊治。后皮疹渐增大至花生大小。患儿喜蹭，皮疹无破溃或渗出。到外院就诊，诊断不详，予以药物外用治疗（具体不详），皮疹无好转，近 3 个月皮疹逐渐增多并延至全身。

既往史及家族史　患儿系第一胎第一产，足月顺产，出生时一般情况可，按时添加辅食及预防接种，家族中无类似病史。

体格检查　一般情况尚可，生命体征平稳，浅表淋巴结无肿大，前囟未闭，无隆起或凹陷，心、肺、腹查体无异常。神经系统检查无异常。

皮肤科检查　全身见散在分布 1～1.5 cm 大小的紫红色丘疹和斑块，质硬，表面光滑。个别破溃，无渗出，个别皮疹呈环状，中央消退。

实验室检查　血及尿常规、血生化、胸部 X 线检查及心电图检查无异常。

思考

1. 您的初步诊断是什么？

2. 为了明确诊断，您认为还需要做什么关键检查？

提示　可能的诊断

1. 幼年黄色肉芽肿（juvenile xanthogranuloma）？

2. 良性头部组织细胞增生症（benign cephalic histiocytosis）？

3. 朗格汉斯细胞组织细胞增生症（Langerhans cell histocytosis）？

4. 色素性荨麻疹（urticaria pigmentosa）？

关键的辅助检查

1. 皮损组织病理　真皮层见大量组织细胞浸润（图 153-2）。吉姆萨染色阴性。

2. 免疫组化示 CD68（+），LCA（+），S-100 蛋白（−），CD-1a（−），CD34（−），CD12 表皮内散在阳性。

最终诊断　良性头部组织细胞增生症。

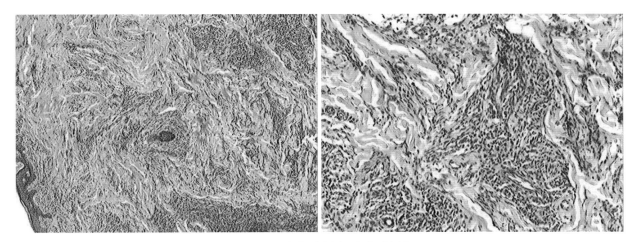

图 153-2　真皮层大量组织细胞浸润

诊断依据

1. 婴儿期发病，全身散在紫红色丘疹和斑块，质硬，表面光滑。

2. 普通组织病理示真皮层见大量组织细胞浸润，未见泡沫细胞及 Touton 多核巨细胞。

3. 免疫组化示组织细胞 CD68（＋），S-100 蛋白（－），CD-1a（－）。

治疗方法　因本病有自愈倾向，故未予特殊治疗。

易误诊原因分析及鉴别诊断　良性头部组织细胞增多症首先由 Gianotti 等于 1971 年报道，又称头部丘疹性组织细胞增生症或具有胞质内蚯蚓样小体的组织细胞增生症。本病多见于 3 岁以内的婴幼儿。皮疹常先起于头部，最常见于面部，主要在眼睑、前额及颊部，也可波及耳垂、颈肩、背、四肢近端、耻前及躯干等处。初起皮疹为略隆起的圆形或椭圆形丘疹，呈粉红色或黄褐色，直径 2～8 mm，黏膜和内脏均无损害。在发病后 4 个月到 4 年内皮疹开始自行消退，丘疹变平，留有短暂的色素沉着，最后完全消失，愈合后无瘢痕。患者的一般情况好，组织病理显示表皮变薄，真皮内以组织细胞浸润为主，其中可见淋巴细胞及少许嗜酸性粒细胞。组织细胞核呈多形性，细胞质少，可呈毛玻璃状，可见多核巨细胞。免疫组化 S-100 及 CD-1a 阴性。良性头部组织细胞增生症需与下列疾病进行鉴别。

1. 幼年黄色肉芽肿　是最常见的非朗格汉斯组织细胞增生症。大多累及婴幼儿（好发于 2 岁以下儿童），一般在 3～6 年内完全消退。病变除了侵犯皮肤外，眼睛亦可受累，常侵犯虹膜，甚至可造成失明。少数患者内脏亦可受累，如累及皮肤以外的组织和器官，则称为系统性幼年黄色肉芽肿。本病的组织病理改变早期为单一形态的组织细胞浸润，细胞有丰富的嗜酸性细胞质。成熟期组织细胞的细胞质发生脂化，形成泡沫样黄瘤改变，并可见特征性的 Touton 巨细胞，也可见淋巴细胞、浆细胞和嗜酸性粒细胞散在浸润。在陈旧期可见成纤维细胞增生和纤维化。组织细胞表达 CD68、HAM56 和 Ma 因子，也可有 S-100 蛋白阳性，但细胞一般不表达 CD1a。

2. 色素性荨麻疹　好发于躯干，表现为棕色或橙色至黄色丘疹和斑块，Darier 征阳性。组织病理示真皮致密的细胞浸润，细胞呈圆形或梭形，有大量的嗜酸性细胞质，吉姆萨染色阳性。

3. 朗格汉斯细胞组织细胞增生症　其中急性泛发性朗格汉斯细胞组织细胞增生症通常发生于 2 岁以内的儿童，表现为特征性的红色或棕红色散在鳞屑性丘疹，好发于头皮、胸、背、腹股沟和腋下。黏膜损伤也很常见。患儿的一般情况差，常表现为发热和体重减轻，可伴淋巴结病和肝、脾大，放射科检查能发现骨骼受累。患者患恶性疾病的发病率升高。组织病理检查示均一的浸润细胞主要疏松地聚集在真皮上部，细胞含有淡染的、内折或肾形空泡样细胞核，常有纵向沟槽，细胞质丰富，呈淡染或嗜酸性。核仁常不明显。亲表皮是其特征，有时可见 Pautrier 微脓肿样细胞聚集，偶见巨细胞及黄瘤样改变。免疫组化 S-100 蛋白及 CD-1a 呈阳性。

4. 网状组织细胞瘤 又名网状组织细胞肉芽肿，是一种局限于皮肤的反应性疾病。本病多见于成人，好发于男性。皮损常为单个结节，偶见有几个者，好发于头颈部，直径为 0.5 ~ 2 cm，高出皮面，呈半球形，为正常皮肤色、肉色、红或红褐色，质地坚实，有时有蒂，生长缓慢，表面光滑，偶有破溃，表面结痂，约半数病例皮损常能自行消失。与多中心网状组织细胞增生症的不同在于本病只限于皮肤。结合组织病理检查两者不难鉴别。

（王晓川　曹　萍　吴一菲）

病例 154　单纯性淋巴管瘤

临床照片　见图 154-1。

一般情况　患者，男，43 岁，农民。

主诉　下腹及阴囊银灰色丘疹、疣状斑块 40 年。

现病史　患者诉 40 年前无明显诱因下腹部及阴囊出现银灰色丘疹。丘疹逐渐融合成疣状斑块。患者无自觉症状，于当地医院诊治，情况不详，病情无好转，皮损无明显消退。近来皮损表面潮湿，渗液明显。病程中全身无明显不适。发病以来患者的精神、睡眠及饮食无异常，二便正常，体重无明显变化。

既往史及家族史　30 年前于我院行"房间隔缺损修补术"，余无特殊。

体格检查　一般情况无异常，神志清，精神可，全身未触及肿大的浅表淋巴结。皮肤和巩膜无黄染。心、肺无异常。腹平软，肝、脾未及。

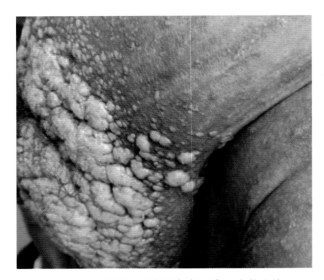

图 154-1　下腹及阴囊银灰色丘疹、疣状斑块

皮肤科检查　下腹部及阴囊银灰色丘疹、斑丘疹，部分融合成疣状斑块，皮损表面潮湿。

实验室检查　血常规、血生化（肝和肾功能、血糖、电解质和血脂）及 HIV-Ab 无异常。腹部 CT 和 B 超检查均无明显异常。

思考

1. 您的初步诊断是什么？

2. 为了明确诊断，您认为还需要做什么关键检查？

提示　可能的诊断

1. 单纯性淋巴管瘤（simple lymphoma）？

2. 海绵状淋巴管瘤（cavernous lymphangioma）？

3. 淋巴管扩张（lymphangiectasia）？

4. 神经性皮炎（neurodermatitis）？

关键的辅助检查　组织病理（下腹部丘疹）示表皮萎缩，其下方可见数个由单层内皮细胞形成的管腔，腔内见少许浆液及红细胞（图 154-2）。病理诊断：淋巴管瘤。

最终诊断　单纯性淋巴管瘤。

诊断依据

1. 年幼发病，病史长 40 年。

2. 银灰色丘疹、斑丘疹，部分融合成疣状斑块，表面潮湿。

3. 组织病理示真皮上部可见增生扩张的淋巴管腔，腔内见少许浆液及红细胞。

治疗方法 以手术治疗为主。

易误诊原因分析及鉴别诊断 淋巴管瘤是一种淋巴管的良性过度增生，多数于出生后不久即发生。本病可分为单纯性淋巴管瘤、海绵状淋巴管瘤及囊性淋巴管瘤三型：①单纯性淋巴管瘤。为群集、深在、张力性水疱，可呈斑片状，身体的各个部位均可发生，多位于颈、上胸及肢体近端等处。

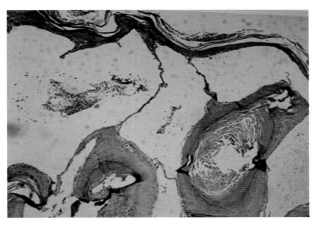

图 154-2 真皮上部多数由单层鳞状上皮细胞形成的管腔，腔内见少许浆液及红细胞（HE×200）

单个水疱的直径一般不超过 1 cm，内容物似黏液，偶见整个肢体肿胀。有些水疱间甚至顶部皮肤可呈疣状外观，破溃后可流出浆液性液体。损害的范围变异很大。②海绵状淋巴管瘤。为最常见的类型，大小差异很大。皮损境界不清，出现皮下组织肿块或弥漫性肿胀，质软，硬度如脂肪瘤。皮肤表面无颜色改变。③囊性淋巴管瘤。常为多房性、张力性皮下组织肿块，不能压缩，多发生于颈部，尤其是颈后三角，常进行性增大。

由于本病例皮损为银灰色丘疹、斑丘块，与常见的淋巴管瘤的水疱差异较大，这可能与病变淋巴管在真皮内的位置较深有关。本病应与以下疾病相鉴别：

1. 海绵状淋巴管瘤 皮损境界不清，存在皮下组织肿块或弥漫性肿胀，质软，硬度如脂肪瘤，皮肤表面无颜色改变，以上特点可兹鉴别。

2. 淋巴管扩张 又称获得性淋巴管瘤，是以往正常的深部淋巴管因内、外因素损伤后引起浅部淋巴管扩张，不是真正的淋巴管瘤或者错构瘤，多见于乳腺癌、盆腔肿瘤术后或者放疗后。皮损为手术或放疗部位局限性水肿或充满液体的张力性水疱，可单个，也可融合成疣状斑块，局部潮湿，有液体流出。组织病理学类似于淋巴管瘤，两者主要通过病史相鉴别。

（李 谦 孙东杰 杨 智 何 黎）

病例 155　皮肤型 Rosai-Dorfman 病

临床照片　见图 155-1。

一般情况　患者，男，37 岁，干部。

主诉　前额近发际处结节，伴微痛 4 个月余。

现病史　患者于 4 个月前无明显诱因于前额近发际处出现一黄豆大小的丘疹，无明显自觉症状。后皮损逐渐增大至 3 cm×3 cm 的结节。结节上有丘疹及鳞屑，有时伴轻微痒感、触痛，未治疗。患者发病以来一般情况好，无发热、乏力、关节痛和淋巴结肿大等全身症状，体重无明显变化。

既往史及家族史　既往体健，家族中无类似疾病史。

体格检查　一般情况良好，生命体征平稳，系统检查无明显异常。

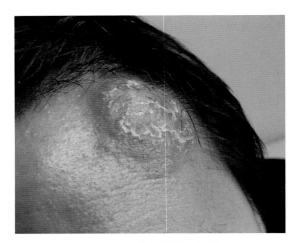

图 155-1　前额结节、鳞屑

皮肤科检查　前额可见一约 3 cm×3 cm 的结节，其上有丘疹及鳞屑，质硬，皮温正常，触诊轻压痛。

实验室检查　血、尿及大便常规正常，肝及肾功能检查正常。

思考

1. 您的初步诊断是什么？

2. 为了明确诊断，您认为还需要做什么关键检查？

提示　可能的诊断

1. 皮肤型 Rosai-Dorfman 病（cutaneous Rosai-Dorfman disease）？

2. 感染性肉芽肿（ingecfious granuloma）？

3. 恶性组织细胞增生症（malignant histiocytosis）？

4. 组织细胞坏死性淋巴结炎（histiocytic necrotic lymphadenitis）？

5. 组织细胞吞噬性脂膜炎（cytophagic histiocytic panniculitis）？

关键的辅助检查　组织病理示表皮轻度萎缩，真皮中层和深层内见弥漫性分布的淋巴样细胞、组织细胞、浆细胞、中性粒细胞及多核巨细胞浸润。有组织细胞吞噬淋巴细胞现象（图 155-2）。免疫组化示 S-100 蛋白及 CD68 阳性。

最终诊断　皮肤型 Rosai-Dorfman 病。

诊断依据

1. 受累部位以颜面为主。

2. 皮损为暗红色丘疹、浸润性斑块和结节。

3. 组织病理检查示真皮中层、深层见弥漫性、浸润性分布的大量淋巴样细胞和组织细胞等，并见组织细胞吞噬淋巴细胞现象。

4. 免疫组织化显示组织细胞 S-100 蛋白与 CD68 标记阳性。

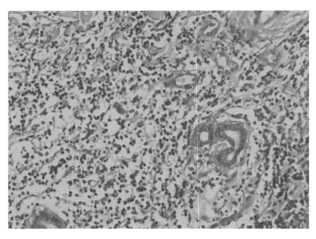

图 155-2　真皮中层和深层见弥漫性淋巴样细胞及组织细胞浸润，并见组织细胞吞噬淋巴细胞现象（HE×100）

治疗方法　本病由于病因不清，因此无特效的治疗方法。有报道认为手术切除为首选的治疗方法，也有人行糖皮质激素局部注射或口服。该患者采用局部注射复方倍他米松针治疗，1个月后皮损逐渐变平，现已痊愈。

易误诊原因分析及鉴别诊断　皮肤型 Rosai-Dorfman（皮肤型窦性组织细胞增生症）（cutaneous Rosai-Dorfman disease，CRDD）是一种罕见的不伴有淋巴结肿大的窦性组织细胞增生性疾病，1969 年由 Rosai 与 Dorfman 首先报告，故又称为 Rosai-Dorfman 病。一般认为本病是良性自限性疾病。皮损单纯发生于皮肤而不伴有淋巴结增大的 Rosai-Dorfman 病（CRDD）极少见。本病多好发于中年人，女性略多于男性，受累部位以颜面部为主，其次为躯干和四肢。皮损可为暗红色丘疹、浸润性斑块和结节，呈黄瘤样或红斑样，表面可伴毛细血管扩张，亦可呈皮下肿块、环状肉芽肿、脓疱及痤疮样改变。个别皮损表面可破溃和出血。实验室检查除少数患者有红细胞沉降率加快和 γ 球蛋白升高外，大多数患者通常无淋巴结及系统受累。组织病理学特点为：①混合炎症细胞浸润，浸润主要在真皮全层。②组织细胞增多，镜下可见大量组织细胞浸润。③伸入运动，可见组织细胞吞噬淋巴细胞，个别组织细胞吞噬淋巴细胞数量多时自身细胞核可被掩盖。④免疫组化结果示 S-100 蛋白与 CD68 阳性。

本病在临床上并不是那么容易诊断，主要依靠组织病理检查进行定性诊断，但感染性肉芽肿的组织病理表现与本病有许多共同之处，在真皮全层及皮下组织中均可见许多组织细胞浸润，并可见许多淋巴细胞及成熟的浆细胞。一不注意就会造成误诊，同时治疗方案也会有所偏差。此时需要注意的就是镜下是否存在组织细胞吞噬炎症细胞的现象，并通过免疫组化结果确诊该病。本病还需要与以下几种疾病相鉴别。

1. 感染性肉芽肿　皮肤型 Rosai-Dorfman 病的组织病理学改变与感染性肉芽肿相似，常被误诊为感染性肉芽肿，尤其是在窦组织细胞浸润少且分布不均、炎症细胞浸润较多以及掩盖吞噬现象等具有诊断意义的标记的情况下，皮肤型 Rosai-Dorfman 病和感染性肉芽肿在组织病理检查上均显示真皮及皮下组织中大量组织细胞浸润，并可见较多的淋巴细胞及成熟的浆细胞，但皮肤型 Rosai-Dorfman 病表皮因被挤压而变薄，组织细胞有明显的吞噬现象，组织细胞 S-100 蛋白及 CD68 均阳性，而感染性肉芽肿中组织细胞无此吞噬作用，CD68 可呈阳性，但 S-100 蛋白为阴性。

2. 恶性组织细胞增生症　表现为急性发热、肝和脾大以及疼痛性淋巴结肿大，可出现单发或播散性丘疹及结节样皮肤损害。皮损组织病理检查可见组织细胞吞噬现象，但吞噬细胞数目少，主要吞噬核碎片、核尘及红细胞，不是完整的炎症细胞，可见核异型及核丝分裂象。

3. 组织细胞吞噬性脂膜炎　为结节性脂膜炎的特殊类型。皮损为慢性、复发性、疼痛性的皮下结节，主要分布于肢端，也可分布于面部、颈部及躯干等部位，可有发热，肝、脾和淋巴结肿大以及浆膜腔积液等系统症状。组织病理检查示小叶性脂膜炎，浸润的组织细胞呈合胞现象，伴少量淋巴细胞和浆细胞。在炎症边缘区可见组织细胞吞噬红细胞、白细胞、血小板和核碎片，形成"豆袋状细胞"。

（王红兵　陶思铮　何　黎）

病例 156　反常性痤疮

临床照片　见 156-1 至 156-3。

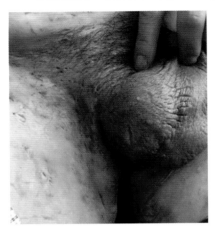

图 156-1　腹股沟区及阴囊炎性丘疹、脓肿和瘢痕，右侧阴囊肿胀

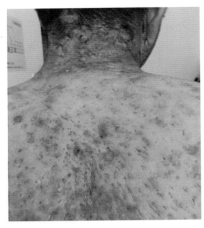

图 156-2　头枕部和背部炎性丘疹、结节、囊肿及瘢痕

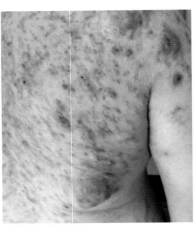

图 156-3　右肩和背部多数黑头粉刺、炎性丘疹、结节及巨大囊肿

一般情况　患者，男，32 岁。

主诉　右侧阴囊肿物 3 年，肿大及疼痛 3 天。

现病史　患者于 3 年前晨起时发现右侧阴囊内一肿物，大小约 6 cm，无疼痛，无阴囊部坠胀不适，不向会阴部、下腹或腰部放射。平卧位休息时包块不缩小。3 天前肿物突然肿大至 12 cm，并有疼痛。来我院门诊行 B 超检查，示右侧阴囊内低回声包块，考虑"表皮样囊肿合并感染"并收住院。因见全身陈旧性瘢痕增生，右肩胛及腰部巨大皮下肿块而请我科会诊。

既往史及家族史　否认高血压和糖尿病病史，否认肝炎及结核病史。患者有聚合性痤疮病史 15 年，其父、叔也有相同皮损。

体格检查　各系统检查未见异常。

皮肤科检查　右侧阴囊肿大，约为 13 cm×12 cm，阴囊表面破溃，有少量血性脓液流出。右侧阴囊外侧壁质硬，可触及睾丸。睾丸形态触及不清。左侧睾丸及阴囊未见异常。患者的项、肩、背、胸、腋下及腹股沟存在丘疹、痛性结节、多孔的黑头粉刺、囊肿、脓肿、窦道以及增生或萎缩性瘢痕，右胸、左腋下、右肩胛和腰部各见一巨大囊肿，质软。头面部皮肤油腻，可见丘疹、粉刺及结节。

辅助检查　B 超检查示"右肾病变，考虑囊肿；局部肠管疝入右侧阴囊，考虑腹股沟疝；腹部及腹股沟区脂肪层下多发包块，考虑脂肪瘤，请结合临床"。左肾、膀胱及前列腺未见明确异常。胸部 X 线检查基本正常。

实验室检查　血 WBC 22.15×10^9/L，中性粒细胞占 85%，淋巴细胞占 7.1%。肝功能检查示 ALT 69 IU/L，GGT 108 IU/L，余正常。肾功能正常，免疫功能正常，超敏 C 反应蛋白正常，抗 -TB、两对半、抗 -HCV、抗 -HIV 及抗 -TP 均为阴性，心肌酶检查为阴性。引流液培养无细菌生长，念珠菌培养阴性。

思考

1. 您的初步诊断是什么？

2. 为了明确诊断，您认为还需要做什么关键检查？

提示　可能的诊断

1. 反常性痤疮（acne inversa，AI）？

2．寻常痤疮（acne vulgaris）？

3．皮肤克罗恩病（cutaneous Crohn's disease）？

4．瘰疬性皮肤结核（scrofuloderma）？

关键的辅助检查 组织病理（背部）示真皮内见一囊肿，囊壁由复层鳞状上皮构成，囊内可见角质物（图 156-4）。

最终诊断 反常性痤疮。

诊断依据

1．青春期发病，慢性病程，反复发作。

2．皮损位于分泌较旺盛的部位（面部、项部、躯干、腋下、腹股沟及阴囊）。

3．皮损表现为深在的疼痛性结节、多孔的黑头粉刺、囊肿、脓肿、窦道和瘢痕，头面部皮肤油腻。

4．皮损组织病理检查示表皮样囊肿。

5．患者有家族史。

诊疗经过 行右侧阴囊切开引流术，引流出大量血性脓液，给予抗感染、对症支持及口服阿维A等治疗。

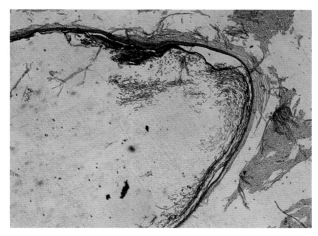

图 156-4 真皮内见一囊肿。囊壁由复层鳞状上皮构成，囊内可见角质物（HE×40）

易误诊原因分析及鉴别诊断 反常性痤疮亦称毛囊闭塞三联征（follicular occlusion triad，FOT），指聚合性痤疮、化脓性汗腺炎及穿掘脓肿性头部毛囊周围炎同时存在。反常性痤疮的病变主要累及腋下、颈项部、腹股沟、外生殖器及肛周等毛囊皮脂腺单位及顶泌汗腺分布丰富的部位，是一种单基因遗传病。部分病例与R-分泌酶亚单位基因突变有关。反常性痤疮早期主要表现为毛囊上皮增生致毛囊漏斗部角化过度，毛囊阻塞、膨胀及导管口闭塞，其发病机制与痤疮类似。汗腺的损害是受累于毛囊而非原发，所以现在本病常被称为反常性痤疮。

本病的诊断主要通过临床表现及家族史，而皮损的组织病理检查无特异性改变。按 Hurley 分级，可将皮损分为三级：Ⅰ级为炎性丘疹，有脓肿形成，不伴窦道和瘢痕。Ⅱ级为一处或多处孤立的脓肿，伴疼痛、窦道和瘢痕形成。Ⅲ级为融合的脓肿和窦道形成。Ⅰ级患者可选择口服维A酸联合抗生素双重治疗。Ⅱ级患者也可考虑口服药物治疗或选择外科手术。

本病需要与以下疾病相鉴别：

1．寻常痤疮 是青春期好发的一种毛囊皮脂腺疾病。皮损主要好发于面部，以炎性丘疹和粉刺为主，腋下、腹股沟及会阴等部位不受累，任何人均可发病，无家族遗传倾向，维A酸类药物治疗效果较好。

2．皮肤克罗恩病 克罗恩病属于炎症性肠病，是贯穿肠壁各层的增殖性病变，有很多内脏外表现，以皮肤和黏膜最常见，表现为结节性红斑、坏疽性脓皮病、Sweet 综合征、糙皮病样损害和阿弗他口炎等。病变直接蔓延至肛周皮肤者需要与反常性痤疮相鉴别，但该病的组织病理可见肉芽肿性炎症改变，积极治疗肠道病变可明显改善皮损的症状。反常性痤疮仅表现为皮肤受累，无内脏系统的损害。

3．瘰疬性皮肤结核 又称液化性皮肤结核（tuberculosis colliquativa cutis），可伴有冷脓肿形成和皮肤溃疡，多由结核性淋巴结炎和骨关节结核累及皮肤所致。本病可发生结节和斑块，以及干酪样坏死和液化，可出现瘘管、窦道、溃疡及瘢痕。脓液培养有结核分枝杆菌，皮肤结核菌素试验阳性，经过正规的抗结核治疗后皮损可明显好转。本例患者的临床表现和实验室检查均不符合该病的诊断。

（黄莓屏 付 兰）

病例 157　上皮样肉瘤

临床照片　见图 157-1。

一般情况　患者，女，52 岁，农民。

主诉　右手及上肢丘疹、结节、斑块伴手指挛缩 1 年余。

现病史　患者无明显诱因于 1 年前突然出现右手背丘疹、小结节，皮疹渐增多、扩大，累及前臂，部分皮疹坏死、结痂，右手蹬指、示指间及手背部分皮损形成硬的不规则斑块。手指挛缩，功能受限。患者在当地医院就诊，具体诊治不详，无效。后皮疹渐增多，近 1 个月上臂距腋窝 15 cm 处亦出现 2 个绿豆大小的硬结节。病程中体重无明显改变。

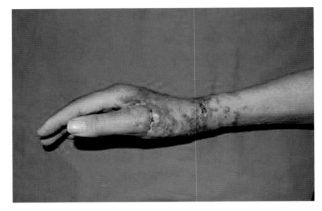

图 157-1　右手及上肢丘疹、结节、斑块

既往史及家族史　无特殊。

体格检查　一般情况良好，浅表淋巴结无肿大。口腔黏膜未见糜烂及溃疡。心、肺检查未发现异常。肝及脾肋缘下未扪及。双肾区无叩击痛。脊柱无异常。双下肢无水肿。乳腺、妇科和耳鼻喉科检查未发现异常。

皮肤科检查　右手和上肢见散在或群集硬的肤色或褐色丘疹、结节，大小 0.3～1.0 cm。部分皮疹顶端坏死、结痂。部分融合成不规则斑块。皮疹呈木板样硬度，蹬指及虎口、腕关节桡侧挛缩，功能受限，部分融合成条索状。

实验室检查　血、尿及大便常规、肝和肾功能、血糖、血脂和离子四项均正常。胸部 X 线检查正常。腹部 B 超检查示浅表淋巴结未见肿大。肝、胆、脾、肾、胰、膀胱、卵巢及附件均未见异常声像。

思考

1. 您的初步诊断是什么？

2. 为了明确诊断，您认为还需要做什么关键检查？

提示　可能的诊断

1. 环状肉芽肿（granuloma annulare）？

2. 上皮样肉瘤（epithelioid sarcoma）？

3. 上皮样血管内皮瘤（epithelioid hemangioendothelioma）？

4. 恶性纤维组织细胞瘤（malignant fibrohistiocytoma）？

关键的辅助检查　组织病理（皮损）示病变主要位于真皮中下部，纤维组织内上皮细胞样细胞及梭形肿瘤细胞呈不规则聚集，中央纤维化（图 157-2）。周围肿瘤细胞排列呈栅栏状。肿瘤细胞表现为多边形或梭形，细胞质丰富且红染，核深染。肿瘤细胞在胶原束间扩展成束状（图 157-3）。免疫组化示 CK、EMA 及波形蛋白均为阳性；S-100、CD31. Desmin、SMA、Actin 及 NSE 均为阴性。病理诊断符合上皮样肉瘤。

最终诊断　上皮样肉瘤。

诊断依据

1. 患者，女，52 岁。

2. 右手及上肢丘疹、结节、斑块。部分融合成不规则斑块，呈木板样硬度，蹬指及虎口、腕关节桡侧挛缩，功能受限。部分融合成条索状。病程 1 年余。

3. 组织病理检查示病变主要位于真皮中下部，纤维组织内上皮细胞样细胞及梭形肿瘤细胞呈不规则

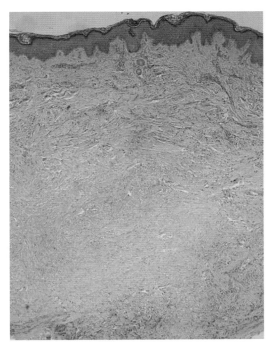

图 157-2 病变主要位于真皮中下部，纤维组织内上皮细胞样细胞及梭形肿瘤细胞呈不规则聚集，中央纤维化（HE×40）

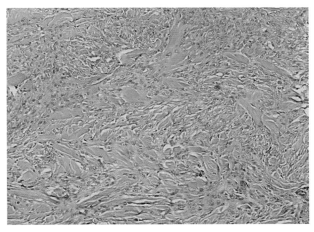

图 157-3 多边形或梭形肿瘤细胞排列呈栅栏状，细胞质丰富且红染，核深染，在胶原束间扩展成束状（HE×100）

聚集，中央纤维化。周围肿瘤细胞排列呈栅栏状。肿瘤细胞表现为多边形或梭形，细胞质丰富且红染，核深染。

4. 免疫组化示 CK、EMA 及波形蛋白均为阳性。

治疗方法 转外科手术切除。

易误诊原因分析及鉴别诊断 上皮样肉瘤是一种软组织低度恶性肿瘤，临床相对少见。本病发病年龄为 25~75 岁，大多在 30~40 岁，好发于青年男性。本病的病因不明，有资料报道与外伤有关。临床上常见于手掌、指屈面及腕部，其次为前臂和下肢，少数可发生于四肢的深部肌肉，其他部位皆可发生。皮损可为丘疹、结节及斑块。结节可位于皮内或皮下，生长缓慢，单个或多发，可有触痛，常见溃疡形成。深部结节可固定于浅表筋膜或者肌腱，常沿血管、筋膜或神经纵向隐形播散。组织病理检查示纤维组织内肿瘤细胞呈不规则聚集，中央明显坏死或纤维化，周围肿瘤细胞排列呈栅栏状，并见上皮细胞样细胞及梭形肿瘤细胞构成的结节。肿瘤细胞表现为多边形或梭形，细胞质丰富且红染，核深染。肿瘤细胞在胶原束间扩展成束状，并可浸润周围的神经和血管。本病易发生早期淋巴结转移，应早诊断和早治疗。目前主要的治疗方法是手术切除，但局部切除后复发率为 63%~85%，因此，提倡一经确诊，即做扩大手术切除，并行区域淋巴结清扫。本病预后较差，目前多数学者认为女性较男性预后好，肢体近端较远端好，肿瘤发生时直径较小且无破溃、出血或侵及血管者预后较好，无转移者预后较好。

由于本病罕见，如果临床医生缺乏经验，加上警惕性不够，临床容易误诊或漏诊，所以临床医生应加强对此病的认识，做到早发现、早诊断及早治疗，以便挽救患者的生命。本病应与环状肉芽肿、上皮样血管内皮瘤及恶性纤维组织细胞瘤等相鉴别，组织学检查可明确诊断。

1. **环状肉芽肿** 系一种良性且通常具有自限性的皮肤病，临床上可分为以下几型：局限型、泛发型、小丘疹型、结节型、线状型、巨大型、穿通型、斑片型和皮下型等。组织病理呈浸润性或栅栏状肉芽肿性皮炎，伴有局灶性胶原纤维、弹性纤维变性及黏蛋白沉积，可资鉴别。

2. 上皮样血管内皮瘤 系一种内皮细胞来源的血管性肿瘤，其性质介于血管瘤与血管肉瘤之间，呈低度恶性过程。皮损可累及体表任何部位的皮肤，如头面部、掌跖部、会阴部及下肢。皮损形态呈多样性，可为孤立或多发的皮肤红斑、丘疹、斑块及皮下结节样损害。在病理组织上细胞的形态与上皮样肉瘤非常类似，但在血管分化的表现上不同，细胞质内常有空泡现象（微血管）及血管内皮标志物 FLI-1，CD31 也常为阳性，而 CD34 为阴性。结合临床、组织病理和免疫组化两者不难鉴别。

3. 恶性纤维组织细胞瘤 是一种主要由纤维细胞和组织细胞组成的恶性肿瘤，发病原因不明。本病好发于中老年人，以四肢尤其下肢多见，其次为腹膜后、腹腔及头颈部。组织病理上有多核巨细胞和泡沫细胞。结合临床与组织病理两者鉴别不难。

（谢玉燕　刘彤云　何　黎）

病例 158　髓外浆细胞瘤

临床照片　见 158-1。

一般情况　患者，女，36 岁。

主诉　左侧大阴唇进行性增大肿块伴溃疡 2 个月。

现病史　2 个月前患者无明显诱因于左侧大阴唇出现鸽蛋大小的红色结节。结节表面粗糙，质硬，伴触痛，快速增大，中央破溃，表面有较多的脓性分泌物。溃疡逐渐扩大，表面有结节状新生物，波及整个左侧大阴唇，疼痛明显。患者到当地医院就诊，诊断为"大阴唇慢性溃疡"，予以消炎（具体用药不详）、外阴活检、分泌物培养及清创等治疗，但病情未缓解。溃疡继续增大，患者隧到我院就诊。以"外阴溃疡（性质待定）"收入院。病程中患者无发热或皮疹等。精神好，睡眠及饮食差。大、小便正常，体重无明显变化。

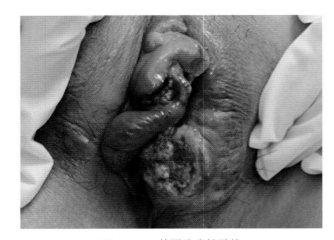

图 158-1　外阴溃疡性肿块

既往史及家族史　无特殊。

体格检查　一般情况好，生命体征平稳，内科查体未见明显异常。子宫增大，约孕 50 天大小。

皮肤科检查　左侧大阴唇上见 2 处肿物。肿物表面凹凸不平、质硬，伴触痛，下部肿块中央溃疡形成，表面有脓性分泌及痂。

实验室检查　血常规示红细胞计数 5.25×10^{12}/L，血红蛋白 104 g/L。血生化示葡萄糖 3.66 mmol/L。小便常规示白细胞（＋），尿蛋白（＋＋）。腹部彩超检查示脾偏大，子宫内查见活胎。心、肺未见确切异常。

思考

1. 您的初步诊断是什么？

2. 为了明确诊断，您认为还需要做什么关键检查？

提示　可能的诊断

1. 特殊感染：软下疳（chancroid）？

2. 朗格汉斯细胞组织细胞增生症（Langerhans cell histocytosis）？

3. 皮肤转移癌（cutaneous metastasis carcinoma）？

关键的辅助检查

1. 组织病理（左侧大阴唇）皮肤溃疡形成及广泛的凝固性坏死，真皮及皮下密集中等大小的淋巴浆细胞样细胞浸润，核分裂象易见，血管及神经无累及。免疫组化：淋巴浆细胞样细胞 CD79a、CD138、κ 阳性，λ、CD20、CD23、CD5、CD3、CD10 及 bcl-2 均为阴性，Ki-67 增殖指数约为 50%。

2. 分泌物培养示少量大肠埃希菌。

3. 血尿蛋白电泳示 α 球蛋白 7.3%（参考值 2.9%～4.9%），β 球蛋白 12.9%（参考值 7.1%～11.8%），γ 球蛋白 21.3%（参考值 11.1%～18.8%），尿 κ 链 0.0342 g/L（参考值 <0.02g/L）。

4. 骨髓穿刺涂片示增生性贫血。

5. 胸、腹部 CT 及 PET-CT 未见明显异常。

最终诊断

1. 髓外浆细胞瘤（extramedullary plasmacytoma，EMP）。

2. 宫内活胎（intrauterine pregnancies）。

诊断依据

1. 病程 2 个月。

2. 皮损为进行性增大肿块伴溃疡形成。

3. 伴随疼痛明显。

4. 组织病理检查显示真皮及皮下淋巴浆细胞样细胞浸润，核分裂象易见。免疫组化支持髓外浆细胞瘤。

治疗方法　给予局部聚维酮碘液换药，全身苯唑西林抗感染，美洛昔康及曲马多止痛。在妇产科 B 超监视下行胎儿胎盘钳夹术。肿瘤科予以局部二维电子线放疗，200 cGy/f，2 次后予以 500 cGy/f 1 次，并继续予以 200cGy/f 4 次后出院。经治疗后患者外阴肿块明显缩小，溃疡面干燥并逐渐愈合，目前随访，皮损已完全消退。

易误诊原因分析及鉴别诊断　髓外浆细胞瘤是指发生于骨髓造血组织以外的浆细胞肿瘤，是恶性单克隆浆细胞病变中较为罕见的一种。髓外浆细胞瘤可发生于全身各个部位，各医疗机构报道不一致，普遍认为最高发的部位是头颈部，其中 40% 发生于鼻腔和鼻旁窦。胃肠是髓外浆细胞瘤的第二大好发部位，其中又以小肠居多。皮肤是髓外浆细胞瘤的第三好发部位，主要出现在躯干和腹部皮肤。另外，部分脏器也有受累的报道，如肝和肺等。关于髓外浆细胞瘤的病因和发病机制目前还没有肯定的结论，多倾向于病毒感染慢性炎症刺激或某种原因造成的机体免疫功能抑制所致。临床特征因发病部位不同而不同，但都表现为局部肿块浸润及压迫症状。髓外浆细胞瘤的诊断普遍认为应具备的基本条件有：①病变应位于骨组织以外的软组织中，由肿瘤性浆细胞组成的孤立病灶，有或无淋巴结受累，有或无远处播散。②通过骨髓活检及影像学检查排除骨的孤立性浆细胞瘤和多发性骨髓瘤。组织学特点为与周围组织无明显界限，镜检示肿瘤细胞形态较为单一，弥漫分布，由成熟、未成熟及间变性浆细胞组成。因髓外浆细胞瘤有较高的放射敏感性，单纯的放疗可以有较高的控制率，因此一般首选放疗。对于有颈部淋巴结播散的患者，可以行局部单纯放疗或切除淋巴结/颈部清扫后加辅助放疗。对于肿瘤直径 >5 cm 或局部侵犯范围较大、分化较差或复发等病例，应考虑化疗。髓外浆细胞瘤的恶性程度较低，少数患者可见淋巴结肿大，较少发生远处转移或发展为多发性骨髓瘤，预后较好。5 年生存率为 50%～79%，治疗后的中位生存年限为 6～8 年。复发常发生在 2 年内，发生率为 10%～20%。髓外浆细胞瘤需与以下疾病进行鉴别：

1. **多发性骨髓瘤累及皮肤**　皮肤表现主要为结节或弥漫性隆起，同时出现多发性骨髓瘤的骨痛及相关器官受累症状（高钙血症、贫血、肾功能损害和高黏滞综合征等）。皮肤肿物组织病理检查可见骨髓瘤细胞浸润，骨髓像出现原始浆细胞和幼稚浆细胞。血和尿中出现 M 蛋白，全身骨 X 线检查可见溶骨改变。

2. **软下疳**　该病初发皮损常是一过性、疼痛性的丘疱疹，很快形成溃疡，表面有大量脓液。溃疡边界清楚，质软。皮损常见于男性阴茎，女性常位于阴唇系带、阴唇或阴蒂周围。对该病的确诊需要从溃疡边缘刮取组织，在 33℃条件下经含血清和万古霉素的培养基培养出杜克雷嗜血杆菌。

3. 转移癌　皮肤常表现为多发性结节，且成批出现，组织病理改变为形态不规则的癌巢浸润于胶原纤维之间。淋巴管内可见癌细胞。可通过病史和全身影像学等检查确定肿瘤的来源。

4. 外阴朗格汉斯细胞组织细胞增生症　该病常累及皮肤，主要累及头皮、躯干及皮肤褶皱，也可累及黏膜。皮损表现多样，可为丘疹、水疱、结节或溃疡。临床上两者有相似之处。本病早期的组织学特征为密集的组织样细胞浸润。细胞核常有切迹、分叶或呈肾形。细胞质丰富，略呈嗜酸性，并常有亲表皮现象。晚期常有黄瘤样改变及纤维化。免疫组化染色示肿瘤细胞表达 S-100 蛋白、CD1a 及朗格汉斯异常蛋白。

（夏登梅　王琳　李薇　刘宏杰）

病例 159　皮肤转移性腺癌

临床照片　见图 159-1。

一般情况　患者，女，46 岁。

主诉　外阴部孤立性肤色无痛性丘疹 1 个月余。

现病史　患者 1 个月前发现外阴部一个针尖大小的肤色丘疹，无破溃、渗液，无自觉症状。1 个月来皮疹逐渐长至米粒大小，无腹痛、便秘和便血等不适。发病以来无发热，体重无明显减轻。患者 1 年多前外阴部曾出现数个菜子大小的丘疹，在外院诊断为"尖锐湿疣"。予以激光治疗，未做组织病理检查。

既往史及家族史　患原发性高血压。父亲已故，死于肺结核。

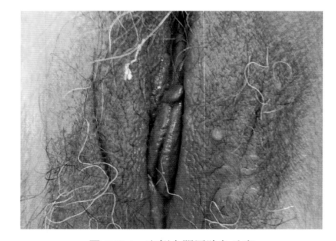

图 159-1　左侧大阴唇肤色丘疹

体格检查　一般情况好，神志清楚，精神好，体形中等。皮肤及巩膜未见黄染，左侧腹股沟处扪及一直径 2 cm 大小的质韧肿块，表面光滑。心、肺、腹查体未见明显异常。

皮肤科检查　在左侧大阴唇可见一个直径 3 mm 的肤色丘疹，表面光滑、质硬，无破溃或渗液，无压痛。周围皮肤无明显异常。

实验室检查　血、尿、大便常规、生化、腹盆腔彩超及胸部 X 线等检查均未见异常。

思考

1. 您的初步诊断是什么？

2. 为了明确诊断，您认为还需要做什么关键检查？

提示　可能的诊断：

1. 尖锐湿疣（condyloma acuminatum）？

2. 传染性软疣（molluscum contagiosum）？

3. 毛囊炎（folliculitis）？

4. 皮肤转移性腺癌（cutaneous metastatic adenocarcinoma）？

5. 乳头状汗腺瘤（hidradenoma papilliferum）？

关键的辅助检查

1. 组织病理（左侧大阴唇丘疹）　初次切片示表皮棘层肥厚，多个真皮乳头处可见腺体呈囊性改变（图 159-2）。腺细胞呈高柱状排列，核大，呈空泡状，有 1～3 个小核仁，核分裂象少。腺体周围有较多的淋巴细胞及少量嗜酸性细胞浸润。为了明确诊断，将蜡块组织做间断连续切片，示真皮乳头层至真皮中层可见较多小腺管成簇聚集，细胞形态及排列同初次切片所见（图 159-3）。免疫组化示 CK20 及 CEA 阳性，GCDFP 阴性。病理诊断为皮肤转移性腺癌。

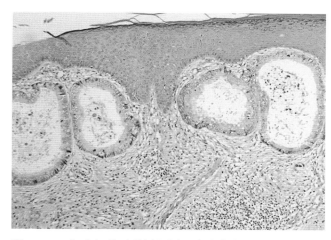

图 159-2　初次切片示棘层肥厚，多个真皮乳头处可见腺体呈囊性改变（HE×100）

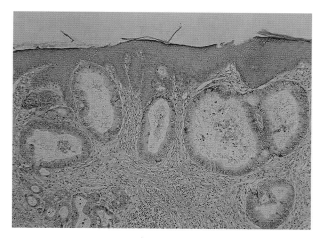

图 159-3　间断连续切片示真皮乳头层至真皮浅中层可见较多小腺管成簇聚集，周围淋巴细胞浸润（HE×100）

2. 进行皮肤病理报告后建议患者至我院肛肠科就诊。查体：在肛周皮下 6 点钟位置触及一约 2 cm×3 cm 大小的质韧肿块，表面光滑。直肠未触及包块，指套退出后未带血。实验室检查：血液肿瘤标记物 CEA 40.84 ng/ml（正常值＜3.4 ng/ml），CA19-9 48.45 U/ml（正常值＜22 U/ml）。临床诊断为肛管腺癌。

最终诊断

1. 皮肤转移性腺癌。

2. 肛管腺癌（adenocarcinoma of anal canal）。

诊断依据

1. 病程 1 个月余。

2. 左侧大阴唇一个直径 3 mm 的肤色丘疹，质硬。

3. 体格检查　于左侧腹股沟处扪及一直径约 2 cm 大小的质韧肿块，表面光滑。于肛周皮下 6 点钟位置触及一约 2 cm×3 cm 大小的质韧肿块。

4. 实验室检查　肿瘤标志物水平升高。

5. 组织病理显示真皮乳头腺体呈囊性改变。免疫组化染色示 CK20 和 CEA 阳性，GCDFP 阴性。

治疗方法　肛肠外科建议化疗。患者回当地医院化疗一次后即自行终止。1 年后双侧大腿出现较多新发肿块，疼痛明显。先后多次于我院及省肿瘤医院化疗，持续数月后死亡。

易误诊原因分析及鉴别诊断　皮肤转移癌是指原发于皮肤以外的恶性肿瘤通过血管或淋巴管转移，以及通过组织间隙直接扩散至邻近皮肤而发生的皮肤病变，偶尔可继发于外科手术的种植。恶性肿瘤中皮肤转移的发生率为 0.7%～9%。组织病理学以腺癌多见。转移癌的来源在男性以肺癌和结肠癌居多，在女性常见于乳腺癌和结肠癌。临床可表现为结节斑块型、炎症型和硬皮病样型，并以结节型居多。皮肤转移癌的病理变化特点及免疫组化标记对寻找原发病灶有一定的提示作用。皮肤转移癌可出现于全身任何部位，多与原发肿瘤位置有关，但也可与原发灶相隔很远。一些皮肤转移癌可作为内脏恶性肿瘤的首发表现，常先于原发病灶而被发现。

本例的临床表现特殊，与皮肤转移癌的一般皮损表现不同。患者就诊时无系统性肿瘤病史，表现为外阴部突然出现的无症状性孤立小丘疹，短期内长大，而无其他器官系统症状。此时在临床工作中若不仔细辨别皮损并及时行组织病理学检查，极易漏诊或误诊。搜索近十年国内外文献，以皮肤孤立性丘疹为首发表现的皮肤转移癌病例报道较少，且很难在首诊时明确诊断。本例的初次活检表现也颇为特殊，仅在数个真皮乳头出现稍有异型性的腺腔，真皮其余部分未见病变。为了明确诊断，做组织块的连续和间断切片至关重要。通常认为皮肤转移是恶性肿瘤终末期的表现。但随着肿瘤治疗技术的发展，若能对那些先于原发肿瘤被发现的皮肤转移癌提高警惕，进行必要的针对性检查，尽早做出诊断，及时治疗，则会对于延长患者的生存时间以及改善生存质量起着重要的作用。本例患者的皮损需要与下列疾病相鉴别：

1. 尖锐湿疣　是由HPV感染所致的生殖器肛周增生性损害。本病主要通过性接触传染。生殖器和肛周是最好发的部位。皮损开始时表现为淡红色小丘疹，以后逐渐增大、增多，表面凹凸不平、粗糙。患者通常无特殊感觉。皮损以后进一步增生成疣状突起并向外周蔓延，可以破溃、出血或感染。该病的诊断主要是依靠临床观察。醋酸白试验阳性、组织病理学检查在棘层上方及颗粒层出现空泡化细胞等亦可鉴别。

2. 传染性软疣　是由传染性软疣病毒感染引起的传染性疾病，多通过直接接触传染，也可自体接种，多在公共浴室或泳池中被传染，发生于生殖器肛周者通常为性接触传染。本病多见于儿童和青年，可发生于体表任何部位。皮损数目不等，可数个散在或多个簇集，一般不融合，亦可表现为单个皮损。皮损呈粟粒至黄豆大小的丘疹，呈半球形，具有蜡样光泽，中央有凹窝，可从凹窝中挤出白色乳酪样物质。组织病理学检查可在表皮内查见特征性的软疣小体。

3. 毛囊炎　是整个毛囊细菌感染引起的化脓性炎症，病原菌主要是葡萄球菌。机体抵抗力低、不清洁及搔抓皮肤均可诱发本病。皮损多发生于多毛的部位。皮疹可单个或多个散在。表现为与毛囊口一致的红色充实性丘疹，顶端可迅速出现脓疱，四周绕以炎症性红晕。炎症消退后可结痂脱落，但亦可反复发作，经年不愈。患者多自觉轻度疼痛。组织病理检查可见毛囊及其周围组织中大量中性粒细胞浸润或微脓肿。结合临床及组织病理一般不难鉴别。

4. 乳头状汗腺瘤　本病是可能来源于顶泌汗腺的良性肿瘤，大多数发生在40~50岁，很少发生在20岁以内者，病因不明。皮损好发于女性外阴部，尤其是大阴唇。肿瘤小而境界清楚，一般单发，呈圆形或卵圆形结节状，直径0.5~1.5 cm，稍隆起，可呈圆顶状，质地坚实、柔软或囊性。皮损很少破溃，偶尔中央呈红色肉芽状隆起，类似化脓性肉芽肿。结合组织病理和免疫组化两者不难鉴别。

（贾　玲　王婷婷　王　琳）

病例 160　基底细胞癌

临床照片　见图 160-1。

一般情况　患者，女，44 岁，工人。

主诉　左侧鼻翼红斑 2 年，缓慢扩大 3 个月。

现病史　2 年前患者无明显诱因于左侧鼻翼出现一米粒大小的红斑。患者无明显自觉症状，未就诊。3 个月前皮疹缓慢扩大，伴轻度瘙痒，表面无破溃。

既往史及家族史　均无特殊。

体格检查　系统查体无异常。

皮肤科检查　于左侧鼻翼可见淡红色斑，大小 0.8 cm×0.8 cm，表面无破溃，边界清楚，触之有轻度浸润感。

实验室检查　血及尿常规、生化（肝和肾功能、血糖、电解质及血脂）检查正常。

思考

1. 您的初步诊断是什么？

2. 为了明确诊断，您认为还需要做什么关键检查？

提示　可能的诊断

1. 脂溢性皮炎（seborrheic dermatitis）？

2. 鲍温病（Bowen's disease）？

3. 光线性角化病（actinic keratosis）？

4. 基底细胞癌（basal cell carcinoma）？

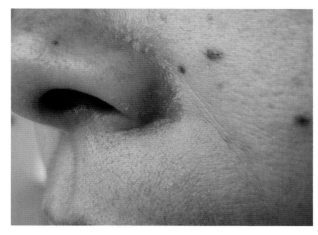

图 160-1　左侧鼻翼红斑

关键的辅助检查　组织病理（左侧鼻翼）示肿瘤在真皮全层呈团块状浸润，肿瘤细胞核大，嗜碱性，癌巢与周围组织间有裂隙，周边细胞呈栅栏状排列（图 160-2）。免疫组化示肿瘤细胞 p63 阳性，Ber-Ep4 阳性，CK7、EMA、CEA、CD10 及 S-100 蛋白均为阴性，Ki-67 阳性率约为 20%。

最终诊断　基底细胞癌。

诊断依据

1. 病程 2 年。

2. 皮损位于面部曝光部位，为淡红色斑，边缘呈珍珠样隆起性外观。

3. 组织病理显示真皮全层基底样细胞呈团块状浸润，周边细胞呈栅栏状排列。免疫组化示肿瘤细胞 p63 和 Ber-Ep4 阳性。

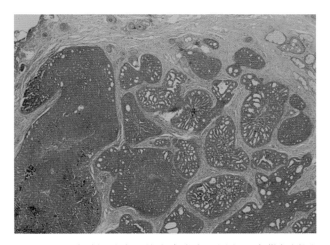

图 160-2　嗜碱性肿瘤团块在真皮全层浸润，癌巢与周围组织间有裂隙，周边细胞呈栅栏状排列（HE×40）

治疗方法　明确诊断后手术切除皮损，电话随访患者，一般情况良好，肿瘤无复发。

易误诊原因分析及鉴别诊断　基底细胞癌是皮肤科最常见的恶性肿瘤，是源于表皮基底细胞或毛囊外根鞘的上皮性低度恶性肿瘤。基底细胞癌多发生于 30 岁以后，70 岁为发病高峰，好发于头面部，尤以鼻、眼睑及颊部最为常见。基底细胞癌形态多种多样，常分为结节溃疡型、色素型、硬斑病样型、浅表型及纤维上皮瘤型等。临床上基底细胞癌皮损发展缓慢，边缘呈珍珠状或堤状隆起，一般没有炎症反应，好发于面部。本例皮损似脂溢性皮炎样表现，临床少见，容易误诊。但仔细观察皮损，可见部分皮损边缘呈珍珠样隆起性外观，提示抓住疾病皮损的特征是正确诊断的关键。本病病理改变典型。本病在临床上还需要与脂溢性皮炎、鲍温病及光线性角化病等相鉴别。

1. 脂溢性皮炎　好发于中青年男性，面部 T 形区，尤其是双侧鼻唇沟红斑及油腻性鳞屑是其特点，组织学表现为皮炎，无肿瘤证据，易于鉴别。

2. 鲍温病　皮损主要发生在老年人的躯干等非暴露部位，多数为单发性、暗红色斑块，持续不退，缓慢扩大。表面角化及脱屑，境界清楚，边缘不规则。组织病理特点为表皮全层细胞排列紊乱，有不典型角质形成细胞，核大、深染，有病理性核分裂象，表皮基底层完整。结合组织病理检查，两者不难鉴别。

3. 光线性角化病　多见于中老年人，尤其是长期户外工作者，好发于曝光部位如头面部和手背等，典型损害为淡红色或淡褐色斑丘疹，直径为 1cm 左右，单发或多发，表面粗糙、角化。有少许鳞屑，不易刮去。组织病理特点是表皮基底层细胞异常增生，细胞排列紊乱，有非典型性，核大、深染，有时可见病理性分裂象，并见角化不良细胞。结合组织病理检查，两者不难鉴别。

（王婷婷　王　琳）

病例 161　靶样含铁血黄素沉积性血管瘤

临床照片　见图 161-1。

一般情况　患者，男，15 岁。

主诉　右侧腰部紫红色丘疹 8 年。

现病史　8 年前患者偶然发现右侧腰部有一紫红色丘疹。皮损生长缓慢，无自觉症状，未予诊治。1 年前患者发现丘疹周围出现一个瘀血环，并逐渐向外扩展，无自觉症状。患者至当地医院就诊，疑为黑素瘤。为了明确诊断，来我科就诊。患者既往体健，皮损局部无外伤史或蚊虫叮咬史。

既往史及家族史　无特殊。

体格检查　一般情况好，神情及精神好。全身浅表淋巴结未扪及肿大。

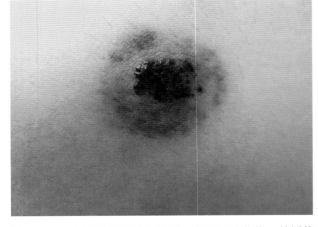

图 161-1　右侧腰部紫红色丘疹，表面呈桑葚状，外周绕以环形瘀斑

皮肤科检查　右侧腰部可见一直径 1.5 cm 大的靶形皮损，靶中心为 0.8 cm × 0.6 cm 的紫色丘疹，质软，表面呈桑葚状，周围绕以深浅不一的紫红色环状瘀斑，丘疹与瘀斑之间及其外周皮肤呈淡黄褐色。

实验室检查　血常规及生化检查未见异常。

思考

1. 您的初步诊断是什么？

2. 为了明确诊断，您认为还需要做什么关键检查？

提示　可能的诊断

1. 黑素细胞痣（melanocytic nevus）？

2. 恶性黑素瘤（melanoma）？

3. 皮肤纤维瘤（dermatofibroma）？

4. 靶样含铁血黄素沉积性血管瘤（targetoid hemosiderotic hemangioma，THH）？

5. Meyerson 痣（Meyerson's nevus）？

关键的辅助检查 组织病理检查示表皮轻度角化过度，表皮脚不规则延长，真皮浅中层血管增生，浅层血管扩张，管腔不规则，管壁薄，并衬以细胞核稍突出、胞质少的内皮细胞。局部有突向管腔的乳头状突起，内含大量红细胞，部分管腔内充满均一性的嗜伊红物质（图 161-2）。血管周围可见红细胞外渗及少量淋巴细胞浸润。

最终诊断 靶样含铁血黄素沉积性血管瘤。

诊断依据

1. 病程 8 年病史，生长缓慢。

2. 皮损位于腰部，表面呈桑葚状，外周绕以环形瘀斑。皮损和瘀斑之间及其外周皮肤呈淡黄褐色。

3. 组织病理检查为血管瘤改变伴有出血。

治疗方法 对皮损行手术切除，术后 1 个月无复发，随访中。

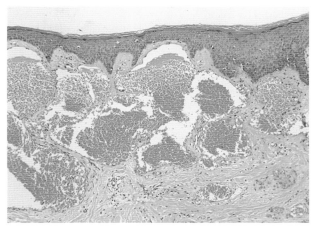

图 161-2 真皮浅中层血管增生，管腔不规则扩张，内含大量红细胞（HE×100）

易误诊原因分析及鉴别诊断 靶样含铁血黄素沉积性血管瘤又名平头钉样血管瘤（hobnail hemangioma），是一种具有靶样外观的局限于真皮浅中层的皮肤良性血管性肿瘤，由 Santa Cruz 和 Aaronburgt 于 1988 年首先报道。本病起源尚存争议，大部分学者认为本病是来源于血管组织的皮肤良性肿瘤，但近年来有研究证实，靶样含铁血黄素沉积性血管瘤的内皮细胞 D2-40 表达阳性。D2-40 为一种特异性标记淋巴管内皮细胞的单克隆抗体，说明该病也可能来源于淋巴组织。本病的好发部位为四肢近端及躯干皮肤，偶可累及颜面部。典型皮损为孤立性棕色至紫色丘疹，直径＜1 cm，绕以狭窄的周边瘀血环。该环可以向外扩展，最后消失，但可再次出现，呈阶段性或周期性改变，在此过程中，中央丘疹常持续不退。不典型的靶样含铁血黄素沉积性血管瘤的皮损可始终不出现瘀血环，此时可根据其组织病理学特点明确诊断。组织病理检查因皮损发展阶段的不同而有所区别。早期阶段在中央处丘疹可见真皮浅层不规则扩张的血管增生，血管腔不规则、壁薄，并衬以细胞核稍突出、细胞质少的内皮细胞，称平头钉样细胞（hobnail cell）。局部伴有突向管腔的乳头状突起，管腔内纤维蛋白性血栓形成。真皮中层可见增生的血管呈裂隙状分布于胶原纤维束之间。在陈旧性皮损可见真皮浅中层不规则扩张的薄壁血管相互吻合，部分管腔塌陷，分布于增生的胶原纤维束之间。真皮内血管周围可能有以淋巴细胞为主的炎症细胞浸润、广泛的红细胞外溢、水肿以及含铁血黄素沉积，与损害所处的阶段有关。本病需要与以下疾病相鉴别：

1. 黑素细胞痣 临床表现为境界清楚，肤色、浅棕色或黑色的斑或丘疹。损害呈圆形或卵圆形，边缘光滑，可发生在皮肤和黏膜的任何部位。组织学上可见痣细胞呈巢状排列，在表皮和真皮交界处可呈树枝状，在真皮上层为圆形，至真皮下部则痣细胞变小，可呈梭形，在浅层痣细胞内常可见色素。据临床和组织学表现两者不难鉴别。

2. 恶性黑素瘤 本病好发于男性成人及老年人。皮损早期的表现是在正常皮肤上出现黑色损害，或原有的黑素细胞痣于近期内扩大，色素加深。随着皮损增长，损害隆起，呈斑状或结节状，表面破溃、出血。皮损边缘不规则，形态不对称，色素沉着不均一。如向皮下组织生长，可呈结节或肿块。向周围扩散时可出现卫星状损害。组织学上肿瘤细胞在真皮内浸润，细胞巢大小和形状不一，倾向于融合成片。瘤体内黑素含量不均。肿瘤细胞核大小不等，可见较多的分裂象，有多核细胞。

3. 皮肤纤维瘤　本病常单发，为肤色、黄褐色或黑褐色结节，直径＜2 cm，质地坚实，高出皮面，呈扁球状或纽扣状，表面光滑。皮损好发于四肢伸侧，一般无自觉症状。病变由多少不等的成纤维细胞、幼稚或成熟的胶原组成，其上方表皮明显增生。根据临床及组织学表现两者不难鉴别。

4. Meyerson 痣　是一种环绕良性黑素细胞痣的环状皮炎，其病因不清楚。皮损好发于躯干和四肢近端。以 21～30 岁男性多见。皮损为直径 1 cm 左右的红斑，上覆鳞屑，可有瘙痒。皮炎可消退，但痣无变化。组织学表现为角化过度、棘层肥厚及海绵水肿，真皮浅层血管周围慢性炎症细胞浸润。有时可见大量嗜酸性粒细胞。

（温蓬飞　王　琳）

病例 162　先天性多发性靶样含铁血黄素沉积性血管瘤

临床照片　见图 162-1 至 162-3。

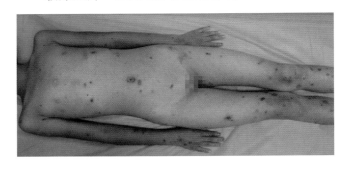

图 162-1　全身紫红色斑疹、丘疹、斑块及褐色色素沉着或萎缩性色素减退斑

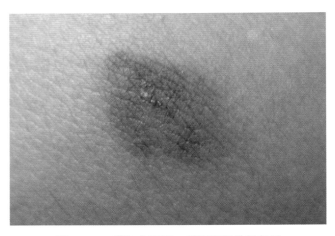

图 162-2　紫红色斑疹，周围绕以铁锈色晕

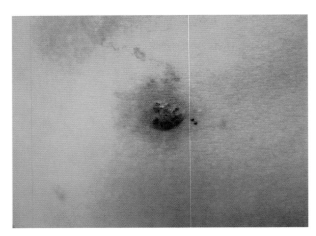

图 162-3　紫红色丘疹的表面略呈颗粒状，周围见瘀斑

一般情况　患儿，女，8 岁，学生。

主诉　全身紫红色斑疹、丘疹及斑块 8 年。

现病史　患儿 8 年前（即出生后）即发现左下肢散在数个绿豆至蚕豆大小的紫红色斑疹，无明显自觉症状，未予诊治。此后上述皮损逐渐增多，全身出现散在绿豆至蚕豆大小的紫红色斑疹、丘疹和斑块。

部分皮损可自行消退，遗留褐色色素沉着斑或萎缩性色素减退斑。病程中患儿无明显自觉症状，皮损此起彼伏。患者的精神、睡眠和饮食等一般情况均无特殊。

既往史及家族史 无特殊。

体格检查 内科查体未见异常。

皮肤科检查 全身可见散在分布绿豆至钱币大小的紫红色斑疹、丘疹、斑块、褐色色素沉着斑及萎缩性色素减退斑。紫红色丘疹和斑块的境界清楚，质软，表面光滑，无破溃及渗液。部分皮损周围可见深浅不一的暗紫红色或铁锈色瘀斑及毛细血管扩张。

实验室检查 血常规、肝和肾功能、大、小便常规及腹部彩超检查等未见异常。

思考

1. 您的初步诊断是什么？

2. 为了明确诊断，您认为还需要做什么关键检查？

提示 可能的诊断

1. 先天性多发性血管瘤病（congenital multiple hemangiomatosis）？

2. 先天性多发性靶样含铁血黄素沉积性血管瘤（congenital multiple targetoid hemosiderotichemangioma）？

关键的辅助检查 组织病理（取丘疹样皮损）示真皮乳头层及浅中层大量增生扩张的薄壁血管样结构，腔内有大量红细胞（图 162-4）。部分血管内皮细胞的细胞核稍突出，细胞质少的鞋钉样内皮细胞凸向管腔（图 162-5）。免疫组化示淋巴管内皮细胞标志（D2-40）阳性，Wilms 瘤核蛋白 1（Wilms Tumor nuclear protein-1，WT-1）阴性。

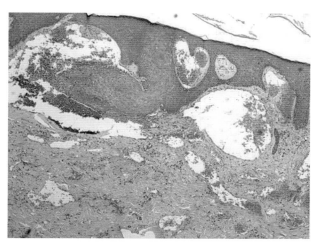

图 162-4 真皮乳头层及浅中层大量增生扩张的薄壁血管样结构，腔内有大量红细胞（HE×40）

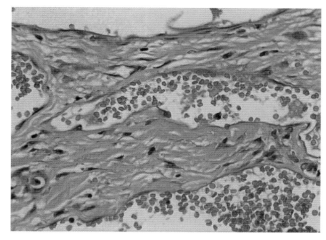

图 162-5 血管内皮细胞的细胞核稍突出，细胞质少的鞋钉样内皮细胞凸向管腔（HE×200）

最终诊断 先天性多发性靶样含铁血黄素沉积性血管瘤。

诊断依据

1. 先天性皮疹 8 年。

2. 皮损表现为紫红色丘疹、斑疹，周围绕以紫红色或铁锈色晕，呈靶样外观。

3. 组织病理为血管瘤改变伴有出血。

治疗方法 对于单个皮损可采用手术治疗，极少复发。但本患者因皮损广泛，家属拒绝治疗。

易误诊原因分析及鉴别诊断 关于靶样含铁血黄素沉积性血管瘤的介绍见病例 161。近年学者发现

WT-1 蛋白在血管瘤内皮细胞胞质中染色呈强阳性，而在脉管畸形疾病的内皮细胞胞质中呈阴性，因此可作为区分血管瘤及脉管畸形疾病的标记。该例的 WT-1 染色呈阴性，因此认为其属于脉管畸形类疾病。因靶样含铁血黄素沉积性血管瘤的淋巴管内皮细胞特异性标志 D2-40 呈阳性，故认为形成其管腔的内皮细胞属于淋巴管来源。由于其被归类为淋巴管畸形的脉管组织肿瘤，所以将其更名为浅表性含铁血黄素沉积性淋巴管畸形（superficial hemosiderotic lymphatic malformation）或靶样含铁血黄素沉积性淋巴管畸形（targetoid hemosiderotic lymphatic malformation）更能体现本病的特征。本病需与先天性多发性血管瘤病相鉴别。

先天性多发性血管瘤病可在出生时即有或在出生后几周内出现。皮损表现为鲜红色、紫色丘疹，表面柔软，边界清楚，无瘀血环。皮损可泛发全身，可自行消退。在内脏器官，尤其肝、肺、肠道以及脾等均可有类似的损害。结合腹部超声、胸腹部 CT 及头颅 CT、MRI 以及组织病理等检查两者可鉴别。

（曹　畅　李　利）

病例 163　皮肤腺样囊性癌

临床照片　见图 163-1。

一般情况　患者，女，51 岁。

主诉　出现下颌部肿块并缓慢增大 3 年。

现病史　3 年前患者无明显诱因下颌部出现花生米大小的红色丘疹，表面光滑，质硬，边界较清楚，无明显自觉症状，丘疹缓慢增大成一浸润性肿块。患者曾到当地多家三甲医院皮肤科就诊，诊断为"瘢痕疙瘩"，并曾接受过 8 次糖皮质激素局部封闭治疗。最初皮损似乎有所缩小，此后封闭治疗则完全无效。病程中患者无发热或皮疹等。精神好，睡眠及饮食正常。大、小便正常，体重无明显变化。

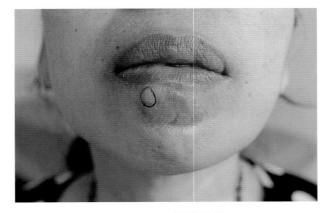

图 163-1　下颌部肿块

既往史及家族史　无特殊。

体格检查　一般情况好，生命体征平稳，内科查体未见明显异常。

皮肤科检查　下颌部浸润性红色斑块，大小 4.5 cm×3 cm，表面光滑，伴有明显的毛细血管扩张，质硬，边界较清楚。

实验室检查　无。

思考

1. 您的初步诊断是什么？

2. 为了明确诊断，您认为还需要做什么关键检查？

提示　可能的诊断

1. 瘢痕疙瘩（keloid）？

2. 皮肤结核（tuberculosis of skin）？

3. 皮肤附属器来源肿瘤（cutaneous adnexal neoplasma）？

关键的辅助检查　组织病理（下颌部）示表皮大致正常，真皮全层见大量由嗜碱性细胞构成的细胞巢，部分呈筛状结构（图 162-2）。多数细胞巢中央可见大小不等的管腔样结构，内含丰富的黏液样物质及浆液样物质（图 163-3）。间质纤维增生，有少量淋巴细胞浸润。

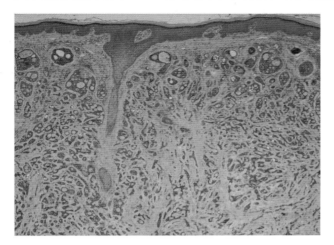 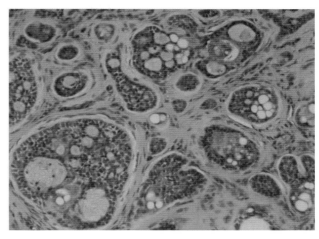

图 163-2 表皮正常，真皮全层见大量由嗜碱性细胞构成的细胞巢，部分呈筛状结构（HE×40）

图 163-3 前图高倍，多数细胞巢中央可见大小不等的管腔样结构，内含丰富的黏液样物质及浆液样物质（HE×100）

最终诊断 皮肤腺样囊性癌（skin adenoid cystic carcinoma）。

诊断依据

1. 成年女性，下颌部皮损。

2. 皮损表现为缓慢增大的浸润性斑块。

3. 组织病理检查显示真皮全层见大量由嗜碱性细胞构成的细胞巢，部分呈筛状结构，符合腺样囊性癌。

治疗方法 建议患者行外科手术切除，门诊随访。

易误诊原因分析及鉴别诊断 皮肤腺样囊性癌是一种罕见的皮肤肿瘤，来源于唾液性和支气管的肿瘤较常见，也可来源于乳房、食管、子宫颈、前列腺、外阴、泪腺和耵聍腺。皮肤腺样囊腺癌可由原发于唾液腺的肿瘤直接蔓延而来。本病多见于中老年女性，可发生于身体的任何部位，以头面部较多见。病变以无痛性肿块为主，少数可伴有疼痛。疼痛的性质为间断性或持续性，可单发或多发，呈结节状或斑块状，表面呈紫红色或暗红色，质硬，生长缓慢，晚期可发生局部转移。患者先后于多家医院误诊，其主要原因多系本病罕见，临床表现为类似瘢痕疙瘩的质硬肿块。接诊医师可能因为瘢痕样皮损一般不建议做皮肤活检，以免产生更大的瘢痕疙瘩。需与本病鉴别的疾病有：

1. 瘢痕疙瘩 好发于躯干和四肢，面部不常发生，可有外伤史。皮损往往高出皮肤表面，起初为粉红色到紫色，可有疼痛或瘙痒，表面光滑，触之坚硬。组织病理学表现为纤维结缔组织增生，无腺样结构。

2. 皮肤结核 皮肤结核的常见类型是寻常狼疮，多表现为丘疹结节组成的红棕色斑块。玻片压诊呈"苹果酱"颜色，随着斑块逐渐扩大，中央可形成瘢痕。组织病理学特征为上皮样肉芽肿伴多少不等的淋巴细胞浸润。

3. 腺样基底细胞癌 临床表现为丘疹、结节和斑块，易形成溃疡，可有色素沉着。组织病理上往往与表皮相连，肿瘤组织周围有收缩间隙。

4. 微囊肿附属器癌 好发于头面部，为肤色或淡黄色斑块或结节，直径 0.5～2.0 cm，有时中央可见明显的凹陷。组织病理上常表现为大量浅表、小至中等大小的角囊肿、实性条索状细胞及管腔形成。

（刘宏杰 王 琳）

病例 164　炎性乳腺癌

临床照片　见图 164-1。

一般情况　患者，女，56 岁，农民。

主诉　右侧乳房迅速增大伴红斑、丘疹 7 个月，累及左胸并伴瘙痒 4 个月。

现病史　7 个月前患者右侧乳房迅速增大，无疼痛或灼热等不适，其后病变处皮肤逐渐出现红斑和丘疹，无瘙痒，皮疹缓慢增多。自行口服"乳腺增生药"数天后病情无缓解。患者在当地行 B 超检查，提示囊肿，遂继续于当地诊所输液治疗（具体不详）。6 个月前患者于外院诊断为"炎性乳腺癌"并行第一次化疗，其后当地医院考虑为"疱疹？"遂自行停止化疗，间断服用"中药"。4 个月前患者行第二次化疗，其后皮疹迅速延及左胸部、右腋下和上腹部，伴明显瘙痒和灼热感。当地医院行右侧乳房皮损组织病理检查，示鳞状上皮轻度增生，上皮下胶原纤维增生伴少量淋巴细胞浸润。患者已行 3 次化疗（TAC 方案：多西紫杉醇 + 阿霉素 + 环磷酰胺），无发热、咳嗽和胸闷等不适。

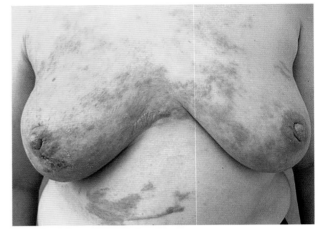

图 164-1　乳房及腹部红斑、丘疹、斑块

既往史及家族史　6 年前患者因"胆结石"行"胆囊切除术"，因"子宫肌瘤"行"子宫全切术"。家族史无特殊。

体格检查　双侧颈部各扪及 1 ~ 2 个黄豆大小肿大的淋巴结，活动，轻压痛。双腋下各扪及 1 个蚕豆大小的肿大淋巴结，不活动，轻压痛。

皮肤科检查　双侧乳房、上胸壁、右腋下及上腹部片状红斑、丘疹和斑块，形状不规则，双侧乳头及乳晕增厚，略呈橘皮样改变。

实验室检查　血常规、生化（肝和肾功能、血糖、电解质和血脂）未见异常。

思考

1. 您的初步诊断是什么？
2. 为了明确诊断，您认为还需要做什么关键检查？

提示　可能的诊断

1. 湿疹样皮炎（eczematoid dermatitis）？
2. 急性乳腺炎（acute mastitis）？
3. 炎性乳腺癌（inflammatory breast cancer）？

关键的辅助检查　组织病理（胸部）示真皮及真皮淋巴管中见较多的肿瘤细胞条索，肿瘤细胞核大而深染，细胞质丰富（图 164-2）。结合患者的病史及临床表现，诊断为炎性乳腺癌。

最终诊断　炎性乳腺癌。

诊断依据

1. 病程　7 个月。
2. 皮损位于胸、腹部，为片状红斑、丘疹，形状不规则。
3. 双侧乳头及乳晕增厚，略呈橘皮样改变。

4. 组织病理检查显示真皮及真皮淋巴管中较多的肿瘤细胞条索，符合炎性乳腺癌。

治疗方法 患者明确诊断后回当地继续治疗，不久电话随访得知全身转移（具体不详），后放弃治疗并死亡。

易误诊原因分析及鉴别诊断 炎性乳腺癌是一种特殊类型的乳腺癌，只占乳腺癌的 1%～6%。本病以乳房皮肤局部或弥漫性红斑和水肿为特征，常伴有皮肤增厚和橘皮样改变。局部皮肤温度升高，偶有触痛。30%～65% 的患者在诊断时可触及乳腺内肿块。患者皮肤的炎症和肿块发展迅速，常常在几周内弥漫整个乳房。临床上炎性乳腺癌应包括原发性炎性乳腺癌和继发性炎性乳腺癌。从广义上讲，

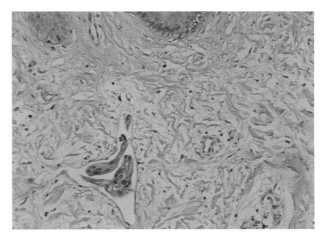

图 164-2 真皮淋巴管中见肿瘤细胞团（HE×200）

炎性乳腺癌可分为三类：①临床有炎症样体征，组织学有真皮淋巴管癌浸润。②临床有炎症样体征，组织学无真皮淋巴管癌浸润。③临床无炎症样体征，组织学有真皮淋巴管癌浸润。本例属于第一类。炎性乳腺癌的组织学类型无特殊。陶苹等报道的 48 例均为浸润性癌，有浸润性导管癌、髓样癌、黏液细胞癌和浸润性小叶癌。诊断主要依据典型的临床表现及组织学改变。本例患者的临床表现为双侧乳房、上胸壁、右腋下及上腹部片状红斑和丘疹，形状不规则，双侧乳头和乳晕增厚，略呈橘皮样改变。结合发病过程，本病例符合炎性乳腺癌的特征。患者在外院初诊时已明确炎性乳腺癌的病理诊断，并行第一次化疗，但随后辗转当地医院，最终导致误诊。分析本例误诊的原因为：①当地医院的皮肤科医生与病理科医生未能很好地沟通患者的"炎症乳腺癌"病史及化疗情况。②病理科医生将真皮及真皮淋巴管中呈条索状分布的肿瘤细胞误判为非特异性炎症改变，对炎症乳腺癌的皮肤病理改变并不熟悉。另外，值得一提的是，患者在第二次化疗前，因当地医院诊断其皮疹为"疱疹？"而曾中断化疗数月，以导致后期皮疹迅速延及左侧乳房。

炎性乳腺癌应与湿疹样皮炎和急性乳腺炎等鉴别。

1. 湿疹样皮炎 系在皮炎的基础上发生继发性湿疹样改变。皮损可弥漫分布于躯干和四肢，表现为多形性，有红斑、丘疹、糜烂、结痂和鳞屑等，但很少有水疱，边界不清，常反复发作。皮肤组织病理主要表现为亚急性或慢性炎症，结合组织病理检查两者可鉴别。

2. 急性乳腺炎 通常发生在哺乳期妇女，常伴有发热和白细胞升高，抗生素治疗有效，穿刺可见脓液和坏死组织，涂片可见炎症细胞，抗感染治疗有效。结合病史两者可鉴别。

（王婷婷 王 琳）

病例 165　左侧乳腺浸润性导管癌术后皮肤转移

临床照片　见图 165-1。

一般情况　患者，女，32 岁，藏族。

主诉　左侧胸部疼痛伴水疱 7 天。

现病史　患者诉 7 天前左侧胸部疼痛，呈阵发性，随之左侧胸部出现红斑及红色丘疹和水疱，于我科门诊就诊。诊断为"带状疱疹"，并给予"盐酸伐昔洛韦 600 mg/d 及喷昔洛韦乳膏外用"等治疗。疼痛仍剧烈，皮损无明显好转。为求进一步治疗再次来我科门诊。门诊以"带状疱疹"收入院。

1 年前患者被诊断为"左侧乳腺癌"，于我院行"左侧乳腺切除术"，术后行正规化疗。病程中患者无发热、恶心或呕吐等不适。精神、睡眠及饮食皆差。小便黄，大便正常，体重无明显变化。

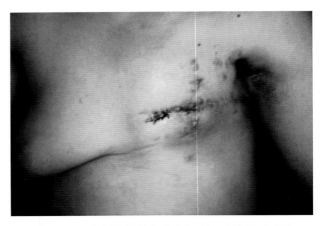

图 165-1　左侧胸部簇集分布红斑、丘疹及丘疱疹

既往史及家族史　无特殊。

体格检查　一般情况差，神志清，精神差。全身浅表淋巴结未扪及肿大。皮肤和巩膜无黄染，无肝掌及蜘蛛痣。心、肺、腹无异常。双下肢无水肿，神经系统检查无异常。

皮肤科检查　左侧胸部可见一约 20 cm 长的手术瘢痕，于左正中线外侧瘢痕周围可见带状分布红斑。红斑上有簇集状分布的丘疹和丘疱疹，触之质韧。

实验室检查　血常规及生化（肝和肾功能、血糖、电解质及血脂）无异常。胸部 CT 检查示左侧乳腺缺如，未见淋巴结肿大。腹部彩超检查无异常。

思考

1．您的初步诊断是什么？

2．为了明确诊断，您认为还需要做什么关键检查？

提示　可能的诊断

1．带状疱疹（herpes zoster）？

2．乳腺癌皮肤转移（metastatic breast carcinoma of skin）？

关键的辅助检查　组织病理（左胸部皮损）示真皮及皮下脂肪组织见浸润性乳腺导管癌结节（低级别）（图 165-2）。

最终诊断　左侧乳腺浸润性导管癌术后皮肤转移（cutaneous metastasis from left breast invasive ductal carcinoma）。

诊断依据

1．患者患"乳腺癌"1 年，此次病程 7 天。

2．皮损位于左侧胸部，为沿手术切口分布的成簇集状的红色丘疹和丘疱疹，质韧。

3．伴有左侧胸部阵发性疼痛。

4．组织病理检查显示真皮及皮下脂肪组织浸润性乳腺导管癌结节，符合乳腺浸润性导管癌皮肤转移。

治疗方法　将患者转入肿瘤科治疗。

易误诊原因分析及鉴别诊断　皮肤转移癌是恶性肿瘤通过血液或淋巴管转移、组织间隙扩散或手术种植而继发于皮肤的病变。恶性肿瘤的皮肤转移较其他脏器转移少见。在女性患者中皮肤转移癌主要来源于乳腺肿瘤、结直肠肿瘤和黑素瘤等，在男性患者中主要是肺癌、结直肠肿瘤及黑素瘤等。当肿瘤患

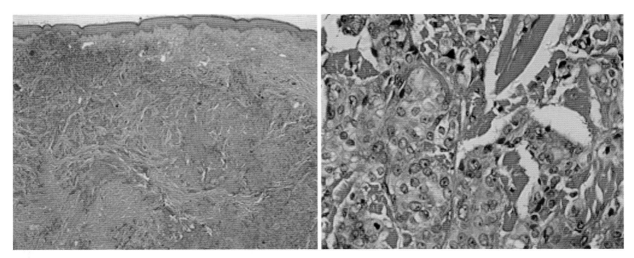

图 165-2　真皮内浸润性乳腺导管癌结节（HE×40，HE×400）

者的皮肤出现多发无痛皮肤结节和肿块时，诊断不难，但当皮肤转移癌为首发症状时，尤其表现为炎症样或孤立性结节时易误诊为其他疾病。

皮肤转移癌易发生于与原发癌靠近的部位，多为胸部、腹部和肩背部，而头颈部和四肢等少见，部分病例可发生在以往恶性肿瘤切除手术瘢痕区。皮肤转移癌临床上可表现为结节肿块型、炎性型及硬皮型。一般以结节肿块型多见，表现为无痛性肿块或结节，常为多发性。皮肤转移癌在组织学上与原发肿瘤相似，但常比原发肿瘤的分化更差。

恶性肿瘤一旦发生皮肤转移，常合并其他多脏器转移，预后较差。如果皮肤出现经久不愈性溃疡、顽固硬化性红斑以及原因不明的皮肤结节等情况，应及早进行病理活检以明确诊断，以免延误病情。乳腺癌的皮肤转移可分为四型：炎症型、毛细血管扩张型、结节型及盔甲型。本例皮损的特点及临床症状非常类似带状疱疹，需要与其鉴别。

带状疱疹是由水痘-带状疱疹病毒感染所致，以沿单侧周围神经分布的红斑及红斑基础上簇集性小水疱为特征，常伴有明显的阵发性疼痛。好发部位依次为肋间神经、颈神经、三叉神经和腰骶神经支配区域。乳腺癌皮肤转移多为坚实的丘疹，少数可表现为水疱，多沿手术切口分布，病理检查可以确诊。

（易　勤）

病例 166　阴囊色素性基底细胞癌

临床照片　见图 166-1。

一般情况　患者，男，82 岁。

主诉　阴囊黑色斑块 50 年。

现病史　50 年前患者发现右侧阴囊有一绿豆大小的黑色质硬丘疹，在当地医院诊断为"色素痣"，未予治疗，皮损一直无明显变化。近 2 年皮损逐渐增大成钱币大小的斑块，偶有破溃，无明显自觉症状。

既往史及家族史　无特殊。

体格检查　一般情况好，全身浅表淋巴结未触及肿大，系统检查未见异常。

皮肤科检查　右侧阴囊可见一 2.0 cm × 2.5 cm 大小的黑色斑块，形状不规则，表面凹凸不平。

实验室检查　血、尿、大便常规及肝、肾功能均正常。胸部 X 线检查和腹部 B 超检查未见异常。

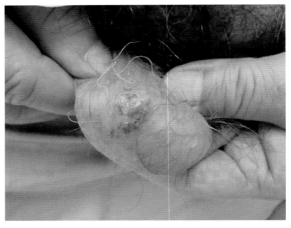

图 166-1　右侧阴囊黑色斑块

思考

1. 您的初步诊断是什么？

2. 为了明确诊断，您认为还需要做什么关键检查？

提示　可能的诊断

1. 色素痣（pigmented nevus）？

2. 鲍恩病（Bowen's disease）？

3. 恶性黑素瘤（malignant melanoma）？

4. 基底细胞癌（basal cell carcinoma）？

关键的辅助检查　组织病理示表皮基本正常，肿瘤团块位于真皮内，边界清楚，肿瘤细胞由基底样细胞构成，在团块周边排列成栅栏状。部分肿瘤团块与周围间质间可见收缩间隙（图 166-2）。病理诊断：基底细胞癌。

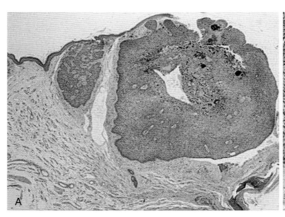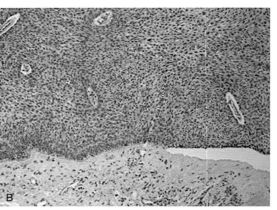

图 166-2　组织病理。A. 肿瘤团块位于真皮内，基底样细胞在团块周边排列成栅栏状（HE × 25）。B. 肿瘤团块与周围间质间可见收缩间隙（HE × 200）

最终诊断 阴囊色素性基底细胞癌。

诊断依据

1．阴囊黑色斑块 50 年，近 2 年皮损逐渐增大。

2．皮损表现为形状不规则、表面凹凸不平的黑色斑块。

3．组织病理检查示真皮内基底样细胞团块，周边细胞排列成栅栏状，肿瘤团块与周围间质间可见收缩间隙。

治疗方法 行右侧阴囊基底细胞癌扩大切除术。手术切除范围包括病灶周围 2 cm 以上的阴囊皮肤全层，深度达睾丸鞘膜层，完整切除病灶。组织病理冰冻切片报告基底及切缘未见肿瘤残余。

易误诊原因分析及鉴别诊断 基底细胞癌常见于暴露部位，约 75% 出现在面颈部，发生于生殖器部位者少见。阴囊基底细胞癌常表现为阴囊部位的丘疹、结节或斑块，发展缓慢。皮损后期容易出现破溃，因此遇到阴囊溃疡长期不愈合时，应考虑到基底细胞癌的可能。基底细胞癌属于低度恶性肿瘤，很少发生转移。但需要引起重视的是，阴囊基底细胞癌的转移发生率明显高于其他部位。

由于阴囊部位的基底细胞癌比较少见，容易误诊或漏诊，所以临床医生应加强对本病的认识，做到早发现、早诊断及早治疗。基底细胞癌应与色素痣、鲍恩病及恶性黑素瘤等相鉴别，组织病理可明确诊断。

1．色素痣 基本损害一般为小的斑疹、丘疹和结节，界限清楚，边缘规则，色泽均匀，表面光滑。由于痣细胞的色素含量不同，临床上可呈棕色、褐色、蓝黑色、正常肤色或黑色。组织病理检查示皮损由痣细胞构成。

2．鲍恩病 本病多见于中年以上的成年人，可发生于身体任何部位的皮肤或黏膜。早期为淡红色或暗红色丘疹和小斑片，一般无自觉症状，表面有少许鳞屑或结痂，逐渐扩大后则常融合成大小不一、形状不规则的斑块，直径可达 10 cm 以上。损害边缘清楚，稍隆起。病理表现为表皮各层细胞排列紊乱，细胞大小和形态不一致，细胞核大而深染，可见个别细胞角化不良。基底细胞层仍完整，表皮与真皮之间的界限清楚。

3．恶性黑素瘤 黑素瘤的早期表现是在正常皮肤上出现黑色损害，或原有的黑素细胞痣近期内扩大，色素加深。随着皮损增大，损害隆起，呈斑块或结节状，也可呈蕈状或菜花状，表面易破溃或出血。皮损周围可有不规则的色素晕或色素脱失晕。病理表现为在真皮内肿瘤细胞巢大小、形状不一，倾向于融合成片，瘤体内黑素含量不一、分布不均，黑素细胞核大小、形态不等，核仁明显，有较多的丝状分裂象。

（姚春蓉 汪 盛）

病例 167　激惹型脂溢性角化病

临床照片　见图 167-1。

一般情况　患者，女，47 岁，职工。

主诉　右侧鼻部红色丘疹并渐增大至包块，伴疼痛 5 个月余。

现病史　患者诉今年 5 个月前右侧鼻部突起一米粒大小的红色丘疹并伴疼痛，并在外院进行了两次冷冻治疗。但行冷冻治疗后，皮损未见好转，反而增长加剧。遂来我院就诊，拟诊为"鳞状细胞癌？角化棘皮瘤？脂溢性角化病？"进行组织病理检查以明确诊断。病程中患者无盗汗、恶心、呕吐和呕血等情况，精神、睡眠及饮食佳，大、小便正常，体重无明显变化。

既往史及家族史　患者有"子宫肌瘤"病史，但未行手术治疗，其余无特殊。

体格检查　一般情况尚可，精神、睡眠及饮食正常，大、小便正常。皮肤和巩膜无黄染，浅表淋巴结未触及，无肝掌及蜘蛛痣。心、肺无异常，腹平软，肝、脾肋下未触及。

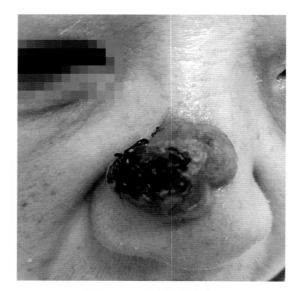

图 167-1　右侧鼻部包块

皮肤科检查　于右侧鼻部可见一红褐色包块，约板栗大小，边界清，表面粗糙，可见毛细血管扩张，色素分布不均，中央处破溃、结痂，质硬。

思考

1. 您的初步诊断是什么？

2. 为了明确诊断，您认为还需要做什么关键检查？

提示　可能的诊断

1. 皮肤鳞状细胞癌（skin squamous cell carcinoma，SCC）？

2. 角化棘皮瘤（keratoacanthoma，KA）？

3. 基底细胞癌（basal cell carcinoma，BCC）？

4. 脂溢性角化病（seborrheic keratosis，SK）？

5. 光线性角化病（actinic keratoses，AK）？

关键的辅助检查　组织病理（右侧鼻部）示表皮角化过度，棘层肥厚，乳头瘤样增生，可见假性角囊肿。肿瘤块基底层与周边正常组织位于同一水平线，部分细胞呈非典型增生，有炎症细胞移入表皮。真皮层毛细血管扩张，管周可见以淋巴细胞为主的炎症细胞浸润（图 167-2）。病理诊断：（右侧鼻部）激惹型脂溢性角化病。

最终诊断　（右侧鼻部）激惹型脂溢性角化病。

诊断依据

1. 病程　5 个月余。

2. 右侧鼻部红褐色包块，表面见毛细血管扩张，中央处破溃、结痂。

3. 组织病理符合脂溢性角化病。

治疗方法　由于患者皮损面积较大，建议患者在冷冻治疗后进行手术切除并行皮瓣移植术。患者未随诊，自行采用中药治疗。

易误诊原因分析及鉴别诊断 脂溢性角化病又称老年疣，是老年人中发病率最高的良性肿瘤，被认为是衰老的特征之一。本病是因角质形成细胞成熟迟缓所致的一种良性表皮内肿瘤。目前我国已进入老龄化社会，老年性皮肤病的发病率正逐年升高，多见于中年以上，男女均可累及，无性别差异，病程缓慢，极少癌变。但若皮损突然增大或增多，则可能合并恶性肿瘤，特别是胃肠道肿瘤。目前本病的发病机制不明，有明显的遗传倾向，推测可能与遗传因素、年龄、长期日照及 HPV 感染等多种因素有关。该皮损可发生在体表的任何部位，但好发于头部，尤其是颞部，以及颈部、胸部及背部者亦常见，也可见于四肢或其他部位，但不发生于掌趾。皮损单发或多发。典型皮损为大小不等的斑片、扁

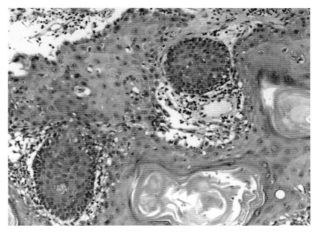

图 167-2 棘层肥厚，乳头瘤样增生，假性角囊肿（HE×100）

平丘疹或斑块，呈淡褐或深褐色，表面常附有油腻性鳞屑。早期为淡黄褐色或茶色斑片，直径一般不超过 3 cm，境界清楚，表面光滑。以后皮损逐渐扩大、隆起。色素加深，呈深褐色或黑色。表面粗糙呈疣状，可形成一层幼稚性厚痂，质软而脆。揭去痂皮后呈粗糙、湿润的基底，表面呈乳头瘤样。毛囊角栓是其重要的特征之一。患者通常无自觉症状，偶有瘙痒感。病程缓慢，损害可扩大或融合成大块。可因反复摩擦而发生破溃出血、结痂和不规则增生等并发症。

单凭临床表现不易鉴别皮肤的良、恶性肿瘤，因其临床表现多样，易出现误诊。因此，对增生物的诊治不能一味地强调非手术方法，必要时应积极进行组织病理检查，以免造成误诊，贻误治疗。本病需与以下疾病进行鉴别。

1. **皮肤鳞状细胞癌** 是起源于表皮或附属器角质形成细胞的一种恶性肿瘤，主要发生于老年人的头皮、颜面和手背等曝光部位。长期紫外线照射是其最基本的致病因素。鳞状细胞癌可以发生于慢性损伤处或过去所患皮肤病皮损处。临床可表现为一个无明显疼痛、质硬、红色或肤色的丘疹或斑片，表面可见毛细血管扩张，周边可见日光性损害迹象。鳞状细胞癌具有侵袭性，易破坏组织。随病情进展，皮损可变为大而质硬的结节或溃疡，散发特殊臭味。由于本病皮损的好发部位及年龄与脂溢性角化病相似，有时临床上难以区分，主要依靠组织病理检查相鉴别。

2. **角化棘皮瘤** 是一种可以自愈的皮肤良性肿瘤，具体病因不明，可能与日晒、外伤和致癌剂等有关，可并发于着色性干皮病、银屑病和神经性皮炎等。皮损主要累及曝光部位，常发生于面部中央、鼻、颊和眼周，临床分为单发型、多发型和发疹型。初起为质硬的红色丘疹，迅速增大为半球形或卵圆形结节。表面光亮，毛细血管扩张，中央有火山口样凹陷，内有角质栓。初起皮损在形态上与毛囊炎或基底细胞癌难以区分，而发展速度类似于鳞状细胞癌，鉴别主要依靠组织病理检查。

3. **基底细胞癌** 是发生于上皮基底层或毛囊根鞘最常见的皮肤癌，多发生于毛皮脂腺囊，与长期日晒有关。鼻部是基底细胞癌的好发部位，并且近年来发病率有上升趋势，好发于 60 岁以上的老年人。基底细胞癌通常发展缓慢，很少发生远处转移，预后较好。目前基底细胞癌的亚型主要有以下几种：结节型、溃疡型、硬斑病型、浅表型和色素型。当脂溢性角化病发生炎症或反复搔抓时，常伴有溃疡和结痂，易被误诊为基底细胞癌。基底细胞癌因发展阶段、分化方向和程度的不同，外观表现有多种形态变化，部分病例与皮肤鳞状细胞癌、色素痣、光线性角化病和脂溢性角化病等鉴别困难。为了避免误诊或漏诊，鉴别诊断主要依靠组织病理检查。

4. **光线性角化病** 又称日光性角化病和老年性角化病，好发于中老年患者，常发生于面部和手部等曝光部位。紫外线照射后可导致皮肤发生一系列临床及组织学变化。本病是皮肤上发生的一种常见的表

皮内肿瘤，以上皮细胞不同程度的非典型增生为特征。部分患者可转变为鳞状上皮细胞癌，是淡肤色个体中最常见的上皮性癌前期损害，可与脂溢性角化病、寻常疣、基底细胞癌及湿疹等疾病相混淆。造成误诊的主要原因是部分患者的皮损不典型，病理类型复杂且组织学变化多样。

（费　猛　崔　倩　汤　諹）

病例 168　毛母质瘤

临床照片　见图 168-1。

一般情况　患儿，女，9 个月。

主诉　发现左下睑包块 3 个月。

现病史　患儿于 3 个月前左下睑不慎被撞击后出现皮肤瘀青，未予特殊处理。1 个月前患者感冒后原撞击部位出现一 2.5 cm×1.5cm 大小的质硬包块。皮损突出皮面，无破溃，伴轻压痛，遂至我院就诊。初诊为"血管瘤？"

既往史及家族史　患儿既往体健，家族中无遗传性疾病史及类似疾病患者。

体格检查　各系统检查未见异常。

皮肤科检查　左下睑可见一 2.5 cm×1.5 cm 大小的红色类圆形肿块，表面光滑，可见静脉扩张，皮肤温度较高，质硬，轻压痛，活动度差。

实验室检查　左下睑皮下包块彩超检查结果示肿块血管丰富，初步诊断为"血管瘤？"血和尿常规、血生化检查、腹及盆腔彩超和胸部 X 线检查均正常。

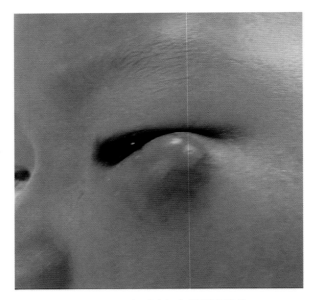

图 168-1　左下睑红色类圆形肿物

思考

1. 您的初步诊断是什么？

2. 为了明确诊断，您认为还需要做什么关键检查？

提示　可能的诊断

1. 血管瘤（hemangioma）？

2. 横纹肌肉瘤（rhabdomyosarcoma）？

3. 毛母质瘤（pilomatricoma）？

4. 皮肤骨瘤（osteoma cutis）？

关键的辅助检查　组织病理（左下睑）示表皮大致正常，真皮浅中层局限性区域胶原纤维间隙明显增宽，血管轻度增生，有散在扩张的淋巴管，小血管周围有少量淋巴细胞和浆细胞浸润，真皮深层可见大而不规则的肿瘤团块（图 168-2）。肿瘤细胞由嗜碱性粒细胞、过渡细胞及影细胞组成（图 168-3）。病理诊断：毛母质瘤。

最终诊断　毛母质瘤。

诊断依据

1. 病史 3 个月，曾有外伤史。

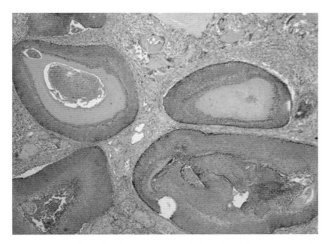

图 168-2　真皮内可见大而不规则的肿瘤团块（HE×40）

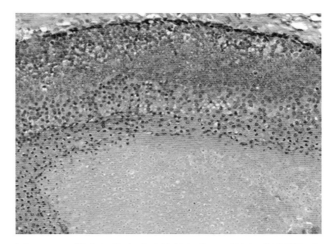

图 168-3　肿瘤细胞由嗜碱性粒细胞、过渡细胞及影细胞组成（HE×200）

2. 左下睑 2.5 cm×1.5 cm 大小的红色类圆形肿块，表面光滑，可见静脉扩张，皮肤温度较高，质硬，有轻压痛，活动度差。

3. 组织病理检查显示肿瘤细胞由嗜碱性粒细胞、过渡细胞及影细胞组成的团块。

治疗方法　行全麻下"左下睑包块切除术"，术后随访 11 个月，未见复发。

易误诊原因分析及鉴别诊断　一般认为毛母质瘤是源于真皮或皮下毛球的原始上皮胚芽细胞，并向毛母质细分化、异常增殖和聚集所形成的一种良性上皮瘤。发病原因不明，可能与外部机械刺激如外伤、肌肉注射针点、化疗区域、手术切口和异物侵入等有关。本病好发于头面部、颈项部及上肢，头面部因毛囊丰富而成为此病的最好发部位。皮损常表现为单发、无症状、直径 < 3 cm 的质硬结节，基底可活动。毛母质瘤内多含有钙化的肿瘤细胞和纤维组织，因此，质地较硬成为一个明显的临床特征。有报告称病程越长，肿瘤质地就越硬。

本病的临床表现多样，可表现为几种特殊类型，如穿通型毛母质瘤、外生性毛母质瘤、息肉型毛母质瘤及水疱样毛母质瘤等。B 超检查可见钙化强回声团，CT 检查可在断层扫描上完全显示肿瘤的轮廓，直接提示其内部高度钙化团块影，有助于诊断。本病的确诊主要依靠组织病理学检查，大体标本多有完整的包膜，囊内钙化或呈豆腐渣样结构。显微镜下特征性改变为真皮中下部由嗜碱性粒细胞、过渡细胞和影细胞形成边界清楚的肿瘤团块，其中影细胞为确诊依据。鉴于毛母质瘤转变为毛母质癌的可能性较小，手术切除即可。

本病需与血管瘤、横纹肌肉瘤、皮肤骨瘤、表皮囊肿、皮脂腺囊肿、淋巴管瘤、纤维瘤和神经鞘瘤等鉴别。此外，有文献报道，若局部皮肤表现为红色或伴有出血，毛母质瘤易被误诊为血管瘤。

1. 血管瘤　多见于婴儿出生时或出生后不久，发生于口腔颌面部的血管瘤占全身血管瘤的 60%。根据形态学的不同，可分为毛细血管瘤、海绵状血管瘤、混合型血管瘤和蔓状血管瘤等。本例尤其需要与草莓状血管瘤进行鉴别。后者又称单纯性血管瘤，一般于出生后 3～5 周出现。皮损好发于面、颈和头皮，随婴儿成长而增大，数月内增长迅速，直径可达数厘米，在 1 年内长到最大限度，以后数年内可逐渐自行消退。损害为一个或数个，高出皮肤表面，表面呈草莓状分叶，直径为 2～4 cm，边界清楚，质软，呈鲜红或紫红色，压之可褪色。组织学表现为肿瘤内毛细血管增生，呈实性条索状或团块状，有的仅见少数很小而不清楚的管腔。血管造影检查示瘤区造影剂浓聚。两者可在临床表现、辅助检查及组织病理特征上进行鉴别。

2. 横纹肌肉瘤　是起源于横纹肌细胞或向横纹肌细胞分化的间叶细胞的一种恶性肿瘤，是儿童软组织肉瘤中最常见者。临床上分为三型：胚胎型横纹肌肉瘤、腺泡状横纹肌肉瘤和多形细胞型横纹肌肉瘤。其中胚胎型横纹肌肉瘤多数发生于 10 岁以下的儿童，好发于头颈部、眼眶和泌尿生殖系。其组织学表现为肿瘤细胞主要由未分化的梭形和小圆形细胞组成，以肿瘤细胞呈弥漫性分布伴黏液样基质为特征。辅助检查可协助诊断，如 X 线检查可见软组织阴影，有或无钙化点及骨质破坏。活检可确诊。

3. 皮肤骨瘤　原发皮肤骨瘤是皮肤内骨质形成所致的良性肿瘤，可发生于任何年龄，好发于头皮、额、颊及颏部。皮损可单发或多发，呈圆形，境界清楚，质坚固，直径 0.1 ~ 5 cm。其上方的皮肤正常或有红斑、色素沉着、萎缩或破溃，可有疼痛或压痛。结合组织病理检查两者不难鉴别。

（周沁田　王　琳）

病例 169　栅栏状包膜神经瘤

临床照片　见图 169-1。

一般情况　患者，女，32 岁。

主诉　左侧鼻旁丘疹 5 年。

现病史　患者自诉 5 年前无明显诱因于左侧鼻旁部出现一米粒大小的肤色丘疹。皮损表面光滑，不痛不痒，未予特殊治疗。皮疹增大不明显。为明确诊断和治疗，到我院门诊。临床拟诊"表皮囊肿"。

既往史及家族史　无特殊。父母健康，非近亲结婚，家族中无类似疾病患者。

体格检查　体格及智力发育正常，系统检查未见异常。

皮肤科检查　左侧鼻旁部出现一约米粒大小、孤立性、肤色、圆顶形丘疹，表面光滑，界清，质地韧。

实验室检查　血、尿、大便常规正常，肝和肾功能、血糖及电解质均正常。

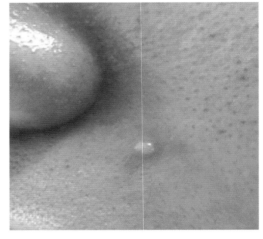

图 169-1　左侧鼻翼旁肤色丘疹

思考

1. 您的初步诊断是什么？

2. 为了明确诊断，您认为还需要做什么关键检查？

提示　可能的诊断

1. 软纤维瘤（soft fibroma）？

2. 表皮囊肿（epidermoid cyst）？

3. 栅栏状包膜神经瘤（palisaded encapsulated neuroma，PEN）？

关键的辅助检查　组织病理示表皮基本正常，真皮内局限性孤立的肿瘤组织，境界清楚，包膜基本完整（图 169-2）。瘤体内见多数呈轻度波状的神经束，细胞核呈梭形，部分呈栅栏状排列，束间可见裂隙形成。免疫组化染色：S-100 阳性（图 169-3），SMA 阴性，包膜 EMA 阳性（图 169-4）。病理诊断：符合栅栏状见膜神经瘤。

最终诊断　栅栏状包膜神经瘤。

诊断依据

1. 病史及病程　5 年。

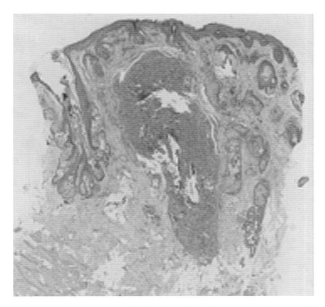

图 169-2 真皮内境界清晰、孤立性的肿瘤细胞团块
（HE×40）

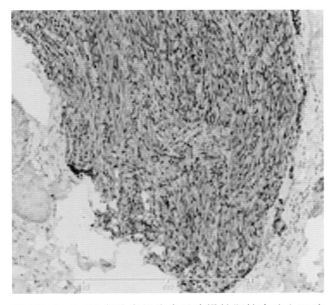

图 169-3 S-100 在肿瘤细胞中呈弥漫性阳性表达（SP法
×100）

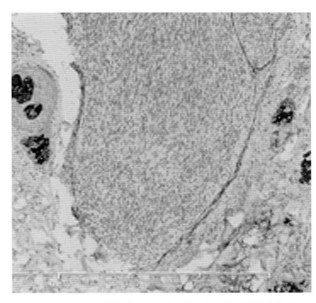

图 169-4 EMA 在肿瘤细胞中不表达，在肿瘤边缘的包膜细胞阳性表达（SP法 ×100）

2. 皮损部位 左侧鼻旁部。

3. 皮损特点 米粒大小，孤立性、肤色、圆顶形丘疹，表面光滑，界清，质地韧。

4. 组织病理 符合栅栏状包膜神经瘤。

治疗方法 皮肤外科手术切除。

易误诊原因分析及鉴别诊断 栅栏状包膜神经瘤又称孤立性局限性神经瘤，通常为孤立性小丘疹，生长缓慢，并且无明显的自觉症状，常易被患者忽略。临床上常误诊为表皮囊肿、皮赘或者软纤维瘤而长期受到忽视。栅栏状包膜神经瘤是由 Reed 等于 1972 年首次报道。临床上本病通常单发，但有少量呈丛状发病的报道。也有报道本病可累及皮肤以外的器官。皮损好发于面部，表现为圆形或椭圆形的孤立性丘疹，颜色从肤色到黄白色有所差异，可能与其内部的血管数量有关。栅栏状包膜神经瘤通常为孤立性小丘疹，生长缓慢，并且无明显自觉症状，常易被患者忽略，好发人群可能为中青年。

组织学上，本病需要与神经鞘瘤、神经纤维瘤及平滑肌瘤等鉴别。

1. 神经鞘瘤　两者均有包膜，均主要由施万细胞构成，均可呈束状排列。但在神经鞘瘤中可出现细胞丰富的束状区和细胞稀少、间质丰富的网状区，可见 Verocay 小体，但很少见到轴突结构，而此特点在栅栏状包膜神经瘤中很常见。另外，两者的包膜亦有一定的差异：在神经鞘瘤周围常见较厚的纤维性包膜，而栅栏状包膜神经瘤的包膜为相对较薄的神经束膜。

2. 丛状神经纤维瘤　两者均界限清晰，但在丛状神经纤维中细胞排列疏松且杂乱，没有一定的方向，基质丰富，没有包膜，可以鉴别。

3. 实体型血管平滑肌瘤　两者均界限清晰且呈束状排列方式，但实体型血管平滑肌瘤中肿瘤细胞的细胞质丰富，呈现明亮的嗜酸性，细胞成分较为稀疏，并且围绕裂隙状血管排列，可以鉴别。

（张　韡　孙建方）

病例 170　乳头状小汗腺腺瘤

临床照片　见图 170-1。

一般情况　患者，女，60 岁。

主诉　右小腿结节 3 年。

现病史　患者于 3 年前无明显原因发现右小腿中部出现一黄豆大小的结节，无自觉症状。之后肿物逐渐增大，表面无破溃或分泌物等。患者曾至当地医院就诊，考虑诊断为皮肤纤维瘤，遂至我院就诊，要求行手术切除。患者否认发病前有外伤史。

既往史及家族史　无特殊。父母健康，非近亲结婚，家族中无类似疾病患者。

体格检查　体格及智力发育正常，系统检查未见异常。

皮肤科检查　右小腿中部可见一圆形、质硬、棕红色的孤立结节，直径约为 3 cm，表面光滑，无分泌物。

实验室检查　血、尿、大便常规正常，肝和肾功能、血糖及电解质均正常。

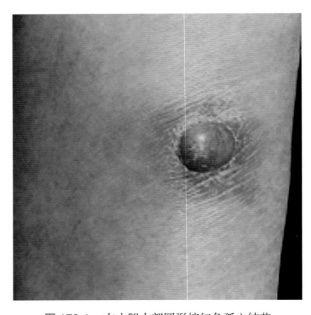

图 170-1　右小腿中部圆形棕红色孤立结节

思考

1. 您的初步诊断是什么？

2. 为了明确诊断，您认为还需要做什么关键检查？

提示　可能的诊断

1. 管状大汗腺腺瘤（tubular apocrine adenoma）？

2. 乳头状小汗腺腺瘤（papillary eccrine adenoma）？

3. 乳头状汗腺腺瘤（hidradenoma papilliferum）？

关键的辅助检查

1. 组织病理 表皮轻度萎缩。肿瘤由多个椭圆形至不规则的管状结构组成。管状结构由两层或更多的上皮细胞组成，周围有纤维间质包裹（图170-2）。管腔层主要由立方形细胞组成，部分区域呈乳头状突入管腔。外层由扁平至立方形细胞排列而成。无断头分泌，也未见肿瘤小管与表皮连接。

2. 免疫组化 CK7 阳性，EMA 阳性，上皮内细胞部分表达 CEA，GCDFP-15 阴性。

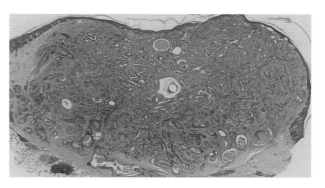

图170-2 真皮内多数椭圆形至不规则的管状结构。管状结构由两层或更多的上皮细胞组成，周围有纤维间质包裹（HE×40）

最终诊断 乳头状小汗腺腺瘤。

诊断依据

1. 病史及病程 3年。

2. 皮损部位 右腿。

3. 皮损特点 右腿中部可见一圆形、质硬、棕红色孤立结节，直径约为3 cm，表面光滑，无分泌物。

4. 组织病理 表皮轻度萎缩。肿瘤由多个椭圆形至不规则的管状结构组成。管状结构由两层或更多的上皮细胞组成，周围有纤维间质包裹。管腔层主要由立方形细胞组成，部分区域呈乳头状突入管腔。外层由扁平至立方形细胞排列而成。无断头分泌，也未见肿瘤小管与表皮连接。

5. 免疫组化支持乳头状小汗腺腺瘤。

治疗方法 手术切除。

易误诊原因分析及鉴别诊断 乳头状小汗腺腺瘤是一种少见的肿瘤，首次由 Rolon 和 Helwig 于1977年报告。本病的发病年龄较广，女性比男性好发，特别好发于黑人。发病机制目前尚不清。临床表现为单发、无症状的红色、黄色或棕色结节，质地略硬，直径0.5～4.0 cm。大部分肿瘤生长缓慢，好发部位为四肢。本病的诊断主要依靠组织病理学检查。其组织病理表现为真皮内无包膜、界限清楚的肿瘤，由扩张的分支状管腔和囊腔组成，管壁由两层或两层以上的嗜酸性细胞组成，部分区域呈乳头状突入管腔。腔内有无定形性嗜伊红物质。管腔内层细胞多呈立方形，无断头分泌。本病的治疗为手术切除，皮损切除后很少复发。在临床上，本病主要需要与管样大汗腺腺瘤和乳头状汗腺腺瘤相鉴别。

1. 管状大汗腺腺瘤 本病罕见，好发于女性，皮损常见于头皮。临床特点为直径1～2 cm 的结节或有蒂损害，境界清楚，表面光滑。与乳头状小汗腺腺瘤的鉴别点为顶浆分泌，有时难以区分，因为 Falck 和 Jordan 将两者统称为导管状乳头状汗腺瘤（tubulopapillary hidradenoma）。

2. 乳头状汗腺腺瘤 本病大多数发生于40～50岁的女性，好发于外阴部，多见于白种人。临床表现为单发、无症状的丘疹或结节，直径1～2cm，偶有疼痛、瘙痒、分泌物或出血。病理检查可见顶浆分泌现象。根据临床特点及病理特点可以鉴别。

（张　韡　李筱芳　孙建方）

病例 171　砷角化病并多发性鳞状细胞癌

临床照片　见图 171-1、171-2。

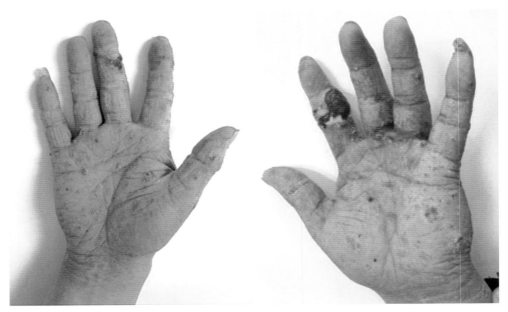

图 171-1　双手多发深黄色的角化性丘疹，右手中指指腹、左手示指侧缘增生性肿物，表面糜烂

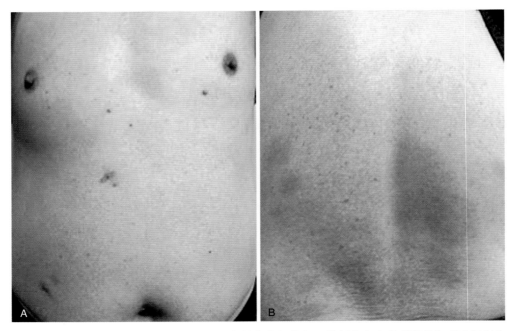

图 171-2　腹部（图 A）及背部（图 B）泛发性色素沉着斑，其间夹杂点状或滴状色素减退斑点

一般情况　患者，男，51 岁。

主诉　手足和臀部角化性丘疹伴色素异常 14 年，双手肿物和破溃 1 年。

现病史　患者于 18 年前在外院诊断为"银屑病"，服用含"雄黄"的中药治疗 1 年。停止服药 3 年后于双侧掌跖部皮肤出现点状增生性角化性丘疹，诊断不详。其后再服用此中药半年，于全身皮肤广泛出现色素沉着与点状色素脱失，以躯干肚脐部明显，掌跖部点状角化逐渐加重，臀部亦出现类似皮损。1年前在双手掌角化性丘疹的基础上出现新生肿物，表面糜烂、破溃。在外院进行病理检查，诊断为"鳞癌"。患者曾于外院诊断为"砷角化病"，使用某螯合物排毒治疗及光动力治疗，但效果不佳，服用"阿维A胶囊10mg/次，3次/日"治疗20天，暂未见明显效果。

既往史及家族史 患糖尿病病史1年，未进行正规诊治。父母健康，非近亲结婚，家族中无类似疾病患者。

体格检查 体格及智力发育正常，系统检查未见异常。

皮肤科检查 在掌跖、手背、指（趾）背及手腕广泛角化过度的基础上见多发深黄色的角化性丘疹。皮损直径1～5 mm，对称分布，表面呈疣状粗糙。右手中指指腹及左手示指侧缘各见一直径1～2 cm的增生性肿物。肿物不规则，表面有鲜红破溃、糜烂，无名指指根破溃。颈部、躯干及四肢泛发色素沉着斑，其间夹杂点状或滴状色素减退斑点，以腹部和腰部为著。上肢有鳞屑性斑片，Auspitz征（＋）。

实验室检查 血及尿常规正常，肝、肾功能和血脂正常。

思考

1. 您的初步诊断是什么？

2. 为了明确诊断，您认为还需要做什么关键检查？

提示 可能的诊断

1. 砷角化病（arsenical keratosis）？

2. 鳞状细胞癌（squamous cell carcinoma）？

3. 鲍温病（Bowen's disease）？

关键的辅助检查

1. 尿砷0.07 mg/L（正常值＜0.035 mg/L）。

2. 组织病理检查 手指增生性损害部位示表皮角化过度，表皮细胞轻度不规则增生，部分区域向下侵袭生长，形成多数鳞状上皮细胞团块（图171-3）。团块内细胞排列紊乱，细胞核大小不一，染色深，见有丝分裂象、鳞状涡和角珠形成，间质内弥漫以淋巴细胞为主的浸润，符合鳞状细胞癌改变。

最终诊断 砷角化病并多发性鳞状细胞癌。

诊断依据

1. 病程14年。

2. 皮损位于躯干、四肢及双手手指。

3. 皮损为多发深黄色的角化性丘疹和增生性肿物，表面鲜红破溃、糜烂，并见泛发色素沉着斑，其间夹杂点状或滴状色素减退斑点。

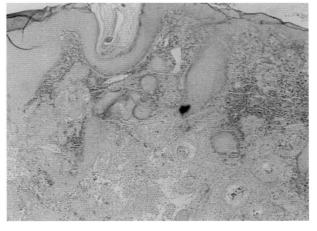

图171-3 表皮细胞轻度不规则增生，部分区域向下侵袭生长，形成多数鳞状上皮细胞团块（HE×100）

4. 组织病理检查符合鳞状细胞癌改变。

5. 尿砷0.07 mg/L（正常值＜0.035 mg/L）。

治疗方法

1. 阿维A，每次20 mg，2次/日，浅层X线照射治疗。

2. 随访治疗。

易误诊原因分析及鉴别诊断 砷中毒的途径主要有职业性、医源性和水源性。近些年我国常见的砷中毒主要是医源性，如治疗银屑病、白癜风、哮喘或癫痫等疾病长期接触或服用含砷中药（雄黄或砒霜等），可表现为砷角化病。本例患者因寻常性银屑病服用江湖游医自行配制的含雄黄的中药（主要成分为三硫化二砷，砷含量约为75%），4年后出现皮损。砷角化病的临床表现包括：①各种类型的角化性皮损，以鸡眼样或疣状角化性丘疹为常见。②弥漫的色素改变，以色素沉着为主，其间夹杂雨滴状色素减退斑点。③并发皮肤肿瘤，包括鳞状细胞癌、鲍恩病和基底细胞癌，以鳞状细胞癌最为多见。砷角化病可持续数年，一般于10~30年后可发生癌变，癌变率为4%~8%。诊断要点为：①有不同形式的砷接触史。②有典型的临床表现。③在尿、毛发和皮肤组织内砷含量升高。

本例患者有长期服用含雄黄的中药史；有典型的临床表现，结合尿砷升高，诊断成立。治疗上，首先应停用含砷药物并促进其排除，其次是对症处理。文献报道维A酸类药物对砷角化病及并发的皮肤肿瘤有效。给予患者服用阿维A，同时对肿瘤局部给予浅层X线放射治疗。砷角化病患者可反复发生多发性皮肤肿瘤和癌前病变，手术治疗困难。阿维A的应用为本病的治疗提供了新的手段，在个案报道中取得了理想的效果，但需要定期监测患者的肝、肾功能和血脂水平。在临床上，鳞状细胞癌主要需要与基底细胞癌和鲍恩病相鉴别。

1. 基底细胞癌　临床表现可以分为三组：结节型、表浅型和硬斑病样型，大约70%的基底细胞癌发生于面部和头部，最常见的表现是结节型和表浅型。根据皮疹特点和组织病理检查可以鉴别。

2. 鲍恩病　临床表现为有鳞屑、结痂、边缘清楚并略高起的暗红色持久性斑片。皮疹多单发，也可多发，病程缓慢，可迁延数十年。病理检查可见个别细胞角化不良，有些可形成角株。根据皮损及病理特点可以鉴别。

（张　韩　孙建方）

病例 172　乳房佩吉特病

临床照片　见图172-1。

一般情况　患者，女，55岁。

主诉　右侧乳头糜烂5个月。

现病史　患者于5个月前无明显诱因右侧乳头出现糜烂，少量渗出，无明显疼痛及瘙痒，曾至外院按"湿疹"治疗（具体不详），症状无明显好转，遂至我院就诊。

既往史及家族史　无特殊。父母健康，非近亲结婚，家族中无类似疾病患者。

体格检查　体格及智力发育正常，系统检查未见异常。

皮肤科检查　右侧乳头鲜红色糜烂，少量渗出。

实验室检查　血、尿、便常规正常，肝和肾功能、血糖及电解质均正常。

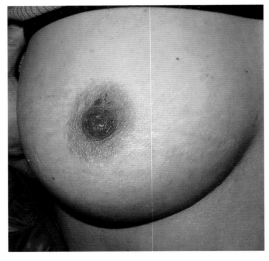

图172-1　右侧乳头鲜红色糜烂

思考

1. 您的初步诊断是什么？

2. 为了明确诊断，您认为还需要做什么关键检查？

提示　可能的诊断

1. 湿疹（eczema）？

2. 鲍温病（Bowen disease）？

3. 乳房佩吉特病（mammary Paget's disease）？

关键的辅助检查

1. 组织病理 角化过度，浅表糜烂、结痂，表皮内可见单个或成巢的异型细胞，细胞核／质比高，真皮浅层有较多量的淋巴细胞浸润（图172-2）。

2. 免疫组化 Ki-67增殖指数为10%（+），CK7（+++），CK20（－），EMA（+），her-2（+++）。

最终诊断 乳房佩吉特病。

诊断依据

1. 病史及病程 5个月。

2. 皮损部位 右侧乳头。

3. 皮损特点 右侧乳头鲜红色糜烂，少量渗出。

4. 伴随症状 无。

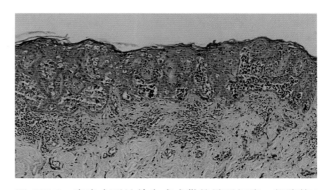

图172-2 表皮内可见单个或成巢的异型细胞，细胞核／质比高，真皮浅层有较多的淋巴细胞浸润（HE×100）

5. 组织病理 角化过度，浅表糜烂、结痂，表皮内可见单个或成巢的异型细胞，细胞核／质比高，真皮浅层有较多的淋巴细胞浸润。

6. 免疫组化 Ki-67增殖指数为10%（+），CK7（+++），CK20（－），EMA（+），her-2（+++）。

治疗方法 患者至外院检查，确诊为乳腺浸润性导管癌后行广泛切除术，随访至今未见复发。

易误诊原因分析及鉴别诊断 乳房佩吉特病即乳房湿疹样癌，最早是由James Paget于1874年报道的一组表现为乳房湿疹样的病变，与乳腺癌关系密切。佩吉特病几乎全部发生于女性，也可见于男性乳房，主要为乳腺癌或顶泌腺癌扩展至乳头及周围表皮引起。本病在临床上极易被误诊为湿疹或皮炎而延误治疗，其发病机制目前尚不清楚。此病的首发症状大多为单侧乳头和乳晕的湿疹样改变，少数以乳房肿块为最初表现。皮损表现为边界清楚的红色斑片，有渗出、结痂和脱屑，并可见轮裂、糜烂和乳头渗液。晚期损害可有乳头凹陷或发生溃疡。文献报道乳头部位受累时应高度警惕此病，应尽早行组织病理检查以明确诊断。

乳房佩吉特病的病理变化有特征性，表皮变薄、变平，有溃疡或结痂，表皮内可见大的单个或片状的佩吉特细胞浸润，分布可达表皮全层，但以棘层下部多见。这些细胞的细胞质呈细颗粒状或透明，核较大，呈空泡状且不规则，核仁明显，偶见核分裂象。在真皮层可见数量不等的淋巴细胞浸润，未见佩吉特细胞浸润。根据典型的临床表现及组织病理检查，如发现单个或成团分布的佩吉特细胞即可明确诊断。对佩吉特病的治疗以手术为主，以全乳腺切除术和改良根治术为主。在临床上，本病需与乳房湿疹和鲍温病相鉴别。

1. 乳房湿疹 湿疹多对称性地分布于两侧乳房。皮疹表现为边界不清的红斑，伴瘙痒，按湿疹治疗后症状可缓解，多见于哺乳期的青年女性。病理检查无佩吉特细胞浸润。根据临床表现及病理特点可以鉴别。

2. 鲍温病 是一种发生于皮肤或黏膜的表皮鳞状细胞癌，可发生于任何年龄，以中老年人为多，好发于颜面、躯干及四肢远端，表现为孤立、境界清楚的暗红色斑片，病理表现为角化不良细胞及单核和多核巨大表皮细胞。表皮细胞排列不规则，呈高度不典型增生。根据临床表现及病理特点可鉴别。

（张 韡 蒋 娟 孙建方）

病例 173 　嗜酸性粒细胞增多性血管淋巴样增生

临床照片 　见图 173-1。

一般情况 　患者，女，44 岁。

主诉 　左耳背侧散发丘疹、结节半年。

现病史 　患者于半年前无明显诱因在左耳背侧出现数个绿豆大小的淡红色结节，无自觉症状，搔抓后易出血。半年来结节渐增大、增多。无局部外伤或感染史。患者在皮损出现前曾出现心悸、大便次数增多及月经不调等症状，1 个月前被诊断为甲状腺功能亢进症（甲亢），给予普萘洛尔和甲巯咪唑治疗 3 周后甲亢症状部分缓解，T_3、T_4、FT_3 和 FT_4 水平下降，TSH 升高。

既往史及家族史 　无特殊。父母健康，非近亲结婚，家族中无类似疾病患者。

体格检查 　体格及智力发育正常，甲状腺 II 度肿大，其他系统检查未见异常。

皮肤科检查 　左耳背侧可见 8 个孤立存在的绿豆至黄豆大小的淡红色结节，表面光滑、质韧，无压痛。

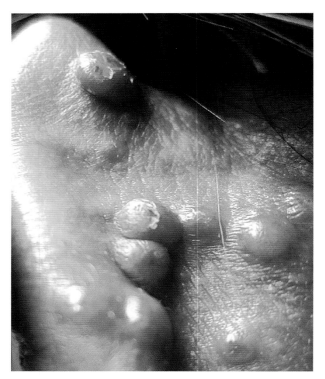

图 173-1　左耳背侧多数淡红色结节

实验室检查 　血、尿、大便常规正常，肝和肾功能、血糖及电解质均正常。IgE 和抗核抗体（ANA）等免疫指标正常。腹部彩超检查未见异常。

思考

1. 您的初步诊断是什么？

2. 为了明确诊断，您认为还需要做什么关键检查？

提示 　可能的诊断

1. 木村病（Kimura disease）？

2. 化脓性肉芽肿（granuloma pyogenicum）？

3. 嗜酸性粒细胞增多性血管淋巴样增生（angiolymphoid hyperplasia with eosinophilia，ALHE）？

关键的辅助检查

1. 甲状腺彩超检查示双侧甲状腺弥漫性增大。

2. 甲状腺功能：T_3 2.97 nmol/L（正常值 1.34 ~ 2.73 nmol/L），T_4 210.4 nmol/L（正常值 78.4 ~ 157.4 nmol/L），游离三碘甲状腺原氨酸（FT_3）10.35 pmol/L（正常值 3.8 ~ 6.0 pmol/L），游离甲状腺素（FT_4）32.77 pmol/L（正常值 7.9 ~ 14.4 pmol/L），促甲状腺素（TSH）0.01 mU/ml（正常值 0.34 ~ 5.6mU/ml），抗甲状腺蛋白抗体 453.13 IU/ml（正常值 0 ~ 115 IU/ml），抗甲状腺微粒体抗体 164.96 IU/ml（正常值 0 ~ 34 IU/ml），促甲状腺素受体抗体 8.48 IU/L（正常值 0 ~ 1.75 IU/L）。

3. 组织病理 　表皮轻度增生，真皮内可见含大量血管腔隙的小叶状团块，境界不清。血管腔大小不一，血管内皮细胞肥大，细胞质丰富。间质内可见弥漫性淋巴细胞、嗜酸性粒细胞及组织细胞等炎症细胞浸润（图 173-2、173-3）。

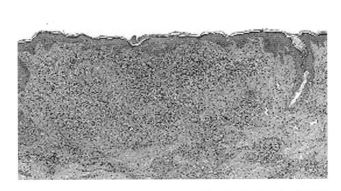

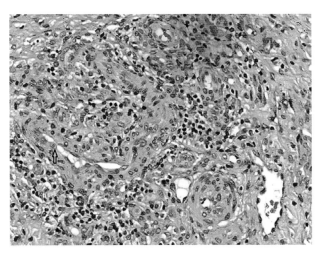

图 173-2　真皮内血管增生，间质内弥漫性炎症细胞浸润（HE×40）

图 173-3　血管腔大小不一，血管内皮细胞肥大，周围淋巴细胞、嗜酸性粒细胞及组织细胞浸润（HE×400）

最终诊断

1．嗜酸性粒细胞增多性血管淋巴样增生。

2．甲状腺功能亢进症。

诊断依据

1．病程半年。

2．皮损位于左耳背侧。

3．左耳背侧可见 8 个孤立存在的绿豆至黄豆大小的淡红色结节，表面光滑、质韧，无压痛。

4．组织病理　表皮轻度增生，真皮内可见含大量含血管腔隙的小叶状团块，境界不清。血管腔大小不一，血管内皮细胞肥大，细胞质丰富。间质内可见弥漫性淋巴细胞、嗜酸性粒细胞和组织细胞等炎症细胞浸润。

5．甲状腺功能示 T_3、T_4、FT_3、FT_4 偏高，TSH 偏低。甲状腺彩超检查示双侧甲状腺弥漫性增大。

治疗方法　予以 CO_2 冷冻治疗后皮损消退，经 3 个月随访未见复发。

易误诊原因分析及鉴别诊断　嗜酸性粒细胞增多性血管淋巴样增生为良性血管性肿瘤，临床上较少见，好发于中青年女性的头颈部，尤其是外耳和颞部，其他部位少见。其发病机制尚不清，部分患者的发病与创伤、妊娠和免疫反应有关。典型的皮疹为单发或多发的皮下小结节或红色丘疹，直径多在 1 cm 左右（0.2～1.5 cm），表面光滑、边界清楚，质地坚实，多有瘙痒或压痛等不适，搔抓后易出血，局部淋巴结肿大少见。其皮损多孤立存在，部分可融合。组织病理特征性改变是毛细血管和小血管增生。内皮细胞肿胀，呈组织细胞样或上皮细胞样突入管腔，可堵塞管腔。细胞核较大且不规则折叠，细胞质丰富酸染，可见到大小不等的空泡。10%～15% 的病例血嗜酸性粒细胞增多，血清 IgE 多数也不升高。

本例患者为中年女性，皮损表现典型，且患者甲亢出现的时间与皮损的发生时间相近，患者就诊时以耳部皮损及甲亢症状为主要的临床表现。嗜酸性粒细胞增多性血管淋巴样增生与甲亢出现于同一患者的现象也许并非偶然。国内外有学者提出雌激素对嗜酸性粒细胞增多性血管淋巴样增生的影响并发现部分病例与妊娠有关，国内亦有嗜酸性粒细胞增多性血管淋巴样增生并发肾损害的报道，但目前尚未见嗜酸性粒细胞增多性血管淋巴样增生并发甲亢的报道，其确切的发病机制尚待进一步研究。手术切除是嗜酸性粒细胞增多性血管淋巴样增生的首选治疗，另外，刮除、冷冻、局部放疗、糖皮质激素、长春碱、甲氨蝶呤、咪喹莫特、干扰素 α-2a 局部注射和脉冲染料激光等均有一定的疗效，但不确切。在临床上，本病主要需要与木村病和化脓性肉芽肿等疾病相鉴别。

1．木村病　临床表现为头颈部单发且深在的皮下结节，可相互融合成团块，好发于青壮年男性，可累及局部淋巴结及骨骼。组织病理检查可见淋巴滤泡及厚壁血管增生。实验室检查可见外周血嗜酸性粒细胞显著升高，IgE 升高。根据临床表现及病理特点可鉴别。

2．化脓性肉芽肿　是一种皮肤或黏膜的良性血管肿瘤，开始为一个小的红色丘疹，在数周到数月内迅速增长，表面易破溃。化脓性肉芽肿可发生于任何年龄，好发于儿童及年轻成人。本病很少自发性缓解，并且经常反复大量出血。大多数病变是单发的，多发性病变较为少见。根据临床表现和病理特征可以鉴别。

（阚思玥　李筱芳　张　韡）

病例 174　左拇趾甲黑素瘤

临床照片　见图 174-1。

一般情况　患者，男，30 岁，农民。

主诉　左踇趾外伤后溃疡、增生性肿物伴疼痛 1 年余。

现病史　患者于 1 年前外伤后左踇趾甲脱落，形成溃疡和血痂，周围轻度红肿，伴轻微疼痛。自行外用"红霉素软膏"外搽，效果不佳。在当地医院考虑"外伤并感染"，予"头孢类抗生素"（具体不详）治疗 6 天后红肿消退，溃疡结痂。之后结痂脱落，但其下溃疡处逐渐出现肉芽样增生性肿物，其上有少许渗出、结痂。皮损逐渐扩大并累及左踇趾。间有轻微疼痛，可耐受。发病以来，无发热和淋巴结肿大。精神、饮食可，二便正常。

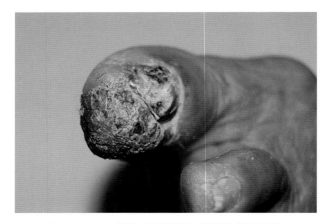

图 174-1　左踇趾肉芽样增生性肿物伴甲破坏

既往史　追问患者，可知其在发生外伤 3 年前趾甲逐渐变为黑褐色，因无明显症状而未就诊。患者既往体健。家族中无相同疾病病史。

体格检查　T 36.7℃，P 78 次 / 分，BP 130/80 mmHg。一般情况尚可。浅表淋巴结未扪及肿大。系统检查未发现异常。

皮肤科检查　左踇趾甲床和末端见肤色至淡黄褐色的肉芽样增生性肿物，表面不平，上有结痂。未见明显溃疡。趾甲破坏、增厚，呈黑褐色，甲近端皱褶部位轻度肿胀。

实验室检查　血、常规及尿常规正常。肝和肾功能均正常。X 线胸片示心、肺、膈未见异常。腹部 B 超检查正常。

思考　您的初步诊断是什么？

提示　可能的诊断

1．恶性黑素瘤（malignant melanoma）？

2．基底细胞癌（based cell carcinoma）？

3．鳞状细胞癌（squamous cell carcinoma）？

关键的辅助检查　组织病理（左踇趾末端取材）示基底层及上方棘层可见增生的黑素细胞，呈佩吉特样扩散。基底层黑素细胞单个连续增生多于巢，细胞异型，核周空晕。真皮内散在或团块、条索状上皮样或梭形细胞增生，细胞异型，可见少数核分裂象，在表皮基底层及其上部亦见类似细胞（图174-2、174-3）。肿瘤细胞达真皮网状层，切片底部切缘亦见肿瘤细胞。免疫组化检查示pan-CK、EMA、p40、p63、p16均为阴性，S-100蛋白、HMB-45及SOX-10均为阳性，多数细胞呈佩吉特样扩散。Ki-67增殖指数为20%～30%（+）。病理符合恶性黑素瘤，肿瘤厚度1.8 mm，无溃疡。

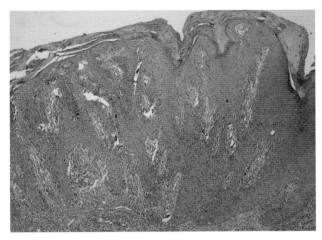

图174-2　真皮内散在或团块、条索状上皮样或梭形细胞增生，细胞异型（HE×25）

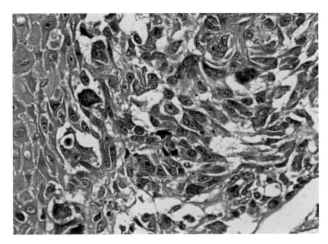

图174-3　前图高倍，团块状上皮样细胞增生（HE×200）

最终诊断　左踇趾甲黑素瘤，$T_{2a}N_0M_0$。

诊断依据

1. 病程1年余。

2. 有外伤史，发生外伤前趾甲变黑3年。

3. 皮损位于左踇趾甲及周围。

4. 于左踇趾甲床和末端见肤色至淡黄褐色的肉芽样增生性肿物，表面不平，上有结痂。趾甲破坏、增厚，呈黑褐色，近端甲皱襞部位轻度肿胀。

5. 自觉疼痛。

6. 组织病理　在基底层及上方棘层可见增生的黑素细胞，核周空晕。真皮层内大量散在异型细胞分布，细胞呈卵圆形及短梭形，细胞质内无黑素颗粒，无细胞间桥。免疫组化示HMB_{45}及S-100蛋白均为阳性。

治疗方法　建议患者至骨科手术切除并转至肿瘤医院治疗。

易误诊原因分析及鉴别诊断　甲黑素瘤是一种以指甲及周围组织为主要受累部位的黑素瘤。在欧美国家其发生率占所有黑素瘤患者的1%～3%。甲黑素瘤早期多表现为甲黑线，大部分早期患者甲黑线较宽，后进展为弥漫性黑甲。皮损可累及甲周围皮肤，即Hutchinson征阳性。有人认为Hutchinson征是诊断甲下黑素瘤重要的临床标志之一。在甲黑素瘤晚期多发生甲损毁，出现溃疡或结节性损害，如果周边皮肤无明显的色素性改变，患者很可能被误诊为甲癣或感染等疾病，尤其是甲下无色素性黑素瘤。组织病理检查示早期原位甲黑素瘤表现为甲母质内散在的黑素瘤细胞增生，分布位置较高，位于基底层之上，细胞核大、深染，树突丰富，合成粗大的黑素颗粒。进展中的原位黑素瘤则可在甲母质内形成肿瘤细胞巢。浸润性黑素瘤主要表现为梭形或上皮样瘤细胞增生，不具有成熟现象，基底部呈浸润性生长，可伴有局部炎性浸润和噬黑素细胞沉积。Levit等提出甲下黑素瘤的ABCDEF诊断方案为：A（age）即年龄为成人；B（band）即皮损宽度达3 mm，颜色不均一，边界模糊；C（change）即皮损变化很快，在充分治疗后指甲毁损情况无好转；D（digit）即受累甲以踇指、第一趾和示指为主；E（extention）即甲周皮肤被累及，Hutchinson 征阳性；F（family history）为家族史。治疗根据皮肤黑素瘤的分期按照 2009 年美国癌症协会（AJCC）分期（TNM 分期）进行。

本例患者 3 年前趾甲逐渐变黑，加上外伤，继而发生经久不愈的溃疡，并出现增生性肉芽样肿物，组织病理检查符合黑素瘤，故甲黑素瘤诊断可以明确。由于患者无明确的甲黑线等病史，甲周亦无黑色斑片，故临床上易与甲癣和鳞状细胞癌等相混淆，应与之相鉴别。

1. 甲癣　为皮癣菌侵犯甲板或甲下引起的疾病，常有趾甲改变、变形，出现裂纹、变脆或增厚，甲变色，呈棕色或黑色等，并常继发甲沟炎。结合病史、临床、真菌学检查和组织病理，两者鉴别不难。

2. 鳞状细胞癌　常发生于某些皮肤病的癌前疾病的基础上，或由于各种癌前期疾病演变而来，少数亦可为原发性，主要发生于老年人，好发于头皮、面、颈和手背等暴露部位。最早是浸润性斑块，以后可发展为结节或疣状损害，表面可呈菜花状，可形成溃疡。组织病理表现为鳞状细胞瘤块由表皮不规则向真皮内增生，细胞排列紊乱，细胞异型，核分裂活跃。结合病史、临床和组织病理，两者鉴别不难。

3. 连续性肢端皮炎（acrodermatitiscontinua）　是一种罕见的慢性复发性无菌性脓疱性皮肤病。最初发于指（趾）两侧，多数是在外伤后诱发。早期表现为化脓性甲沟炎，以后逐渐扩大，出现群集性小脓疱。脓疱于数日后干燥，形成黄色痂，以后逐渐脱落，其下为红色糜烂面或为有光泽的红斑，不久又有新脓疱发生，常反复发作，受累甲床及甲板的脓湖常引起甲损害，也有甲变形、萎缩或脱落。结合病史、临床表现和组织病理，两者不难鉴别。

（刘彤云　黄云丽　陈凤娟　何　黎）

病例 175　骨膜增生厚皮症

临床照片　见图 175-1。

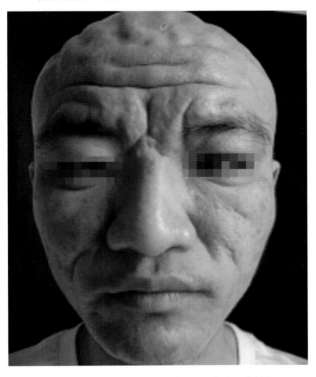

图 175-1　面部及头皮皮肤明显增厚，多皱褶

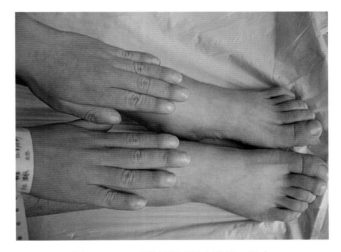

图 175-2　双手足指（趾）增粗、肥大

一般情况　患者，男，20 岁，学生。

主诉　头面部皮肤增厚、松弛及多皱褶 1 年余，指（趾）及四肢关节增粗 2 年。

现病史　患者自 2006 年 6 月开始发现面部皮肤增厚及皱纹增加，以额部和颊部明显。随着时间推移，皱纹加深，面部皮肤逐渐松弛，弹性下降，形成皱褶，无任何自觉症状，未予治疗。此后患者发现面部皮肤松弛逐渐加重，皱纹明显加深。2005 年 9 月患者发现指、趾及四肢关节逐渐增粗，双手足湿冷多汗，自认为是身体发育过快所致。因无明显不适，故患者一直未就诊或治疗。患者自发病以来，无多饮、多尿和多食等不适。

既往史及家族史　无特殊。

体格检查　一般情况好，心、肺及腹未见明显异常。

皮肤科检查　面部及头皮部位的皮肤明显增厚，多皱褶，尤以前额及颊部明显，呈老年人面貌。头皮的皱褶形成回状头皮。面部皮肤油腻，可见散在的红色丘疹和黑头粉刺。双手足皮肤增厚，双手足指及趾增粗、肥大，双手足湿冷、多汗。双膝关节肿大，无红肿，浮膑试验阴性。双眼球不突出，胫前未见斑块及皮肤颜色改变，无舌肥大。

实验室检查 血、尿及大便常规、肝和肾功能、生长激素、性激素及甲状腺功能检查均正常。腹部彩超检查示肝、胆、胰、脾及双肾未见明显异常。胸部 X 线检查及头颅 CT 检查未见异常。手足及膝关节正侧位及胫腓骨 X 线片示双手、双膝关节、双胫腓骨及双足骨皮质连续。关节间隙无狭窄或增宽，骨性关节面光滑，双尺桡骨远端及双胫腓骨骨膜增生，骨皮质增厚，骨干增粗，双足第 2 - 5 远节趾骨有不同程度的削尖变形。双胫骨髁间隆起变尖，周围软组织增厚，符合骨膜增生厚皮症所致肥大性骨关节病。

思考

1. 您的初步诊断是什么？

2. 为了明确诊断，您认为还需要做什么关键检查？

提示 可能的诊断

1. 肢端肥大症（acromegaly）？

2. 甲状腺性杵状指（thyroid acropachy）？

3. 骨膜增生厚皮症（pachydermoperiostosis）？

4. 回状颅皮（cutis verticis gyrata）？

关键的辅助检查 组织病理检查示表皮角化过度伴角化不全，棘层肥厚，表皮突伸长、增宽。真皮增厚，中下部胶原间隙明显增宽，间隙中有淡嗜碱性黏液样物质沉积（图 175-3）。阿新兰染色阳性。结合临床，诊断为骨膜增生厚皮症。

最终诊断 骨膜增生厚皮症。

诊断依据

1. 病程 2 年。

2. 皮损位于头面部、四肢关节及指、趾。

3. 表现为皮肤增厚、松弛及皱纹增加。

4. 伴指、趾及四肢关节逐渐增粗。

5. X 线片示双尺桡骨远端及双胫腓骨骨膜增生，骨皮质增厚，骨干增粗，符合骨膜增生厚皮症所致骨关节病。

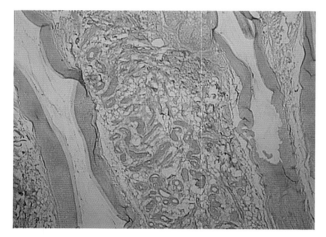

图 175-3 真皮中下部胶原间隙明显增宽，间隙内黏液样物质沉积（阿新兰染色，×40）

6. 组织病理检查示真皮增厚，胶原间隔明显增宽，内有黏液样物质沉积。

治疗方法 对前额等影响美观的皮损采用复方倍他米松混悬液局部封闭。治疗后症状得到了改善。

易误诊原因分析及鉴别诊断 骨膜增生厚皮症又称厚皮性骨膜病，是一种临床上罕见的、具有不同外显率的常染色体显性遗传病，男性较女性多见。该病于 1896 年由 Friedreich 首次报道，直到 1935 年才由 Touraine、Solents 和 Gole 将其确立为临床上一种独立的疾病，故又名 Touraine-Solente-Gole 综合征。该病可分为原发性和继发性两种类型。原发性一般在青春期发病，尤以 30 岁以前多见，有家族遗传倾向，病情进展数年至数十年后趋于稳定。继发性一般多见于 40 岁以上的男性，常伴有慢性心肺疾病、纵隔疾病以及慢性周围组织的炎症或创伤。有些患者可伴发支气管源性癌。本例患者尽管无家族史，但在 18 岁时开始出现症状并逐渐加重，而且不伴有其他系统性疾病，应诊断为原发性骨膜增生厚皮症。

该病的临床表现主要以皮肤和骨关节改变为主，具有如下特点：①头面部及手足部皮肤增厚、折叠、粗糙，伴有皮下脂肪增生。前额和头皮部位的皮肤过度皱褶可出现典型的回状头皮，面部的皮肤过度皱褶可出现"狮面征"。部分患者同时伴有头面部皮肤皮脂腺分泌旺盛。②长骨骨膜增生。临床上行 X 线检查时多表现为骨膜增生、骨皮质增厚及骨干增粗。③四肢关节，特别是肘关节、膝关节和手指关节常肿大、增粗，手指呈明显的杵状指改变。手掌部呈多汗症表现。④部分患者有男性乳房女性化的表现。实验室检查除了 X 线外，皮肤病理表现为胶原纤维增生、增厚，间质中充满酸性黏多糖物质。本例患者有典型的皮肤及骨关节表现，病理检查表现为真皮增厚，中下部胶原间隙明显增宽，间隙中有大量的黏液样物质，诊断明确。大多数原发性骨膜增生厚皮症患者由于无明显自觉的不适症状而未及时就诊。该病的治疗较为困难，多采用对症治疗。对皮肤症状可通过美容外科手术改善症状，对骨关节疼痛患者可适当使用止痛剂，必要时可使用糖皮质激素。本病应主要与肢端肥大症、甲状腺性杵状指及继发性骨膜增生厚皮症等相鉴别。

1. 肢端肥大症　为功能性垂体肿瘤所致，表现为颅骨、手及足过度生长，可伴有舌增大和回状头皮，蝶鞍部 X 线检查可有蝶鞍增大，鞍底受压变薄，常呈双边。

2. 甲状腺性杵状指　常发生于患有甲亢病史的成年男性甲状腺功能低下者，表现为指、趾皮肤增厚，呈杵状指，伴有突眼及胫前黏液水肿等症状。

3. 继发性骨膜增生厚皮症　在中老年发病，骨膜增厚快而明显，常伴有疼痛，但皮肤病变较轻。

4. 回状颅皮　该病是指头颅皮肤条状厚肿、皱褶，如脑回状，可分为真性回状颅皮和继发性回状颅皮。前者主要是由于发育退化，后者一般是继发于其他疾病所导致，常继发于：①急性或慢性局部炎症和湿疹、银屑病及脓皮病等。②先天性颅皮结缔组织过度生长。③外伤。④头皮肿瘤如痣和神经纤维瘤等。⑤全身性疾病如肢端肥大症、梅毒和白血病等。治疗时如面积不大，可行手术切除。

（黄　慧　邓　军　杨希川　钟白玉）

病例 176　厚皮指症

临床照片　见图 176-1。

一般情况　患者，男，15 岁，学生。

主诉　双手指间关节肿胀 1 年余。

现病史　患者于 1 年前无明显诱因出现双手第一指关节周围软组织肿胀，无皮肤发红，无关节痛及关节畸形，于外院行双手 X 线片检查，示指骨及骨间关节无明显异常。患者平时喜反复挤压双手指间关节，否认关节手术史及皮肤病史。

既往史及家族史　患者系足月顺产，发育正常，无结核病史，无疫源接触史，无放射性毒物接触史，无烟酒等特殊不良嗜好。父母非近亲结婚，家族中无类似疾病患者，无特殊遗传疾病病史。

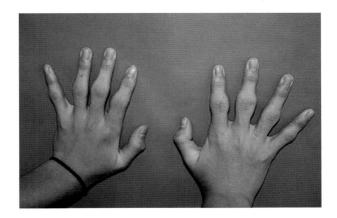

图 176-1　双手近端指间关节梭形肿胀

体格检查　一般情况良好，发育正常，体型偏瘦，智力正常。全身各系统检查无异常，甲状腺无肿大，全身未触及肿大的浅表淋巴结。

皮肤科检查　双手示指、中指、无名指和小指近端指间关节呈梭形肿胀，其两侧缘的皮肤增厚、粗糙，无明显发红、脱屑，皮下未扪及明显界清包块。拇指及其余指间关节和掌指关节未见明显角化、增厚。双手各关节无压痛、畸形及活动受限。

实验室检查　在外院行双手 X 线片检查，示指骨及骨间关节无明显异常。

思考

1. 您的初步诊断是什么？

2. 为了明确诊断，您认为还需要做什么关键检查？

提示 可能的诊断

1. 指节垫（knuckle pads）？

2. 厚皮指症（pachydermodactyly）？

3. 类风湿结节（rheumatoid nodules）？

关键的辅助检查 组织病理（左手指皮肤）示表皮角化过度，棘层稍肥厚，真皮胶原纤维明显增多，排列不规则，真皮未见明显的炎症细胞浸润（图176-2）。弹性纤维染色示真皮弹性纤维数量减少。

最终诊断 厚皮指症。

诊断依据

1. 病程 1年余。

2. 皮损位于双手第一指间关节，表现为双手示指、中指、无名指和小指近端指间关节梭形肿胀，其两侧缘的皮肤增厚、粗糙。

3. 辅助检查 双手X线片检查示指骨及骨间关节无明显异常。

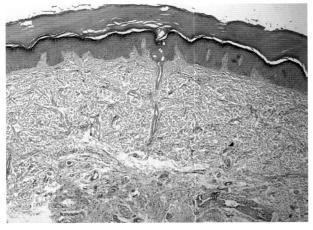

图176-2 角化过度，真皮胶原纤维明显增多，排列不规则（HE×40）

4. 组织病理 示表皮角化过度，真皮胶原纤维明显增多，排列不规则，真皮未见明显的炎症细胞浸润，真皮弹性纤维数量减少。

治疗方法 无特殊的治疗方法。该患者应减少双手指关节的机械摩擦，观察随访。

易误诊原因分析及鉴别诊断 厚皮指症是一种临床上少见的良性、获得性、局限性手指纤维瘤病。本病的临床特点为双手一个或多个掌指关节和近端指间关节的背面或侧面软组织肿胀，最早由Verbov于1975年首先报告。我国亦有个案报道类似病例。该病的发病机制目前尚不清楚，部分学者认为与局部的反复刺激有关。国内有学者对72例患者进行了荟萃分析，显示该病好发于青年男性，15.3%的患者有反复挤压手指发出弹响的习惯。患者一般无须特殊治疗，预后良好。对于部分局部增生肥厚明显的患者可给予手术切除部分增生纤维或者局部糖皮质激素治疗。

临床上，对厚皮指症应注意与其他原因引起的关节肿胀和双手软组织肿胀进行鉴别，组织病理学检查可明确诊断。

1. 指节垫 指节垫是一种可发生于任何年龄、病因不明的局限性增生性疾病。一般表现为手指或足趾关节伸侧扁平或隆起的局限性角化损害。一般发病隐匿，在数周或数月时间内逐渐增大至10cm左右，呈正常肤色或者淡褐色，其上表皮正常或轻度角化。该病常持续存在，不能消退，无明显瘙痒或疼痛等自觉症状。该病典型的组织病理学表现为表皮明显角化过度及真皮结缔组织增生。根据其临床特殊发病部位及特点，结合组织病理学检查可以与厚皮指症进行鉴别。

2. 类风湿结节 表现为半球形隆起性皮下结节，大小不等，多不对称分布，一般无压痛，常见于关节突出部位。结节常持续存在，但亦可自行消失或再复发。结节一般不破溃或感染。类风湿因子可以为阳性，皮肤病理检查可以见到致密的纤维蛋白物质沉积，周围可见组织细胞呈栅栏状排列。结合组织病理学检查两者不难鉴别。

3. 皮肤纤维瘤 一般为孤立的结节样改变，多为正常肤色、黄褐色或黑褐色，少数患者可以多发。

该病多为硬的结节，高出皮面，呈半球形，表面光滑。皮肤病理检查可见真皮内纤维或细胞增生性结节，无包膜，病变界限不清。结合病史、临床表现及组织病理学检查两者不难鉴别。

4．神经性皮炎　神经性皮炎是一种以阵发性瘙痒及皮肤苔藓样改变为特征的慢性炎症性皮肤病，临床主要表现为皮肤苔藓样改变及反复发作的瘙痒。可由多种病因诱发，经休息后症状减轻。皮损好发于颈部、肘部、腰部、股内侧及会阴等部位。结合典型皮疹、好发部位、阵发性瘙痒及组织病理学检查可以鉴别。

（余　佳　游　弋　翟志芳　杨希川）

病例 177　Ascher 综合征（不完全型）伴睑黄瘤

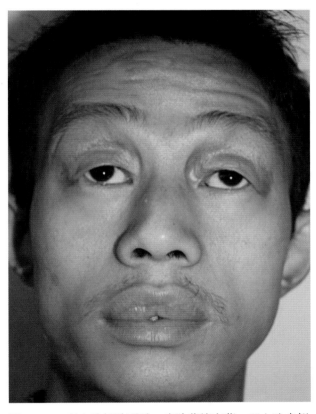

图 177-1　双上睑松弛下垂，皮肤萎缩变薄，双上睑内侧对称性黄色斑块；上唇明显肿胀

临床照片　见图 177-1。

一般情况　患者，男，29 岁，工人。

主诉　双上睑下垂、黄斑伴口唇肿胀 10 年。

现病史　患者出生后双眼睑及口唇正常。10 年前无明显诱因出现双上睑反复水肿，开始时每次发作 2～3 天消退。患者曾多次就诊于当地医院。考虑为"过敏"，并给予抗组胺药口服治疗，眼睑水肿仍反复发作。约半年后水肿不能自行消退，双上睑皮肤逐渐变薄，上睑下垂，睑内侧出现界限清楚的黄色斑块，同时口唇轻度肿胀，无明显自觉症状，视力无异常变化，不伴有其他全身症状。患者未行特殊诊治。随着年龄增长，双上睑皮肤明显变薄，可见皮下毛细血管，其上黄色斑块逐渐增大且高出皮面，口唇明显肿胀，以上唇明显，微笑时口唇明显外翻。

既往史及家族史　患者系足月顺产，发育正常，近年在外地打工，无特殊不良嗜好。父母非近亲结婚，家族中无类似疾病患者，无特殊遗传疾病病史。

体格检查　一般情况良好，发育正常，体型偏瘦，智力正常。全身各系统检查无异常，甲状腺无肿大，全身未触及肿大的浅表淋巴结。

皮肤科检查　双上睑松弛下垂，未遮盖瞳孔，双上睑边缘皮肤轻度肿胀。双下睑无明显异常。皮肤萎缩、变薄，呈淡红色，可见明显的毛细血管扩张，眼球不突出。双上睑内侧对称分布黄豆大小的黄色斑块，边界清楚，质地柔软。上唇肥厚肿大，呈双唇表现。

实验室检查　血、尿及大便常规均正常。肝和肾功能及血脂全套正常。甲状腺功能正常。甲状腺超声检查示双侧甲状腺未见明显异常。

思考

1．您的初步诊断是什么？

2．为了明确诊断，您认为还需要做什么关键检查？

提示　可能的诊断

1．肉芽肿性唇炎（cheilitis granulomatous）？

2．巨唇-面瘫-皱襞舌综合征（melkersson-rosenthal syndrome）？

3．先天性或后天性上睑下垂（congenital or acquired ptosis）？

4．眼肌型重症肌无力（ocular myasthenia gravis）？

5．Ascher综合征（不完全型）伴睑黄瘤［Ascher syndrome（incomplete type）and xanthelasma palpebrarum］？

关键的辅助检查

1．组织病理（右上睑外侧皮肤）　表皮大致正常，真皮明显萎缩、变薄，真皮内毛细血管扩张、增生，血管及附属器周围有多少不等的炎症细胞浸润（图177-2）。

2．Verhoff染色　正常一侧真皮弹性纤维大致正常，病变一侧真皮弹性纤维明显减少或缺失（图177-3）。

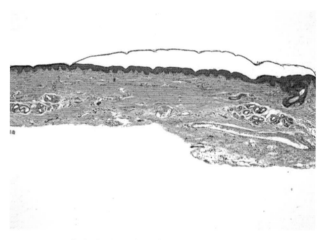

图177-2　表皮大致正常，真皮明显萎缩、变薄，真皮内毛细血管扩张、增生（HE×40）

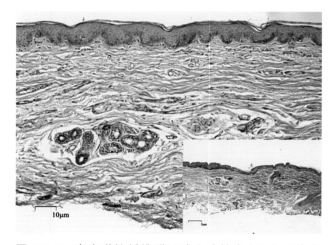

图177-3　真皮弹性纤维明显减少或缺失（Verhoff染色×100）

最终诊断　Ascher综合征（不完全型）伴睑黄瘤。

诊断依据

1．病程10年。

2．皮损位于双上睑及口唇。

3．皮损表现为双上睑松弛下垂，皮肤萎缩、变薄。双上睑内侧对称性黄色斑块。上唇明显肿胀，呈双唇表现。

4．甲状腺功能正常。

5．组织病理　真皮萎缩变薄，真皮弹性纤维明显减少或缺失。

治疗方法　无特殊治疗方法，该患者拟择期行整形手术治疗。

易误诊原因分析及鉴别诊断　Ascher综合征以眼睑松弛和上唇进行性增厚为特点，因此也可称为眼睑松弛-上唇肥厚综合征。临床上约10%的患者合并甲状腺肿大。这部分患者又称为眼-口-甲状腺综合征。若无甲状腺增大，则为Ascher综合征的不完全型。若三联征均存在，则为完全型Ascher综合征。本病临床上较少见，国内报道较少。其病因不明，认为可能与外伤、内分泌紊乱以及遗传等有关。多于婴儿期或儿童期发病。合并甲状腺肿大者，多发生于青春期。临床上类似于单纯性甲状腺肿大，一般无甲亢症状。双唇畸形一般为上唇受累，偶有双唇受累，可以为先天性，也可以是获得性。获得性者常常由外伤所致，先天性者则为发育异常。有报道先天性双唇畸形与远距器官、单侧睑下垂、眼睑松弛症、阔鼻、高腭弓及双侧第三指弯曲等先天畸形有关。眼睑松弛的病因尚不明确，目前认为可能为常染色体显性遗传。早期患者的视力不受影响，后期因眼睑下垂而导致眼裂缩窄影响视力。本例患者发生于青春后期，发病较晚，不伴有甲状腺肿大，属于不完全型，同时该患者伴发睑黄瘤，目前尚未见类似报道，两者之间是否有一定的联系尚需进一步研究。本病无特殊的治疗方法。对水肿症状可使用糖皮质激素对症治疗，对眼睑松弛及上唇肥厚引起功能障碍或影响美观的患者可采取手术处理。

临床上，Ascher 综合征应注意与其他原因引起的口唇肥厚、眼睑松弛及眼睑肿胀进行鉴别，组织病理学检查可明确诊断。

1. 肉芽肿性唇炎　是一种主要发生于青年或中年的病因不明的慢性疾病。一般无创伤及局部感染病史。上、下唇均可发病，但上唇较多。一般先从唇的一侧开始，唇红黏膜呈正常色。肿胀部位局部柔软，有垫褥感。肿胀以无痛、无瘙痒、压之无凹陷性水肿为特征。病初肿胀可以完全消退，但随多次复发则不会完全消退。随病程发展，病变蔓延至全唇并波及邻近皮肤，逐渐形成巨唇，并出现左右对称的纵行裂沟，唇红区呈紫红色。肿胀区皮肤初起色淡红，反复发作后转为暗红色。除口唇肿胀外，面部的其他部位亦可以出现肿胀，如颊、鼻、颌和眶周组织等。局部淋巴结可肿大。该病典型的组织病理学表现为慢性肉芽肿性炎症细胞浸润。根据其临床以肿胀为特点，结合组织病理学检查可以进行鉴别。

2. 巨唇 - 面瘫 - 皱襞舌综合征　也称梅罗综合征，表现为反复出现的面神经瘫痪和面部肿胀，合并皱襞舌。病因不明，可能与自主神经障碍有关。同时，因血管运动神经功能障碍引起小血管收缩和扩张异常而出现唇舌水肿。在 Ascher 综合征患者舌不受累，结合组织病理学检查两者不难鉴别。

3. 上睑下垂　可分为先天性上睑下垂或后天性上睑下垂。先天性者是从出生后上睑不能上抬，为动眼神经上睑提肌分支，或动眼神经核发育不全所致，有遗传性。在后天性睑下垂患者，因动眼神经麻痹，或因沙眼、肿瘤、炎症或外伤造成睑肥厚或损伤上睑提肌。可累及双眼，也可为单眼，因上睑下垂遮盖了瞳孔，导致视物困难，患者常耸眉、皱额及仰头，形成一种特殊的昂视姿态。如自幼发生此症，长期遮住瞳孔，则容易发展成失用性弱视。该病不累及口唇，甲状腺无异常，故结合病史、临床表现及组织病理学检查两者不难鉴别。

4. 眼肌型重症肌无力　重症肌无力是一种由神经 - 肌肉接头处传递功能障碍所引起的自身免疫性疾病，临床主要表现为部分或全身骨骼肌无力和易疲劳，活动后症状加重，休息后症状减轻。各年龄段均可发病，在儿童以 1~5 岁居多。临床上，眼肌型重症肌无力患者仅累及眼肌，表现为眼皮下垂、视力模糊、复视、斜视及眼球转动不灵活。通过组织病理学检查可以鉴别。

（翟志芳　郝飞　杨希川）

病例 178　硬肿病

临床照片　见图 178-1。

一般情况　患者，男，63 岁。

主诉　肩背部红肿 1 年。

现病史　患者于 1 年前无明显诱因出现颈后皮肤紧张、发硬，无疼痛或瘙痒，患者未予重视。后皮损逐渐加重，并向肩背发展，呈弥漫性肿胀性红斑。患者否认发病前有感染史，否认有"糖尿病"病史。发病后患者无发热、恶心或腹泻，无关节痛及雷诺现象等情况。精神、睡眠及饮食好。大、小便正常，体重无明显变化。

既往史及家族史　无特殊。

体格检查　一般情况良好，全身表浅淋巴结未触及增大，各系统检查未见明显异常。

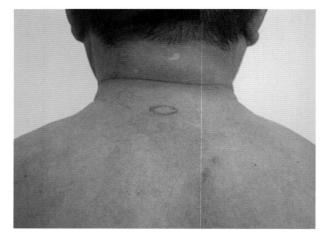

图 178-1　颈背部红斑、肿胀

皮肤科检查　颈项、肩至上背部可见弥漫性界限不清的红斑，轻度非凹陷性肿胀，发硬，不易捏起。

实验室检查　血常规及血糖均正常。

思考

1. 您的初步诊断是什么？

2. 为了明确诊断，您认为还需要做什么关键检查？

提示　可能的诊断

1. 硬肿病（scleredema）？

2. 硬皮病（scleroderma）？

关键的辅助检查　组织病理（项部皮损）示表皮大致正常，真皮浅层及毛囊周围有少量淋巴细胞及组织细胞浸润，胶原间隙增宽，有少量嗜碱性物质沉积（图 178-2）。阿辛蓝染色示真皮下部胶原间隙少量黏蛋白沉积（图 178-3）。病理诊断：符合硬肿病。

最终诊断　硬肿病。

诊断依据

1. 病程 1 年。

2. 颈项、肩至上背部弥漫性红斑，轻度非凹陷性肿胀，发硬。

3. 组织病理示真皮胶原增生、胶原间隙内有黏蛋白沉积。

治疗方法　本例无前驱感染症状，无糖尿病病史，未予特殊治疗，外地患者，失访。

病例分析及鉴别诊断　硬肿病又称成人硬肿病或 Buschke 硬肿病。因为 29% 患者的始发年龄＜10 岁，22% 为 10～20 岁，49% 是成人，故"成人硬肿病"这一病名不够确切。本病临床表现为皮肤对称性非凹陷性肿胀和发硬，好发于颈项和上背部，也可累及面部、颈前及向躯干下部进展，但手足不受累。本病有三种亚型：①一型，为急性型，最常见，好发于儿童，发病前常有明确的感染史，以链球菌感染最为多见，但其他病毒感染也可见，如麻疹、腮腺炎、巨细胞病毒感染和水痘。病程呈急性，但大部分可在数月至 2 年内自发消退。②二型，无前驱感染症状，无明显的潜在疾病。病情缓慢进展，不能自行缓解。此型可伴发异型蛋白血症，包括多发性骨髓瘤。③三型，为伴有糖尿病者，呈慢性病程，不能自行缓解。实验室检查无明显特异性。一型患者可伴有抗链球菌溶血素"O"升高，三型患者可有血糖升

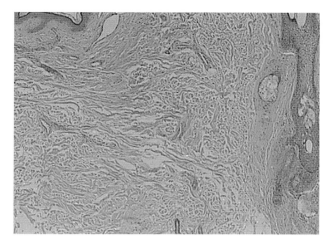

图 178-2　真皮浅层及毛囊周围有少量淋巴细胞及组织细胞浸润，胶原间隙增宽，有少量嗜碱性物质沉积（HE×100）

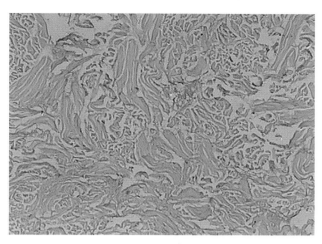

图 178-3　真皮下部胶原间隙少量黏蛋白沉积（阿辛蓝染色　×400）

高。对于二型患者，要注意检测和随访是否伴有高丙种球蛋白血症。

　　皮损组织病理学可见表皮基本正常，真皮网状层明显增厚，常累及皮下脂肪。胶原纤维增粗，并且被清晰间隙所分离，而产生"胶原窗"。阿辛蓝染色可见"窗区"有黏蛋白沉积。病程长者，胶原更换已处于稳定期，故阿辛蓝染色为阴性。对本病尚无理想的治疗手段。对一型病变早期可予抗生素治疗，对三型患者首先控制血糖水平。为了缓解皮肤症状，可给予维生素 C、E 及适量糖皮质激素治疗。近年来有文献报道予 UVB、PUVA 及电子束疗法可取得较好的疗效。硬肿病需与硬皮病和硬化性黏液水肿等疾病相鉴别。

　　1. 硬皮病　是一种以皮肤和内脏胶原纤维进行性硬化为特征的结缔组织病。病情进展缓慢，依次经历水肿期、硬化期和萎缩期。皮损早期表现为淡红色水肿的斑状损害，逐渐硬化、萎缩，表面毛发或毳毛脱落。系统性硬皮病多有雷诺现象，好发于肢端，有色素异常及皮肤萎缩。组织学上硬皮病的附属器萎缩，有弥漫的真皮硬化，而无硬肿病的"胶原窗"表现。结合临床表现和组织病理学检查，可鉴别。

　　2. 硬化性黏液水肿　是以全身皮肤出现苔藓样丘疹及结节，皮肤弥漫性浸润肥厚，呈硬皮病样改变为特征的一种慢性进行性代谢性疾病。病理上真皮内有黏蛋白沉积和成纤维细胞增殖。本病常有多系统受累，包括副蛋白血症以及消化道、呼吸系统、心脏及肾受累等，预后较差。因本病具有特征性的丘疹和结节损害，故临床上易于与硬肿病相鉴别。

（孙丽华　杨希川　钟白玉　郝飞）

病例 179　皮肤僵硬综合征

临床照片　见图 179-1。

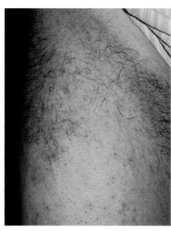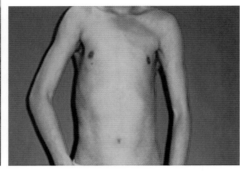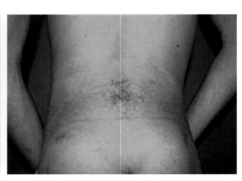

图 179-1　后背部和四肢关节硬化，大腿外侧多毛

一般情况　男，20 岁，农民。

主诉　全身肌肉僵硬及关节活动障碍 17 年。

现病史　14 年前无明显诱因患者于双大腿外侧和腘窝处出现褐色斑片，局部皮肤变硬，其上毛发增多。当时未予以治疗。后皮疹逐渐累及腰背部，并出现四肢及腰部关节处皮肤变硬、关节活动障碍及下蹲困难。否认雷诺现象及吞咽困难等。

既往史及家族史　父母为近亲结婚，家族无类似病史。

体格检查　消瘦体型，全身肌肉及四肢关节僵硬，弯腰及四肢关节弯曲困难。

皮肤科检查　后背部及四肢关节表面变硬、硬化，不易捏起，腰背部有暗褐色斑片，边界清楚。双侧大腿外侧及腘窝多毛。

实验室检查　自身抗体、补体和肾功能及免疫球蛋白（－）。

思考

1. 您的初步诊断是什么？

2. 为了明确诊断，您认为还需要做什么关键检查？

提示　可能的诊断

1. 硬皮病（scleroderma）？

2. 硬肿病（scleredema）？

3. 皮肤僵硬综合征（stiff skin syndrome）？

4. Parana 综合征（parana Hard-Skin syndrome）？

5. 平滑肌错构瘤（smooth muscle hamartoma）？

关键的辅助检查　表皮轻度萎缩，真皮全层胶原增多，呈带状排列（图 179-2）。脂肪胶原增生（图 179-3）。毛囊内黏多糖沉积（图 179-4）。

最终诊断　皮肤僵硬综合征。

诊断依据

1. 婴幼儿期起病，呈渐进性。

2. 皮损部位 位于后背部及双大腿外侧,表现为腰背部暗褐色斑片,边界清楚,不易捏起。

3. 伴全身肌肉及四肢关节僵硬,弯腰及四肢关节弯曲困难。

4. 皮肤组织病理提示真皮及皮下纤维增生,真皮黏多糖沉积。

治疗方法 本病无有效的治疗方案,免疫抑制剂、糖皮质激素、补骨脂和青霉胺等都无肯定的疗效。据已有文献报道,尽早采取功能锻炼和康复治疗可能有利于肢体功能的保护。对本例患者予以积雪苷、丹参及物理治疗后部分患者的症状得到了轻度改善,但没有取得显著的疗效。

易误诊原因分析及鉴别诊断 皮肤僵硬综合征是一种罕见的黏多糖病,又称黏多糖异型。本病具有以下特征:①局限性皮肤硬化,与深部组织衔接紧密,好发于单侧大腿及臀部。②大关节活动受限,多继发于皮肤僵硬。③轻度多毛,无肌肉、血管、内脏及免疫系统受累。最新的研究显示皮下胶原网格样增厚是诊断皮肤僵硬综合征的线索。自1971年首例报道以来全世界报道病例约有40例。我科曾报道过4例患者,男女比例为1∶1。其中3例为单侧发病,1例为双侧发病。2例多毛,1例患者父母为近亲结婚,1例伴有关节活动障碍,1例出现患侧肢体短缩,1例出现隆起性斑块。多数患者的临床症状较轻,预后良好,但也有部分由于皮肤硬化而出现生长发育迟滞和呼吸困难的重症病例报道。

临床上本病易误诊为硬皮病、硬肿病及嗜酸性筋膜炎等。

1. 硬皮病 可表现为皮肤硬化。但硬皮病多发病较晚,四肢受累更常见,多伴雷诺现象。而皮肤僵硬综合征多为单侧发病,皮疹主要局限于大腿及腰肩部,界限清楚,分布多呈不对称,可伴有多毛。组织病理上纤维细胞增多及胶原带增粗呈水平排列,部分交界处间隙消失等有利于皮肤僵硬综合征的诊断。目前有硬皮病和皮肤僵硬综合征重叠的报道。

2. 硬肿病 多见于成人,起病前有上呼吸道感染史。皮损多初发于颈背部,可有伴糖尿病。嗜酸性筋膜炎主要表现为四肢筋膜弥漫性肿胀硬化伴外周血嗜酸性粒细胞显著升高,组织学表现为筋膜炎症反应。

3. Parana综合征 主要表现为眼睑、耳朵及颈部

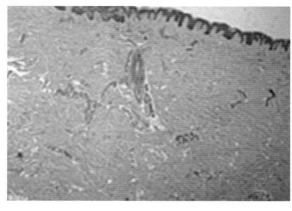

图179-2 表皮轻度萎缩,真皮全层胶原增多,呈带状排列(HE×100)

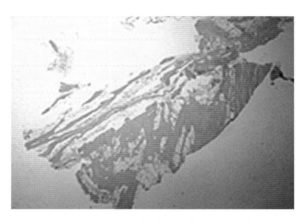

图179-3 脂肪胶原增生(HE×100)

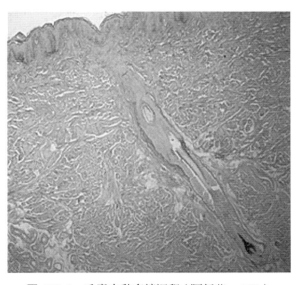

图179-4 毛囊内黏多糖沉积(阿新蓝×100)

以外皮肤弥漫性硬化,多伴有关节挛缩、生长发育减慢及其他系统性疾病,预后较皮肤僵硬综合征差。

4. 平滑肌错构瘤或者结缔组织痣 容易与早期的皮肤僵硬综合征混淆。组织病理上平滑肌错构瘤多表现为平滑肌纤维明显增多,结缔组织痣则多见胶原或弹性蛋白错构样增殖。

(邓小蓉 宋志强 郝 飞)

病例 180 Hutchinson-Gilford 早老综合征

临床照片　见图 180-1 至 180-5。

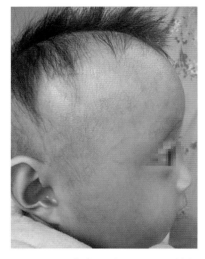

图 180-1　头大面小，双眼及前额突出，鼻大致正常

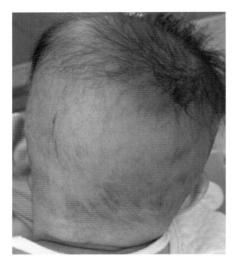

图 180-2　毛发稀少

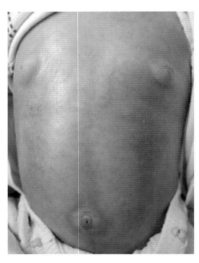

图 180-3　腹部皮肤萎缩、变硬，呈暗红色，表面高低不平，可触及硬块

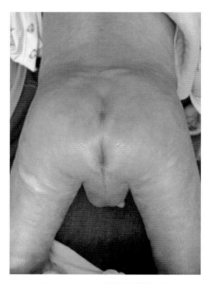

图 180-4　两侧臀部相连

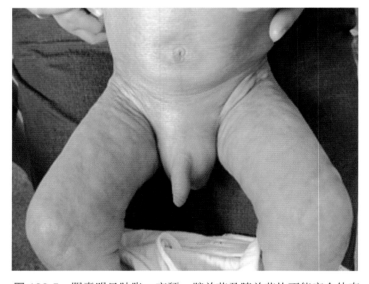

图 180-5　阴囊明显肿胀、变硬，髋关节及膝关节均不能完全伸直

一般情况　患儿，男，4 岁。

主诉　全身皮肤萎缩、变硬 4 年。

现病史　出生后 6 周患儿因"双下肢硬肿 2 周"在当地儿童医院就诊，无发热，精神、纳奶好，大、小便无异常。初发时未予重视，其后下肢硬肿范围逐渐扩大，渐累及躯干部而就诊。体格检查示心、肺、腹未见异常。腹壁、背部及双下肢皮肤肿胀、变硬，静脉显露。以"硬肿症"收住院治疗，给予营养支持及改善循环等治疗，治疗无效而出院。其后患者反复于当地多家医院诊治，查三大常规及血生化无异常，细胞免疫及体液免疫水平无明显异常，甲状腺功能正常。病理检查示表皮轻度增厚，表皮突稍下延伸，基底层色素增加，真皮及皮下脂肪层广泛胶原纤维及成纤维细胞增生，部分胶原纤维呈嗜酸性均质化改变，经治疗无效入我院。

既往史及家族史　患儿系足月顺产，父母非近亲结婚，否认家族遗传病史。出生时无异常临床表现，出生后母乳喂养。

体格检查　一般情况可，神志情，精神可，全身浅表淋巴结未触及肿大。患儿身材短小，面容特殊：头大面小，双眼及前额突出，鼻大致正常，声音尖细。

皮肤科检查　头大面小，双眼及前额突出，鼻大致正常头皮毛细血管扩张，呈网状分布，周围皮肤硬化，毛发稀少，前囟未闭。全身皮肤萎缩、变硬，呈暗红色，表面高低不平，可触及硬块。两侧臀部相连，阴囊明显肿胀、变硬。双下肢对称，但髋关节和膝关节均不能完全伸直，呈"骑马样站姿"。1岁8个月时身体发育情况评估显示：身高79.4 cm，体重8.35 kg，身体发育水平低下。智力发育正常。

实验室检查　三大常规及血生化检查均未见异常。心血管B超检查未见异常。

思考

1. 您的初步诊断是什么？

2. 为了明确诊断，您认为还需要做什么关键检查？

提示　可能的诊断

1. 硬皮病（scleroderma）？

2. 皮肤僵硬综合征（stiff skin syndrome）？

3. Hutchinson-Gilford 早老综合征（Hutchinson-Gilford progeria syndrome）？

关键的辅助检查

1. **基因学检查**　提取患儿及其父母外周血DNA，采用PCR及Sanger测序检测患者LMNA致病基因外显子及侧翼序列，发现LMNA致病基因发生c.1824C＞T杂合突变，导致其编码的蛋白质出现剪切位点改变（图180-6）。其父母外周血DNA检测未发现该突变位点。所有的结果经过双向测序验证。

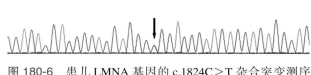

图180-6　患儿LMNA基因的c.1824C＞T杂合突变测序图

2. **组织病理检查**　表皮轻度增厚，表皮突稍下延伸，基底层色素增加，真皮及皮下脂肪层广泛胶原纤维及成纤维细胞增生，部分胶原纤维呈嗜酸性均质化改变（图180-7）。

最终诊断　Hutchinson-Gilford 早老综合征。

诊断依据

1. 出生后4周出现双下肢硬肿，并逐渐发展。

2. 身材短小，头大面小，双眼及前额突出，声音尖细。头皮毛细血管扩张，呈网状分布，周围皮肤硬化，毛发稀少，前囟未闭。全身皮肤萎缩、变硬，呈暗红色，表面高低不平，可触及硬块。两侧臀部相连，阴囊明显肿胀、变硬。双下肢对称，但髋关节及膝关节均不能完全伸直，呈"骑马样站姿"。

3. 组织病理检查呈硬皮病样病理改变。

治疗方法　尚无明确有效的治疗方法。患儿随访4年，行心血管B超检查未见异常，智力发育良好，四肢肿胀情况略有好转。

易误诊原因分析及鉴别诊断　Hutchinson-Gilford 早老综合征是一种累及皮肤、脂肪、肌肉、骨骼、血管及心脏多器官系统、具有特殊面容及临床表现的罕见遗传病。Hutchinson最早于1886年报道该病，Gilford之后进行了系统阐述。其发病率为1：4 000 000～1：8 000 000。患者常死于心肌梗死或脑卒中等心脑血管疾病，平均寿命为13岁。根据Hutchinson-Gilford 早老综合征的临床表型及基因改变，

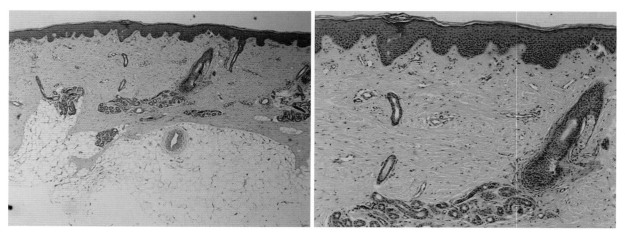

图 180-7 表皮突稍下延伸，基底层色素增加，真皮及皮下脂肪层广泛胶原纤维及成纤维细胞增生，部分胶原纤维均质化（图 A. HE×40；图 B. HE×100 ）

Hutchinson-Gilford 早老综合征可分为经典型和非经典型。经典型 Hutchinson-Gilford 早老综合征的遗传方式为散发，常染色体显性遗传，且 90％与 LMNA 基因杂合突变 c.1824C＞T 有关。经典型 Hutchinson-Gilford 早老综合征表现为出生时正常，1 岁内逐渐出现多系统的临床表现：典型面部特征，包括头大面小、双眼突出，鼻梁窄，鼻尖高突，声音尖细；头皮血管扩张，毛发稀少；全身皮肤萎缩变硬，表面高低不平，可触及硬块；髋、膝、踝等大关节均不能完全伸直，呈"骑马样站姿"；并有生长及发育迟滞等多系统生长障碍。随着年龄增长，早老样外貌逐渐加重，面部特征将更加典型。非经典型 Hutchinson-Gilford 早老综合征呈常染色体隐性遗传，报道的 LMNA 基因突变主要包括 K542N 和 R527C。患者出生时正常，1～2 岁间逐渐发病。同样具有经典型的"鸟样"面容，与经典型不同之处在于：全身出现雀斑样色素沉着；硬皮病样改变以肢端指（趾）为主，且伴有指（趾）骨质溶解及发育不良；双排牙；全身肌肉萎缩等。另外，下颌骨 - 肢端发育不良 A 型综合征也会出现"鸟样"面容，但肢端指（趾）受累明显，表现为指尖平而宽，指（趾）骨质溶解，甲短，肩窄而斜，并出现黑棘皮样表现。

此病临床少见，临床医师需要查阅相关文献，否则不易考虑到此病。但由于患者具有特殊面容及体态，生长发育迟缓，且发病较早，往往提示患者具有遗传方面的异常，是诊断的线索之一。另外，患者的全身皮肤萎缩变硬，以此项主要临床表现出发，是诊断的另外一条重要线索。诊断中基因学检测十分重要，由 LMNA 基因及其编码的蛋白质 Lamin A/C 异常引起的一组人类遗传病被称为核纤层蛋白病，包括经典型 Hutchinson-Gilford 早老综合征、非经典型 Hutchinson-Gilford 早老综合征、下颌骨 - 肢端发育不良 A 型（ mandibulo-acral dysplasia type A，MADA ）、限制性皮肤病（ restrictive dermopathy，RD ）、Werner 综合征（ Werner syndrome，WRN ）及脂肪营养不良、胰岛素抵抗型糖尿病、弥漫性白黑皮病样丘疹、肝脂肪变性和心肌病综合征（ lipoatrophy & insulin-resistant diabetes & disseminated leukomeianodermic papules & Liver steatosis and cardiomyopathy，LDHPC ）等十余种疾病。即由一个基因异常造成多种疾病。此组疾病在临床上有类似之处，需要基因学检测最终明确诊断。临床上最需要与硬皮病及皮肤僵硬综合征鉴别：

1. 硬皮病 以特发性的皮肤及其邻近组织纤维化为特征，分为局限型和系统型硬皮病。系统型还可以累及多种内脏，伴有雷诺现象及肢端硬皮病等特征。局限型一般在 20～40 岁发病，儿童期发病的局限型硬皮病通常为线状型，但较为局限。Hutchinson-Gilford 早老综合征及一大组疾病均可呈现出硬皮病样的改变，但本病硬化的范围更广，具有多系统受累，且有明确的基因改变，可以鉴别。

2. 皮肤僵硬综合征 于出生时或者婴幼儿早期发病，临床表现以皮肤僵硬、局部色素沉着、毛发增多及关节活动受限为特征。于出生时或者婴幼儿早期发病，通常为单侧分布，好发于腰、臀部、股和下肢。特征性皮损呈木板样硬化，紧贴皮下组织，不能推动，但外观和皮肤纹理正常，其下骨骼和肌肉未有异常改变。Hutchinson-Gilford 早老综合征的发病年龄早，出现皮肤硬化，甚至出现僵硬、局部色素沉着及关节活动受限，但全身受累且双侧大致对称，临床上可以鉴别。

（张　韡　孙建方）

病例 181　变形综合征

临床照片　见图 181-1。

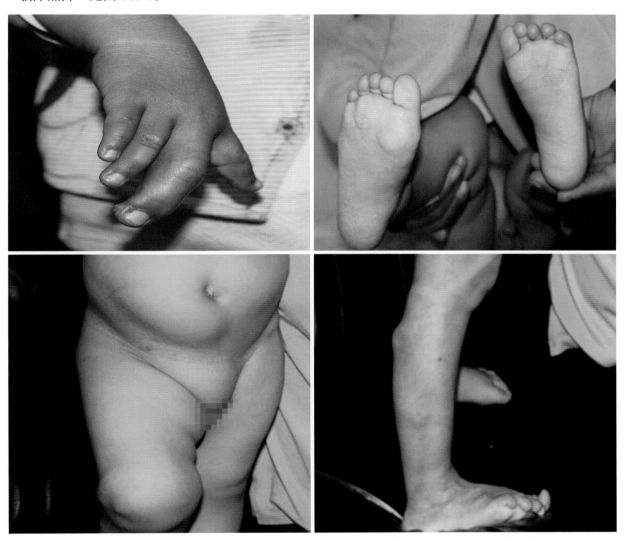

图 181-1　左手中指增长、增粗。右侧腹部隆起，右侧肢体肥大。右足底脑回样斑块

一般情况　患者，男，2 岁。

主诉　右侧躯干及肢体肥大 2 年。

现病史　患者出生后即发现右侧腹部隆起。隆起处质软，哭闹时无膨出，继而出现右侧上下肢肥大，未诊治。随着患儿长大，右侧肢体肥大明显，无其他不适，左侧肢体除左手中指增长、增粗外，其余均无异常。

既往史及家族史　无特殊。

体格检查　生命体征平稳，心、肺查体无异常。

皮肤科检查　腹软，右侧腹部隆起，可触及一 10 cm×10 cm 的包块，质软。右下腹见褐色斑丘疹，沿 Blaschko 线呈带状分布，右侧上下肢较左侧明显增长、增粗。双侧中指明显增长。右下肢可见静脉曲张。足底见脑回样斑块，质软。

实验室检查　血、尿及大便常规未见异常，血生化、甲胎蛋白、癌胚抗原、胸部 X 线检查及心电图检查正常。

思考

1. 您的初步诊断是什么？

2. 为了明确诊断，您认为还需要做什么关键检查？

提示　可能的诊断

1. 变形综合征（proteus syndrone）？

2. Klippel-Trenauney 综合征（Klippel-Trenauney syndrome）？

3. 神经纤维瘤病（neurofibromatosis）？

关键的辅助检查

1. 腹部 B 超检查示右侧腹股沟及腹壁隆起处皮下脂肪堆积。

2. 右侧腹部组织病理示真皮浅中层见大量成熟脂肪组织（图 181-2）。

最终诊断　变形综合征

诊断依据

1. 病程 2 年，呈进行性发展。

2. 家族中无类似病史。

3. 左手中指增长、增粗。右侧腹部隆起，右侧肢体肥大。右下腹见褐色斑丘疹，沿 Blaschko 线呈带状分布。右下肢可见静脉曲张，足底呈脑回样斑块。

4. 右腹部组织病理检查示真皮浅中层见大量成熟脂肪组织。

治疗方法　无好的治疗方法。

易误诊原因分析及鉴别诊断　Proteus 综合征又名变形综合征，最初由 Cohen 和 Hayden 于 1979 年报道，因临床表现多样，1983 年 Wiedeman 等命名

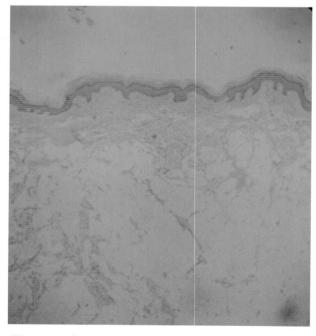

图 181-2　真皮浅中层见大量成熟脂肪组织（HE×40）

为变形综合征。变形综合征是一种罕见的先天性错构瘤性疾病，表现为多种异常，病例常散发。其病因不明，Happle 首先提出受精后体细胞嵌合突变的假说，已在 1 例患者中发现了第 16 号染色体嵌合型结构异常。在 20% 的变形综合征患者中存在染色体 10q23.3 磷酸酶以及 PTEN 的突变。本病的最大特点是只侵犯人体的一侧躯体，症状却多种多样。特征为多种组织非对称性、不规则的过度生长，脑回状结缔组织痣、表皮痣、血管畸形及脂肪组织异常。最近发现本病的另一种常见表现为斑片状皮肤发育不良。

2004 年 Turner 等对该标准进行了修正，制订了 Proteus 综合征的诊断标准（主要标准和次要标准）。其中主要标准有三条：①病变呈嵌合性分布。②病程呈进展性。③在人群中呈散发。

次要标准包括三大类：A 类：脑回状结缔组织痣。B 类：含有以下三种病变中的两项者，符合 B 类标准。①表皮疣（表皮痣/皮脂腺痣）。②不成比例的过度生长（至少具备以下一种病变）：A.肢体：上/下肢，手/脚，指/趾；B.颅骨：骨肥厚；C.外耳道：骨肥厚；D.脊柱发育不良；E.内脏病变：脾/胸腺。③＜20 岁出现特异性肿瘤（双侧卵巢囊性瘤或腮腺单形性腺瘤）。C 类：含有以下四种病变中的三项者，符合 C 类标准：①脂肪组织不规则分布：脂肪瘤或局部脂肪缺失。②脉管畸形：毛细血管、静脉或淋巴管畸形。③肺囊肿。④面部表现型：长头或长脸，睑裂轻度下斜或轻度睑下垂，塌鼻梁，宽或前突的鼻孔，静止时口张开。变形综合征患者必须满足"主要标准"中的全部三项和"次要标准"中的 A 类，或 B 类中的两项，或 C 类中的三项病变。本例患者满足了主要标准中的全部三项，以及次要标准中的 A 类，B 类中的 2 项：表皮痣、右侧肢体不成比例的过度生长；以及 C 类中的 2 项：脂肪组织不规则分布及脉管畸形，故诊断明确。

变形综合征的临床表现复杂多变，需与下列疾病进行鉴别。

1. Klippel-Trenauney 综合征　本病可有偏侧肥大、巨指（趾）和表皮痣，但患肢的焰色痣和静脉曲张有助于诊断。

2. 多发性神经纤维瘤病　本病主要表现为全身散在土豆色斑和多发性神经纤维瘤，常有阳性家族史，无偏侧肥大或巨指（趾）等畸形。

3. Albright 遗传性骨营养不良症　本病有多发性皮下团块（皮肤骨化）、外生骨疣、四肢与指（趾）的畸形和头面部畸形表现，但四肢表现为粗短而不是偏侧肥大，指（趾）表现为短而宽，示指可比中指长，而不是巨指（趾）。这有助于与变形综合征相鉴别。

4. Bannayan 综合征　本病常有血管瘤、脂肪瘤、巨颅和颅内肿瘤，而在变形综合征中一般无巨颅或颅内肿瘤的损害。Bannayan 综合征一般无巨指（趾）、骨疣、表皮痣及掌部团块。

5. 表皮痣/皮脂腺痣综合征　本病自幼发病，可见疣状痣及骨骼畸形改变，但常有神经症状，也无皮下肿瘤。

6. 马方综合征　为指（趾）内生软骨瘤、多发静脉畸形和血管瘤，但无偏侧增生过长。

7. 皮肤骨膜增厚症（肥大性骨关节病）　本病自幼发病，表现为杵状指、对称性骨关节增厚、脑回状皮肤改变及皮脂腺增生，但无偏侧增生过长。

（王晓川　曹萍　吴一菲）

病例 182 先天性皮肤发育不全

临床照片 见图 182-1、182-2。

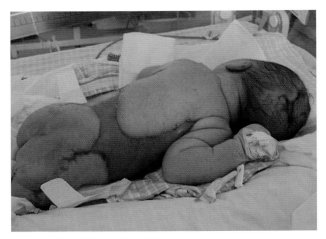

图 182-1 头部缺失及腰背部皮肤缺损

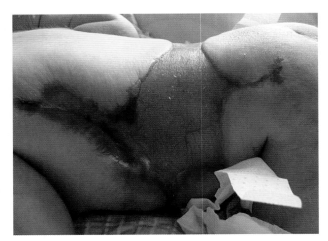

图 182-2 腰背部皮肤缺损，瘢痕形成，真皮血管易见

一般情况 患儿，男，出生 2 h。

主诉 头部及躯干皮肤缺失 2 h。

现病史 患儿出生时即可见头皮及躯干皮肤缺损。患儿出生体重 3680 g，无产伤，Apgar 评分 9 分。系第三胎二产，孕 39 周，孕期在外院不规律做产前检查，曾用"保胎灵"进行保胎治疗。诊断为"双胎，一胎胎死宫内"，入院行剖宫产，无窒息抢救史。

既往史及家族史 无家族史。

体格检查 一般情况可，生命体征平稳，系统检查除右足马蹄内翻以外无其他明显异常。

皮肤科检查 头部有一约 3 cm×1 cm 大小、境界清楚的皮肤缺失伴颅骨缺损。腰背部有一块大面积的皮肤缺损，面积达 20 cm×10 cm，缺损面凹陷，有瘢痕形成，缺失面干净，真皮血管容易看到，无明显渗液和感染。

思考

1. 您的初步诊断是什么？

2. 为了明确诊断，您认为还需要做什么关键检查？

提示 可能的诊断

1. 火棉胶婴儿（colloid baby）？

2. 大疱性先天性鱼鳞病（bullous congenital ichthyosis）？

3. 先天性皮肤发育不全（aplasia cutis congenita）？

4. 局灶性真皮发育不良（focal dermal hypoplasia，FDH）？

最终诊断 先天性皮肤发育不全。

诊断依据

1. 患儿出生后即出现皮肤缺损。

2. 皮肤大面积缺失，真皮血管容易看到，无明显渗液和感染。

治疗方法 在 ICU 给予清洁创面并抗感染治疗，外用重组人碱性成纤维细胞生长因子凝胶 20 g，0.1 g/ 次，每日两次。

易误诊原因分析及鉴别诊断 先天性皮肤发育不全又称先天性皮肤缺陷症、皮肤再生不良。本病是一种罕见的局限性或泛发性先天性皮肤缺损，缺损可达表皮、真皮或皮肤全层，甚至肌肉和骨骼亦可缺损。皮损最常发生在头皮顶部（接近90%），仅有10%～15%发生在身体的其他部位。本例头皮有所累及，但主要表现在躯干，面积宽达整个腰际的皮肤缺损实属罕见病例。先天性皮肤发育不全的病因学机制尚未明确，推测与遗传、创伤和机体发育异常有关。本例婴儿是双胎中幸存出生，可能与胎儿在子宫内压力增加有关。有报道分娩双胞胎时，一个胎儿死于胎中，而另一个出生的胎儿可发生本病。

本病有以下特点：①出生即有的境界清楚的皮肤缺损，头部常见。皮损缺失处可见硬脑膜，躯干和四肢并发，可见红色烫伤样皮损或薄的半透明细胞膜覆盖的皮肤缺损，有的缺失会深达肌肉和骨骼。②愈合病灶常常以瘢痕覆盖，而完全没有皮肤附属器结构。这可能与神经管未正常闭合造成皮肤附属器发育障碍有关。③通常会伴发身体其他部位的畸形，如面部畸形（唇裂或腭裂）、颅内动静脉畸形以及四肢畸形（马蹄内翻足）等。④可能出现腹部和内脏器官异常，包括心脏缺损、幽门或十二指肠闭锁及腹裂等，还有其他一些改变，如精神运动发育迟缓、癫痫和脊柱裂等。

本病的诊断不难，但还需要与下列疾病相鉴别：

1. 火棉胶婴儿 是鱼鳞病的一种类型，为一种罕见的遗传病。临床表现为周身皮肤潮红，表面可出现一层僵硬、黄色油胶样物覆盖。皮肤皱褶处见裂隙，裂隙处边缘翘起。而先天性皮肤发育不全有正常皮肤存在，只是在正常皮肤的基础上出现皮肤缺损。

2. 大疱性先天性鱼鳞病 又称表皮松解性角化过度症或大疱性先天性鱼鳞病样红皮病，为具有高畸变率的常染色体显性遗传病。患者的脱皮量是正常人的14倍。患者的皮肤损害现象为在出生之后就会伴有明显的损害，而且损害一般是泛发性及局限性损害。其中泛发性患者的表现为皮肤的全身性损害，发生类似铠甲样厚层鳞甲的损害，脱落后伴有潮红及鳞屑，而且去除鳞屑后可发生湿润面，红斑可逐渐消失，再发生较厚的疣状鳞屑，而其中局限性患者的损害一般仅发生在四肢屈侧及皱襞部等部位，发生较厚的鱼鳞状角质片损害。

3. 局灶性真皮发育不良 该病主要是由于中胚叶和外胚叶结构发育异常所致，为X连锁显性遗传，几乎均为女性受累。皮肤上表现为境界清楚的皮肤变薄，脂肪组织可以通过真皮缺陷位置向外突出，形成线状排列的黄色结节，可伴有皮肤网状萎缩和毛细血管扩张，常沿Blaschko线分布，同时还可伴有骨骼、牙齿、毛发和甲等的发育缺陷。病理检查主要表现为真皮发育不全，胶原束减少、变细，弹性组织被胶原组织所替代，皮肤附属器减少。

（王红兵 陶思铮 何 黎）

病例 183　SAPHO 综合征

临床照片　见图 183-1。

一般情况　患者，男，17 岁，学生。

主诉　颜面和胸背部粉刺、丘疹、脓疱 2 年，加重伴结节、囊肿 1 个月。

现病史　患者 2 年前于胸背和颜面部出现粉刺、炎性丘疹及脓疱，无明显自觉症状，自行外用药膏。近 2 年皮疹时轻时重，未正规治疗。1 个月前皮损突然加重，原有皮损增多，伴大小不等的红色结节、囊肿和脓肿。为求进一步诊治，以"聚合性痤疮"收住入院。入院 3 天后出现骶尾部、双侧髋部及双下肢疼痛，呈阵发性刺痛和胀痛，行走及活动受限。自发病以来，患者的精神、饮食和睡眠尚可，伴发热，体温最高达 38.5℃。

既往史及家族史　无特殊。

体格检查　一般情况可，神志清。全身淋巴结无肿大，皮肤和巩膜无黄染，心、肺、腹无异常。双髋关节及腰骶部压痛，骨盆挤压分离试验、4 字征及直腿抬高试验因患者疼痛剧烈未做。疼痛科 DAS 评分 5 分。

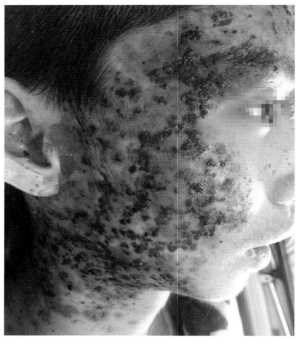

图 183-1　面部丘疹、结节、囊肿及脓肿

皮肤科检查　颜面、颈部及胸背部皮肤密集分布粉刺、丘疹、丘疱疹和脓疱，局部可见暗红色结节和囊肿，表面可见脓性分泌物，皮疹上密集分布脓痂，触痛明显。局部可见增生性或凹陷性瘢痕。

实验室检查　血常规示白细胞 15.54×10⁹/L，中性粒细胞绝对值 14.07×10⁹/L，中性粒细胞百分数 90.6%。C 反应蛋白 10.56 mg/L，红细胞沉降率 38 mm/h；尿、大便常规及血生化检查未见明显异常；分泌物细菌培养阴性；ENA、ANA、类风湿因子、抗环瓜氨酸抗体、抗 RA33 抗体、抗角蛋白抗体及 HLA-B27 均为阴性。

思考

1. 您的初步诊断是什么？

2. 为了明确诊断，您认为还需要做什么关键检查？

提示　可能的诊断

1. 聚合性痤疮（acne Conglobata）？

2. 强直性脊柱炎（ankylosing spondylitis）？

3. 骶髂关节炎（sacro-iliitis）？

4. SAPHO 综合征（SAPHO syndrome）？

关键的辅助检查　骶髂关节 MRI 检查示双侧骶髂关节间隙尚清晰，关节面稍毛糙，关节面见片状稍长的 T1、T2 信号，DWI 上呈高信号，增强扫描呈轻度强化，多考虑骶髂关节炎的可能。

最终诊断　SAPHO 综合征。

诊断依据

1. 病程 2 年。

2. 皮损位于颜面及胸背部。

3．皮损表现为粉刺、炎性丘疹、结节、囊肿和脓肿，有脓性分泌物和结痂。

4．伴随症状　骶尾部、双侧髋部及双下肢疼痛，行走和活动受限。伴发热，体温最高达38.5℃。

5．骶髂关节MRI检查考虑骶髂关节炎的可能。

治疗方法　五水头孢针2 g，每日2次，后改为硫酸依替米星针200 ml/d；复方甘草酸单胺针120 mg/d；甲泼尼龙片8 mg，每日3次，1周后减为每日2次；异维A酸10 mg，每日2次；丹参酮1g，每日2次；塞来昔布胶囊1片，每日2次；双氯芬酸钠胶囊75 mg，每日2次。治疗10天后患者的颜面、颈部及胸背部痤疮病情得到控制，骶尾部、双侧髋部及下肢关节疼痛有所减轻。

易误诊原因分析及鉴别诊断　SAPHO综合征主要表现为皮肤、骨和关节的慢性无菌性炎症，多发于中青年，多具有间断发作及自行缓解的特点，可迁延多年，主要根据临床症状及影像学检查来诊断。临床表现为骨关节病变包括滑膜炎、骨炎和骨肥厚，最多见的是累及胸肋锁关节和骶髂关节，出现相应关节疼痛；特征性皮肤病包括掌跖部脓疱病、脓疱性银屑病、聚合性痤疮、暴发性痤疮及化脓性汗腺炎等。影像学检查常表现为胸骨、脊柱及四肢等部位关节肿大、骨膜增厚及骨髓炎性化。同位素骨扫描对SAPHO综合征的诊断尤为重要，可以早期探测受累的骨组织，"飞燕征"或"牛头征"可提示胸肋锁骨骨代谢活跃，是本病影像学特征性改变。诊断上多采用1994年Kahn MF和Khan MA提出的SAPHO综合征的三个诊断标准：①多病灶的骨髓炎，伴有或不伴有皮肤表现。②急、慢性无菌性关节炎，伴有脓疱性银屑病、掌跖脓疱病或痤疮。③无菌性骨炎，伴有一种特征性的皮肤损害。如满足以上三个条件之一即可诊断为SAPHO综合征。目前治疗上选用非甾体抗炎药作为一线药物，糖皮质激素和改变病情抗风湿药作为二线药物。如上述治疗效果不好，考虑为难治性SAPHO综合征，多主张将抗肿瘤坏死因子-α（TNF-α）拮抗剂作为三线药物。

当典型的骨病变合并特征性皮肤病变时诊断不难，但如病变位于不典型部位或者不伴有皮肤病变改变时则诊断一般较为困难，故临床容易误诊或漏诊。所以临床医生应加强对此病的认识，做到早发现、早诊断及早治疗。SAPHO综合征应与单纯的痤疮和骨关节病鉴别。SAPHO综合征早期可只出现皮肤病或者骨关节病损害，也可两者同时受累，其病情不一定平行，临床医生应注意考虑此病。

（李　谦　涂　颖　刘彤云　何　黎）

病例184　环状弹性纤维溶解性巨细胞肉芽肿

临床照片　见图184-1。

一般情况　患者，女，55岁，农民。

主诉　面部红色肿块8个月。

现病史　患者于8个月前无明显诱因于双颧部皮肤出现花生大小的淡红色斑块，触之有浸润感，不痛不痒，无任何自觉症状，未予重视，未进行任何处理。近1个月来，患者自觉皮损较前扩大，形成右侧约鸽蛋大小、左侧蚕豆大小的肿块，无明显不适感。患病以来一般情况可，无发热、咳嗽、咽痛及关节痛，饮食和睡眠正常。精神可。大、小便正常，体重无明显变化。

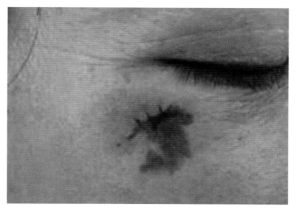

图184-1　面部环状肿块

既往史及家族史　无特殊。

体格检查　一般情况可，皮肤和巩膜无黄染，浅表淋巴结无肿大。心、肺无异常。腹平软，无压痛及反跳痛，肝、脾未触及。肠鸣音正常。

皮肤科检查　于左、右颧部分别见一约蚕豆、鸽蛋大小的淡红色肿块。右侧呈环状，触之浸润感，境界尚清。

实验室检查　血、尿及大便常规均正常，肝和肾功能、电解质、血糖和血脂均正常，ANA、ds-DNA-Ab 及 ENAs 均为阴性，TPPA 和 TRUST 均为阴性。胸部 X 线检查示心、肺未见异常。

思考

1. 您的初步诊断是什么？
2. 为了明确诊断，您认为还需要做什么关键检查？

提示　可能的诊断

1. 光线性肉芽肿（actinic granuloma）？
2. 环状肉芽肿（granuloma annulare）？
3. 亚急性皮肤红斑狼疮（subacute cutaneous lupus erythematosus）？
4. 环状弹性纤维溶解性巨细胞肉芽肿（annular elastolytic giant cell granuloma）？

关键的辅助检查　右侧面部皮损组织病理示表皮大致正常，真皮下部可见以组织细胞和多核巨细胞为主的肉芽肿性浸润，并见巨噬细胞吞噬变性弹性纤维现象（图 184-2、184-3）。未见明显的光线性弹性纤维变性，皮肤附属器和皮下组织均无明显异常。特殊染色示真皮中下部弹性纤维减少、断裂或消失。病理诊断：符合环状弹性纤维溶解性巨细胞肉芽肿。

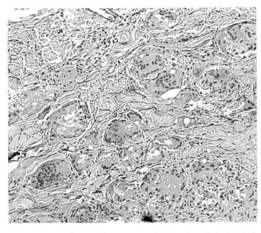

图 184-2　真皮下部可见以多核巨细胞为主的肉芽肿性浸润（HE×100）

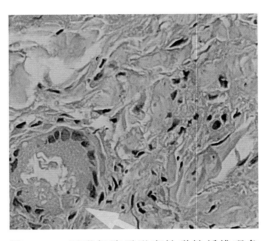

图 184-3　巨噬细胞吞噬变性弹性纤维现象（HE×200）

最终诊断　环状弹性纤维溶解性巨细胞肉芽肿。

诊断依据

1. 病程 8 个月。
2. 皮损位于颜面，表现为左右颧部蚕豆、鸽蛋大小的淡红色肿块。右侧呈环状，触之呈浸润感，境界尚清。
3. 组织病理检查示真皮下部可见以多核巨细胞为主的肉芽肿性浸润，见巨噬细胞吞噬变性弹性纤维现象。

治疗方法　患者使用两性霉素治疗 1 周，后因经济困难自动出院，5 天后死亡。

易误诊原因分析及鉴别诊断　环状弹性纤维溶解性巨细胞肉芽肿是一种罕见的肉芽肿性皮肤病，由 Hanke 在 1979 年首次提出。他认为环状弹性纤维溶解性巨细胞肉芽肿与 1975 年 O'brien 描述的"光线性肉芽肿"并非同一种疾病。因为环状弹性纤维溶解性巨细胞肉芽肿皮损除了发生在曝光部位外，也发生在日光没有接触到的区域，并且环状弹性纤维溶解性巨细胞肉芽肿在组织学上无光线性弹性纤维变性。但也有人认为"环状弹性纤维溶解性巨细胞肉芽肿"一词不仅仅用于描述光线性肉芽肿，而且还用于描述只有弹性纤维破坏而无光线性弹性纤维变性的病例。

本病的其发病机制尚不明确，目前推测可能与紫外线和高热等因素致弹性纤维抗原性改变，引起细胞免疫反应导致，免疫组化 CD4$^+$/CD8$^+$T 细胞为主要浸润的炎症细胞支持该推测。此外，一些报道指出环状弹性纤维溶解性巨细胞肉芽肿也可能与一些系统性疾病存在关联，如系统性结节病、肺鳞状细胞癌、皮肤 T 细胞淋巴瘤和糖尿病。Aso 发现，在 50 例环状弹性纤维溶解性巨细胞肉芽肿患者中，37% 的患者患有糖尿病。因此，针对年龄较大的患者，需警惕是否伴有上述疾病。

本病好发于肤色较白的中年女性。皮损主要发生在曝光部位，也可出现在非曝光部位。其临床表现多样，皮损可为单发或群集出现的丘疹或斑块，多数为环形红色斑块，中央萎缩。患者常无明显的自觉症状，部分患者感觉轻微瘙痒。组织病理检查为真皮内见弹性纤维缺乏或消失，病灶周围可见淋巴细胞、组织细胞和多核巨细胞浸润形成的肉芽肿。多核巨细胞内可见被吞噬的弹性纤维碎片。诊断主要依靠皮损特点和组织病理学检查。

部分患者的皮损在数月或数年后可自行消退，不留痕迹。对本病也可口服曲尼司特、羟氯喹和氨苯砜，其中口服羟氯喹的疗效较为肯定。可皮损内注射糖皮质激素，对较小的皮损可手术切除或冷冻治疗。外用他克莫司被报道亦有疗效。除上述治疗外，避光和涂防晒霜对于防止新皮损的出现有益。

本病临床上易造成漏诊或误诊。环状弹性纤维溶解性巨细胞肉芽肿应与环状肉芽肿、光线性肉芽肿、肿胀性狼疮、麻风和亚急性皮肤型红斑狼疮等相鉴别，通过组织病理学、特殊染色和免疫病理检查可明确诊断。

1. 环状肉芽肿　环状肉芽肿是一种病因不明的良性、慢性、非感染性皮肤病，其发病可能与日晒、虫咬、外伤、遗传和糖尿病有关。临床以环状丘疹或结节性损害为特征。经典表现为儿童和青年人肢端的弧形或环形斑块。多数皮损局限于手臂及手，也可发生于腿、足部、四肢及躯干，面部罕见。病变主要发生于真皮和皮下组织，病理检查示灶性胶原纤维变性及栅栏状肉芽肿形成。结合临床、组织病理和弹性纤维染色检查两者不难鉴别。

2. 光线性肉芽肿　两者的临床表现相似，有人认为两者为同一种疾病。但一般而言，环状弹性组织溶解性巨细胞肉芽肿皮损除发生在曝光部位外，也发生在日光没有接触到的区域，且组织学上无光线性弹性纤维变性。结合临床、组织病理和弹力纤维染色检查，两者不难鉴别。

3. 肿胀性红斑狼疮　本病为皮肤型红斑狼疮的特殊亚型。好发于青年，无性别差异。皮损常分布于面部、上背部及胸前 V 区等曝光部位，也可累及关节、手臂内侧及腋下等非曝光部位。日晒后诱发或加重。皮损形态可呈多形性，基本表现为单一或多发的红色风团样丘疹或斑块。病理表现主要为真皮及其血管周围淋巴细胞浸润及真皮网状层黏蛋白沉积。结合组织病理、阿新蓝染色和弹性纤维染色检查，两者不难鉴别。

4. 麻风　是一种由麻风分枝杆菌引起的慢性、传染性皮肤病。临床表现多样，部分患者可出现红色环状斑块，临床上与本病类似，但皮损不仅限于曝光部位，且常常伴有局部闭汗、麻木及痛温觉减退等神经症状。结合临床、组织病理和抗酸染色以及组织液抗酸染色检查，两者不难鉴别。

5. 亚急性皮肤型红斑狼疮　属于红斑狼疮的一种特殊类型，有光敏性。其皮损有两型：丘疹鳞屑型及环状红斑型。环状红斑型皮损虽然可由丘疹逐渐扩大成环状、边缘隆起的斑块，但表面常有少许鳞屑，皮损消退后可留下毛细血管扩张和色素沉着。皮损好发于面、手、前臂及上胸等曝光部位。同时可伴有全身症状，如发热和关节疼痛等。实验室检查可有血细胞减少，红细胞沉降率加快，血清抗 SSA 及抗 SSB 抗体和 ANA 阳性。结合临床、组织病理和免疫学检查两者可资鉴别。

（刘彤云　周念　汤諝何　黎）

病例 185　Ⅰ型先天性厚甲症

临床照片　见图 185-1 至 185-3。

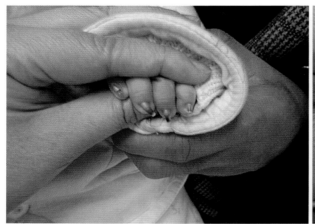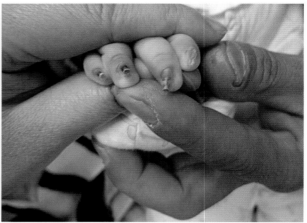

图 185-1　指甲变色、变形

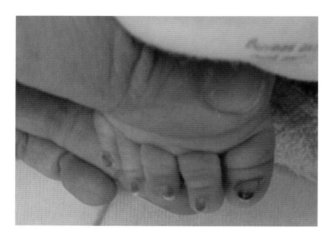

图 185-2　趾甲变色，变形

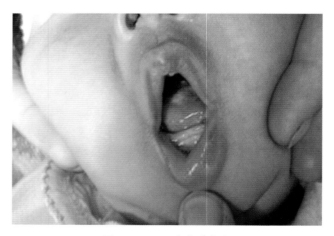

图 185-3　口腔黏膜白斑

一般情况　患儿，男，108 天。

主诉　指、趾甲变色、变形，口腔黏膜白斑 104 天。

现病史　患儿家属诉 104 天前双手指甲、双足趾甲变色，逐渐变黄色及褐色，出现甲增厚和变形。口腔黏膜及舌面出现白斑。患者曾在当地医院反复被诊断为"甲真菌病"，给予"伊曲康唑"治疗后无缓解。后皮疹逐渐加重来我院就诊。病程中患者无发热、恶心、呕吐或生长发育等异常。精神、睡眠及饮食皆可，二便未见异常，体重在正常范围内。

既往史及家族史　无特殊。母孕 G_1P_1，孕期体健，父母非近亲结婚。

体格检查　一般情况可，神志清，精神可。全身未扪及浅表淋巴结。皮肤和巩膜无黄染，无肝掌及蜘蛛痣。心、肺无异常。腹平软，肝、脾未扪及，肾区无叩痛，神经系统查体未见异常。

皮肤科检查　指甲、趾甲过度弯曲，呈黄色、黑褐色改变（大部分近端呈黄色，至远端颜色逐渐加深呈黑褐色），甲下有硬性角质样物质充填，舌面可见白斑。

实验室检查　血常规示 WBC 8.87×10^9/L，RBC 4.64×10^{12}/L，HGB 115 g/L。血生化（肝和肾功能、血糖、电解质及血脂）未见异常。免疫全套示 IgG 3.59 g/L，IgA 68.30 mg/L，IgM 261.00 mg/L，C3 0.6580 g/L，C4 0.1390 g/L，余未见明显异常。

思考

1. 您的初步诊断是什么？

2. 为了明确诊断，您认为还需要做什么关键检查？

提示　可能的诊断

1. 先天性厚甲症（pachyonychia congenita）？

2. 银屑病甲（psoriatic nail）？

3. 甲扁平苔藓（nail lichen planus）？

4. 甲真菌病（onychomycosis）？

5. 甲营养不良（onychodystrophy）？

关键的辅助检查　真菌涂片（－），真菌培养（－）。

最终诊断　Ⅰ型先天性厚甲症。

诊断依据

1. 出生后 4 天出现。

2. 皮损位于指甲、趾甲和口腔，表现为指甲、趾甲变成黄色或褐色，增厚，甲下有硬性角质样物质充填，舌面可见白斑。

3. 真菌涂片及培养阴性。

治疗方法　暂无明确有效的治疗方法。

易误诊原因分析及鉴别诊断　先天性厚甲症是一种罕见的常染色体显性遗传性皮肤病，属于掌跖外胚叶发育不良所致。本病首先由 Jadassohn 和 Lewandowsky 于 1906 年报道并命名。本病以厚甲、掌跖角化、多汗和毛囊角化为特征。患者出生时即发病或出生后 2～3 个月发病，全部指（趾）甲变黄、变厚。随年龄增长，甲肥厚加重，颜色变为褐色，甲远端翘起。甲下有硬性角质样物质充填，严重时可引起甲脱落。掌跖角化从婴幼儿开始发病，角化损害可为片状角化性斑块，也可为弥漫性角化，并随年龄增加角化逐渐加重。常伴掌跖多汗。口腔黏膜及舌黏膜发生角化过度、增厚，类似白色海绵状痣表现。少数患者还伴有角膜角化增厚，也可有智力障碍。

先天性厚甲症根据临床表现可分为四型：Ⅰ型：Jadassohn-Lewandowsky 综合征，最为常见，特征为出生时或出生后不久所有指（趾）甲变厚、变色，常可见甲板脱落；可出现掌跖角化；大疱；口腔黏膜白斑；声音嘶哑；毛发异常；掌跖多汗。Ⅱ型：Jackson-Lawler 综合征，除Ⅰ型症状外，尚有胎生牙和多发性囊肿。此型一般无口腔黏膜白斑。Ⅲ型：Schafer-Sertoli 综合征，此型罕见，厚甲及掌跖角化较轻，有角膜白斑和白内障等。Ⅳ型：除Ⅲ型症状外，还有咽喉损害、智力障碍及色素沉着等。临床上Ⅰ型和Ⅱ型多见。目前研究发现，Ⅰ型的致病基因为角蛋白 K16 或角蛋白 K6a 基因突变，Ⅱ型为角蛋白 K6b 或角蛋白 K17 基因突变所致。

本病尚无特效的治疗方法，多为对症处理。维 A 酸口服及外用有效，但停药后可复发。可用外用角质松解剂及糖皮质激素药膏封包治疗。或将病甲完全拔出，并破坏甲床及甲母质，以阻止病甲生成。最好的方法是基因治疗，但还处于研究阶段，离临床应用还有一定的差距。

先天性厚甲症应与银屑病甲损害、甲扁平苔藓、甲真菌病及甲营养不良等相鉴别。

1. 银屑病甲　在银屑病患者中，约有一半的患者可有指甲或趾甲变化。最常见的表现是甲板上出现点状凹陷，如顶针状。亦可表现为甲板高低不平、纵嵴、横沟、失去光泽或混浊、甲肥厚、甲游离端与甲床分离或甲板畸形。脓疱型银屑病患者可以在甲床上出现脓疱。但通常银屑病患者有典型的皮疹，并且很少在出生时即出现指（趾）甲损害。

2. 甲扁平苔藓 甲扁平苔藓的发生率占扁平苔藓患者的5%～10%，一般仅累及少数指（趾）甲，偶有全部受累，常与皮肤和口腔损害同时出现。表现为甲板增厚，凹凸不平，表面粗糙，或甲板变薄，常有纵沟或嵴，少见进行性萎缩，引起脱甲。甲皱襞的甲小皮过度向前增长，覆盖且粘连于无甲片的甲床，称甲翼状胬肉，为甲扁平苔藓的特征之一。结合临床皮疹及组织病理检查两者不难鉴别。

3. 甲真菌病 根据甲损害的不同临床特点，甲真菌病可分为以下四型：①远端甲下甲真菌病：真菌开始侵犯远端侧缘甲下角质层，再侵犯甲板底面，逐渐导致甲板变色变质，失去正常光滑外观。甲板下堆积甲床角质层的碎屑，使甲板与甲床分离脱落，整个甲板缺失，遗留下角化过度的甲床。②白色表浅甲真菌病：真菌直接通过甲板浅层侵入，形成小的、浅表性白色斑点并增大、融合。最终甲变软、粗糙，呈琥珀色。③近端甲下甲真菌病：典型的皮损可见于手指甲近端，开始像白点，可扩大为白斑。表现为甲板底面受累，但整个指甲均可被累及。④全营养不良性甲真菌病：为上述三型发展的最后阶段，全层甲受累。根据发病年龄，临床表现和真菌检查，两者不难鉴别。

4. 甲营养不良 多见于18个月至18岁青少年，临床多见20个甲营养不良，表现为20个甲板均变薄或增厚，且表面有表浅细小线纹纵嵴，如砂纸样外观。甲板无光泽，呈乳白色浑浊，有切迹或纵嵴。甲下及甲周无改变。根据发病年龄及临床表现可以鉴别。

（黎静宜）

病例 186　白色毛结节菌病

临床照片风 见图 186-1。

一般情况 患者，男，36岁，非洲裔黑人。

主诉 外阴瘙痒1年。

现病史 患者诉1年前外阴偶有瘙痒，未予重视，之后瘙痒症状反复。发病以来患者的精神、睡眠及饮食良好。大、小便正常，体重无明显变化。

既往史及家族史 无特殊。

体格检查 一般情况良好，神志清，精神好。体格检查未见异常。

皮肤科检查 未见异常。

实验室检查 取阴毛直接涂片镜检：阴毛毛干上附着大量的淡黄色物质，部分毛干膨大、不规则。

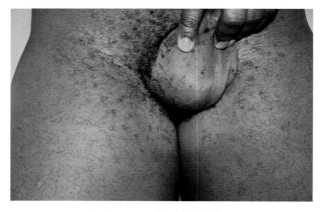

图 186-1　外阴未见皮损

思考

1. 您的初步诊断是什么？

2. 为了明确诊断，您认为还需要做什么关键检查？

提示 可能的诊断

1. 阴虱（pediculosis pubis）？

2. 白色毛结节菌病（white piedra）？

3. 腋毛癣（trichomycosis axillaris）？

关键的辅助检查

1. 皮肤镜检查 在皮肤镜下见大量的淡黄色物质包绕着卷曲的阴毛毛干，并沿着毛干不规则分布（图186-2）。

2. 真菌培养 取附着有淡黄色物质的阴毛接种于沙堡弱葡萄糖琼脂培养基（SDA，不含放线菌酮）上，28℃。培养7天后长出淡黄色、表面呈脑回状的菌落（图186-3）。菌落涂片可见大量的关节孢子和关节菌丝。

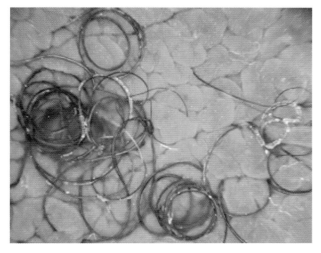

图186-2 皮肤镜下见阴囊处卷曲的阴毛毛干上附着大量淡黄色物质

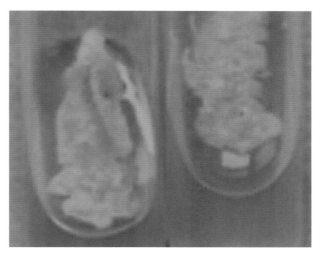

图186-3 表面呈脑回状褶皱的淡黄色菌落（SDA，28℃，7天）

3. 分子生物学鉴定 模板制备：挑取培养菌落收集于1.5 ml离心管中，采用酚氯仿法提取菌落DNA。利用毛孢子菌特异性引物26SF（5'-ATCCTTTGCAGACGACTTGA），5SR（5'-AGCTTGACTTCGCAGATCGG）进行PCR扩增该菌的IGS区。将PCR扩增产物送美吉生物基因公司测序，结果登录GenBank进行Blast比对，最终鉴定为皮瘤毛孢子菌（Trichosporon inkin），登录号KF438223。

最终诊断 白色毛结节菌病。

诊断依据

1. 阴毛毛干上附着大量淡黄色物质，肉眼难以分辨。
2. 伴有瘙痒。
3. 皮肤镜检查 可清晰地查见阴毛毛干上附着大量呈结节状的淡黄色物质。
4. 病原学检查（真菌培养及分子生物学鉴定） 皮瘤毛孢子菌。

治疗方法 剔除阴囊及其周围阴毛，口服伊曲康唑200 mg/次，1天1次，外用1%萘替芬-0.25%酮康唑乳膏，1天1次，用2%酮康唑洗剂清洗患处。

易误诊原因分析及鉴别诊断 毛结节病（Piedra或Trichomycosis nodularis）是一种无明显临床症状的毛发真菌感染性疾病，可发生于各个年龄阶段的人群，常常因缺乏临床症状而易被人们忽略。毛结节病可分为两种类型：黑毛结节病（Black piedra）和白色毛结节菌病（White piedra）。这两种类型的毛结节病流行于不同的气候区域。白毛结节病好发于温带或亚热带地区，如南美洲、中东地区、印度、东南亚和非洲等，黑毛结节病则多见于世界范围内气候湿热的热带地区。因人们的跨国旅行，也可出现散发的病例。在中国毛结节病鲜有报道，廖万清等曾报道过一例由顶孢头孢霉所致的白色毛结节菌病。白色毛结节菌病的致病菌主要是担子菌纲的毛孢子菌属（Trichosporon genus）。目前毛孢子菌属被划分为六个致病菌种，分别为皮肤毛孢子菌（*T. cutaneum*）、卵形毛孢子（*T. ovoide*）、皮瘤毛孢子菌（*T. inkin*）、阿萨希毛孢子菌（*T. asahii*）、*T. mucoide* 和 *T. asteroides*。其中皮瘤毛孢子菌常引起阴毛感染，而卵形毛孢子则多见于头发的白毛结节菌病。此外，发生于阴毛的白色毛结节菌病常可合并细菌感染。

白色毛结节菌病的主要表现为受累毛干上附着数量不等、形状不规则的白色至浅棕色结节，质地柔软，与毛干结合不紧密，易于分离。生殖器部分的白色毛结节菌病常可合并棒状杆菌感染。除此之外，在同一患者身上可同时出现由毛孢子菌所致的白色毛结节菌病和甲真菌病。对于有中性粒细胞减少或获得性免疫缺陷的白色毛结节菌病患者，可出现播散性感染，表现为全身广泛的丘疹和紫癜性结节。采用10%~15% KOH 溶液和派克蓝黑墨水对受累毛发直接镜检，可在结节内发现有 2~4 个分隔的关节菌丝、关节孢子和出芽孢子固定在毛干上。真菌培养可将病发接种于不含放线菌酮的沙堡弱葡糖糖琼脂培养基上，在 28~30℃培养 5 天后长出表面有脑回状褶皱的奶白色至淡黄色菌落。

治疗上，首先是剔除感染部位的毛发，局部外用抗真菌制剂，如用 2% 酮康唑洗剂清洗后外用 1% 萘替芬 -0.25% 酮康唑乳膏等。对于局部治疗效果差的毛结节病患者，可联合口服伊曲康唑。对于发生在生殖器部位的白色毛结节菌病，由于附着于毛干的结节易脱落，故应将患者所换洗的内裤进行消毒灭菌。该病的预后良好，但生殖器部位的白色毛结节菌病易复发。毛色结节病易与虱病、腋毛癣及头癣等疾病混淆而被误诊，应用皮肤镜对毛发进行检查可有助于鉴别。

1. 虱病　是一种由寄生于人体的头虱、体虱或阴虱叮咬所致的疾病，主要的临床表现为不同程度的瘙痒和皮疹，有少数人因被长期叮咬而不出现反应。部分患者可因搔抓而引起皮肤抓痕、渗液、血痂或继发感染。日久之后搔抓部位的皮肤可呈苔藓样变或色素沉着。结合皮肤镜和真菌培养易于鉴别。

2. 腋毛癣　是一种由纤细棒状杆菌（*Coryne-bacterium tenuis*）感染毛发所致的疾病。该病不仅可累及腋毛，还可以感染阴毛，常表现为毛干上附着大量黄色、黑色或红色的集结物，呈小结节状，沿毛干不规则或弥散分布。这些集结物质地坚硬或柔软，可使毛干变得易于折断。由于集结物的颜色不同，汗液可呈现不同的颜色，患者常由于汗液染色皮肤或衣被而发现。结合皮肤镜、真菌和细菌培养易于鉴别。

3. 头癣　是一组由皮肤癣菌感染头皮和毛发所致的感染性疾病，多见于儿童，成人少见。根据致病的不同，可分为黄癣、白癣、黑点癣和脓癣。临床表现主要包括头皮的红斑、鳞屑、脓疱和不同程度的脱发，有部分患者患处的毛囊可化脓而出现片状红肿的痈状隆起，主要见于脓癣患者。10%~20% KOH 涂片镜检可在鳞屑或病发内查见真菌菌丝和孢子。结合皮肤镜、直接镜检和真菌培养不难鉴别。

（庄凯文　冉玉平　胡文英　俞汝佳）

病例 187　双侧痣样乳头乳晕角化过度症

临床照片　见图 187-1。

一般情况　患者，女，17 岁，学生。

主诉　双侧乳头、乳晕增厚并伴黑褐色色素加深 6 年，无自觉症状。

现病史　患者诉 6 年前无明显诱因于双侧乳头和乳晕出现色素加深，之后双侧乳晕表面出现针尖至粟粒大小的褐色丘疹。皮疹逐渐增多，融合成片，皮损面积逐渐扩大，皮肤增厚，颜色加深，无瘙痒等自觉症状，未经诊治。患者于 2015 年 7 月 6 日于我院门诊就诊。

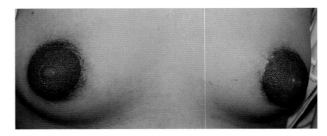

图 187-1　双侧乳头及乳晕皮肤增厚，伴褐色色素沉着

既往史及家族史　有"肺门淋巴结结核"病史，已痊愈。有"荨麻疹"病史。否认家族遗传史及其他

疾病史。

体格检查 一般情况好，营养良好，神志清楚，对答切题，查体合作。皮肤、巩膜无黄染，无肝掌及蜘蛛痣。全身浅表淋巴结未触及肿大。头颅及五官无异常。心、肺、腹及其他系统检查无异常。

皮肤科检查 双侧乳头、乳晕对称性皮肤色素加深，呈黑褐色。乳晕范围扩大，直径 3.5～4 cm，边界较清楚，双侧乳晕皮肤粗糙，明显增生、肥厚，表面可见融合成片的黑褐色针尖至粟粒大小丘疹。无鳞屑及渗出，乳头无溢液。

实验室检查 血常规示中性粒细胞占 71.3%，余无异常。性激素六项（促卵泡成熟素、促黄体激素、雌二醇、血清泌乳素、睾酮和孕酮）无异常。B 超检查示双侧乳晕区皮肤增厚，双侧乳腺层次结构清晰，腺体层排列紊乱，其内未探及确切肿块声像。CDFI 和 CDE 检查示双侧乳腺未见明显的血流信号，PW 未见异常。双侧腋窝未探及肿大淋巴结。

思考

1. 您的初步诊断是什么？

2. 为了明确诊断，您认为还需要做什么关键检查？

提示 可能的诊断

1. 干燥性乳房湿疹（drying breast eczema）？

2. 局限性乳房毛囊角化病（localized breast keratosis follicularis）？

3. 黑棘皮病（acanthosis nigricans）？

关键的辅助检查 乳晕皮肤组织病理示表皮角化过度，棘层规则肥厚，乳头瘤样增生，基底层细胞色素增多（图 187-2）。真皮乳头水肿，真皮浅层毛细血管扩张，血管周围有炎症细胞浸润（以淋巴细胞为主）。病理诊断：符合痣样乳头乳晕角化过度症。

最终诊断 双侧痣样乳头乳晕角化过度症（nevoid hyperkeratosis of the bilateral nipples）。

诊断依据

1. 病程 6 年。

2. 皮损位于双侧乳头及乳晕。

3. 皮损表现为双侧乳头及乳晕过度增生，皮肤增厚，双侧乳头及乳晕黑褐色色素沉着。

4. 组织病理检查示表皮角化过度，棘细胞呈规则性肥厚，乳头瘤样增生。

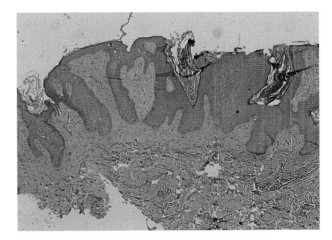

图 187-2 角化过度，棘层规则肥厚，乳头瘤样增生，基底层细胞色素增加（HE×40）

治疗方法 给予患者异维 A 酸 10mg po qd，10% 水杨酸软膏外用 qd，阿达帕林凝胶外用 bid。治疗 2 个月后皮损无消退，局部色素沉着稍减轻，目前仍在随访中。

易误诊原因分析及鉴别诊断 乳头乳晕角化过度症于 1923 年由 Tauber 首先描述，是一种罕见、散发、良性的皮肤疾病，以乳头和（或）乳晕角化过度及黑褐色色素沉着为特点。典型表现为乳头和（或）乳晕角化过度，皮肤增厚及黑褐色色素沉着，部分可表现为疣状或丝状角化过度。一般无明显自觉症状，少数患者可有轻微痒感。1938 年 Levy-Frankel 根据临床表现将本病分为三型：Ⅰ 型为表皮痣的延伸型，通常仅累及单侧乳头和（或）乳晕；Ⅱ 型为与其他皮肤病并发型，病变除累及乳头、乳晕外，还合并其他皮肤病，如鱼鳞病、黑棘皮病、Darier 病、慢性湿疹、遗传过敏性皮炎及皮肤 T 细胞淋巴瘤等，病变通常好发于双侧；Ⅲ 型为先天型或痣样型，好发于 20～30 岁女性，一般双侧乳头和（或）乳晕均受累。

其中痣样乳头乳晕角化过度症占所有乳头乳晕角化过度症的 80%。1990 年 Perez-Izqnierdo 以及 2001 年 Mehanna 也分别提出新的分型方法。多数学者比较肯定 Levy-Frankel 的分型方法，但国际上尚没有一个统一的分型标准。本病通常不影响健康，目前缺乏特效的治疗方法。治疗方法主要有局部外用药物如维 A 酸软膏、水杨酸软膏、糖皮质激素软膏及卡铂三醇软膏等，口服阿维 A 酯和糖皮质激素，液氮冷冻或 CO_2 激光，局麻或全麻下刮除局部皮损，射频术及外科手术等。

以往由于对本病的认识不足，缺乏经验，以至临床出现漏诊或误诊。随着经济发展和生活水平的提高，人们对健康的要求甚至对美容的要求也越来越高，导致就诊人数增多。本病的发病率近年来也有所升高，所以临床医生应加强对此病的系统性认识，以便能够做到及时发现、准确诊断、适当适度治疗，帮助患者形成对本病的正确认识及处理方法，以免患者增加不必要的心理负担。本病应与慢性干燥性乳房湿疹、局限性乳房毛囊角化病和黑棘皮病等相鉴别，组织病理检查有助于明确诊断。

1. 干燥性乳房湿疹　乳房湿疹多见于哺乳妇女，也可发生于年轻女性。干燥性乳房湿疹表现为乳头、乳晕和乳房暗红斑上有丘疹和鳞屑，局部皮肤肥厚，表面粗糙，边界不清楚。可伴有不同程度的苔藓样变和色素沉着，可因皮肤干燥而出现皲裂。单侧或对称发病，瘙痒明显，发生皲裂时可出现疼痛。组织病理检查表现为角化过度与角化不全，棘层肥厚明显，真皮浅层毛细血管壁增厚。结合组织病理和临床表现，两者不难鉴别。

2. 局限性乳房毛囊角化病　也称线状或节段型毛囊角化病，其特点是发病年龄较晚，可在 20～30 岁之后发病，皮损沿 Blaschko 线或呈线状分布，躯干为好发部位。皮损表现为密集的粟米大小的坚硬褐色丘疹，表面可覆油腻性、深褐色、黑褐色或黑色的痂皮。丘疹可逐渐增大，形成不规则的疣状斑块。可伴有瘙痒。无典型指甲损害，无家族史。组织病理检查具有诊断价值的特征是局限性棘层松解角化不良，形成特征性谷粒、圆体及基底层上裂隙。结合组织病理和临床表现可鉴别。

3. 黑棘皮病　又名黑角化病或色素性乳头状营养不良，是以皮肤色素沉着、角化过度和天鹅绒样增生、形成疣状赘生物为特征的皮肤角化性疾病。组织病理表现为表皮角化过度，乳头瘤样增生，真皮乳头向上突起呈指状，基底层色素增多。黑棘皮病与乳头乳晕角化过度症在临床上有时难以区分，鉴别主要依靠组织病理检查。

（姜　嵩　杨　智　何黎）

病例 188 羊膜带综合征

临床照片 见图 188-1 至 188-3。

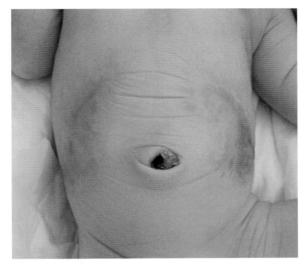

图 188-1 背部及腰腹部不规则条带状紫红色萎缩性瘢痕样损害

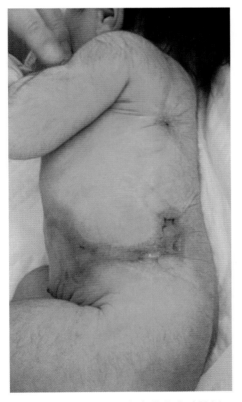

图 188-2 左侧腰腹部条带状皮肤缺损

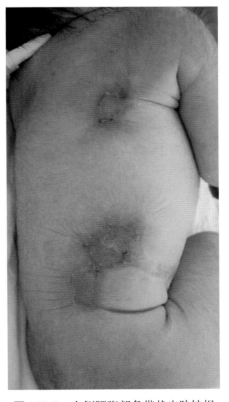

图 188-3 右侧腰腹部条带状皮肤缺损

一般情况 患儿,女,15h。

主诉 背部、腰腹部带状皮肤缺损 15h。

现病史 患儿出生时即发现背部、腰腹部紫红色条带状皮损,左右大致对称分布。病程中患儿无发热、抽搐及气促等症状。生后 1h 母乳喂养,无喷射性呕吐,大、小便已解。

个人史　足月顺产，体重 2.8kg，否认窒息、产伤。

母亲孕产史　G3P2，第一胎：宫外孕行腹腔镜手术切除一侧输卵管；第二胎：男，1 岁 1 月，健康；此胎为第三胎，双胎，孕 12 周时双胎之一胎死宫内。

家族史　父亲年龄 26 岁，O 型血；母亲年龄 21 岁，B 型血，均健康。

体格检查　患儿的生命体征平稳，一般情况稍差，颜面及四肢无畸形，头发和甲生长发育正常，双肺呼吸音粗，心音有力，心律齐，心前闻及 2/6 SM 杂音，腹软，四肢肌张力正常。

皮肤科检查　背部、腰腹部不规则条带状皮肤缺损，呈紫红色萎缩性瘢痕样改变，皮损中央破溃、结痂，境界不清，未见明显的脓血性分泌物。皮损左右大致对称分布，皮下脂肪变薄。

实验室检查　血、尿、大便常规，肝和肾功能均无明显异常。颅脑部经前囟门多切面超声扫查示脑声像图未见明显异常。腹部 B 超检查示肝、胆、胰、脾、双肾未见明显异常。心脏彩超检查示房间隔缺损（继发孔型 6.4 mm）。

思考

1．您的初步诊断是什么？

2．为了明确诊断，您认为还需要做什么关键检查？

提示　可能的诊断

1．先天性皮肤缺陷症（congenital skin defece）？

2．局灶性真皮发育不良（focal dermal hypoplasia）？

3．羊膜带综合征（amniotic band syndrome）？

最终诊断

1．羊膜带综合征。

2．先天性房间隔缺损（congenital atrial septal defect）

诊断依据

1．出生时即发现皮损。

2．皮损位于背部、腰腹部，为不规则的条带状紫红色萎缩性瘢痕样损害。

3．母亲孕产史：第三胎，双胎，孕 12 周时双胎之一胎死宫内。

治疗　局部外用表皮生长因子凝胶和复方多黏菌素 B 软膏，2 次 / 天。随访 2 个月。患儿皮损处糜烂、结痂缓解，遗留萎缩性瘢痕。

易误诊原因分析及鉴别诊断　羊膜带是妊娠中羊膜因自发性或医源性破裂、回缩形成的纤维素或纤维鞘，当胚胎或胎儿与羊膜带粘连受其束缚、压迫和缠绕后，可导致胎儿受累器官出现分裂或发育畸形，称羊膜带综合征。这是一种少见的先天性综合征。本病畸形表现复杂，在分类上是非胚胎性的，其严重程度和范围取决于羊膜带破裂的时间及缠绕胚胎的部位。如发生于妊娠早期，可有不对称脑膨出、小眼球、面裂及腹壁缺如等，胎儿难以存活；如发生于晚期，可造成各种肢体残缺，如肢体缩窄或截断，指、趾融合和畸形足等，胎儿通常能存活至分娩。超声检查是诊断胎儿羊膜带综合征最直观、可靠的方法，其声像图特征为：①羊水中可见漂浮的带状回声，并附于胎儿。羊膜带粘连处的胎儿身体部分畸形，甚至导致胎儿死亡。②由于胎儿受到束缚、压迫，胎动明显受到限制。③往往合并羊水过少和短脐带。对于小畸形，可考虑进行胎儿宫内手术治疗。在超声监视下应用胎儿镜松解肢体羊膜带粘连后，可使肢体回复正常发育。本病重在预防，应主要做好孕期保健。对于本例患儿，妊娠中双胎之一胎死宫内是导致羊膜带出现最主要的因素。羊膜带仅附着于背部、腰腹部体表皮肤，位置较表浅，未影响腹腔脏器发育，推测畸形发生于妊娠晚期。患儿病情较轻，预后良好。患儿出生即发现皮肤缺损和萎缩性瘢痕样损害，患处皮下脂肪变薄，稍凹陷，很容易与其他先天性皮肤缺陷性疾病混淆。

1．先天性皮肤缺陷症　又名皮肤再生不良，出生时即有，为在一个或几个区域内的表皮、真皮或直到皮下组织的先天性缺损。研究提示本病在胚胎生活的早期既有原发分化缺陷，邻近的羊膜也有发育缺陷，部分病例有家族性遗传倾向。皮损表现为境界清楚的皮肤缺损，其基底粗糙，呈红色肉芽肿，表现为一个大的厚壁大疱。本患儿出生后皮损即表现为萎缩性瘢痕样损害，境界不清，中央糜烂，结痂处为与羊膜带粘连处，仔细辨别皮损特点可将两者鉴别。

2. 局灶性真皮发育不良　本病是中胚叶和外胚叶结构发育障碍，表现为广泛进行性皮肤和骨骼缺陷。皮肤损害常在出生时就有，表现为境界清楚的皮肤变薄、凹陷，局部脂肪可由真皮缺陷部位向外膨出，形成脂肪疝，呈柔软的黄色结节，线状排列，部分皮损伴线状或蛇形排列的褐色色素斑及毛细血管扩张的红斑。患者合并皮损处骨骼发育异常，牙齿、甲和毛发发育不良。本患儿为单纯皮肤损害，其皮损特点及无骨骼等其他发育缺陷可与之鉴别。

（代红艳　陈欣玥　冯建华　舒　虹）

病例 189　口腔二期梅毒黏膜斑

临床照片　见图 189-1。

一般情况　患者，女，58岁。

主诉　舌右侧缘斑块 2 年多。

现病史　2 年前无明显诱因舌右侧缘出现一处白色斑片，无自觉症状，未引起重视，未予诊治。此后舌部白斑逐渐隆起，并在其右侧出现另一白斑，向四周扩大，表面附着白色苔状物，不易拭去。偶有糜烂。患者曾于当地医院就诊，诊断为"扁平苔藓"，给予"复方甘草酸苷"等药物治疗后效果不明显。

既往史及家族史　既往有不洁性行为史。家族史无特殊。

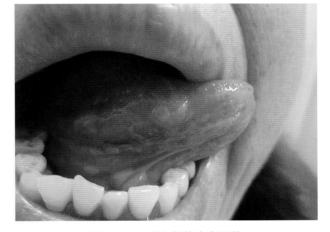

图 189-1　舌右侧缘白色斑块

体格检查　一般情况可，发育正常，营养中等，全身浅表淋巴结未触及肿大，各系统检查未见异常。

皮肤科检查　在舌右侧缘可见一个直径约 0.5 cm 的圆形白色结节及一个约 0.5 cm × 0.2 cm 的长条形白斑，表面有白色苔状物，无糜烂、破溃及出血，无触痛。躯干、四肢、掌跖及外生殖器未见皮损。

实验室检查　血常规、肝和肾功能及凝血检查未见明显异常。HIV（－）。

思考

1. 您的初步诊断是什么？

2. 为了明确诊断，您认为还需要做什么关键检查？

提示　可能的诊断

1. 口腔念珠菌病（oral candidiasis）？

2. 口腔扁平苔藓（oral lichen planus）？

3. 口腔黏膜白斑（oral leukoplakia）？

4. 口腔二期梅毒黏膜斑（secondary oral syphilis）？

关键的辅助检查　梅毒标志物 TPPA（＋），TRUST 滴度 1∶16，梅毒特异性抗体 ELISA（＋）。

最终诊断　口腔二期梅毒黏膜斑（secondary oral syphilis）。

诊断依据

1. 皮损为舌右侧缘白色、光亮而微隆起的斑块，呈圆形或长条形，表面覆盖白色苔状物，偶有糜烂。

2. 无痒痛。

3. 既往有多次不洁性行为史。

4. 梅毒标志物 TPPA 及 TRUST 滴度均为阳性。

治疗方法　苄星青霉素 G 240 万 U 分两侧臀部肌内注射，每例 120 万 U 每周 1 次，连续 3 周。电话随访，患者诉皮损于治疗后 2 周逐渐消退。

易误诊原因分析及鉴别诊断　梅毒分为三期，每期都可有口腔损害。当硬下疳损害不典型或损害部位隐蔽时，一般到二期梅毒疹时患者才就诊，因此，口腔皮损临床常见于二期梅毒。梅毒黏膜斑可发生在口腔黏膜的任何部位，呈灰白色、光亮而微隆起的斑块，圆形或椭圆形，易发生糜烂或浅溃疡，表面有灰白色假膜，周围有红晕，大多无痛感或仅有轻微疼痛。口腔黏膜部位的损害内含有大量梅毒螺旋体，具有高度传染性。二期口腔梅毒容易漏诊或误诊，所以临床医生遇到首诊口腔无痛性皮损者，即使无明确不洁性交史，也要做血清学检查和鉴别，以排除梅毒的可能性。本病应注意与以下疾病相鉴别。

1. 口腔念珠菌病　多累及老人、婴幼儿及免疫功能低下者（尤其是艾滋病患者），新生儿可通过母亲产道被感染。一般起病急、进展快，在颊黏膜、上颚、咽、齿龈和舌等黏膜部位出现凝乳状白色斑片，紧密附着于黏膜表面，不易剥除。涂片可见菌丝和芽孢，培养可见白念珠菌。

2. 扁平苔藓　典型口腔扁平苔藓最常见的是网状皮损，表现为轻微隆起的白色线状条纹，交织成网状或呈短放射状隆起，最常见于颊黏膜，常双侧对称分布，牙龈亦可受累，表现为慢性脱屑性牙龈炎。通常无自觉症状。

3. 口腔黏膜白斑　被认为是口腔黏膜病变中最常见的癌前病变。通常发生在 30 岁以后，一般不超过 50 岁，表现为均质或不均质（即斑点状）且通常边界清楚的白色斑块。常见部位包括口底、舌的伸面和腹侧面以及软腭。

4. 白色海绵状痣　本病为常染色体显性遗传病，于出生时或出生后几年发生，多见于阴唇、阴道和直肠等处，表现为黏膜白色珍珠样外观，质软、水肿，触及质感如海绵状。病理检查主要表现为黏膜上皮增厚，角化不全，棘层肥厚，上皮细胞水肿，细胞核固缩，形成小疱，胶原纤维水肿、断裂。

（张筱雁）

病例 190　持久性发疹性斑状毛细血管扩张症

临床照片　见图 190-1、190-2。

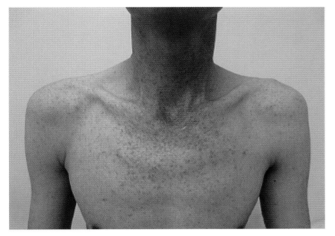

图 190-1　双上肢及颈胸部暗红色或棕红色斑丘疹

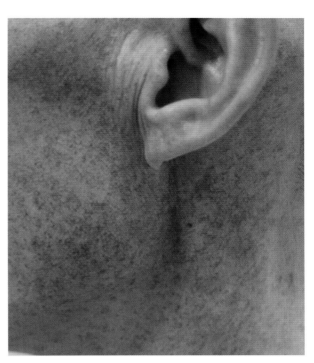

图 190-2　面颈部毛细血管扩张

一般情况　患者，男，40 岁，自由职业。

主诉　面颈、双上肢及胸背部红色斑丘疹 10 年多，无自觉症状。

现病史　10 年前患者无明显诱因于面颈和胸前出现散在红色斑丘疹，逐渐发展至上肢及背部，并进行性增多，无明显自觉症状。仔细追问病史后，患者诉皮损遇热、情绪激动、饮酒或进食辛辣食物后加重。正常情况下部分皮损可自行消退。无关节肿痛、口腔溃疡、皮肤黏膜出血及吞咽困难等不适。

既往史及家族史　患者平素体健，无酗酒史。否认家族中有遗传病病史及类似疾病患者。

体格检查　系统检查未见异常。

皮肤科检查　面颈、双上肢及胸背部密集分布针尖至绿豆大小的暗红或棕红色斑丘疹及毛细血管扩张，压之不完全褪色。Darier 征（—）。

实验室检查　血及尿常规、生化及腹盆腔影像学检查均未见异常。

思考

1. 您的初步诊断是什么？

2. 为了明确诊断，您认为还需要做什么关键检查？

提示　可能的诊断

1. 遗传性出血性毛细血管扩张症（hereditary hemorrhagic telangiectasia）？

2. 泛发性特发性毛细血管扩张症（generalized essential telangiectasia）？

3. 持久性发疹性斑状毛细血管扩张症（telangiectasia macularis eruptiva perstans）？

关键的辅助检查　胸部组织病理示表皮变薄，表皮突变平，基底层呈灶性及节段性液化变性，真皮浅层毛细血管扩张，其周围可见稀疏的淋巴细胞及体积稍大、细胞质丰富红染的疑似肥大细胞浸润（图190-3、190-4）。甲苯胺蓝染色：疑似肥大细胞胞质内紫红色颗粒。免疫组化标记：疑似肥大细胞 CD117（＋）。

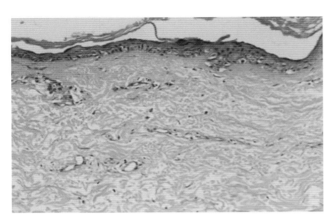

图 190-3　基底层细胞液化变性，真皮浅层毛细血管扩张（HE×200）

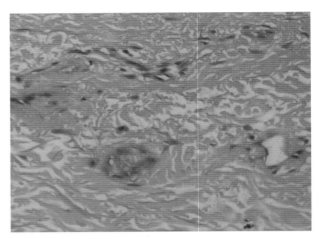

图 190-4　血管周围可见稀疏的淋巴细胞及疑似肥大细胞浸润（HE×400）

最终诊断　持久性发疹性斑状毛细血管扩张症。

诊断依据

1. 病史特点　中年男性。病程长，病情反复。无既往史，无酗酒史，否认家族中有遗传病病史及类似疾病患者。

2. 发病部位　位于面颈、双上肢及胸背部。

3. 皮损特点　表现为密集分布的针尖至绿豆大小的暗红或棕红色斑丘疹及毛细血管扩张，压之不完全褪色，Darier 征（－）。皮损遇热、情绪激动、饮酒或进食辛辣食物后加重，正常情况下部分皮损可自行消退。

4. 系统查体及实验室检查无特殊。

5. 组织病理示真皮浅层毛细血管扩张，周围可见疑似肥大细胞浸润。甲苯胺蓝染色示该细胞胞质内紫红色颗粒。免疫组化标记示细胞 CD117（＋）。结合临床及组织病理资料，诊断为持久性发疹性斑状毛细血管扩张症。

治疗方法　鉴于患者的病变只累及皮肤，无不适，建议暂时不治疗，需长期随访。

易误诊原因分析及鉴别诊断　持久性发疹性斑状毛细血管扩张是一种罕见的肥大细胞增生症，是色素性荨麻疹的一个变种，发病率不到皮肤型肥大细胞增生症的1%，易误诊和漏诊。皮肤型肥大细胞增生症主要发生于儿童，而持久性发疹性斑状毛细血管扩张主要发生于成年人，常为中年肥胖妇女，亦有发生于儿童的报道，偶见家族性发病者。持久性发疹性斑状毛细血管扩张的皮损多见于躯干和四肢，特别是胸部，为伴有毛细血管扩张的淡褐色至棕褐色泛发性斑疹，直径多为 2～10 mm，周围可出现小的丘疹，无紫癜或水疱形成，一般不伴瘙痒，Darier 征大多为阴性。尽管持久性发疹性斑状毛细血管扩张被认为是皮肤型肥大细胞增生症的一种，但可出现其他系统症状和器官受累，特别是肠出血、Darier 征、腹痛、恶心、吸收不良、心悸、头痛、抑郁、瘙痒、皮肤发红、血像改变和骨骼损害等。这些局部或全身症状主要是由肥大细胞释放大量组胺介质引起的。国外有学者研究显示高水平的血清类胰蛋白酶可能提示有系统受累，24 h 尿 N- 甲基组胺、前列腺素 D_2 代谢物检查也有一定的提示作用。持久性发疹性斑状毛细血管扩张的组织病理表现为真皮浅层毛细血管扩张以及周围散在稀疏的肥大细胞浸润。由于肥大细胞数量较少，容易漏诊。若要明确诊断，需做吉姆萨染色或甲苯胺蓝特殊染色。Lee 等发现用免疫组化方法标记肥大细胞 / 干细胞因子受体（CD117）能够确诊持久性发疹性斑状毛细血管扩张，因 CD117 能在正常或异常的肥大细胞中高度表达。

本病目前无特效疗法，均以对症治疗为主，包括去除诱因、药物治疗及物理治疗等。首先应避免触发肥大细胞脱颗粒的因素，如热水浴、日晒、饮酒、摩擦和应用触发肥大细胞脱颗粒的药物。药物治疗可应用肥大细胞膜稳定剂色甘酸钠、H_1 和 H_2 受体拮抗剂、酮替芬、多塞平、白三烯拮抗剂、α- 干扰素、局部或系统使用糖皮质激素或外用吡美莫司等。物理治疗有报告用 585 nm 闪光 - 泵 - 染料脉冲激光、补骨脂素长波紫外线（PUVA）光化学疗法以及总剂量为 4000 cGys 的电子束照射等方法有效。但本病无法根治，易复发，如症状轻微且排除系统损害，可不治疗。本病应与以下疾病进行鉴别：

1. 遗传性出血性毛细血管扩张症　是常染色体显性遗传性血管发育异常的一种疾病。男女均可患病，多在 20 ～ 30 岁发病，部分在儿童期即可发病。病变部位在血管壁，表现为毛细血管扩张、动静脉畸形和动脉瘤等，以皮肤、黏膜以及内脏多发性毛细血管、小动脉或小静脉扩张以及病变部位反复出血为特征。肝常受累。皮损主要表现为躯干和四肢泛发性的细小毛细血管扩张。组织学主要表现为真皮内可见扩张的毛细血管，无肥大细胞浸润，可行特殊染色证实。本病的诊断依据主要包括阳性家族史，毛细血管扩张及同部位的反复出血，束臂试验常阳性，并有出血时间延长，血管造影可确诊。根据病史、临床表现及组织病理等辅助检查，鉴别诊断不难。

2. 泛发性特发性毛细血管扩张症　是指以四肢和躯干大面积小静脉和毛细血管扩张为特征的一种少见病。常见于 40 ～ 50 岁的中年妇女，在青少年期发病，病因不明。临床表现为躯干和四肢皮肤泛发性的细小毛细血管扩张，初发于小腿或沿神经分布，呈线状排列，也可表现为细小血管瘤。组织学主要表现为真皮内扩张的毛细血管，无肥大细胞浸润，可与持久性发疹性斑状毛细血管扩张鉴别。

3. 类癌综合征　为好发于胃肠道的类癌（嗜银细胞瘤）引起的以发作性皮肤潮红和腹泻为主要临床表现的综合征。典型皮损为阵发性皮肤潮红伴毛细血管扩张，常伴有胃肠道症状，尿中 5- 羟色胺增加。本病除皮肤表现外，常出现呼吸、消化和循环等多系统症状，组织病理学特征也可协助鉴别。

4. 获得性多发性斑状毛细血管扩张症　本病常见于中年男性，典型表现为双侧上肢、前胸和背部红斑基础上毛细血管扩张。有时可见轻度萎缩及鳞屑。该病隐匿起病，常无自觉症状。组织病理检查不具有特异性，表现为真皮浅层血管周围稀疏的炎症细胞浸润伴或不伴有毛细血管扩张。特殊染色吉姆萨或甲苯胺蓝染色阴性。结合临床与病理两者可以鉴别。

（周沁田　王　琳）

病例 191   皮肤垢着病

临床照片   见图 191-1。

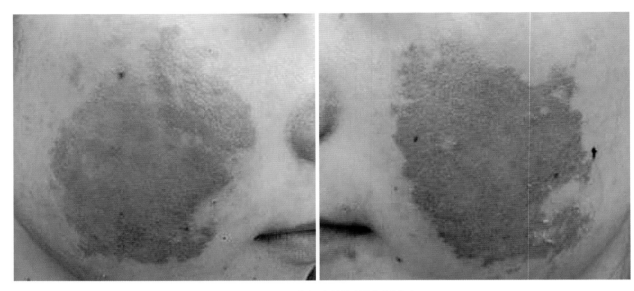

图 191-1   双侧面颊部污褐色厚痂皮

一般情况   患者，女，19 岁，学生。

主诉   双侧面颊部发生淡褐色痂皮 1 年。

现病史   1 年前患者患面部过敏性皮炎后心理压力大，无明显诱因于双面颊部出现黄褐色痂皮，并逐渐增多。患者自认为洗脸后会导致皮炎再发，因而偶尔只用少量清水轻轻擦洗面部，并不使用任何清洁用品。后痂皮逐渐增厚，皮损面积逐渐扩大。皮损可抠下，但祛除后多在 1 个月左右复发。近 2 个月来皮损明显加重。患者曾在多家医院诊断，具体不详，治疗无效，皮损继续扩展。患者于 2011 年 2 月 23 日来我院就诊。患者近一年来学习压力大，精神紧张，睡眠差，感心慌 3～4 个月，在外院诊断为"焦虑状态"。

既往史及家族史   无特殊。父母健康，非近亲结婚，家族中无类似疾病患者。

体格检查   体格及智力发育正常，系统检查未见异常。

皮肤科检查   双侧面颊部可见污褐色厚痂皮，其上有细裂纹，皮损边缘清晰。

实验室检查   血、尿常规，肝、肾功能及血脂均正常。真菌学镜检未查见糠秕孢子菌。

思考

1. 您的初步诊断是什么？

2. 为了明确诊断，您认为还需要做什么关键检查?

提示   可能的诊断

1. 皮肤垢着病（cutaneous dirt adherent disease）?

2. 表皮痣（epidermal nevus）?

3. 黑棘皮病（acanthosis nigricans）?

最终诊断   皮肤垢着病。

诊断依据

1. 病程 1 年。病程中患者自认为洗脸后会导致皮炎再发，因而偶尔只用少量清水轻轻擦洗面部，并不使用任何清洁用品。

2. 皮损位于双面颊。

3. 皮损特点 双侧面颊部污褐色厚痂皮，其上有细裂纹，边缘清晰。

4. 患者近一年来学习压力大，精神紧张，在外院诊断为"焦虑状态"。

治疗方法 阿维 A 10 mg bid，5 天后双侧面颊厚痂皮完全脱落。停用阿维 A，患者随访 2 个月，病情无复发。

易误诊原因分析及鉴别诊断 皮肤垢着病首先由日本板本邦树于 1960 年首次报道，多见于青年女性。皮损好发于面颊、额部、乳晕周围等，可有瘙痒症状。此病被认为是神经功能障碍性皮肤病，文献报道部分患者伴有精神和性格异常。然而，近年来国内报道本病患者查糠秕孢子菌阳性，且口服抗真菌药治疗有效，提示此病与糠秕孢子菌感染有关。于相冬等回顾国内文献，总结了本病的发病原因：①糠秕孢子菌感染。②精神因素。③外伤。④内分泌失调。本例患者糠秕孢子菌检查阴性，1 年间未正常洗脸，引起面部角质形成细胞不及时脱落，在皮肤表面形成厚痂，同时由于学习压力大、精神紧张，精神科诊断为"焦虑状态"。且使用阿维 A 治疗有效，随访无复发，故考虑发病与精神因素明确相关。

维 A 酸类药物可以调节表皮角质形成细胞的终末分化，使其平均体积减小，降低角质层的黏聚力，使皮肤失水增加，抑制角质形成细胞的增殖，刺激表皮更新。同时可使皮脂腺的基底细胞成熟过程延长，皮脂腺细胞数目减少，皮脂腺中增殖细胞的比例下降，导致皮脂合成减少。因此，本例皮肤垢着病患者使用口服阿维 A 胶囊治疗后取得了满意的疗效。

（张 韡 孙建方）

病例 192 胫前黏液性水肿

临床照片 见图 192-1。

一般情况 患者，女，28 岁，农民。

主诉 双小腿皮肤增厚、橘皮样斑块 1 年余，加重伴结节、瘙痒 2 个月余。

现病史 患者于 1 年前出现双小腿胫前皮肤增厚，呈橘皮样，无明显自觉症状。皮损渐扩大、增厚，呈橘皮样外观，偶有轻微瘙痒，未予治疗。2 个月前患者自觉瘙痒加重，皮损增厚明显，并出现不规则结节。患者在当地按"皮肤淀粉样变"和"湿疹"医治（具体诊断与治疗不详）无效。发病以来，患者无发热、咳嗽和口眼干燥。

既往史 患"甲亢"病史 2 年，经"甲巯咪唑"治疗后目前病情稳定，余无特殊。

体格检查 T 36.6℃，P 78 次/分，R 21 次/分，BP 105/70 mmHg，一般情况好。全身浅表淋巴结无肿大。神志清，轻度突眼。其余系统检查无异常发现。

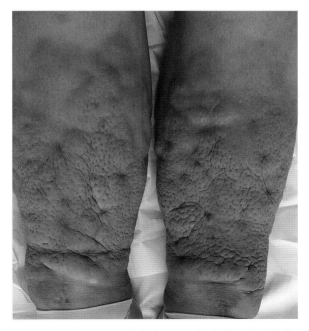

图 192-1 双小腿胫前皮肤增厚、橘皮样斑块及结节

皮肤科检查 双小腿前侧尤其是中下部对称分布弥漫性皮肤增厚的黄红色或肤色坚实、斑块和花生米至鸽蛋大小的结节，有非凹陷性水肿，表面凸凹不平，呈橘皮样。

实验室检查　血和尿常规、肝和肾功能、血糖及甲状腺功能检查均在正常范围。

思考

1. 您的初步诊断是什么？

2. 下一步还需要做哪些检查？

提示　可能的诊断

1. 胫前黏液性水肿（pretibial myxedema）？

2. 皮肤淀粉样变（amyloidosis cutis）？

关键的辅助检查　左小腿皮损组织病理示表皮轻度增厚，真皮胶原纤维间隙增宽，其间见大量淡蓝色云雾状黏液样物质沉积（图192-2）。阿新兰染色（＋）。

最后诊断　胫前黏液性水肿

诊断要点

1. 有甲亢病史。

2. 皮损位于双小腿前侧尤其中下部。

3. 皮损为对称分布的弥漫性皮肤增厚、黄红色或肤色、坚实斑块和花生米至鸽蛋大小的结节，非凹陷性水肿。表面凸凹不平，呈橘皮样。

4. 病理检查　真皮内胶原纤维间有大量淡蓝色云雾状的黏液样物质沉积，阿新兰染色（＋）。

治疗方法　确诊后采用曲安奈德针局部封闭，对散在皮损予以卤米松乳膏封包治疗。同时嘱患者继续治疗甲亢，并定期监测甲状腺功能。经治疗后皮损较前稍有好转、变平，目前皮疹已消退。

易误诊原因分析及鉴别诊断　胫前黏液性水肿也称甲状腺表性黏蛋白病，为一种自身免疫性疾病，可能与长效甲状腺刺激因子（long-acting thyroid stimulator，LATS）参与激活淋巴细胞，刺激淋巴细胞产生过多的黏蛋白沉积于胫骨前所致，部分患者也可因行放射性[131]碘治疗后诱发。其临床特点主要为双侧胫前皮肤隆起性黄红色具有蜡样光泽的斑块。本病也可见于无甲状腺疾病患者，其确切机制不详。临床上尚见到部分甲亢患者往往以胫前黏液性水肿皮损作为首诊症状，故应对本病有所认识。通常甲亢症状好转并不伴随皮损随之好转。治疗常采用糖皮质激素局部封闭或封包治疗，也可试用PUVA治疗。

该患者具有确切的甲亢病史，皮损典型，具有特征性，不应误诊。如造成误诊，原因可能是缺少对该病的基本知识而未予考虑到所致。通过本病例，提示基层医生应学会通过皮肤一些特征性损害来作为诊断某些内科疾病的线索。

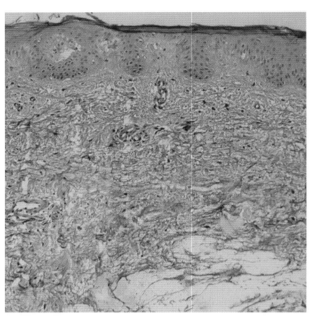

图192-2　真皮胶原纤维间隙增宽，其间见大量淡蓝色云雾状黏液样物质沉积（HE×100）

（刘彤云　柴燕杰　刘爱民　万　屏　何　黎）

病例 193　毛囊角化病

临床照片　见图 193-1。

一般情况　患者，男，34 岁，农民。

主诉　全身密集性毛囊性丘疹伴瘙痒 20 余年。

现病史　患者于 14 岁时无明显诱因于额头和背部出现米粒大小的浅褐色毛囊性丘疹，质硬，未予重视，后渐扩展至双耳后、颈部、双腋下、前胸部、腹部、双侧腹股沟、双小腿胫前及双足背，部分呈密集分布，上覆灰褐色油腻性痂皮。患者自诉遇热时出现瘙痒。皮疹夏季加重（日晒后明显），偶尔伴有脓性液体流出，无恶臭味，冬季减轻。患者曾分别于 1999 年和 2009 年到当地医院就诊，行病理切片检查后诊断为"毛囊角化病"，给予口服中药及外用药物（具体不详）治疗后未见明显改善。为求进一步治疗，遂于 2015 年 10 月 15 日来我院门诊就诊。

既往史及家族史　既往体健，父母非近亲结婚。其子有类似疾病，其他无特殊。

体格检查　一般情况可，发育良好，智力正常，各系统检查未见异常。

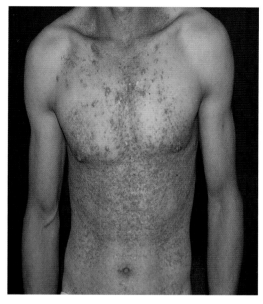

图 193-1　躯干浅褐或红褐色丘疹，上覆油腻性灰褐色痂屑

皮肤科检查　面部、颈部、双耳后、双腋下、胸背部、腹部、双侧腹股沟、双小腿胫前及双足背见对称分布米粒大小的毛囊性丘疹，呈浅褐色，质硬，部分密集性分布，上覆油腻性灰褐色痂。去痂后可见丘疹顶端有凹陷，胸背部和腹部等皮疹密集部位融合呈斑片状，未见明显脓性、血性分泌物。舌苔可见纵行裂隙，双手甲板呈匙状，有纵行白色条纹。未见口腔黏膜及头皮损害。

实验室检查　血、尿、大便常规及生化全套检查均大致正常。胸部 X 线检查及腹部 B 超检查未见异常。

思考

1. 您的初步诊断是什么？

2. 为了明确诊断，您认为还需要做什么关键检查？

提示　可能的诊断：

1. 疣状角化不良瘤（warty dyskeratoma）？

2. 暂时性棘层松解性皮病（transient acantholytic dermatosis）？

3. 毛囊角化病（keratosis follicularis）？

关键的辅助检查　组织病理示表皮角化过度伴角化不全，棘层不规则肥厚，局部基底层上方棘层松解，形成裂隙，可见棘刺松解细胞、圆体和谷粒（图 193-2）。真皮浅层小血管扩张，血管周围可见淋巴细胞浸润。病理诊断：符合毛囊角化病。

最终诊断　毛囊角化病。

诊断依据

1. 青少年期发病，病程 20 余年。

2. 皮损位于面颈、双耳后、双腋下、胸背部及腹部。

3. 皮损表现为浅褐色毛囊性丘疹，上覆油腻性灰褐色痂。

4. 伴随症状　瘙痒，舌苔见纵行裂隙，双手指甲呈匙状，可见纵行白色条纹。

5. 组织病理检查示棘层不规则肥厚，局部基底层上方棘层松解，形成裂隙，可见棘刺松解细胞、圆体和谷粒。真皮浅层血管周围淋巴细胞浸润。

治疗方法　患者口服维 A 酸胶囊并外用维 A 酸乳膏治疗，一个半月后皮疹明显改善，消退约 80%。3 个月后皮损基本消退，后失访。

易误诊原因分析及鉴别诊断　毛囊角化病又称 Darier 病，是一种少见的以表皮细胞角化不良为基本病理变化的常染色体显性遗传性皮肤病。有散发病例，也有家族性发病。可起病于任何年龄，但一般以 8～16 岁为多，5 岁以前少见。病程慢性，部分患者随年龄增长病情减轻。典型的毛囊角化病皮疹为油腻性、棕褐色密集的毛囊性小丘疹，表面覆

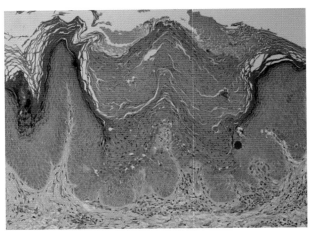

图 193-2　角化过度伴角化不全，棘层不规则肥厚，基底层上方灶性棘层松解，裂隙形成，可见棘刺松解细胞、圆体和谷粒（HE×100）

盖痂皮，去除痂皮后丘疹顶端暴露漏斗状小凹。丘疹增大后可趋向融合，形成不规则的疣状斑块，位于屈侧、腋下及股内侧等多汗、摩擦处的损害增殖尤为显著，常呈乳头瘤样，有发臭的脓性分泌物。常对称发生于面、胸、腹、四肢和骶部等皮脂腺溢出部位。偶见局限性毛囊角化病，皮疹可沿着 Blaschko 线呈带状分布，躯干为好发部位。头皮部的损害常覆盖油脂样污痂，一般无脱发。同时可伴有掌跖角化及特征性甲损害，较少累及口腔黏膜等。患者可有瘙痒等不适。本病在夏季皮损加重，阳光、高温和出汗等因素均可加重本病的发生与发展。对于皮疹不典型的毛囊角化病，组织病理检查是确诊的主要手段，也是与其他相似疾病鉴别的重要手段。其特征性病理改变为：①特殊形态的角化不良，形成圆体和谷粒。②棘层松解，形成基底层上裂隙和隐窝。③被覆有单层基底细胞的乳头，即"绒毛"向上不规则增生，进入隐窝和裂隙内。④可有乳头瘤样增生、角化过度、棘层肥厚和角化过度，真皮呈慢性炎症性浸润。目前尚无满意疗法，但应避免烈日暴晒，防止出汗过多。口服和外用维 A 酸类药物是目前行之有效的方法。对于增殖性且有恶臭脓痂的皮疹，应予抗生素治疗，对于疣状增生的皮损，可行外科切除及激光治疗。该患者在青春期发病，且具有典型的临床表现，结合其家族史及病理检查，提示为毛囊角化病。

本病临床少见，在不同家系或同一家系中临床表现存在明显的差异。同时，由于皮肤科或相关科室医师对本病认识不足，缺乏经验，加上警惕性不够，导致误诊、漏诊。因此，临床医生在遇到不同损害表现的患者或对症治疗无明显疗效时，应及时进行组织病理检查。必要时可多点、多次取材，以免漏诊或误诊。毛囊角化病应与脂溢性角化病、疣状角化不良瘤、暂时性棘层松解性皮病、融合性网状乳头瘤病和黑棘皮病等相鉴别，病理检查可明确诊断。

1. 脂溢性角化病　是一种良性的表皮性肿瘤，多见于中老年人。早期损害为小而平、境界清楚的斑片，表面光滑或略呈乳头瘤状，褐色。以后皮损渐渐增大、粗糙，形成疣状损害。这两种疾病的病因、发病机制和好发人群不同，且早期的皮损各具特征，一般不易混淆。但是当疾病发展到一定时期后，这两种疾病都会以疣状增生为表现，此时仅靠临床表现很难区分，容易造成误诊。不过，这两种疾病的组织病理表现有明显不同。脂溢性角化病的组织病理虽各型有所不同，但其主要特点表现为基底样细胞增生为主，常见假性角质囊肿，多无角化不全，角化过度明显，瘤体向外生长，基底在同一水平面上。据此，结合病史和临床表现可明确诊断。

2. 疣状角化不良瘤　为一种良性皮肤肿瘤，好发于面、颈和头皮部，少数见于非暴露部位如腋下，偶见于口腔黏膜。皮损常为褐色、棕红色丘疹或结节，中心呈脐形凹陷，并有黄色柔软角栓。结节中等硬度，表面粗糙，常无炎症表现，但可有渗出或出血。一般无主观症状，少数可有瘙痒、疼痛或烧灼感。

组织病理检查可见自毛囊漏斗部向下杯状的囊腔。囊内充满角质物，囊壁出现棘层松解和角化部不良细胞。结合组织病理两者不难鉴别。

3. 暂时性棘层松解性皮病　多见于中年男性，皮疹好发于锁骨附近、颈根部、胸骨区和背上方，也可见于上腹部、面部、耳郭及四肢。皮损为棕色、皮色、直径 1~3 mm 的水肿性丘疹或丘疱疹，有时中心有角栓。皮损散在或聚集成群，伴瘙痒，无全身症状。多数患者在日晒后发病或皮疹加剧。组织病理检查可见棘层松解，也可见圆体细胞和谷粒细胞，但是它的棘层松解相对较为局限，有时在同一张组织病理切片上可出现多种不同类型的组织病理表现。多数能自然缓解。虽然两者的临床表现类似，但结合皮疹形态及组织病理学检查不难鉴别。

4. 黑棘皮病　是以色素增生、角化过度及疣状增殖为特征的少见皮肤病。初为色素沉着、干燥、皮肤变粗，以后呈灰棕或黑色，皮肤明显增厚，表面可有小乳头状隆起如天鹅绒状，进而皮纹加深，表面呈乳头瘤状。皮损好发于面、颈、腋、背、外生殖器、腹股沟及其他皮肤皱褶部如乳房下和脐窝等。在有些病例皮损几乎累及全身，并可有掌趾皮肤增厚。与毛囊角化病相比其皮损色深，常合并内脏癌。结合家族病史、皮损分布及形态，两者不难鉴别。

（张艺琼　杨智　何黎）

病例 194　进行性指掌角皮症

临床照片　见图 194-1。

一般情况　患者，女，42 岁，职员。

主诉　双手掌、指掌侧红斑、角化及皲裂反复 3 年，加重 1 个月余。

现病史　患者诉 3 年前突然出现双手指、手掌远端红斑、干燥、角化、细小皲裂和鳞屑，自觉轻微瘙痒，出现皲裂时感疼痛。在当地医院诊断为"湿疹"，予"氟轻松乳膏 + 肝素钠乳膏，混合外用，每天 2 次"，用药后症状改善。但皮损从未完全消退，经常反复加重，用药后可减轻。皮损渐扩大，以右侧为重。1 个月前皮损再次加重，为求进一步诊治，遂到我院就诊。病程中患者无丘疹、丘疱疹和水疱等情况。接触肥皂和洗衣粉等清洁剂后加重。饮食可，大、小便正常。

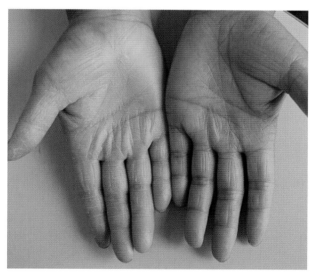

图 194-1　双手掌、指红斑、角化、皲裂

既往史及家族史　无特殊。

体格检查　一般情况可，精神可。皮肤和巩膜无黄染，全身浅表淋巴结未扪及肿大。心、肺无异常。腹平软，无压痛及反跳痛，肝、脾肋缘下未触及，肠鸣音正常。双肾区无叩击痛，各输尿管点无压痛。神经系统检查生理反射存在，病理反射未引出。

皮肤科检查　双手指掌侧、右手掌、左手掌远端 1/3 左右及虎口处见弥漫性淡红斑、角化增厚和干燥脱屑，并见细小皲裂纹。皮损界限较清楚，以右侧为重。

实验室检查　血、尿常规正常。血生化（肝和肾功能、血糖、离子 7 项及血脂）示正常。ANA、ENAs、ds-DNA-Ab 均为阴性。MED 正常。胸部 X 线检查未见异常。腹部 B 超检查未发现异常声像。

思考

1. 您的初步诊断是什么？

2. 为了明确诊断，您认为还需要做什么关键检查？

提示 可能的诊断

1. 手部湿疹（hand eczema）？

2. 进行性指掌角皮症（dermatitis palmaris sicca）？

3. 手癣（tinea manum）？

关键的辅助检查

1. 组织病理（皮损） 表皮角化过度伴散在角化不全，棘层肥厚，局部棘细胞间轻度水肿。真皮毛细血管扩张，血管周围见淋巴细胞和组织细胞浸润（图194-2）。病理诊断：亚急性海绵水肿性皮炎。

2. 斑贴试验 （—）。

最终诊断 进行性指掌角皮症。

诊断依据

1. 中青年女性，病程3年，加重1个月余。

2. 皮损位于双手掌、指掌侧。

3. 皮损表现为弥漫性红斑、角化增厚、干燥皲裂及鳞屑，界限较清楚。

4. 组织病理示亚急性海绵水肿性皮炎改变。

5. 真菌镜检及培养均阴性。

6. 斑贴试验（—）。

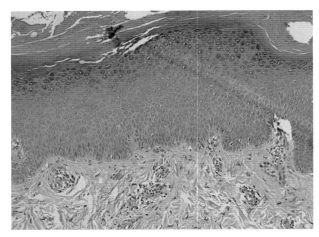

图194-2 角化过度伴散在角化不全，棘层肥厚，局部棘细胞间轻度水肿。真皮毛细血管扩张，血管周围炎症细胞浸润（HE×100）

治疗方法 患者使用异维A酸10 mg口服，每天1次，卤米松乳膏＋肝素钠乳膏外搽，每日2次，10%水杨酸软膏外用，每晚1次，治疗20天后皮损基本消退。嘱长期外用肝素钠乳膏及保湿霜，间断外用卤米松乳膏，2个月后失访。

易误诊原因分析及鉴别诊断 进行性指掌角皮症是一种以角化紊乱为特征的手部皮炎，其特点是病程长，难治愈，易复发，多发生于家庭主妇和建筑工人。本病病因不明，可能与微循环障碍、内分泌紊乱、表皮通透屏障功能破坏、角质层形态及功能异常、手掌部皮脂的缺乏（手掌部皮肤无皮脂腺）等因素有关。相关调查表明气候干燥或者寒冷季节，特别是接触肥皂、化学洗涤剂等碱性物质常可致病情加剧。本病的皮损好发于指曲面及掌前部1/3，几乎均为双侧性，并缓慢向近心端扩展而达到掌跖，或同时沿指侧缘向背蔓延；以皮肤干燥和起皱为突出症状，皮色淡红，带光泽，伴碎玻璃样浅表裂纹及少量角化性鳞屑，重者绷紧指端变细，指部不能完全伸直，使活动受限，部分甲皱襞轻度潮红、肿胀；自觉患部皮肤干燥，少数因皲裂而感疼痛，另一些有微痒；病程呈慢性进行性而少有自愈倾向；冬季加重，可发生皲裂。病理上多为亚急性皮炎，显示角化不全和棘层肥厚，真皮浅层血管扩张，轻度的血管周围炎症细胞浸润。本病无特效治疗方法，治疗主要是去除病因或对症治疗，建议患者应减少洗手次数，戴手套，手不直接接触洗衣粉、肥皂和洗洁精等碱性物质。局部外用15%～20%尿素霜、5%水杨酸软膏及甲基硅油霜等对症治疗。

根据有生活及工作环境中化学制品经常接触史，且经反复治疗效果不显著，有典型的症状及体征可得出诊断，可见本病的诊断并不难，但是由于该病与手部慢性湿疹容易混淆，如果没有仔细询问病史，临床上就可能造成误诊。所以临床医生应加强对此病的认识，做到细心询问病史及相关信息，这样才能早发现、早诊断，尽早帮助患者祛除病因，对症治疗。进行性指掌角皮症应与慢性湿疹和手癣等相鉴别。

1. 慢性湿疹　是由于复杂的内外因素激发引起的一种皮肤炎症反应。可发生于任何年龄，常有急性湿疹史。一般瘙痒剧烈，容易复发。皮损一般局限而有浸润和肥厚，苔藓样变明显，干燥，一般无渗出。皮肤组织病理学特征为棘层肥厚，真皮浅层血管周围可见炎症细胞浸润。根据临床及病史，两者可鉴别。

2. 手癣　为手掌的皮肤癣菌感染。引起的皮损多呈不对称，蔓延迅速，可扩展至手背等处，常起水疱，边缘清楚，偶有瘙痒感，真菌检查可发现病原菌。根据真菌检查结果，两者不难鉴别。

（刘彤云　谢玉燕　尹逊国　李　兴　何　黎）

病例 195　盘状红斑狼疮所致瘢痕性脱发

临床照片　见图 195-1。

一般情况　患者，女，60 岁，务农。

主诉　头皮多发性红斑伴脱发 2 年。

现病史　2 年前患者无明显诱因突然发现黄豆至蚕豆大小的多灶性头发脱落，无明显自觉症状。随后类似皮损渐增多，面积逐渐扩大，部分融合。患者曾就诊于当地医院，诊断结果不详，给予糖皮质激素类制剂外用，自觉无明显好转。

既往史及家族史　患者否认高血压、心脏病、糖尿病、肝病和内分泌疾病史，否认抽烟及饮酒史，其家族中无类似病史，否认近亲婚配史。

体格检查　一般情况良好，发育正常，智力正常，全身系统检查无特殊，肝、脾未触及，全身未触及肿大的浅表淋巴结。系统检查无特殊。

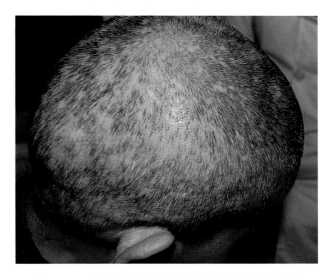

图 195-1　图头皮多数虫蚀状脱发斑，基底淡红斑

皮肤科情况　头皮多数黄豆至蚕豆大小的多灶性类圆形虫蚀状脱发斑，部分融合呈不规则状，部分皮损轻度凹陷，基底淡红。

实验室检查　血和尿常规、肝和肾功能、甲状腺功能、免疫球蛋白＋补体均正常，ENA、ANA、ds-DNA-Ab 及梅毒血清学均为阴性。

思考

1. 您的初步诊断是什么？

2. 为了明确诊断，您认为还需要做什么检查？

提示　可能的诊断

1. 斑秃（alopecia areata）？

2. 毛发扁平苔藓（lichen planopilaris）？

3. 盘状红斑狼疮（discoid lupus erythematosus，DLE）？

4. Brocq 假性斑秃（pseudopelade of Brocq）？

5. 绝经后前额纤维化性脱发（postmenopausal frontal fibrosing alopecia）？

6. 头癣（tinea capitis）？

7. 梅毒（syphilis）？

关键的辅助检查　组织病理示表皮轻度角化过度，毛囊角栓形成，表皮基底细胞灶性液化变性。仅见个别毛囊，可见多数毛囊索。真皮浅中层胶原间隙轻度增宽，真皮浅层毛细血管扩张，血管及毛囊周围见灶性淋巴、组织细胞浸润（图195-2、195-3）。免疫组化：CD123 树突状细胞小簇状阳性。结合临床，符合 DLE 所致秃发。

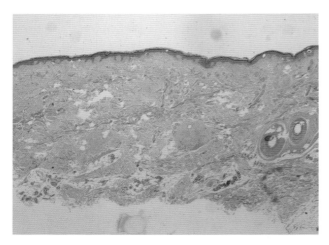

图 195-2　表皮基底细胞灶性液化变性，仅见个别毛囊，可见多数毛囊索（HE×40）

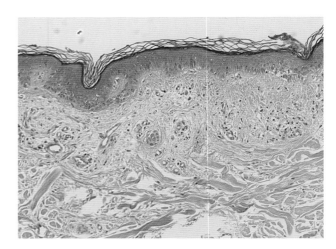

图 195-3　真皮和毛囊周围胶原增生增粗。真皮毛细血管毛囊周围炎症细胞浸润（HE×100）

最终诊断　盘状红斑狼疮所致瘢痕性脱发（cicatricial alopecia caused by discoid lupus erythematosus）。

诊断依据

1. 病程 2 年。

2. 皮损位于头皮。

3. 皮损表现为头皮多数黄豆至蚕豆大小多灶性的虫蚀状脱发斑，部分融合呈不规则状，部分皮损轻度凹陷，基底淡红。

4. 无自觉症状。

5. 组织病理示表皮轻度角化过度，厚度大致正常，基底细胞液化变性。毛囊明显减少，可见多数毛囊索。真皮和毛囊周围胶原增生、增粗。真皮浅层毛细血管扩张，血管及毛囊周围见灶性淋巴、组织细胞及少数浆细胞浸润。

治疗方法　主要是针对盘状红斑狼疮疾病本身行治疗，如羟氯喹、沙利度胺等口服。局部可外用强效糖皮质激素或他克莫司乳膏。

易误诊原因分析及鉴别诊断　盘状红斑狼疮是一种自身免疫性疾病，且与紫外线照射密切相关，皮损主要累及面颈部曝光部位，特点为皮肤持久性盘状红斑，境界清楚，表面毛细血管扩张并有黏着性鳞屑。剥离鳞屑，可见其下扩张的毛囊口。在发展过程中，损害中心逐渐出现萎缩、微凹、色素减退，而周围色素沉着。皮损局限者称为局限性盘状红斑狼疮，好发于面部，特别是两颊和鼻背，呈蝶形分布，其次发生于口唇、耳郭和头皮等处。病程呈慢性，少数患者皮损可自行消退，一般愈后留下色素减退的萎缩性瘢痕，头皮则形成萎缩性脱发区。约 30% 的患者会发生口腔黏膜的损害，部分患者可出现免疫学检查阳性。30%～50% 的盘状红斑狼疮患者具有头皮损害，表现为红斑、萎缩、毛囊角栓、色素沉着、色素脱失及脱发。皮损可融合成斑块。病理表现为基底细胞液化变性及轻度的炎症浸润，通常界面改变显著。早期皮损表现为典型界面皮炎的改变，主要累及表皮及附属器，表皮可增厚或局部萎缩，角化过度伴毛囊角栓形成，基底膜增厚，真皮层黏蛋白沉积及血管周围淋巴细胞浸润。晚期可见毛囊周围及间质纤维化，纤维组织增生并取代了毛囊单位。毛囊单位数目减少，形成，瘢痕性脱发。直接免疫荧光检查示表真皮交界处、毛囊上皮及真皮交界处 IgG、IgM 及 C3 呈颗粒状或线状沉积，IgM 亦可呈球状沉积在胶样小体中。

脱发是红斑狼疮患者的常见临床表现之一，与疾病活动性有关。红斑狼疮患者出现脱发时，根据脱发皮损的临床、皮肤镜及组织病理学表现，红斑狼疮脱发的诊断不难成立，但当患者以斑状脱发为首要表现发病时，则需要与以下疾病相鉴别相鉴别，以免误诊。

1. 斑秃　斑秃表现为突发的非瘢痕性脱发斑，可以表现为局限性、带状和网状。体检可发现头皮局部没有毛发，但皮肤外观正常。脱发斑边缘的头发松动，易于拔起。在疾病早期，病理上表现为退行期及休止期毛囊数量增加，在毛囊的毛球周围有不同程度的炎症性淋巴细胞浸润。晚期则表现为毛囊体积变小及数量减少，通过临床表现及组织病理学可以鉴别。

2. 毛发扁平苔藓　多见于 40～60 岁的中年女性，通常累及头顶部。典型皮损早期表现为紫红色毛囊性丘疹，丘疹中央角化过度，形成棘状角质栓。毛囊性丘疹可聚集成紫红色斑块，后逐渐引起局限性或者泛发性脱发。17%～28% 的患者身体其他部位会出现扁平苔藓的皮疹。病理上主要表现为颗粒层增厚和角化过度，基底层变性和破坏，毛囊周围带状淋巴细胞浸润。

3. Brocq 假性斑秃　Brocq 假性斑秃被认为是一种排除了所有的其他瘢痕形成性脱发的疾病。本病好发于白人女性，表现为无症状性不连续性脱发。皮损中央可见脱发斑块，一般无炎症细胞浸润。皮损常不规则，呈几何图形样，被描述为"雪地上的脚印"。其病理学特征是毛囊漏斗水平有轻度的单核炎症细胞浸润，皮脂腺减少或消失，毛囊上皮萎缩，晚期出现广泛的纤维化。由于本病的诊断是一种排除性诊断，因此，本病的诊断需要排除其他瘢痕形成性脱发。

4. 绝经后前额纤维化性脱发　目前认为该病是毛发扁平苔藓的一种临床变异，主要发生于绝经后妇女。其临床表现为前额发际线发生对称性退行性改变，毛囊周围轻度红斑，局部头皮轻度萎缩，部分患者伴有眉毛部分或者全部脱落。组织病理学上表现为毛囊峡部和漏斗部淋巴细胞浸润，但苔藓样浸润程度较轻。根据临床表现及组织病理学可以鉴别。

5. 头癣　是一组由皮肤癣菌感染头皮和毛发所致的感染性疾病，多见于儿童，成人少见。根据致病的不同可分为"黄癣、白癣、黑点癣和脓癣"。临床表现主要包括头皮的红斑、鳞屑、脓疱和不同程度的脱发，有部分患者患处的毛囊可化脓而出现片状红肿的痈状隆起，主要见于脓癣患者。10%～20% KOH 涂片镜检可在鳞和病发内查见真菌菌丝和孢子。结合皮肤镜、直接镜检、真菌培养不难鉴别。

6. 梅毒　根据传播途径不同可分为先天梅毒和后天梅毒，根据病情的发展，分为早期梅毒和晚期梅毒，病期在 2 年内为早期梅毒，包括一期、二期和早期潜伏梅毒。二期梅毒的皮疹多种多样，常见皮疹为斑疹，其次是丘疹、斑丘疹和丘疹鳞屑性损害，偶见结节样、银屑病样、脓疱型、环状和湿疹样等皮肤损害，可伴有虫蚀状脱发、甲病变和口腔黏膜斑等，据相关实验室检查可鉴别。

（李　艳　刘彤云　布晓婧　陈凤娟　尹逊国　何　黎）

索 引

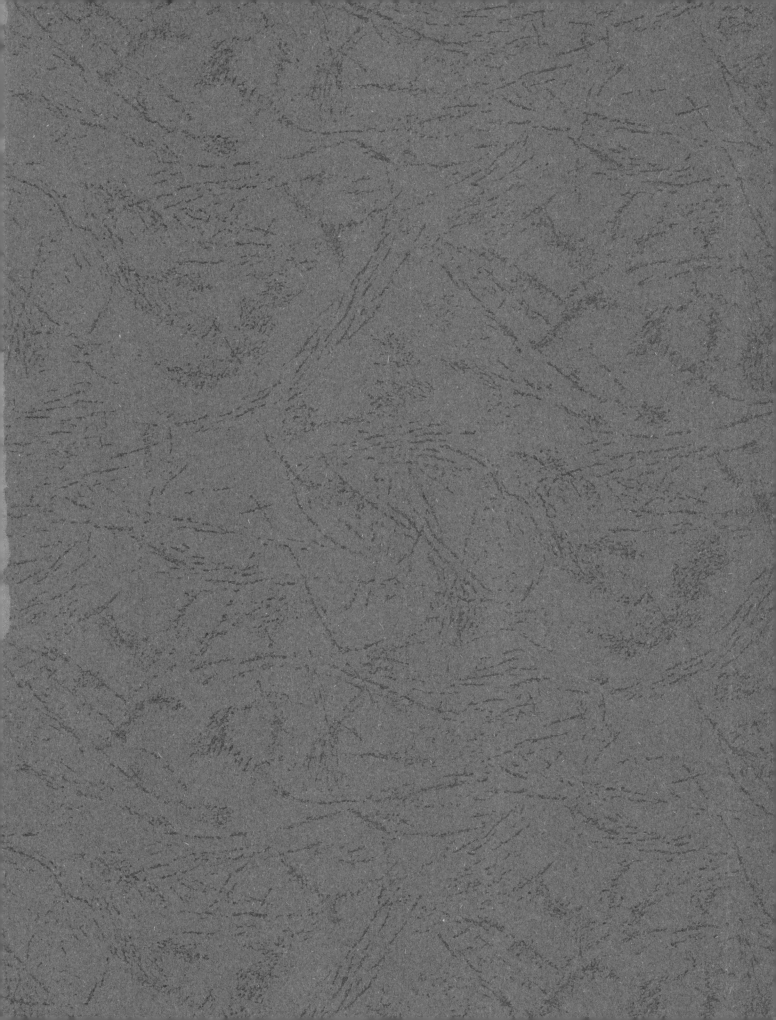